AF815843

चिकित्सात्मक मानवशास्त्र
(Medical Anthropology)

लेखक परिचय

डॉ. गया पांडेय (1954) मानवशास्त्र विभाग, रांची विश्वविद्यालय, रांची (झारखंड) के एक वरीय प्राध्यापक हैं। सन् 1979 में रांची विश्वविद्यालय से एम. एस. सी. की परीक्षा प्रथम श्रेणी में उत्तीर्ण करने के पश्चात् आपने ए. एन. सिन्हा इंस्टीट्यूट ऑफ सोशल स्टडीज, पटना में डॉक्टरल फेलो के रूप में अपना योगदान दिया तथा अपनी पी.-एच. डी. का शोधकार्य प्रोफेसर सच्चिदानंदा के मार्गदर्शन में किया। फरवरी 1985 में मानवशास्त्र विभाग, रांची से पुनः जुड़े तथा वर्तमान तक वहीं कार्य कर रहे हैं। अपने 35 साल के अनुसंधान तथा 30 वर्षों के शिक्षण के अनुभव के आधार पर दर्जनों शोध-पत्रों को राष्ट्रीय तथा अंतर्राष्ट्रीय अनुसंधान पत्रिकाओं में प्रकाशित कराया। कई राष्ट्रीय तथा अंतर्राष्ट्रीय सेमिनारों में अपना योगदान दिया तथा आयोजन समिति एवं तकनीकी समिति के सदस्य रहे। आपने अपने गुरुजन के साथ तथा स्वयं अपनी 10 पुस्तकों का लेखन कार्य करके प्रकाशित कराया है। आपने हिंदी एवं अंग्रेजी माध्यमों से मानव-शास्त्र की विभिन्न शाखाओं के ऊपर पुस्तक लेखन का कार्य किया। आपकी अभिरुचि मानवशास्त्र .की सभी शाखाओं में रही है। लेकिन विशेषरूप से आप सामाजिक-सांस्कृतिक मानवशास्त्र, मानवशास्त्रीय अनुसंधान विधि, मानवशास्त्रीय सिद्धांत, भाषायी मानवशास्त्र, विकासात्मक मानवशास्त्र से संबंधित रहे हैं।

चिकित्सात्मक मानवशास्त्र
(Medical Anthropology)

गया पाण्डेय

कॉन्सेप्ट पब्लिशिंग कम्पनी प्रा. लि.
नई दिल्ली–110059

© Author

All rights reserved. No part of this work may be reproduced, stored, adapted, or transmitted in any form or by any means, electronic, mechanical, photocopying, micro-filming recording or otherwise, or translated in any language, without the prior written permission of the copyright owner and the publisher. The book is sold subject to the condition that it shall not, by way of trade or otherwise, be lent, resold, hired out, or otherwise circulated without the prior publisher's written consent in any form of binding or cover other than that in which it is published.

The views and opinions expressed in this book are author(s) own and the facts reported by him/her have been verified to the extent possible, and the publishers are not in any way liable for the same.

ISBN: 13-978-93-5125-210-8 (H.B.)

प्रथम संस्करण 2017

© लेखक

Concept
Since 1974

प्रकाशक एवं मुद्रक
कॉन्सेप्ट पब्लिशिंग कम्पनी प्रा. लि.
A/15-16, कमर्शियल ब्लाक, मोहन गार्डन
नई दिल्ली-110059 (भारत)

दूरभाष : 01125351460, 25351794
फैक्स : 091-11-25357109

Cataloging in Publication Data—DK Courtesy: D.K. Agencies (P) Ltd. <docinfo@dkagencies.com>

Pandey, Gaya, 1954- **author.**
Cikitsātmaka mānavaśāstra = Medical anthropology / Gayā Pāṇḍeya. — Prathama saṃskaraṇa.
pages cm
In Hindi.
On medical anthropology in India.
Includes bibliographical references index.
ISBN 9789351252108

1. Medical anthropology—India. 2. Traditional medicine—India. I. Title. II. Title: Medical anthropology.

GN296.5.I4P36 DDC 306.4610954 23

समर्पित

मैं अपनी इस पुस्तक को अपने परिवार के सभी सदस्यों–माता अनसुइया देवी, पत्नी इंदु पांडेय, पुत्री सुधा, सुमन, सरिता एवं अणु, पुत्र शेखर, पुत्रवधू शाल्लवी एवं नाती कुशाग्र एवं हर्षित को सादर, साग्रह, सविनय एवं सधन्यवाद समर्पित करता हूँ जिनके द्वारा इस पुस्तक को पूरा करने में मुझे हर तरह का सहयोग प्रदान किया गया है तथा मेरी अस्वस्थता की स्थिति में पूरी देख-रेख की जिम्मेवारी निभाई गई है।

आमुख

"चिकित्सात्मक मानवशास्त्र" मानवशास्त्र की वह शाखा है जिसके अंतर्गत मानव के स्वास्थ्य, बीमारी एवं उपचार संबंधी व्यवहारों का अध्ययन किया जाता है। मानव ही नहीं वरन् मानव का पशुओं, पक्षियों, वृक्षों तथा पौधों के स्वास्थ्य, बीमारी तथा इलाज से जुड़े व्यवहारों का भी अध्ययन इस विषय के अंतर्गत किया जाता है। आज मानव वैश्विक युग में जीवनयापन कर रहा है। वह हर तरह की जानकारियों के लिए इंटरनेट का उपयोग कर रहा है, लेकिन आज भी लोक तथा ग्राम समाज के लोग अपनी स्वास्थ्य संबंधी परंपराओं को बनाए हुए हैं तथा समय के साथ उसमें नवीनता को भी शामिल करते रहे हैं। यहाँ मानव के स्वास्थ्य संबंधी उन्हीं व्यवहारों एवं संस्कृतियों को प्रकाश में लाने का प्रयास किया गया है। इस विषय की पढ़ाई विभिन्न विश्वविद्यालयों के मानवशास्त्र विभागों में एक विशिष्ट पत्र के रूप में की जाती है। इस विषय के ऊपर कुछ-कुछ विवरण विभिन्न मानवशास्त्रियों द्वारा लिखित मानव जाति वर्णन एवं पुस्तकों, पत्रों एवं पत्रिकाओं से मिल जाता है, लेकिन इस विषय के ऊपर विस्तारपूर्वक वर्णन किसी एक पुस्तक में नहीं मिलता है। उसमें भी हिंदी माध्यम में तो इस विषय के ऊपर पुस्तक का अत्यंत अभाव है। पाठ्कगण की उन्हीं समस्याओं को ध्यान में रखकर इस पुस्तक की रचना की गई है। इस पुस्तक में सरल हिंदी भाषा के माध्यम से "चिकित्सात्मक मानवशास्त्र" के विभिन्न पहलुओं का विस्तारपूर्वक वर्णन किया गया है। किसी भी पुस्तक की सफलता पाठकगण पर निर्भर करती है। अगर पाठकगण इस पुस्तक का अध्ययन कर संतुष्ट होंगे, तब यही इस पुस्तक की सबसे बड़ी सफलता होगी। पाठकगण से मेरा सादर निवेदन है कि वे अपने सकारात्मक सुझावों द्वारा हमें अनुग्रहीत करें, ताकि भविष्य में इस पुस्तक की गुणवत्ता को और अधिक बढ़ाया जा सके। कोई भी पुस्तक अपने आप में समग्र एवं त्रुटिरहित होने का दावा नहीं कर सकती है। अतः मैं सभी पाठकगणों से विनम्र निवेदन करता हूँ कि मुझे उन त्रुटियों को दूर करने के लिए अपने सुझाव अवश्य दें। मैं

पाठकगण से उन त्रुटियों के लिए क्षमायाचना चाहता हूँ जो हमारे कठिन प्रयास के बावजूद भी रह गई हैं।

किसी भी पुस्तक लेखन कार्य को सफल बनाने में गुरुओं, विभागीय साथियों, मित्रों, छात्रों एवं परिवार के सदस्यों का योगदान अत्यंत मूल्यवान होता है। अतः यह मेरा पावन कर्त्तव्य बनता है कि मैं उनके प्रति अपनी कृतज्ञता, आभार एवं धन्यवाद ज्ञापित करूँ। सर्वप्रथम मैं अपने सभी दिवंगत गुरुजनों के चरणों में अपना शीश झुकाता हूँ जिनके आशीष के बिना मैं यहाँ तक की यात्रा नहीं तय कर सकता था। मैं उन सभी विद्वानों के प्रति अपनी कृतज्ञता ज्ञापित करता हूँ जिनकी पुस्तकों, शोधपत्रों, पत्रिकाओं एवं रचनाओं का लाभ पुस्तक लेखन में लिया गया है। मैं अपने विभाग के सभी शिंक्षक साथियों के प्रति आभार व्यक्त करता हूँ, जिन्होंने इस विषय् पर पुस्तक लेखन के लिए मुझे हमेशा उत्प्रेरित किया है। इसके लिए मैं वर्तमान विभागाध्यक्ष प्रोफेसर (डॉ.) कंचन राय के प्रति विशेष रूप से आभार प्रकट करता हूँ।

मैं अपने विभाग के सभी छात्रों, पी.-एच.डी. अनुसंधान कार्य से जुड़े विद्यार्थियों तथा एम. फिल्. के विद्यार्थियों को धन्यवाद देना चाहता हूँ, जिन्होंने हमेशा मुझसे आग्रह किया है कि जल्द से जल्द इस विषय पर एक पुस्तक की रचना करें।

मैं अपने परिवार के सदस्यगण माता अनसूइया देवी, धर्मपत्नी इंदु देवी पुत्री सुधा, सुमन, सरिता एवं अणु, पुत्र शेखर एवं पुत्रवधू शाल्लवी, नाती कुशाग्र एवं हर्षित को धन्यवाद देना चाहूँगा, जिन्होंने मेरे स्वास्थ्य का पूरा ध्यान रखते हुए इस पुस्तक को अंतिम रूप देने के लिए बहुत ही मूल्यवान योगदान दिया है।

मैं कॉन्सेप्ट पब्लिशिंग कंपनी प्रा. लि. दिल्ली के श्री अशोक कुमार मित्तल जी एवं उनकी टीम के सभी सदस्यों के प्रति आभार व्यक्त करता हूँ, जिन्होंने मेरी हस्तलिखित पांडुलिपि को बड़े ध्यानपूर्वक एवं अशुद्धिरहित ढंग से मुद्रित किया है।

बुद्ध पूर्णिमा
4-05-2015

गया पांडेय
मानवशास्त्र विभाग
रांची विश्वविद्यालय
रांची, झारखंड

विषयवस्तु
(Contents)

1

चिकित्सात्मक मानवशास्त्रः एक परिचय
(Medical Anthropology : An Introduction)

मानव एक ऐसा प्राणी है जिसने स्वास्थ्य की अवधारणा को जन्म दिया है। स्वस्थ रहना सौभाग्य माना जाता है। अस्वस्थ्य होना दुर्भाग्य या अभिशाप माना जाता है। यह कहावत प्रत्येक समाज की भाषा में प्रचलित है कि स्वास्थ्य ही सबसे बड़ा धन है। स्वस्थ व्यक्ति अपने स्वस्थ तन-मन तथा बुद्धि से कहीं भी जाकर धन अर्जित कर अपना जीवनयापन कर लेता है। लेकिन अस्वस्थ व्यक्ति कर्म और धन से वंचित हो जाता है। वह अपने या अपने परिवार द्वारा अर्जित धन को भी व्यय कर देता है। वह दिनों-दिन और गरीब होता जाता है तथा अपने परिवार को गरीबी में ही छोड़कर इस दुनिया से विदा हो जाता है। अतः यह बिल्कुल स्वाभाविक है कि अपने स्वास्थ्यरूपी धन की रक्षा हेतु मानव ने तरह-तरह के व्यवहारों को जन्म दिया है जिसके माध्यम से बीमार व्यक्ति के स्वास्थ्य में सुधार लाकर समाज में सम्मानपूर्वक योगदान देने का अवसर प्रदान किया जाए। यहीं से चिकित्सात्मक मानवशास्त्र की शुरुआत मानी जाती है।

आरंभ में मानव की चिकित्सा व्यवस्था देशज या परंपरागत ज्ञान पर आधारित थी। प्रत्येक समाज में चिकित्सा मानव हुआ करते थे जो रोग तथा जड़ी-बूटी की दवाओं का ज्ञान रखते थे। वे बीमार व्यक्ति के रोग को पहचान कर जड़ी-बूटी से दवा तैयार कर उसे स्वस्थ बनाया करते थे। इसी तरह समाज में हड्डी तथा टूट-फूट रोग विशेषज्ञ, नस रोग विशेषज्ञ, स्त्री रोग विशेषज्ञ, प्रसव विशेषज्ञ, इत्यादि हुआ करते थे। ये लोग अपने परंपरागत ज्ञान तथा आस-पास के पर्यावरण में उपलब्ध जड़ी-बूटी से तैयार की गई दवाओं के माध्यम से उपचार किया करते थे। वे अपने चिकित्सकीय ज्ञान को संजो कर रखते थे। उन्हें इस बात का भय था कि जड़ी-बूटियों की जानकारी सार्वजनिक

हो जाने पर उसका दुरुपयोग होने लगेगा तथा जड़ी-बूटियाँ उनके पर्यावरण से अस्तित्वहीन हो जाएंगी। वृद्धावस्था में वे अपने ज्ञान को अपने बड़े पुत्र को सौंप दिया करते थे। इस तरह चिकित्सा मानव का पद समाज में वंशानुगत हो गया। चिकित्सा मानव को विशेषज्ञता के आधार पर कई वर्गों में बांटा जा सकता है, जैसे विभिन्न आयु वर्ग तथा लिंग वर्ग के रोगों तथा सामान्य रोगों के उपचार करने वाले, टूटी-फूटी हड्डियों को बैठाने वाले, नस की बीमारी-दर्द एवं सूजन को ठीक करने वाले, प्रसव करवाने वाले, विभिन्न बीमारियों में आहार बतलाने वाले, साँप, बिच्छू तथा कुत्ता काटने पर उपचार करने वाले आदि।

चिकित्सा मानव द्वारा जड़ी-बूटियों के माध्यम से उपचार के अतिरिक्त अलौकिक शक्तियों को पूजा-पाठ द्वारा प्रसन्न कर रोगों को ठीक करने की व्यवस्था भी समाज में अस्तित्व में थी। ऐसा लोगों में विश्वास के कारण हुआ होगा कि अलौकिक शक्तियाँ अप्रसन्न होकर समाज में तरह-तरह के रोग उत्पन्न कर देती हैं। उन्हें पूजा-पाठ के द्वारा प्रसन्न करके बीमारी के आने से तथा फैलने से रोका जा सकता है।

समाज के कुछ व्यक्ति अलौकिक शक्तियों तथा लोगों के बीच मध्यस्थ का कार्य करने लगे होंगे। वही लोग समाज के पुजारी बन गए होंगे। जबकि कुछ व्यक्ति अलौकिक शक्तियों को वश में करने का दावा करने लगे होंगे। वे लोग जादूगर बन गए होंगे तथा झार-फूँक के माध्यम से उपचार करने लगे होंगे। उन्हें आज ओझा, गुनी, भक्त, भक्तिन आदि नामों से जाना जाता है। इस तरह मानव समाज में चिकित्सा व्यवस्था परंपरागत ढंग से स्थापित हुई होगी जो आज भी जारी है। परंपरागत चिकित्सा व्यवस्था में पूजा-पाठ द्वारा उपचार, झार-फूंक द्वारा उपचार, आहार नियंत्रण द्वारा उपचार तथा देहाती दवाइयों, घरेलू नुक्सों तथा जड़ी-बूटियों द्वारा उपचार शामिल है।

जैसे-जैसे समय व्यतीत होता गया मानव ने वैज्ञानिक क्रांति को जन्म देकर वैज्ञानिक अवस्था में प्रवेश किया। वैज्ञानिक आविष्कारों के फलस्वरूप आधुनिक व्यवस्था का जन्म हुआ। इस व्यवस्था में वैज्ञानिक पद्धति पर आधारित चिकित्सा व्यवस्था स्थापित हुई। आधुनिक दवाइयों का आविष्कार हुआ। कई मेडिकल कॉलेज खुल गए जहाँ से पढ़ाई कर चिकित्सक आधुनिक चिकित्सा पद्धति से रोगियों का इलाज करते हैं।

आज हमारे समाज में देहाती चिकित्सा पद्धति, लोक चिकित्सा पद्धति, आयुर्वेदिक चिकित्सा पद्धति, होम्यापैथी चिकित्सा पद्धति, चीनी चिकित्सा

पद्धति, यूनानी चिकित्सा पद्धति, रेकी चिकित्सा पद्धति, सिद्धा चिकित्सा पद्धति, योगा चिकित्सा पद्धति, प्राकृतिक चिकित्सा पद्धति, आहार चिकित्सा पद्धति, प्रचलित हैं।

सभी चिकित्सा पद्धतियों की अपनी-अपनी विशेषताएँ हैं। इन सभी चिकित्सा पद्धतियों के माध्यम से रोगियों का उपचार करके रोग मुक्त करने का दावा किया जाता है। यही कारण है कि ये सभी चिकित्सा पद्धतियाँ आज हमारे समाज में अपना-अपना अस्तित्व बनाए हुए हैं।

आज हमारे बीच व्यक्तिगत स्वास्थ्य, सामुदायिक स्वास्थ्य, तथा जन-स्वास्थ्य की अवधारणा प्रचलित है। स्वास्थ्य का अर्थ केवल रोग मुक्त काया से नहीं, वरन् सामाजिक एवं मानसिक स्वास्थ्य से भी है ताकि व्यक्ति समाज में स्वस्थ जीवन जी सके और समाज तथा राष्ट्र के विकास में अपना महत्त्वपूर्ण योगदान दे सके।

राष्ट्र के नागरिकों की स्वास्थ्य स्थिति को समझने के लिए स्वास्थ्य जनसांख्यिकी की अवधारणा विकसित की गई है। इसके तहत विभिन्न आयु वर्गों एवं लिंग वर्गों के बीच जन्मदर, मृत्यु दर, बीमारी, कुपोषण, स्वच्छता, पेयजल आदि के बारे में जानकारी प्राप्त की जाती है। साथ-ही-साथ कुछ विशिष्ट रोग जैसे कुष्ठ, मलेरिया, यक्ष्मा, कैंसर, एड्स आदि के संबंध में जानकारी संख्या के अनुसार प्राप्त की जाती है।

आज स्वस्थ जीवन व्यतीत करना प्रत्येक नागरिक का अधिकार है। प्रत्येक देश की सरकारें जन स्वास्थ्य पर विशेष ध्यान केंद्रित कर रही हैं। शिशु स्वास्थ्य, मातृत्व स्वास्थ्य, किशोर-किशोरी स्वास्थ्य, युवा स्वास्थ्य, प्रौढ़ स्वास्थ्य, वृद्ध स्वास्थ्य, ग्रामीण स्वास्थ्य, नारी स्वास्थ्य इत्यादि को बनाए रखना तथा उन स्वास्थ्य से जुड़ी समस्याओं को नियंत्रित करना सरकार का दायित्व होता है। इसके लिए सरकार ने व्यवस्था स्थापित की है ताकि स्वास्थ्य से जुड़ी सेवाओं को जनता तक पहुँचाया जाए। आज स्वास्थ्य विकास कार्यक्रम को सरकारी, गैर-सरकारी तथा अंतर्राष्ट्रीय अभिकर्त्ताओं के माध्यम से चलाया जा रहा है। क्रियान्वयन के साथ-साथ अनुश्रवण, मूल्यांकन तथा अनुसरण प्रक्रियाओं को विकास योजनाओं के साथ जोड़ा गया है। स्वास्थ्य सेवाओं में पारदर्शिता लाने के लिए विभिन्न स्वास्थ्य सेवा से जुड़ी संस्थाओं के आय-व्यय एवं उपलब्धियों को ऑनलाइन किया जा रहा है ताकि स्वास्थ्य विकास योजनाओं से जुड़े भ्रष्टाचार पर अंकुश लगाया जा सके।

मानव एक ऐसा प्राणी है। जिसने पौधा रोपण, पौधा पालन, पौधा प्रजनन, पौधा उत्पाद एवं उपयोग, उपभोग तथा स्वास्थ्य से जुड़े पहलुओं को वैज्ञानिक ढंग से सोचा तथा समझा है। पौधा पालन से जुड़े लोक-समाज के वैज्ञानिक सोच एवं समझ का अध्ययन आज का लोक वनस्पति शास्त्र या मानव जाति वनस्पति शास्त्र (Folk Botany or Ethno-botany) के अंतर्गत किया जाता है।

केवल पौधे ही नहीं वरन् आस-पास के पर्यावरण में पाए जाने वाले जानवरों तथा पक्षियों के पालन, प्रजनन, उपयोग, उपभोग तथा स्वास्थ्य से जुड़े पहलुओं को भी वैज्ञानिक ढंग से सोचा तथा समझा है। पशु-पक्षी पालन से जुड़े विभिन्न वैज्ञानिक सोचों एवं समझ का अध्ययन आजकल लोक प्राणि शास्त्र (Folk Zoology) या मानव जाति प्राणी शास्त्र (Ethno Zoology) के अंतर्गत किया जाता है। लोक-समाज के प्राणिशास्त्र तथा वनस्पति शास्त्र के साथ-साथ अध्ययन के लिए लोक जीवन विज्ञान (Folk biology) या मानव जाति जीव विज्ञान (Ethno biology) नामक विषय अस्तित्व में आया है।

इस तरह हम देखते हैं कि "चिकित्सात्मक मानवशास्त्र" का अध्ययन क्षेत्र बड़ा व्यापक एवं रुचिपूर्ण है। इसके अंतर्गत विभिन्न समाजों एवं समुदायों के स्वास्थ्य, बीमारी, उपचार पद्धति, सरकारी योजनाओं के साथ-साथ लोक प्राणिशास्त्र एवं लोक वनस्पति शास्त्र को भी शामिल किया जाता है।

चिकित्सात्मक मानवशास्त्र की विषयवस्तु

- स्वास्थ्य की अवधारणा
- आयु समूह एवं लिंग समूह अनुसार रोग
- प्रचलित विभिन्न उपचार पद्धतियाँ
- आहार चिकित्सा
- जड़ी-बूटी चिकित्सा
- झाड़-फूंक चिकित्सा
- पूजा-पाठ चिकित्सा
- प्राकृतिक चिकित्सा
- योग चिकित्सा
- आयुर्वेदिक चिकित्सा
- हौम्योपैथिक चिकित्सा
- यूनानी चिकित्सा

- चीनी चिकित्सा
- एलोपैथिक चिकित्सा
- योग
- स्वास्थ्य सेवक अभिकर्त्ता
- पारंपरिक
- आधुनिक
- अंतर्राष्ट्रीय
- स्वास्थ्य जनसांख्यिकी
- स्वास्थ्य विकास कार्यक्रम
- स्वास्थ्य सेवा आपूर्ति व्यवस्था
- लोक वनस्पतिशास्त्र
- लोक प्राणिशास्त्र
- स्वास्थ्य पर्यटन
- स्वास्थ्य का मानवजाति वर्णन
- संचारित रोगों के संबंध में विश्वास एवं भ्रांतियाँ

2

मानव समाज में स्वास्थ्य की अवधारणा
(Concept of Health in Human Society)

प्रत्येक मानव समाज में स्वास्थ्य की अवधारणा पाई जाती है। हर समाज के लोग इस तथ्य से परिचित हैं कि स्वस्थ व्यक्ति दीघार्यु होता है तथा अपने समाज एवं राष्ट्र के विकास में योगदान देता है। अस्वस्थ व्यक्ति अल्पायु होता है। वह अपने समाज एवं राष्ट्र के विकास में योगदान नहीं दे पाता है। हर आयु वर्ग एवं लिंग वर्ग के लोगों को स्वस्थ रहना जरूरी है, क्योंकि अस्वस्थता किसी विशेष आयु या लिंग वर्ग तक ही सीमित नहीं है। इसका तात्पर्य यह है कि एक व्यक्ति अपने जीवन की किसी भी अवस्था में अस्वस्थ होकर अपने जीवन से वंचित हो सकता है। इस तरह स्वास्थ्य सीधे जीवन अवधि से जुड़ा हुआ है।

स्वास्थ्य की अवधारणा इस बात की ओर इशारा करती है कि अगर अपने जीवन को गति देनी है, तब स्वस्थ रहना जरूरी है, क्योंकि अस्वस्थता जीवन गति में अवरोध उत्पन्न करती है।

स्वास्थ्य की अवधारणा से यह तथ्य प्रकाश में आता है कि स्वास्थ्य ही सबसे बड़ा अनमोल धन है, क्योंकि अगर आप स्वस्थ हैं तो कहीं भी जाकर अपनी बुद्धि के अनुसार कार्य करके धन अर्जित कर सकते हैं, लेकिन अगर आप अस्वस्थ हैं तो धन अर्जित नहीं कर सकते हैं, बल्कि संचित धन से अथवा कर्ज लेकर उपचार पर व्यय करना पड़ता है। इस प्रकार अस्वस्थता दरिद्रता में बदल जाती है।

स्वास्थ्य की अवधारणा यह संकेत देती है कि स्वास्थ्य का तात्पर्य एक व्यक्ति के रोगरहित शरीर से ही नहीं, वरन उसकी मानसिक एवं आध्यात्मिक अवस्था से है। साधारण बोलचाल की भाषा में अगर किसी व्यक्ति का शरीर

रोगरहित है तब उसे स्वस्थ कहा जाता है। यानि जो निरोगी है उसे स्वस्थ कहा जाता है। यहाँ स्वास्थ्य का तात्पर्य केवल एक व्यक्ति की शारीरिक अवस्था से लगाया जाता है, लेकिन यह अवधारणा पूर्ण नहीं है, क्योंकि अगर व्यक्ति शारीरिक रूप से स्वस्थ है, लेकिन उसकी मानसिक स्थिति ठीक नहीं है तब उसे स्वस्थ नहीं कहा जा सकता। ऐसा इसलिए कि एक व्यक्ति की मानसिक अवस्था शारीरिक अवस्था को नकारात्मक ढंग से प्रभावित करती है।

अगर एक व्यक्ति शारीरिक एवं मानसिक रूप से स्वस्थ है, लेकिन अगर वह अध्यात्मिक रूप से अस्वस्थ है तब उसे भी स्वस्थ व्यक्ति नहीं कहा जाता है। आध्यात्म हमें अलौकिक विश्व के साथ जोड़ता है तथा हमारे ऊपर नियंत्रण स्थापित करता है। हम अलौकिक शक्ति के अधीन रहते हुए अपने शारीरिक एवं मानसिक स्वास्थ्य को समाजोपयोगी बनाते हैं। इस तरह स्वास्थ्य की अवधारणा के अनुसार स्वास्थ्य एक व्यक्ति की शारीरिक, मानसिक एवं आध्यात्मिक अवस्था है। जिस व्यक्ति के पास इन तीनों अवस्थाओं का योग है, वही व्यक्ति सही अर्थ में स्वस्थ है।

स्वास्थ्य की अवधारणा के अनुसार स्वास्थ्य हमारी आदतों से जुड़ा हुआ है। अगर हमारी आदतें स्वस्थ हैं तब हम स्वस्थ रहते हैं। जैसे सरल भोजन, समय पर भोजन ग्रहण, भोजन नियंत्रण, समय पर सोना, समय पर जगना, व्यायाम करना, शराब या अन्य मादक पदार्थों का सेवन नहीं करना इत्यादि। ये सब हमारी स्वस्थ आदतें हैं जो हमारे स्वास्थ्य को नकारात्मक ढंग से प्रभावित नहीं करती है। ठीक इसके विपरीत कुछ गंदी आदतें हैं जो हमारे स्वास्थ्य को नकारात्मक ढंग से प्रभावित करती हैं।

स्वास्थ्य की अवधारणा पर्यावरण से जुड़ी हुई है। विभिन्न क्षेत्रों में मानव के वास स्थान पाए जाते हैं। विभिन्न क्षेत्रों के मानव आवासों को वहाँ के पर्यावरण प्रभावित करते हैं। विभिन्न तरह के पर्यावरण से विभिन्न प्रकार की बीमारी होने का खतरा रहता है, जो हमारे स्वास्थ्य को नकारात्मक ढंग से प्रभावित करती हैं।

स्वास्थ्य की अवधारणा पोषण से जुड़ी हुई है। पोषण के लिए प्रत्येक समाज में भोजन की व्यवस्था पाई जाती है। भोजन बनाने के लिए प्रत्येक घर में चूल्हा होता है, तथा भोजन बनाने की जिम्मेदारी सामान्यत: महिलाओं के पास होती है। विशेष परिस्थिति में पुरुष भी भोजन पकाते हैं। भोजन का संबंध शरीर के पोषण से है। शरीर को निश्चित मात्रा में कैलोरी उपलब्ध कराने के लिए भोजन की निश्चित मात्रा अवश्य चाहिए। साथ-ही-साथ स्वस्थ शरीर के

लिए संतुलित आहार का होना अनिवार्य है। कम आहार कुपोषण को जन्म देता है। यह स्थिति भी स्वास्थ्य के लिए ठीक नहीं मानी जाती है। इसके विपरीत अधिक कैलोरी लेना भी स्वास्थ्य को गलत ढंग से प्रभावित करता है। अत: स्वास्थ्य की अवधारणा संतुलित पोषण से जुड़ी हुई है।

स्वास्थ्य की अवधारणा के अनुसार गिरते हुए स्वास्थ्य को ठीक खानपान, यानि भोजन संयम, दवा ग्रहण तथा जीवन शैली में बदलाव द्वारा रोका जा सकता है। भोजन संयम, नियमित दवा सेवन तथा जीवन में बदलाव द्वारा अस्वस्थ व्यक्ति को स्वस्थ किया जा सकता है।

स्वास्थ्य की अवधारणा के अनुसार स्वस्थ रहने के लिए योगाभ्यास, कसरत तथा ध्यान को अपनाना हितकर होता है। योगाभ्यास, कसरत तथा ध्यान से कई रोगों से छुटकारा मिल सकता है तथा व्यक्ति स्वस्थ जीवन जी सकता है।

स्वास्थ्य की अवधारणा के अनुसार मानसिक अवसाद, ईर्ष्या, जलन, डाह तथा असंतुलित व्यवहार स्वास्थ्य को बर्बाद कर देता है। जिस तरह घुन लकड़ी के अस्तित्व को मिटा देता है, उसी तरह मानसिक अवसाद स्वास्थ्य के अस्तित्व को समाप्त कर देता है।

स्वास्थ्य की अवधारणा हमें यह बतलाती है कि संतुष्टि हमारे स्वास्थ्य के लिए रामबाण है। यह अभाव में भी हमें स्वस्थ रहने का गुर सिखाती है।

स्वास्थ्य की अवधारणा हमें यह बतलाती है कि स्वस्थ व्यक्ति ही प्रजनन में भाग लेते हैं तथा अपनी संतानों को जन्म देकर अपनी वंश परंपरा को बचाये रखने में सफलता प्राप्त करते हैं। अत: व्यक्ति की प्रजननात्मक सफलता उसके स्वास्थ्य से जुड़ी हुई है। अस्वस्थ व्यक्ति से कोई विवाह नहीं करना चाहता है। अगर अंजाने में विवाह हो भी जाता है तो उन्हें प्रजननात्मक सफलता नहीं मिल पाती है। अत: अपनी वंश परंपरा को बनाए रखने के लिए व्यक्ति को प्रजननात्मक ढंग से स्वस्थ होना चाहिए।

स्वास्थ्य की अवधारणा विश्वास के साथ जुड़ी हुई भी है। लोगों के बीच ऐसा विश्वास प्रचलित है कि अलौकिक शक्तियाँ कई प्रकार की महामारी के लिए जिम्मेवार हैं। जैसे हैजा, चेचक, प्लेग, यक्ष्मा, कुष्ठ तथा पीलिया। अत: इन बीमारियों से छुटकारा पाने के लिए लोग देवी माई तथा सूर्य भगवान की पूजा-पाठ करते हैं। लोगों को विश्वास है कि देवी-देवताओं की कृपा पाकर कई तरह की महामारी से बचा जा सकता है तथा महामारी को नियंत्रण में रखा जा सकता है।

स्वास्थ्य की अवधारणा के अनुसार काला जादूगर स्वास्थ्य को अपनी जादुई क्रिया द्वारा नकारात्मक ढंग से प्रभावित करते हैं। जबकि सफेद जादूगर अपनी जादुई क्रिया द्वारा स्वास्थ्य को सकारात्मक ढंग से प्रभावित करते हैं। लोक विश्वास के अनुसार स्वास्थ्य जादुई क्रियाओं से सकारात्मक या नकारात्मक ढंग से प्रभावित होता है।

स्वास्थ्य की अवधारणा के अनुसार स्वच्छता हमारे स्वास्थ्य को प्रभावित करती है। साफ-सुथरा घर, आंगन, नाली, गली, शौचालय की व्यवस्था, नित्य-स्नान तथा साफ-सुथरा कपड़ा इत्यादि हमारे स्वास्थ्य को सकारात्मक ढंग से प्रभावित करते हैं। अस्वच्छता हमारे स्वास्थ्य को नकारात्मक ढंग से प्रभावित करती है।

स्वास्थ्य की अवधारणा के अनुसार स्वच्छ पेयजल स्रोत जैसे चपाकल, कुआँ, पोखरा, आहर, नदी, झरना इत्यादि हमारे स्वास्थ्य पर प्रभाव डालते हैं। अस्वच्छ पेयजल स्रोत हमारे स्वास्थ्य को बीमारी उत्पन्न कर नकारात्मक ढंग से प्रभावित करते हैं।

स्वास्थ्य की अवधारणा यह बतलाती है कि कुछ बीमारी आनुवंशिक होती हैं जो माता-पिता से हमें जीन्स के माध्यम से प्राप्त होती हैं। उन्हें जीन उपचार पद्धति द्वारा ठीक किया जा सकता है या नियंत्रण में रखा जा सकता है।

स्वास्थ्य की अवधारण में संपर्क भी जुड़ा हुआ है। सर्दी, खांसी, यक्ष्मा, कुष्ठ, चेचक, हैजा, प्लेग जैसी बीमारियाँ संपर्क के कारण एक व्यक्ति से दूसरे व्यक्ति तक फैलती हैं। समाज के लोग उनसे दूरी बनाकर व्यवहार करते हैं।

स्वास्थ्य की अवधारणा के अनुसार कुछ बीमारी यौन संपर्क एवं रक्त संपर्क के कारण फैलकर हमें अस्वस्थ ही नहीं वरन् मृत्यु तक पहुँचा देती हैं। जैसे एड्स। एड्स पीड़ित व्यक्ति के साथ यौन संबंध स्थापित करने से या एड्स पीड़ितों के रक्त से संपर्क होने से यह बीमारी दूसरे व्यक्ति में फैल जाती है।

स्वास्थ्य की अवधारणा के अनुसार कैंसर, एड्स, तथा इबोला जैसी बीमारियाँ असाध्य बीमारी हैं। ये जानलेवा बीमारियाँ ठीक नहीं होती हैं, लेकिन दवा तथा जीवन शैली में बदलाव द्वारा उन्हें नियंत्रण में रखकर जीवन को गतिशील बनाया जा सकता है।

स्वास्थ्य की नवीन अवधारणा के अनुसार स्वास्थ्य को मानवाधिकार के अंतर्गत शामिल किया गया है। स्वस्थ रहना प्रत्येक नागरिक का अधिकार है। कोई भी व्यक्ति, संस्था या सरकार, किसी व्यक्ति को स्वस्थ रहने से रोक नहीं

सकती। बल्कि प्रत्येक देश की सरकार का यह दायित्व है कि अपने नागरिकों को एक समान स्वास्थ्य सेवा उपलब्ध कराकर स्वास्थ्य से वंचित लोगों को समाज तथा राष्ट्र की मुख्यधारा में शामिल करें।

स्वास्थ्य की अवधारणा केवल व्यक्ति तक ही सीमित नहीं है, वरन् इसका विस्तार समाज, समुदाय एवं आध्यात्म भी है।

स्वास्थ्य की परिभाषा: स्वास्थ्य की कई परिभाषाएँ विभिन्न विद्वानों द्वारा दी गई हैं, लेकिन उनमें सबसे उपयुक्त परिभाषा विश्व स्वास्थ्य संगठन द्वारा प्रदान की गई है। विश्व स्वास्थ्य संगठन के अनुसार स्वास्थ्य को एक व्यक्ति की शारीरिक, मानसिक एवं आध्यात्मिक अवस्था के रूप में परिभाषित किया जा सकता है जिसके द्वारा व्यक्ति समाज तथा राष्ट्र के निर्माण में अपना सकारात्मक योगदान देता है।

विश्व स्वास्थ्य संगठन के अनुसार स्वास्थ्य केवल जैविक या शारीरिक अवधारणा नहीं है, वरन् इसका संबंध सामुदायिक, सामाजिक, मानसिक तथा आध्यात्मिक अवधारणा से भी है।

यह सत्य है कि स्वास्थ्य एक जैविक अवधारणा है, क्योंकि इसका संबंध प्रजनन, वृद्धि एवं पालन-पोषण से है। स्वस्थ व्यक्ति ही प्रजनन में भाग लेने में समर्थ होते हैं तथा उन्हें प्रजनन में सफलता मिलती है। यह भी सत्य है कि कई बीमारियाँ आनुवंशिक होती हैं जो हमें माता-पिता से जीन (गुणसूत्र) के माध्यम से प्राप्त होती हैं। उन्हें जीन उपचार द्वारा ठीक किया जाता है या नियंत्रण में रखा जाता है। यह भी सत्य है कि स्वस्थ रहने के लिए पोषण जरूरी है, क्योंकि सही ढंग से पोषण नहीं होने की स्थिति में हम कुपोषण के शिकार हो जाते हैं। कुपोषित हो जाने पर हमें अनेक तरह की बीमारियाँ धर दबाती हैं। हम धीरे-धीरे पूर्णतः अस्वस्थ हो जाते हैं। उपरोक्त विवेचन के आधार पर यह कहा जा सकता है कि स्वास्थ्य एक जैविक अवधारणा है, लेकिन यह कहना कदापि सत्य नहीं होगा कि स्वास्थ्य एकमात्र जैविक अवधारणा है। स्वास्थ्य के साथ सामुदायिक, सामाजिक, सांस्कृतिक, मानसिक तथा आध्यात्मिक अवधारणाएँ भी जुड़ी हैं।

मानव एक समुदाय में रहता है। वह समुदाय में सामूहिक जीवन व्यतीत करता है। वह एक ही जल स्रोतों से पानी का उपयोग करता है। वह एक ही तरह के पर्यावरण में रहता है तथा एक ही तरह का भोजन करता है। इसके कारण उसका स्वास्थ्य समान रूप से प्रभावित होता है। गंदा जल स्रोत, गंदा घर-आंगन, गंदी नालियाँ एवं गलियाँ, गंदी सड़कें उसके सामुदायिक स्वास्थ्य को समान रूप से प्रभावित करती हैं।

मानव एक सामाजिक प्राणी है। वह समाज में ही जन्म लेता है, समाज में ही पलता-बढ़ता है, समाज में ही प्रौढ़ होता है तथा समाज में ही जीवन की अंतिम अवस्था व्यतीत करता है। समाज विभिन्न प्रकार के रोगों को आयु, लिंग, एवं सामान्य श्रेणियों में विभाजित करता है। कई ऐसी बीमारियाँ हैं जिनसे बचने के लिए सामाजिक स्तर पर प्रयास किए जाते हैं। सामाजिक पर्यावरण का प्रभाव हमारे स्वास्थ्य को सकारात्मक या नकारात्मक ढंग से प्रभावित करता है।

स्वास्थ्य एक मानसिक अवधारणा भी है, क्योंकि कई रोग हमारे मस्तिष्क से घनिष्ठ रूप से जुड़े हुए हैं। जैसे पागलपन, मंदबुद्धि, मानसिक अवसाद, ईर्ष्या, डाह, अनिंद्रा, अपराधिक प्रवृत्ति इत्यादि। शारीरिक, सामुदायिक एवं सामाजिक रूप से स्वस्थ होने पर भी अगर हम मानसिक रोगों से ग्रसित हैं तब स्वस्थ कहलाने के हकदार जरा भी नहीं हैं। इस तरह स्वास्थ्य एक मानसिक अवधारणा भी है।

स्वास्थ्य एक सांस्कृतिक अवधारणा भी है। कई सांस्कृतिक प्रथाएँ एवं रीति-रिवाज ऐसे हैं जिनके कारण स्वास्थ्य की समस्याएँ पनपती हैं। सांस्कृतिक रिवाजों के अनुसार महिलाएँ खाना बनाती हैं, लेकिन सबसे अंत में खाती हैं। कभी तो खाने को उन्हें कुछ भी नहीं बचता है। वे भूखी ही रह जाती हैं। ऐसी प्रथा के कारण महिलाओं में कुपोषण बढ़ता है और वे अस्वस्थ हो जाती हैं। महिलाएँ पूजा पाठ तथा व्रत-त्योहार में खूब हाथ बंटाती हैं। वे व्रत के नाम पर उपवास रखती हैं। उपवास रहने के पहले वे ज्यादा खा लेती हैं तथा उपवास खत्म होने के बाद भी वे ज्यादा खा लेती हैं। इसके कारण वे अस्वस्थ हो जाती हैं। उसी तरह बाल विवाह, बारंबार प्रसव, बारंबार गर्भपात जैसी घटनाएँ महिलाओं के स्वास्थ्य को प्रभावित करती हैं। अतः स्वास्थ्य के साथ सांस्कृतिक व्यवहार भी जुड़ा हुआ है।

स्वास्थ्य के साथ आध्यात्मिक अवधारणा भी जुड़ी हुई है। आध्यात्म का तात्पर्य मन की शुद्धि से है। मन को अलौकिक शक्ति के साथ जोड़कर हम अपने व्यवहार को नियंत्रण में रखते हैं। नियंत्रित व्यवहार हमें स्वस्थ सामाजिक सदस्य एवं राज्य के नागरिक के रूप में जीवन जीने में मददगार साबित होता है।

अतः उपरोक्त विवेचन से यह स्पष्ट होता है कि स्वास्थ्य एकमात्र जैविक अवधारणा नहीं है वरन् स्वास्थ्य एक सामाजिक, सामुदायिक, सांस्कृतिक, मानसिक एवं आध्यात्मिक अवधारणा भी है।

स्वास्थ्य के स्वभाव एवं विशेषताएँ
(Nature and Characteristics of Health)

उपर्युक्त पृष्ठों में स्वास्थ्य की परिभाषा एवं अवधारणाओं की चर्चा विस्तारपूर्वक की गई है। स्वास्थ्य की परिभाषा एवं अवधारणाओं के गहन अध्ययन के पश्चात् स्वास्थ्य के स्वभाव एवं विशेषताओं के संबंध में निम्नलिखित तथ्य प्रकाश में आए हैं:–

1. स्वास्थ्य एक जैविक अवधारणा है, लेकिन यह सामाजिक, सांस्कृतिक, मानसिक एवं आध्यात्मिक अवधारणा भी है।
2. स्वास्थ्य की अवधारणा प्रत्येक समाज में पाई जाती है, लेकिन स्वास्थ्य के प्रति व्यवहार हर समाज में अलग-अलग है।
3. रोग स्वास्थ्य को नकारात्मक ढंग से प्रभावित करते हैं, लेकिन उपचार से रोगों से मुक्ति मिल सकती है तथा पुनः स्वस्थ जीवन जिया जा सकता है।
4. कुछ रोग सामान्य हैं जो सभी आयु एवं लिंग समूह के सदस्यों को होते हैं, लेकिन कुछ रोग विशेष रूप से आयु समूह तथा लिंग समूह से भी जुड़े हुए हैं।
5. रोगों से छुटकारा पाने के लिए कई तरह की उपचार पद्धतियाँ प्रचलित हैं जैसे आयुर्वेदिक, होम्योपैथिक, एलोपैथी, जड़ी-बूटी आधारित चिकित्सा पद्धति, चीनी पद्धति, यूनानी पद्धति, प्राकृतिक चिकित्सा पद्धति, आहार चिकित्सा पद्धति, रेकी पद्धति, शिक्षा पद्धति, इत्यादि।
6. मानव विभिन्न रोगों से बचने के लिए इन पद्धतियों में से किसी एक पद्धति से या कई पद्धतियों से रोगों से निजात पाना चाहता है। सबसे आधुनिक चिकित्सा पद्धति एलोपैथी है।
7. भोजन स्वास्थ्य के लिए अत्यावश्यक है। लेकिन आवश्यकता से कम या आवश्यकता से अधिक भोजन स्वास्थ्य के लिए ठीक नहीं है।
8. स्वास्थ्य हमारी आदतों से प्रभावित होता है, अच्छी आदतें हमें स्वस्थ रखती हैं, जबकि गंदी आदतें हमें रोगी बना देती हैं।
9. स्वास्थ्य के लिए पानी का सेवन अनिवार्य है। लेकिन शुद्ध जल का सेवन ही हमें स्वस्थ रखता है, जबकि अशुद्ध जल का सेवन तरह-तरह के जल जनित रोग उत्पन्न कर हमें अस्वस्थ बना देता है।

10. वायु सेवन हमारे स्वास्थ्य के लिए अनिवार्य है, लेकिन शुद्ध वायु सेवन ही हमें स्वस्थ रखता है। अशुद्ध या प्रदूषित वायु सेवन हमें तरह-तरह के रोग उत्पन्न कर अस्वस्थ बना देता है।
11. हमारा स्वास्थ्य वातावरण की स्वच्छता पर निर्भर है। इसके अंतर्गत साफ-सुथरे घर, वस्त्र, पात्र, नाली, गली, सड़क, शौचालय, जल स्रोत, भोजन घर इत्यादि आते हैं। स्वच्छ वातावरण में स्थित हमारा वास स्थान हमें स्वस्थ रखता है तथा अस्वच्छ वातावरण में स्थित हमारा आवास हमें तरह-तरह के रोग उत्पन्न कर अस्वस्थ बना देता है।
12. कुछ रोग हमें माता-पिता से प्रजनन के क्रम में प्राप्त हो जाते हैं। उन रोगों को आनुवंशिक रोग कहा जाता है। ऐसे रोग हमें सदा अस्वस्थ रखते हैं, लेकिन जीन थैरेपी द्वारा उन्हें ठीक किया जा सकता है या नियंत्रण में रखा जा सकता है।
13. कुछ रोग हमें दूसरों के संपर्क के कारण प्राप्त होते हैं। जैसे सर्दी, खांसी, चेचक, हैजा, प्लेग, टी.बी, कुष्ठ, इत्यादि। ऐसे रोगियों के साथ छुआछूत की भावना प्रचलित रहती है तथा लोग दूरी बनाते हुए रोगी से व्यवहार करते हैं।
14. कुछ असाध्य रोग हैं जिन्हें उपचार द्वारा पूर्णत: समाप्त नहीं किया जा सकता है, लेकिन उन्हें नियंत्रण में रखा जा सकता है। जैसे कैंसर, एड्स, इबोला।
15. स्वास्थ्य से जुड़े हुए कुछ विश्वास भी प्रचलित हैं। प्रचलित विश्वास के अनुसार अलौकिक शक्तियाँ–देवी-देवता, भूत-प्रेत, तथा आत्माएँ हमारे स्वास्थ्य को प्रभावित करती हैं। कई रोग ऐसे हैं जिन्हें ईश्वर, देवी-देवता, आत्माएँ या अलौकिक शक्तियों का अभिशाप माना जाता है जैसे चेचक, हैजा, जाडिंस इत्यादि। अत: देवी-देवताओं को पूजा तथा बलि देकर प्रसन्न किया जा सकता है तथा स्वस्थ जीवन का वरदान प्राप्त किया जा सकता है।
16. समाज में प्रचलित विश्वास के अनुसार कुछ जादूगर जादुई क्रियाओं द्वारा हमारे स्वास्थ्य को सकारात्मक या नकारात्मक ढंग से प्रभावित करते हैं। काला जादूगर, जादुई क्रियाओं द्वारा हमें अस्वस्थ बना देते हैं। वे वश में किए गए आत्मा के माध्यम से हमारे शरीर में असाध्य रोग उत्पन्न कर देते हैं तथा हम शनैः शनैः मृत्यु की ओर अग्रसर हो

जाते हैं। दूसरी तरफ सफेद जादूगर वश में किए हुए आत्मा के माध्यम से काला जादूगर की जादुई क्रियाओं को बेअसर या निष्क्रिय बना डालते हैं। झाड़-फूंक द्वारा सफेद जादूगर अस्वस्थ व्यक्तियों को स्वस्थ बनाते हैं।

17. प्राकृतिक घटनाएँ जैसे बाढ़, भूकंप, अकाल कई तरह की महामारी फैलाकर लोगों को अस्वस्थ कर देती हैं।
18. स्वस्थ रहना हर नागरिक का मानवाधिकार है जिसे कोई भी राज्य या सरकार नजर-अदांज नहीं कर सकती है।
19. स्वास्थ्य की दृष्टि से सभी नागरिकों को स्वास्थ्य सुविधा उपलब्ध कराकर राष्ट्र की मुख्यधारा में लाना सरकार की जिम्मेवारी है, लेकिन यह बगैर जन भागीदारी के संभव नहीं है।
20. स्वास्थ्य की देखरेख के लिए प्रत्येक समाज में पोषण तथा स्वास्थ्य विज्ञान पाया जाता है उन्हें जानकर, समझकर तथा अनुसंधान करके नवीन रूप प्रदान करने की आवश्यकता है ताकि स्वास्थ्य संबंधी पारंपरिक ज्ञान हमारे लिए और उपयोगी बन सकें।
21. आनुवंशिक बीमारियों को छोड़कर सभी प्रकार की बीमारी के कारण अस्वस्थ के लिए हम स्वयं जिम्मेवार हैं। भोजन संयम, विचार संयम, वाणी संयम तथा जीवन शैली में बदलाव द्वारा हम पुन: स्वास्थ जीवन जी सकते हैं।

चिकित्सा मानवशास्त्र के ऊपर अध्ययन की शुरुआत

चिकित्सा मानवशास्त्र के ऊपर अध्ययन की शुरुआ़त करने का श्रेय ब्रिटिश मानवशास्त्र के जनक एडवर्ड बर्नेट टायलर को जाता है। टायलर महोदय ने अपनी जगत प्रसिद्ध पुस्तक, "प्रिमिटिव कल्चर" (1871) में संस्कृति की एक वैज्ञानिक परिभाषा प्रदान की। टायलर महोदय ने संस्कृति को परिभाषित करते हुए कहा कि संस्कृति या सभ्यता वह जटिल समग्रता है जिसमें ज्ञान, कला, विश्वास, मनोभाव, आदत एवं उन सारे गुणों का समावेश है जिन्हें मानव ने सामाजिक सदस्य होने के चलते प्राप्त किया है। उन्होंने ज्ञान तथा आदत के अंतर्गत स्वास्थ्य से जुड़े ज्ञान एवं आदतों पर भी प्रकाश डाला था।

टायलर महोदय के पश्चात् संस्कृति एवं व्यक्तित्व संप्रदाय के विद्वान मागरेटमिड ने अपनी पुस्तक "कमिंग ऑफ एज इन सेमोआ" (1928) तथा "ग्रोइंग अप इन न्यूगिनिया" (1930) में समाजीकरण प्रक्रियाओं पर प्रकाश

डाला तथा स्वास्थ्य से जुड़े उन व्यवहारों को भी शामिल किया जिनके द्वारा सेमोआ तथा मानस अपने शिशु को बाल्यावस्था से किशोरावस्था में प्रवेश कराते हैं। उन्होंने स्वास्थ्य को समाजीकरण प्रक्रिया की देन बतलाया।

इसी संप्रदाय से संबंध रखने वाले विद्वान कार्डिनर तथा लिंटन ने अपनी पुस्तक "कल्चरल बैकग्रांउड ऑफ पर्सनलिटी" (1945) में नैदानिक तथा मनोगतिक शास्त्र को स्वास्थ्य से जोड़ा। उन्होंने इसके लिए सांस्कृतिक व्यवस्था को जिम्मेवार ठहरया। सांस्कृतिक व्यवस्था में कठिन अनुशासन का पालन दूध पिलाई तथा दूध छुड़ाई में किया जाता है जिसका प्रभाव आजीवन बच्चों के मस्तिष्क पर पड़ता है। सांस्कृतिक व्यवहार उनके शारीरिक व्यवहार को नियंत्रित करते हैं। इस कठिन सांस्कृतिक अनुपालन व्यवस्था में कुछ लोग मानसिक अवसाद से ग्रसित हो जाते हैं तथा मानसिक संतुलन खो बैठते हैं। वे मानसिक रोगी जैसा व्यवहार करने लगते हैं।

ब्रिटिश मानवशास्त्री एवं प्रकार्यवाद सिद्धांत के संस्थापक मैलिनोवस्की ने अपनी मृत्यु के पश्चात् प्रकाशित पुस्तक "साईंटिफिक थ्योरी ऑफ कल्चर एंड अदर एसेज" (1944) में जैविक प्रकार्यवाद सिद्धांत का प्रतिपादन किया। आपके अनुसार संस्कृति का सबसे प्राथमिक एवं मुख्य कार्य मानवरूपी जीवधारी की जैविक आवश्यकताओं को संतुष्ट करना है। अपनी जैविक आवश्यकताओं की संतुष्टि हेतु मानव ने संस्कृति का आविष्कार किया तथा संस्कृति का निर्माता बना। अपने इसी मौलिक प्रकार्य के कारण संस्कृति अतीत में अस्तित्व में आई, वर्तमान में अस्तित्व में बनी हुई है तथा भविष्य में भी बनी रहेगी। मैलिनोवस्की ने सात जैविक आवश्यकताओं का उल्लेख किया है। जिनमें प्रजनन, पोषण, वृद्धि, गति, शारीरिक आराम, स्वास्थ्य एवं सुरक्षा को शामिल किया। उपरोक्त सातों जैविक आवश्यकताओं की संतुष्टि हेतु मानव ने नातेदारी व्यवस्था, पोषण विभाग या पोषण विज्ञान, प्रशिक्षण, क्रियाकलाप, रक्षा, आश्रय तथा स्वास्थ्य विज्ञान को जन्म दिया। इन सभी जैविक आवश्यकताओं और उनकी संतुष्टि हेतु सांस्कृतिक संस्थाओं का संबंध मानव को जैविक आवश्यकताओं को संतुष्ट कर स्वस्थ तथा जीवित रखना है।

इसके पश्चात् विभिन्न विद्वानों ने चिकित्सात्मक मानवशास्त्र की विषय-वस्तुओं को आगे बढ़ाते हुए महिला स्वास्थ्य, प्रजनन स्वास्थ्य, शिशु स्वास्थ्य, किशोर-किशोरी स्वास्थ्य, युवाजन स्वास्थ्य, प्रौढ़ाजन स्वास्थ्य, वृद्धजन स्वास्थ्य, जनजातीय स्वास्थ्य, अनुसूचित जाति स्वास्थ्य, अन्य पिछड़ी जाति स्वास्थ्य, अल्पसंख्यक स्वास्थ्य, देहाती दवा, आहार-व्यवहार, निद्रा व्यवहार, प्राणायाम

व्यवहार, आयुर्वेदिक औषधि, हौम्योपैथी, यूनानी पद्धति, सिद्धा पद्धति, शिशु रोग एवं उपचार, महिला रोग एवं उपचार, यौन रोग एवं उपचार, सामान्य रोग एवं उपचार, स्वास्थ्य के अभिकर्त्ता, स्वास्थ्य से जुड़ी संस्थाएँ, स्वास्थ्य विकास कार्यक्रम, नगरीय समाजों में स्वास्थ्य सेवाओं की आपूर्ति, ग्रामीण समाजों में स्वास्थ्य सेवाओं की आपूर्ति, चिकित्सा सांख्यिकी जैसे विषयों पर अपने-अपने अनुसंधान द्वारा योगदान दिए हैं। आज चिकित्सात्मक मानवशास्त्र की विषयवस्तु रुचिपूर्ण एवं व्यापक है।

3

भारत की चिकित्सा पद्धतियाँ
(Medical Systems of India)

एक समय था जब भारत जगत्गुरु के रूप में संपूर्ण विश्व में अपना महत्त्वपूर्ण स्थान बनाए हुए था। यहाँ की ज्ञान-विज्ञान की परंपराएँ अति समृद्ध थीं। विश्व के अनेक भागों से विद्वान यहाँ आकर गुरुकुलों एवं ऋषि-मुनियों के आश्रमों में रहकर ज्ञान-विज्ञान के क्षेत्र में विद्या अर्जित करते थे। हमारे यहाँ वैदिक युग तथा उससे भी पहले से आस-पास के पर्यावरण यानि जंगल में पाए जाने वाले लताओं, पौधों तथा वृक्षों से उपलब्ध जड़, छाल, लता, पत्ती, फूल, फल एवं बीज के औषधीय गुणों को जानने, समझने तथा उपयोग करने की वैज्ञानिक परंपरा स्थापित की गई थी। उसी के परिणामस्वरूप आयुर्वेदिक, योग आसन एवं प्राणायाम चिकित्सा पद्धति का विकास हुआ। बाद में चलकर भारतीय चिकित्सा व्यवस्था में प्राकृतिक चिकित्सा पद्धति एवं होमियोपैथी को भी स्थान मिला तथा वे भी भारतीय चिकित्सा पद्धति के अभिन्न अंग बन गए। जब पन्द्रहवीं-सोलहवीं शताब्दी में यूरोप में वैज्ञानिक क्रांति आई तब उसके फलस्वरूप आधुनिक चिकित्सा व्यवस्था अठारहवीं शताब्दी में आरंभ हुई जिसे हम एलोपैथी के नाम से जानते हैं। आज संपूर्ण विश्व एलोपैथी चिकित्सा के प्रचार-प्रसार पर विशेष ध्यान दे रहा है। इसकी पढ़ाई के लिए मेडिकल कॉलेजों की स्थापना की गई है, जहाँ विशेषज्ञ डॉक्टरों के मार्गदर्शन में अध्ययन करके छात्र डॉक्टर बनते हैं तथा रोगों का आधुनिक तकनीक एवं दवाइयों से इलाज करते हैं। इस तरह आज भारत में निम्नलिखित चिकित्सा पद्धतियाँ अपना अस्तित्व बनाए हुए हैं:

1. आयुर्वेदिक चिकित्सा पद्धति (Ayurvedic System of Medicine)

2. योग एवं प्राणायाम चिकित्सा पद्धति (Yoga and Pranayam System of Medicine)
3. यूनानी चिकित्सा पद्धति (Unani System of Medicine)
4. सिद्धा चिकित्सा पद्धति (Siddha System of Medicine)
5. प्राकृतिक चिकित्सा पद्धति (Naturopathy System of Medicine)
6. होमियोपैथी चिकित्सा पद्धति (Homoeopathy System of Medicine)
7. आधुनिक चिकित्सा पद्धति (Allopathy System of Medicine)
8. ज्योतिर्विज्ञान चिकित्सा पद्धति (Astrology System of Medicine)

अब यहाँ हमारे देश में प्रचलित उपरोन्त चिकित्सा पद्धतियों का वर्णन संक्षिप्त में एक-एक करके प्रस्तुत किया जा रहा है।

1. आयुर्वेदिक चिकित्सा पद्धति

हमारे देश की यह प्राचीनतम चिकित्सा पद्धति है। इस चिकित्सा पद्धति के संबंध में हमें जानकारी आयुर्वेद के चरक संहिता में मिलती है। यही कारण है कि इस चिकित्सा पद्धति को आयुर्वेदिक चिकित्सा पद्धति के नाम से जाना जाता है। भारत की अन्य पारंपरिक चिकित्सा पद्धतियों की तरह आयुर्वेद चिकित्सा पद्धति की जड़ भी हम लोक चिकित्सा शास्त्र (Folk Medicine) या देहाती दवा में पाते हैं। हालांकि आयुर्वेदिक चिकित्सा पद्धति को अन्य पारंपरिक चिकित्सा पद्धतियों से अलग करने वाला तत्त्व इसका सुस्पष्ट एवं परिभाषित अवधारणात्मक ढांचा है जो सभी युगों में समान रूप से जारी है। इस पद्धति का अवधारणात्मक आधार संभवतः सबसे उद्विकसित एवं अपने समय में सबसे आगे था। यह उन चिकित्सा पद्धतियों में प्रथम स्थान रखती थी जो स्वास्थ्य एवं बीमारियों से जुड़ी समस्याओं के प्रति समेकित दृष्टिकोण की वकालत करती थीं। आयुर्वेदिक चिकित्सा पद्धति अन्य चिकित्सा पद्धतियों से इसलिए भिन्न थी, क्योंकि अन्य चिकित्सा पद्धतियों का अवधारणात्मक ढांचा दवाओं एवं चिकित्सा से प्राप्त परिणामों पर आधारित था, जबकि आयुर्वेदिक चिकित्सा पद्धति एक दार्शनिक ढांचा प्रदान करती थी जो चिकित्सा व्यवहार को अच्छे परिणामों के साथ नियंत्रित करती थी। इसका दार्शनिक आधार भारतीय दर्शनशास्त्र से आंशिक रूप से सांख्य (Sankhya) एवं न्याय वैशेषिका (Nyaya Vaisheshika) से लिया गया था। इसके कारण यह एक तार्किक चिकित्सा पद्धति के रूप में अपना स्थान उत्पत्ति काल से ही बना पाने में

सफल हुई थी तथा अपने आपको धार्मिक प्रभाव से अलग-थलग रखे हुए थी। इस पद्धति में अनुभवों के प्रमाण एवं मानवीय बुद्धि पर विशेष बल दिया गया है।

अगर हम आयुर्वेदिक चिकित्सा पद्धति की ऐतिहासिक पृष्ठभूमि पर अपना ध्यान केंद्रित करें तब हमें पता चलता है कि आयुर्वेद का साहित्यिक अर्थ जीवन का विज्ञान (Science of Life) है। इस चिकित्सा पद्धति के मौलिक एवं व्यावसायिक सिद्धांतों का संगठन एवं प्रतिपादन 1500 B.C. के आसपास हुआ था। इसी के आसपास ज्ञान के महान ढांचा ऋग्वेद की रचना की गई थी। वेद चार प्रकार के हैं–ऋग्वेद, सामवेद, यजुर्वेद एवं अथर्ववेद। "अथर्ववेद" को भारतीय सभ्यता की रीढ़ माना जाता है। अथर्ववेद में 144 ऐसे मंत्रों यानि श्लोकों का सूत्रीकरण किया गया है जिनका संबंध विभिन्न प्रकार के रोगों के उपचार से है। शताब्दियों तक संकलित एवं संपोषित ज्ञान के आधार पर दो महान संप्रदायों एवं आठ विशेषज्ञताओं का उद्विकास इस समय हुआ था। एक संप्रदाय को चिकित्सा वैद्य संप्रदाय के नाम से जाना जाता था। इस संप्रदाय से जुड़े व्यक्तियों को धनवंतरी संप्रदाय के अंतर्गत रखा गया था। दूसरा संप्रदाय शल्य चिकित्सा संप्रदाय से जुड़ा हुआ था जिसे एतरेय संप्रदाय के नाम से जाना जाता था। इन दोनों महान परंपराओं के अपने-अपने प्रतिनिधिक संकलन थे। धनवंतरी संप्रदाय के संकलन को चरक संहिता एवं एतरेय संप्रदाय के संकलन को सुश्रुत संहिता के नाम से जाना जाता था। चरक संहिता में अनेक प्रकार के रोगों की दवाइयों से संबंधित अनेक अध्याय लिखे गए थे। इस संहिता में हमें पौधों, पशुओं एवं खनिजों से उत्पत्ति दर्शाने वाली करीब 600 दवाइयों का उल्लेख प्राप्त होता है।

"सुश्रूत संहिता" से हमें शल्य चिकित्सा के मौलिक सिद्धांतों एवं नियमों की जानकारी मिलती है। ज्ञान की इस पुस्तक में हमें शल्य चिकित्सा से जुड़े हुए 100 उपकरणों की जानकारी मिलती है, जिनमें छुरी, कैंची, चिमटा, छेनी आदि शामिल हैं। सब्जियों एवं मरे हुए जानवरों पर चीरफाड़ एवं ऑपरेशन प्रक्रियाओं की व्याख्या विस्तारपूर्वक की गई है। इसमें हमें 650 दवाओं का उल्लेख मिलता है जिनका उपयोग विविध प्रकार की शल्य चिकित्सा में किया जाता था। यहाँ हमें शरीर विज्ञान, भ्रूण विज्ञान, विष विज्ञान एवं चिकित्सा विज्ञान के बारे में जानकारी मिलती है। वागभट् का "अष्टांग ह्रदय" आयुर्वेद से जुड़ी हुई एक और ज्ञान की पुस्तक है। इन तीनों ही पुस्तकों को वृहत थ्रीज यानि महान तीन पुस्तकों के नाम से जाना जाता है। इन तीनों विद्वतापूर्ण एवं

प्रामाणिक ग्रंथों के अतिरिक्त ज्ञान से संबंधित अनेक संकलन हमें प्राप्त होते हैं जिनसे 1500 वर्षों से भी ज्यादा की अवधि के ज्ञान-विज्ञान का पता चलता है।

मध्यकाल के आगमन के पहले तक भारतीय उपमहाद्वीप में आयुर्वेदिक चिकित्सा पद्धति का ही बोलबाला था। इसी चिकित्सा शास्त्र से लोगों के स्वास्थ्य की देखरेख की जाती थी। इस चिकित्सा व्यवस्था को जनता एवं शासकों का संरक्षण प्राप्त था। इस काल को आयुर्वेदिक चिकित्सा पद्धति का स्वर्ण युग कहा जा सकता है क्योंकि इसकी अधिकांश अवधारणाओं, नियमों, सिद्धांतों एवं व्यवहारों का सूत्रीकरण एवं प्रतिपादन इसी काल में हुआ था।

मध्यकाल में इसके सरंक्षण में कमी आई, क्योंकि इस समय भारत को अनेक विदेशी आक्रमणकारियों से जूझना पड़ा था तथा देश में राजनीतिक अस्थिरता उत्पन्न हो गई थी। ब्रिटिश शासनकाल में इस चिकित्सा पद्धति को सबसे अधिक उपेक्षा का शिकार होना पड़ा था। बीसवीं सदी के आरंभिक भाग में आयुर्वेदिक चिकित्सा पद्धति का पुनरुत्थान स्वतंत्रता आंदोलन का महत्त्वपूर्ण हिस्सा बन गया था। ब्रिटिश सरकार में भारतीय प्रतिनिधि एवं प्रांतों के शासकों ने इस चिकित्सा पद्धति को फिर से जागृत करने का सुझाव दिया था ताकि इसका विकास वैज्ञानिक दिशा में हो सके।

स्वतंत्रता प्राप्ति के बाद आयुर्वेदिक चिकित्सा पद्धति ने पुनरुत्थान आंदोलन और गति प्राप्त की जिसके परिणामस्वरूप भारत सरकार द्वारा इसको मान्यता प्राप्त हुई। इसके बाद यह चिकित्सा व्यवस्था राष्ट्रीय स्वास्थ्य देखरेख नेटवर्क से जुड़ गई। भारत सरकार द्वारा इस चिकित्सा व्यवस्था की स्थिति में सुधार लाने के लिए कई महत्त्वपूर्ण कदम उठाए गए हैं ताकि इस व्यवस्था के द्वारा लोगों की प्राथमिक स्वास्थ्य देखरेख आवश्यकताओं की पूर्ति की जा सके। आयुर्वेदिक चिकित्सा के प्रचार-प्रसार तथा अनुसंधान के लिए कई अस्पताल, महाविद्यालय तथा संस्थाएँ स्थापित की गईं हैं। देशज चिकित्सा व्यवस्था केंद्रीय संस्थान की स्थापना (सी आई आर आई एस एम) 1955 में की गई थी। स्नातकोत्तर आयुर्वेद प्रशिक्षण केंद्र की स्थापना 1956 में की गई थी। गुजरात आयुर्वेदिक विश्वविद्यालय, जामनगर, गुजरात की स्थापना सन् 1976 में की गई थी। भारतीय चिकित्सा केंद्रीय परिषद का गठन 1972 में किया गया था। इसके माध्यम से आयुर्वेदिक, सिद्धा एवं यूनानी चिकित्सा पद्धतियों के शिक्षण एवं पंजीयन पर जोर दिया गया था। सन् 1971 में भारतीय चिकित्सा होमियोपैथी एवं योगा केंद्रीय अनुसंधान परिषद का गठन किया गया था जिसके माध्यम से भारतीय चिकित्सा व्यवस्था पर जोर दिया गया था तथा गति प्रदान की गई थी।

कालांतर में इस परिषद को विभाजित कर, आयुर्वेद एवं सिद्धा केंद्रीय अनुसंधान परिषद, यूनानी चिकित्सा केंद्रीय अनुसंधान परिषद, होमियोपैथी चिकित्सा केंद्रीय अनुसंधान परिषद एवं नेचुरोपैथी एवं योग चिकित्सा केंद्रीय अनुसंधान परिषद में बांट दिया गया था।

राष्ट्रीय आयुर्वेद संस्थान की स्थापना जयपुर में की गई थी। हाल ही में राजस्थान आयुर्वेद विश्वविद्यालय की स्थापना जोधपुर में की गई है। भारतीय चिकित्सा पद्धति की नीतियों से संकलित सूचनाएँ आयुर्वेद विभाग की वेबसाइट पर उपलब्ध हैं।

आयुर्वेद में स्वास्थ्य की अवधारणा

हमारे देश भारत में आयुर्वेद को मात्र मानवजाति चिकित्सा विज्ञान के रूप में नहीं माना जाता है, वरन् इसको पूर्ण चिकित्सा व्यवस्था के रूप में मान्यता प्राप्त है। इस चिकित्सा व्यवस्था के अंतर्गत मानव जाति के शारीरिक, मानसिक, दार्शनिक, नैतिक एवं आध्यात्मिक स्वास्थ्य की जानकारी हमें प्राप्त होती है। इसमें ब्रह्मांड में शांतिपूर्वक जीने, रहने तथा क्रिया करने पर बल दिया गया है। इसमें प्रकृति एवं विज्ञान के बीच सहसंबंध पर जोर दिया गया है। इस विश्वव्यापी एवं समग्र दृष्टिकोण के कारण इस चिकित्सा पद्धति को एक विचित्र एवं अलग चिकित्सा पद्धति के रूप में पहचान मिली है। इस व्यवस्था में सकारात्मक स्वास्थ्य उचित जीवन शैली से बनाए रखने में विशेष बल दिया गया है। स्वास्थ्य की यह अवधारणा हमारे यहाँ 2000 वर्ष पहले से ही अस्तित्व में थी। आधुनिक चिकित्सा व्यवस्था में भी इस अवधारणा को शामिल किया गया है। ऐसा कहना अतिशयोक्ति नहीं होगा कि विश्व स्वास्थ्य संगठन में जो स्वास्थ्य की आधुनिक अवधारणा दी गई है वह भी संभवतः आयुर्वेद से ही ली गयी है।

दार्शनिक पृष्ठभूमि

आयुर्वेद का दार्शनिक सिद्धांत इस तथ्य पर आधारित है कि जो कुछ भी इस ब्रह्मांड में उपस्थित है, वे हमारे शरीर में भी उपस्थित हैं। ऐसी अवधारणा विकसित की गई है कि इस ब्रह्मांड का निर्माण पाँच तत्त्वों से हुआ है जिन्हें पृथ्वी, जल, अग्नि, वायु एवं आकाश के नाम से जाना जाता है। हमारे शरीर में भी ये तत्त्व संयुक्त रूप से उपस्थित हैं। इनके संगठन के कारण हमारे शरीर के त्रिदोष का निर्माण करते हैं। इन्हें वात दोष, पित्त दोष एवं कफ दोष के नाम से जाना जाता है। इन त्रिदोषों से ही हमारे शरीर के मौलिक मनोवैज्ञानिक एव जैविक कार्य नियंत्रित होते हैं, इन तीन दोषों के अतिरिक्त सात मौलिक धातुएँ

भी अस्तित्व में आती हैं जिन्हें रस, रक्त, मांस, मेदा, अस्थि, मज्जा, एवं शुक्र के नाम से जाना जाता है। तीन अपशिष्ट द्रव्य भी पाए जाते हैं जिन्हें मल, मूत्र एवं पसीना के नाम से जाना जाता है। स्वस्थ शारीरिक अवस्था हेतु त्रिदोषों के बीच संतुलन होना अनिवार्य है। जब कभी भी किसी कारणवश त्रिदोषों के बीच संतुलन बिगड़ता है, तब परिणाम के रूप में रोग उत्पन्न होते हैं। शरीर की वृद्धि एवं विकास भोजन के माध्यम से पोषण पर निर्भर है। हमारे भोजन में ऊपर वर्णित वे पाँचों तत्त्व पाए जाते हैं।

रोग उत्पत्ति की धारणा

अपनी मनोदैहिक बनावट के आधार पर लोगों को कई श्रेणियों में विभाजित किया गया है। स्वाभाविक विशिष्टताओं को ध्यान में रखते हुए अपने स्वास्थ्य को बनाए रखने हेतु दैनिक कर्म (दैनिक चर्या) तथा मौसमी कर्म (ऋतु चर्या) का प्रावधान है। अगर इन कर्मों का पालन ठीक ढंग से नहीं किया जाता है तब हमारा शरीर रोगग्रस्त हो जाता है। अगर दैनिक एवं मौसमी कर्म ठीक से नहीं किया जाए तब हमारे शरीर में त्रिदोष उत्पन्न हो जाते हैं और हमें रोगग्रस्त कर देते हैं। त्रिदोषों में असंतुलन पोषण एवं भोजन विषयक भेद, गलत आदत, मौसमी असहजता, अनुचित व्यायाम, अपनी इंद्रियों का अनियमित प्रयोग एवं शरीर तथा मस्तिष्क के विरुद्ध क्रिया के कारण भी रोग उत्पन्न होते हैं।

अन्य कारणों से भी हमारे शरीर में रोग उत्पन्न होते हैं। जैसे सूक्ष्म जीवाणुओं और रोगाणुओं का प्रवेश, तथा वातावरण या जलवायु में बदलाव के कारण दोषों का संचयन हो जाता है। जिसके कारण दोषिक संतुलन बिगड़ जाता है। सामान्य स्थिति में दोषों का संचार वृहत एवं सूक्ष्म नलिकाओं द्वारा होता है। इन नलिकाओं को स्रोत कहा जाता है। इन स्रोतों के द्वारा ही शरीर के उतक पोषण प्राप्त करते हैं। इन्हीं के द्वारा चय-अपचय से उत्पादित पदार्थ जिसे मल कहा जाता है शरीर से बाहर निकल जाते हैं। अगर इनमे कोई रुकावट दोषों के संचयन के कारण आ जाती है तब पोषक तत्त्वों का शरीर के अन्य भागों में पहुँचना तथा मलों का अन्य भागों से निष्कासित होना नकारात्मक ढंग से प्रभावित हो जाता है। इसी के कारण शरीर रोगग्रस्त हो जाता है। इस तरह जैविक नलिकाओं में रुकावट ही सभी रोगों की जननी है।

रोग निदान

आयुर्वेदिक चिकित्सा पद्धति में रोग निदान हमेशा रोगी को परीक्षण की समग्र

वस्तु के रूप में विचार करते हुए किया जाता है। आयुर्वेदिक चिकित्सा सावधानीपूर्वक रोगी की आंतरिक शारीरिक विशेषताओं एवं मानसिक अवस्थाओं का अध्ययन करती है। वह प्रभावित शारीरिक ऊतकों, त्रिदोषों, रोगास्थल, रोगी की प्रतिरोधक क्षमता, जीवन शक्ति, दैनिक कर्म, खान-पान संबंधी आदतों, नैदानिक अवस्थाओं की गंभीरता, पाचन की स्थिति तथा रोगी की सामाजिक आर्थिक, एवं पर्यावरणीय अवस्था का विस्तारपूर्वक अध्ययन भी करता है। सामान्य परीक्षण को दस स्तरीय परीक्षण के रूप में जाना जाता है। इस दस स्तरीय परीक्षण में आयुर्वेदिक चिकित्सक रोगी के अंदर निम्नलिखित प्रांचलों (Parameters) की जाँच करते हैं: 1. मन:दैहिक अवस्था, 2. रोग की संभावना, 3. ऊतकों के गुण, 4. शरीर गठन, 5. मानव भित्ति, 6. अनुकूलनता, 7. मानसिक स्वास्थ्य, 8. पाचन शक्ति, 9. व्यायाम क्षमता तथा 10. आयु। उपरोक्त दस प्राचलों के अतिरिक्त नब्ज, पेशाब, पैखाना, जीभ, आवाज, वाणी, चमड़ा, आँख एवं उसके संपूर्ण हावभाव का अध्ययन भी एक आयुर्वेदिक चिकित्सक करता है। आयुर्वेदिक चिकित्सा निदान में त्रिदोषों में संतुलन लाने का प्रयास किया जाता है। इसमें नियमित खानपान, जीवन कर्म व्यवहार, दवाई तथा गैर-दवाई उपचार जिसे (पंचकर्म) कहा जाता है, के ऊपर विशेष ध्यान देने को कहा जाता है। इसमें रसायन (कायाकल्प) चिकित्सा पर भी विशेष ध्यान देने को कहा जाता है।

उपचार के प्रकार

आयुर्वेदिक चिकित्सा पद्धति में कई प्रकार के उपचारों के संबंध में हमें जानकारी मिलती है। उदाहरण के लिए शोधना (शुद्धीकरण) उपचार, शमन उपचार, पथ्य व्यवस्था (उचित खानपान एवं कर्म) उपचार, निदान परिवर्जन (रोगों के उत्पन्न करने वाले या बढ़ाने वाले कारणों से परहेज) उपचार, सत्त्वजय (मन: चिकित्सा) उपचार, रसायन (कायाकल्प) उपचार, दिपन (पाचन शक्ति) उपचार, तथा पाचन (आत्मसातकरण) उपचार। उपरोक्त उपचारों के अतिरिक्त पंचकर्म जैसी शुद्धिकरण प्रक्रिया को भी विशेष परिस्थिति में उपयोग में लिया जाता है। इस प्रक्रिया में सबसे पहले दोषों को तरल रूप में बदल दिया जाता है। इसके बाद उन्हें बाहर निकाला जाता है।

शोधन चिकित्सा में पहले शुद्धिकरण प्रभावों के माध्यम से चिकित्सात्मक लाभ पहुँचाया जाता है। इस तरह के उपचार स्नायुरोग, मांसल एवं अस्थि से संबंधित रोग, श्वास रोग, तथा पाचन संबंधी गड़बड़ी ठीक करने में सहायक होते हैं।

शमन चिकित्सा में त्रिदोषों में संतुलन लाने का प्रयास किया जाता है। इसमें पाचक, व्यायाम, सूर्य एवं हवा में टहलने पर भी ध्यान दिया जाता है। पथ्य व्यवस्था उपचार में भोजन, कर्म, व्यवहार संबंधी कुछ कर्मों का सुझाव दिया जाता है। निदान परिवर्जन में उन कारकों को दूर भगाने का प्रयास किया जाता है जो बीमारी उत्पन्न करते हैं। सत्त्वकजय उपचार में मस्तिष्क को अपवित्र इच्छाओं से अलग कर दिया जाता है। रसायन उपचार चिकित्सा में शक्तिवर्धन एवं प्रतिरोधक क्षमताओं के विकास पर जोर दिया जाता है।

आयुर्वेद में आहार विज्ञान

आयुर्वेद में भोजन यानि आहार नियम पर विशेष बल दिया गया है। आयुर्वेदिक अवधारणा के अनुसार आहार का व्यापक प्रभाव एक व्यक्ति के शारीरिक, स्वाभाविक एवं मानसिक विकास पर पड़ता है। हमारा आहार ही शरीर एवं जीवन को बनाए रखने वाले रस का उत्पादन करता है। रस ही शरीर के सभी अंगों को मजबूती प्रदान करता है तथा जीवन की सभी क्रियाओं को नियंत्रित करता है।

आयुर्वेद के विभिन्न विभाग

आयुर्वेद को अष्टांग आयुर्वेद भी कहा गया है। इसका तात्पर्य यह है कि आयुर्वेद आठ हिस्सों में विभाजित है:

1. काय चिकित्सा (आंतरिक चिकित्सा)
2. कौमार भृत्य चिकित्सा (शिशु रोग चिकित्सा)
3. भूत विद्या (मनोचिकित्सा)
4. शालाक्य (नाशा एवं नेत्र विज्ञान)
5. शल्य (ऑपरेशन)
6. अगदतंत्र (विष विज्ञान)
7. रसायन (जरा चिकित्सा)
8. वजिकर्म (सुजनन दिशान)

आयुर्वेद एवं अन्य देशज चिकित्सा व्यवस्थाओं की स्थिति

अठारह बड़े राज्यों में देशज चिकित्सा व्यवस्था एवं उससे जुड़े हुए विषयों की देख-रेख हेतु स्वतंत्र निदेशालय का गठन किया गया है। छः राज्यों में राज्य के स्वास्थ्य निदेशालय के अंतर्गत देशज चिकित्सा व्यवस्था को जोड़ा गया है। छः

छोटे राज्यों एवं केंद्र शासित प्रदेशों में देशज चिकित्सा व्यवस्था की देख-रेख ऑफिसर-इंचार्ज के ऊपर है। वर्तमान समय में 6.11 लाख से भी अधिक व्यवसायी देशज चिकित्सा व्यवस्था एवं होमियोपैथी से जुड़े हुए हैं। इस क्षेत्र में अस्पतालों एवं दवाखानों की संख्या 26,000 से भी ज्यादा है जहाँ उपचार की सुविधा उपलब्ध है। इसके अतिरिक्त लोक एवं ग्राम समाजों में बहुत अधिक संख्या में लोग भी इस विधि से उपचार में लगे हुए हैं।

शिक्षा

वर्तमान समय में 200 से भी अधिक महाविद्यालय हैं, जहाँ से साढ़े चार वर्षों में आयुर्वेदिक मेडिसिन एवं सर्जरी में स्नातक डिग्री प्राप्त की जा सकती है।

दो महाविद्यालय सिद्धा सिस्टम ऑफ मेडिसिन में स्नातक स्तर की शिक्षा प्रदान कराते हैं, उन कॉलेजों में यूनानी सिस्टम ऑफ मेडिसिन की स्नातक स्तर की पढ़ाई होती है। 130 कॉलेजों में होमियोपैथी की स्नातक स्तर की पढ़ाई होती है। इन महाविद्यालयों से प्रतिवर्ष 9000 छात्र पास होकर निकलते हैं।

हमारे देश में 30 से भी ज्यादा संस्थान आयुर्वेद में स्नातकोत्तर की डिग्री प्रदान करते हैं। जहाँ 16 विभागों की विशेषज्ञता प्रदान की जाती है। इनके अतिरिक्त एक नेशनल अकादमी ऑफ आयुर्वेद की स्थापना की गई है। इस अकादमी के माध्यम से आयुर्वेद में पी. जी. की पढ़ाई गुरु-शिष्य परंपरा योजना के तहत की जाती है। वर्तमान में 750 छात्र प्रतिवर्ष इस योजना से लाभांवित हो रहे हैं। इस कोर्स की अवधि 3 वर्ष की है। आयुर्वेद में प्रशिक्षण देश के सभी भागों में दिया जाता है ताकि पैरा-आयुर्वेदिक स्टाफ का प्रशिक्षण दवा एवं शल्य चिकित्सा में हो सके। विशेषज्ञों को प्रशिक्षित कर आयुर्वेदिक दवाखाना चलाने के लिए प्रशिक्षित किया जा रहा है।

सिद्धा चिकित्सा पद्धति

सिद्धा चिकित्सा पद्धति का प्रचलन दक्षिण भारत के कुछ हिस्सों विशेषकर तमिलनाडु में पाया जाता है। इस पद्धति का घनिष्ठ संबंध आयुर्वेदिक पद्धति के साथ है लेकिन इसके वाबजूद यह अपना स्वतंत्र एवं अलग अस्तित्व बनाए हुए है। इस व्यवस्था का गहरा संबंध तमिलनाडु सभ्यता से है। सिद्धा शब्द की उत्पत्ति सिद्धि से हुई है। सिद्धि का तात्पर्य ज्ञान प्राप्ति से है। सिद्धार्स वैसे व्यक्तियों को कहा जाता था जो चिकित्सा, योग एवं तप में सर्वोच्च ज्ञान प्राप्त कर लेते थे।

अनेक विद्वानों का मानना है कि आर्यों के आगमन से पहले दक्षिण भारत में एक सुविकसित सभ्यता अस्तित्व में थी। इस सभ्यता का प्रसार कावेरी, वैगाई एवं तमिरपरानी नदियों के किनारों पर था। इस सभ्यता की चिकित्सा व्यवस्था संभवतः आधुनिक सिद्धा चिकित्सा व्यवस्था की अग्रदूत रही होगी। कालांतर में सिद्धा चिकित्सा दूसरी चिकित्सा व्यवस्थाओं के संपर्क में आयी तथा उनके बीच तत्त्वों का आपसी आदान-प्रदान हुआ। इस संपर्क के कारण सिद्धा चिकित्सा व्यवस्था और समृद्ध हो गई। सिद्धा चिकित्सा व्यवस्था की दवा सामग्रियाँ, धातु एवं खनिज थीं, जिनके सहारे दवाइयों का निर्माण किया जाता था। आरंभिक आयुर्वेदिक चिकित्सा पद्धति में दवाइयों का निर्माण पेड़-पौधों तथा पशु-पक्षियों से किया जाता था। बाद में चलकर इसमें दवा निर्माण हेतु धातु एवं खनिजों का उपयोग होने लगा था।

एक परंपरा के अनुसार सिद्धा चिकित्सा, योग एवं दर्शन के विकास में 18 सिद्धार्स ने अपना योगदान दिया था। हालांकि उनके द्वारा लिखित सामग्रियाँ बिल्कुल उपलब्ध नहीं हैं। प्राचीन भारतीय आचार्य परंपरा में अनेक साहित्यिक कार्य का लेखकीय कृतित्व निश्चित नहीं हो पाया था। अपने गुरु के नाम में अपने कार्य को सुपुर्द कर देने की भी व्यवस्था थी। यही कारण है कि अनेक प्राचीन शास्त्रों के सही रचनाकारों को जानना कठिन है।

सिद्धा चिकित्सा व्यवस्था के दर्शन

सिद्धा चिकित्सा की अवधारणा के अनुसार पदार्थ एवं ऊर्जा दो प्रबल तत्त्व हैं, जिनका ब्रह्मांड की प्रकृति के स्वरूप निर्धारण पर महत्त्वपूर्ण प्रभाव पड़ता है। सिद्धा व्यवस्था में उन्हें शिव और शक्ति के नाम से जाना जाता है। पदार्थ बिना ऊर्जा के अस्तित्व में नहीं बने रह सकते तथा ऊर्जा भी बिना पदार्थ के अपना अस्तित्व नहीं बनाए रख सकती है। इस तरह पदार्थ और ऊर्जा पृथक् नहीं वरन् एक-दूसरे के पूरक हैं। इस ब्रह्मांड का निर्माण पाँच आरंभिक तत्त्वों से हुआ है। इस चिकित्सा पद्धति की पाँच आरंभिक तत्त्वों एवं त्रिदोषों की अवधारणा आयुर्वेद के समान है। लेकिन दोनों की व्याख्या में कुछ अंतर पाया जाता है। दोनों की नैदानिक कार्रवाई में भी समानता पायी जाती है। लेकिन केवल कुछ तत्त्वों में अंतर पाया जाता है। सिद्धा चिकित्सा व्यवस्था में नैदानिक प्रक्रिया अष्टस्थान परीक्षा (आठ स्थलों की परीक्षा) पर आधारित है। इसमें नाड़ी, कान, स्वर, स्पर्श, वर्ण (रंग) जीभ, मल एवं मूत्र का परीक्षण किया जाता है। इनके बारे में विस्तारपूर्वक वर्णन शास्त्रीय सिद्धा साहित्य में प्राप्त होता है।

सिद्धांत एवं नियम

जहाँ तक उपचार प्रक्रियाओं का संबंध है, आयुर्वेदिक चिकित्सा पद्धति के समान सिद्धा चिकित्सा पद्धति भी अष्टांग अवधारणा पर आधारित है। हालांकि इसमें मुख्य रूप से तीन शाखाओं पर विशेष बल दिया गया है: बाल वहाटम (शिशु रोग उपचार), नन जुलूल (विष विज्ञान) एवं नयन विधि (नेत्र विज्ञान)। अन्य शाखाओं का विकास आयुर्वेद के समान विस्तारपूर्वक नहीं हो पाया था। शल्य चिकित्सा के संबंध में जानकारी हमें विस्तारपूर्वक आयुर्वेदिक चिकित्सा में मिलती है, लेकिन सिद्धा चिकित्सा में शल्य चिकित्सा के संबंध में कोई जानकारी नहीं मिलती है। रोग विज्ञान की दृष्टि से दोनों चिकित्सा व्यवस्थाओं को दो प्रमुख श्रेणियों–वमन एवं शोधन–में विभाजित किया जा सकता है शोधन उपचार का संबंध पंचकर्म उपचार से था। पंचकर्म उपचार का उल्लेख सिद्धा व्यवस्था में नहीं मिलता है। सिद्धा चिकित्सा को केवल वमन उपचार आकर्षित कर पाया था।

औषध शास्त्र

अगर हम आयुर्वेदिक चिकित्सा पद्धति एवं सिद्धा चिकित्सा पद्धति के औषध शास्त्र का अध्ययन करें तब हम पाते हैं कि दवाई निर्माण की अवधारणा एवं दवाइयों के गुणों की अवधारणा दोनों में एक समान हैं। सिद्धा औषधशास्त्र की लाक्षणिक विशेषता धातुओं एवं खनिजों का दवा निर्माण में प्रयोग है। इस व्यवस्था में पेड़-पौधों के स्थान पर ज्यादातर दवाओं का निर्माण धातुओं एवं खनिजों से हुआ है।

सिद्धा चिकित्सा व्यवस्था में धातु एवं खनिज आधारित दवाइयों को निम्नलिखित श्रेणियों में विभाजित किया गया है:

1. **उप्पु (लवणम्):** वे दवाइयाँ जो पानी में घुल जाती हैं तथा गर्म करने पर वाष्प बन जाती हैं।
2. **पशनम्:** ऐसी दवाइयाँ जो पानी में नहीं घुलती हैं, लेकिन गर्म करने पर वाष्प बन जाती हैं।
3. **उपरासन:** ये भी ऐसी दवाइयाँ हैं जैसी पशनम्, लेकिन इनकी क्रिया भिन्न होती है।
4. **रत्न एवं उपरत्न:** ये वे दवाइयाँ हैं जिनका निर्माण कीमती रत्न एवं उपरत्न पत्थरों से किया जाता है।

5. **लोहमः** इन दवाइयों का निर्माण लौह धातु या लौह धातु के अयस्कों से किया जाता है। ये पानी में नहीं घुलते हैं, लेकिन गर्म करने पर पिघल जाते हैं।
6. **रसमः** ऐसी दवाइयाँ जो मुलायम होती हैं, लेकिन जब गर्म की जाती हैं तब हवा के रूप में प्रकट होती हैं।
7. **गंधकमः** सल्फर पानी में अघुलनशील है तथा जलने लगता है ज्यों ही आग के संपर्क में आता है।

उपरोक्त मौलिक दवाइयों से यौगिक दवाइयों का निर्माण किया जाता है। पशु जगत से भी 35 दवाइयों का निर्माण किया गया है।

सिद्धा चिकित्सा पद्धति भारत के अलावा श्रीलंका, सिंगापुर, मलेशिया, मौरिशस तथा इंडोनेशिया के कुछ भागों में प्रचलित है जहाँ तमिल भाषी लोग रहते हैं। विभिन्न देशों में रह रहे तमिल भाषी प्रवासियों के बीच तमिल दूरदर्शन ने इसकी लोकप्रियता को काफी प्रचारित-प्रसारित किया है।

यूनानी चिकित्सा पद्धति

यूनानी चिकित्सा की उत्पत्ति स्थल यूनान मानी जाती है। ऐसा विश्वास किया जाता है कि इस चिकित्सा व्यवस्था की स्थापना महान वैद्य एवं दार्शनिक हिप्पोक्रेट्स (384-322 B.C.) द्वारा की गई थी। इस पद्धति को आगे विकसित करके ले जाने का श्रेय गालेन (130-201 A.D.) को जाता है। अरस्तु (384-322 B.C.) ने शरीर विज्ञान एवं शल्य चिकित्सा की स्थापना की थी। डाओकोराइड्स (प्रथम शताब्दी ईसा बाद) ने औषध विज्ञान के विकास में महत्त्वपूर्ण योगदान दिया था। यूनान के बाद इस चिकित्सा पद्धति का विकास मिस्र एवं पर्शिया (वर्तमान ईरान) में हुआ था। मिस्र सभ्यता में सुविकसित औषधालय हुआ करते थे जहाँ पेड़-पौधों से बनाई गई दवाइयाँ मिलती थीं। वे लोग तेल, मलहम, पाउडर, अल्कोहल इत्यादि के रूप में दवाइयों का निर्माण करते थे।

अनेक अरब देशों के मुसलमान शासकों के संरक्षण में यह चिकित्सा पद्धति अत्यंत विकसित अवस्था में पहुँच गई थी। वाष्पीकरण, ऊर्ध्वपातन, भस्मीकरण, अल्कोहलीकरण जैसी औषधीय प्रक्रियाओं का अच्छी तरह से विकास हो गया था। इन प्रक्रियाओं से पेड़-पौधों से बनाई गई दवाओं का परिष्करण किया जाता था। कई सुविख्यात विद्वानों एवं चिकित्सकों ने यूनानी

चिकित्सा पद्धति से संबंधित पुस्तकों की रचना की थी। एक राजकीय चिकित्सक जाबीर बिन हैय्यान (717–813 A.D.) ने इस चिकित्सा पद्धति के रसायनिक पहलुओं पर कार्य किया था। इबनेश्बान तबारी (810–895 A.D.) ने अपनी प्रसिद्ध पुस्तक 'फिरडस उल हिकमत' में अधिकारिक रूप से सूत्रों का प्रतिपादन किया था। अब्बु जाकर जराकारिया (865–925 A.D.) ने अपनी पुस्तक 'अल्हावी फिट हिब' में प्रतिरोधक विज्ञान के क्षेत्र में कार्य किया था। ब. अलिसिना (980–1037 A.D.) एक महान ख्याति प्राप्त यूनानी दार्शनिक विद्वान थे। उन्होंने यूनानी चिकित्सा पद्धति के प्रचार-प्रसार पर महत्त्वपूर्ण योगदान दिया था। उन्होंने अपनी पुस्तक 'अल्कानून (द कैनोन ऑफ मेडिसीन)' में दवा एवं चिकित्सा शास्त्र के संबंध में अनोखा योगदान दिया है। उनकी पुस्तक सतरहवीं शताब्दी तक यूरोप के विभिन्न देशों में पढ़ाई जाती थी। अबुल कासिम जहारी जरावी (946–1036 A.D.) ने शल्य चिकित्सा के ऊपर अपनी महत्त्वपूर्ण पुस्तक, 'अल तस्रीफ' की रचना की थी।

अरबवासियों द्वारा 1350 A.D. के आसपास यूनानी चिकित्सा शास्त्र को भारत में लाया गया था। यूनानी चिकित्सा पद्धति से जुड़े हुए पहले हकीम (चिकित्सक) जिया मोहद मसूद रशीद जांगी थे। इस चिकित्सा पद्धति से जुड़े हुए कुछ अन्य चिकित्सकों में अकबर मोहद अकबर अर्जानी (1721 A.D.), हकीम एम. शरीफ खान (1725–1807 A.D.) एवं हकीम अज़मल खान (1864–1927 A.D.) थे। अकबर मोहद अकबर अर्जानी ने 'कुराबादीन कादरी' एवं 'हिब्बे अकबर' नामक पुस्तकों की रचना की थी। हकीम एम. शरीफ खान ने 'इलजअल अमराज' नामक पुस्तक की रचना की थी। हकीम अजमल खान भारत में बीसवीं सदी के सबसे प्रसिद्ध यूनानी चिकित्सा पद्धति के ज्ञाता थे। वे एक बहुमुखी प्रतिभा के व्यक्ति थे। उन्होंने करोलबाग (दिल्ली) में यूनानी एवं आयुर्वेदिक कॉलेज की स्थापना में प्रमुख योगदान दिया था। वे एक चिकित्सक, वैज्ञानिक एवं राजनेता थे। वे एक शोधकर्ता भी थे। उन्होंने रौल्फिया सर्पेनटाइना के ऊपर अनेक अध्ययनों का मार्गदर्शन किया था। भारत में यूनानी चिकित्सा के ऊपर योगदान देने वाले दूसरे हकीम कबीरूद्दीन (1894–1976) थे। उन्होंने पर्सियन एवं अरैबिक भाषा में लिखी हुई 88 पुस्तकों का अनुवाद उर्दू में किया था। यूनानी चिकित्सा से जुड़े हुए प्रथम संस्थान की स्थापना अविभाजित भारत में 1872 ई. में हुई थी। इसका नाम ओरियंटल कॉलेज लाहौर था। उसके पश्चात् अनेक संस्थानों की स्थापना की गई थी।

आजादी की प्राप्ति के पश्चात् यूनानी चिकित्सा पद्धति को देशज चिकित्सा व्यवस्था के रूप में सरकार का संरक्षण प्राप्त हुआ। वर्तमान में हमारे देश में 30 से भी अधिक कॉलेजों में स्नातक स्तर की यूनानी चिकित्सा की पढ़ाई की जाती है, जहाँ से प्रत्येक वर्ष 20,000 छात्र इस कोर्स को पढ़कर डिग्री प्राप्त करते हैं। अभी हमारे देश में 177 यूनानी चिकित्सा से संबंधित अस्पताल हैं। कर्नाटक राज्य के बंगलौर में राष्ट्रीय यूनानी चिकित्सा संस्थान की 1983 में स्थापना की गई थी। इस संस्थान द्वारा पढ़ाई के साथ-साथ रिसर्च पर भी विशेष ध्यान दिया जाता है। रिसर्च एवं डेवलपमेंट से जुड़ी हुई सर्वोच्च संस्था हमारे देश में सेंट्रल काउंसिल फार रिसर्च इन यूनानी मेडिसिन (सीसीआरयूएम) है।

मौलिक सिद्धांत

यूनानी चिकित्सा पद्धति के मौलिक सिद्धांत के अनुसार हमारा शरीर चार मौलिक तत्त्वों–पृथ्वी, वायु, पानी एवं अग्नि–से बना है। इन तत्त्वों का स्वभाव अलग-अलग है। जैसे ठंडा, गर्म, शुष्क एवं नम उनके मिलने से नए तत्त्वों का निर्माण होता है। हमारा शरीर सरल एवं जटिल अंगों से बना है। हमारे शरीर के अंग पोषण खून, कफ, पित्त जैसे रसों से करते हैं। इन रसों का अपना-अपना विशेष स्वभाव होता है। स्वस्थ रहने के लिए रसों में संतुलन होना अनिवार्य है। संतुलन की स्थिति में हमारा शरीर ठीक रहता है लेकिन जब रसों में संतुलन बिगड़ जाता है तब हम बीमार पड़ जाते हैं।

यूनानी व्यवस्था में स्वास्थ्य के संरक्षण पर विशेष बल दिया जाता है। स्वस्थ रहने के लिए छः व्यवहार निर्धारित किए गए हैं: 1. वायु, 2. भोजन, 3. शारीरिक गति, 4. मानसिक गति, 5. नींद एवं जागरूकता एवं 6. उत्सर्जन एवं प्राप्ति।

यूनानी चिकित्सा व्यवस्था में स्वास्थ्य को प्रभावित करने वाले कारक तत्त्व (अरकन), स्वभाव (मिजाज), रस (अकलत), अंग (आजा), विषय (क्यूबा), एवं आत्मा (अर्वाह) हैं। यूनानी पद्धति से इलाज करने वाले डॉक्टर इन सभी कारकों पर अपना ध्यान देते हैं।

निदान

यूनानी चिकित्सा पद्धति में नब्ज का परीक्षण विशेष महत्त्व रखता है। नब्ज के अतिरिक्त पेशाब तथा पखाना की जाँच भी की जाती है। नब्ज की जाँच से

अनेक प्रकार की विशेषताओं का पता चलता है जैसे आकार, बल, शक्ति, निरंतरता, पूर्णता, दर, तापक्रम, नियमितता एवं ध्वनि। पेशाब की जाँच गंध, मात्रा, परिपक्वता, एवं विभिन्न आयु समूह के पेशाब के गुणों को जानने हेतु की जाती है। पाखाना की जाँच नियमितता, बाहर निकलने में लगे समय एवं कीटाणु का पता लगाने के लिए की जाती है।

उपचार

रोगों का उपचार चार प्रकार की चिकित्सा विधि से किया जाता है, जो निम्नलिखित हैं:

दवारहित उपचार: इस विधि में व्यायाम, मालिश, हम्माम, डूश इत्यादि के माध्यम से रोगों का उपचार किया जाता है।

पोषण उपचार: इस विधि में विशेष प्रकार की भोजन सामग्रियों का सेवन करने को कहा जाता है।

दवा उपचार: इस विधि में दवा देकर रोगों का उपचार किया जाता है। इसमें पौधों एवं कुछ जानवरों से तैयार की गयी दवाओं का प्रयोग किया जाता है। कुछ खनिजों से भी दवाओं का निर्माण किया जाता है।

शल्य चिकित्सा: इसमें रोगग्रस्त अंगों को चीर-फाड़ करके निकाल दिया जाता है तथा दवा से घाव को ठीक कर दिया जाता है।

इसमें एकल या यौगिक विधि का सहारा रोगों को ठीक करने के लिए किया जाता है।

होमियोपैथी चिकित्सा पद्धति

यह भी एक चिकित्सा पद्धति है जो विश्व के अन्य देशों के साथ भारत में अपना अस्तित्व बनाए हुए है। इस चिकित्सा पद्धति को हमारी सरकार द्वारा मान्यता प्राप्त है। इस चिकित्सा पद्धति के प्रसार-प्रचार हेतु हमारे देश में कई महाविद्यालयों एवं अनुसंधान केंद्रों की स्थापना की गई है। महाविद्यालयों में पढ़ने वाले छात्रों को स्नातक स्तर की डिग्री प्रदान की जाती है। अनुसंधान केंद्रों में अनुसंधान करके नई-नई दवाइयों का निर्माण किया जाता है। हमारे देश में हजारों की संख्या में होमियोपैथी चिकित्सा केंद्र (दवाखाना) हैं, जहाँ होमियोपैथी चिकित्सक रोगियों का उपचार करते हैं। हजारो की संख्या में होमियोपैथी दवाखाना हैं।

होमियोपैथी चिकित्सा में प्राकृतिक पदार्थों की अत्यंत सूक्ष्म खुराक द्वारा रोगों का उपचार किया जाता है जिसे दवा के नाम से जाना जाता है। इस पद्धति

की दवाइयों से एक व्यक्ति की प्रतिरोधक व्यवस्थाओं को जाग्रत करने का प्रयास किया जाता है। इस पद्धति में दवा का चुनाव रोगी की क्षमता को ध्यान में रखकर किया जाता है। अगर ज्यादा खुराक पड़ जाती है तब इसकी प्रतिकूल प्रतिक्रिया भी होती है।

सामान्यत: बच्चों की बीमारियों को ठीक करने में होमियोपैथी महत्त्वपूर्ण योगदान देता है। इसमें गठिया, बहुत दिनों से चली आ रही बीमारियों, मुर्च्छा रोग, एलर्जी, जैसे रोगों का उपचार किया जाता है।

इस पद्धति में दवाओं के निर्माण में पौधों, खनिजों तथा कुछ जानवरों का भी उपयोग किया जाता है।

इस पद्धति का सिद्धांत यही है कि अगर रोगी की रोग प्रतिरोधक क्षमता को दवाओं के माध्यम से दुरुस्त कर दिया जाए तब वह रोग से लड़ने योग्य हो जाएगा तथा धीरे-धीरे ठीक हो जाएगा। इसीलिए इसमें अतिसूक्ष्म तत्त्वों का उपयोग कर रोगी की प्रतिरोधक क्षमता को विकसित किया जाता है। होमियोपैथिक दवाइयों से घाव भी ठीक किया जाता है। रोगी के वजन, आयु, क्षमता इत्यादि को ध्यान में रखकर उतनी ही शक्ति की दवाइयों को दिया जाता है। इसकी दवाइयों का असर धीरे-धीरे होता है तथा रोग को जड़ से खत्म कर देता है। इसके लिए धैर्य की आवश्यकता होती है। होमियोपैथी दवाइयाँ पहले रोगों को बढ़ा देती हैं। इसके बाद धीरे-धीरे उनको जड़ से खत्म कर देती हैं।

इस पद्धति द्वारा रोग को समग्रता एवं स्थायी ढंग से ठीक किया जाता है। इस पद्धति का इतिहास 2000 वर्ष पुराना है।

प्राकृतिक चिकित्सा पद्धति

हमारे देश में प्राकृतिक चिकित्सा पद्धतियाँ भी प्रचलित हैं। इस चिकित्सा पद्धति को सरकारी मान्यता प्राप्त है तथा इस विद्या के प्रचार-प्रसार हेतु सरकार द्वारा महाविद्यालय एवं अनुसंधान केंद्रों की स्थापना की गई है। यहाँ से शिक्षा प्राप्त कर छात्र स्नातक की डिग्री प्राप्त करते हैं तथा प्राकृतिक चिकित्सा एवं योग चिकित्सा केंद्रों से जुड़कर इन पद्धतियों के प्रचार-प्रसार में अपना महत्त्वपूर्ण योगदान देते हैं। ये लोग प्राकृतिक चिकित्सक एवं योग चिकित्सक के रूप में रोगियों का उपचार करते हैं।

प्राकृतिक चिकित्सा पद्धति एक प्राथमिक चिकित्सा पद्धति है जिसके माध्यम से पुरानी से पुरानी बीमारियों को प्रकृति की रोगनाशक शक्ति के उपयोग द्वारा ठीक किया जाता है। ऐसा विश्वास किया जाता है कि हमारा शरीर प्रकृति

की रचना है। अतः प्रकृति में रोगों को नाश करने की असीम शक्ति है। अगर प्रकृति की शक्ति का सही ढंग से उपयोग रोगी को ठीक करने के लिए किया जाए, तब बीमारियाँ खत्म हो जाएंगी। इसमें मिट्टी, जल, चंदन, शुद्ध वायु, अग्नि, मधु, फल, फूल, बीज, दूध, दही, घी, तेल इत्यादि के माध्यम से रोगों के उपचार किए जाते हैं। ये सब प्राकृतिक वस्तुएँ हैं जिनमें रोगों का नाश करने की असीम शक्ति है। इस शक्ति को पहचानकर रोगी का उपचार किया जाता है। इस चिकित्सा पद्धति से संगीन एवं पुरानी बीमारियों का इलाज किया जाता है। यह पद्धति सभी आयु समूह के लोगों की बीमारियों का उपचार करती है।

प्राकृतिक चिकित्सक शरीर की अपनी ही रोगनाशक शक्ति को जीवित करने तथा सहयोग करने का भरपूर प्रयास करता है। इसके लिए वह अनेक विधियों का सहारा लेता है। जैसे जल में खड़ा होना, अग्नि के बीच बैठना, शरीर के अंगों को जमीन के अंदर गाड़ना, शरीर पर मिट्टी का लेप लगाना, ललाट पर चंदन का लेप लगाना, खूब जल पिलाना, स्वमूत्र या गोमूत्र पान, विशेष प्रकार का पोषण, पेड़-पौधों से प्राप्त दवा, मधु, नींबू, दही, मट्ठा, दूध, छाली (मलाई), मक्खन या घी का दवा के रूप में प्रयोग। प्रकृति से प्राप्त तेलों से मालिश भी की जाती है। होमियोपैथी एवं आयुर्वेदिक दोनों दवाइयों का उपयोग भी कराया जाता है। इसमें सूर्य नमस्कार तथा योग का उपयोग भी किया जाता है।

योग चिकित्सा पद्धति

योग चिकित्सा पद्धति भी हमारे देश की एक पारंपरिक उपचार पद्धति है जो हजारों वर्ष पुरानी है। इसमें मस्तिष्क को ईश्वर से जोड़ने का प्रयास किया जाता है। योगासन में मस्तिष्क को जोड़ते समय विभिन्न प्रकार के आसनों का उपयोग किया जाता है। विभिन्न प्रकार के आसनों से शरीर के विभिन्न अंगों पर दबाव डाला जाता है तथा उसमें उत्पन्न विभिन्न प्रकार के रोगों का उपचार किया जाता है। हर उम्र के लोगों को आसन एवं व्यायाम करने का सुझाव दिया जाता है। व्यायाम तथा आसन किस समय तथा किस प्रकार से करना चाहिए, इसके संबंध में भी रोगी को बतलाया जाता है। व्यायाम की अवधि कितनी होनी चाहिए? किन-किन रोगों से ग्रसित लोगों को कौन सा आसन करना चाहिए? और कौन सा आसन नहीं करना चाहिए? इसकी जानकारी योग शिक्षा से दी जाती है। गर्भवती महिलाओं को क्या-क्या व्यायाम एवं आसन करना चाहिए तथा क्या-क्या नहीं करना चाहिए इसके संबंध में भी जानकारी प्रदान की जाती

है। आज हमारे देश में अनेक योग चिकित्सा केंद्र हैं जो सरकारी खर्च एवं अनुदानों पर योग शिक्षा के प्रचार-प्रसार में अपना महत्त्वपूर्ण योगदान दे रहे हैं, लेकिन योग शिक्षा हमारे देश में अति प्राचीन समय से ही चली आ रही है। प्राचीन समय से ही हमारे देश में ऋषि-मुनियों एवं आचार्यों द्वारा योग एवं योगासन के महत्त्व को समझा गया है। तथा इसे संजो कर भावी पीढ़ी को दिया जाता रहा है। योग तथा योगासन को स्वास्थ्य के साथ जोड़ा गया है तथा इसके माध्यम से शरीर के अंगों में आई बीमारियों को दूर करने का प्रयास किया गया। इसी महत्त्व को ध्यान में रखकर हमारी केंद्रीय सरकार ने योग शिक्षा को बढ़ावा देने के लिए महाविद्यालयों एवं अनुसंधान केंद्रों की स्थापना की है जहाँ स्नातक स्तर की डिग्री प्राप्त कर छात्र योग शिक्षक, योग प्रशिक्षक एवं योग चिकित्सक के रूप में अपनी सेवा समाज को दे रहे हैं। हमारे देश के विभिन्न क्षेत्रों में सैंकड़ों योग महाविद्यालय एवं चिकित्सा केंद्र हैं जहाँ योगाभ्यास कराया जाता है। योग गुरु अपने-अपने आश्रमों, कॉलेजों, संस्थानों के अतिरिक्त देश के विभिन्न हिस्सों में घूम-घूमकर योग प्रशिक्षण शिविरों का आयोजन कर योग के महत्त्व पर प्रवचन देते हैं तथा योग के महत्त्व से आम जनता को परिचित कराते हैं। ये योगगुरु योग एवं उसके समय, योग करने की अवधि, विभिन्न आसन करने की विधि, विभिन्न आसनों से होने वाले लाभ, विभिन्न आसनों से दूर होने वाली बीमारियाँ, किनको आसन नहीं करना चाहिए तथा आसन करने वालों को विशेष भोजन या भोजन निषेध जैसे पहलुओं से आम जनता को जागरूक करते हैं। सरकार प्रत्येक विद्यालय में योग शिक्षक की नियुक्ति के संबंध में विचार कर रही है।

योग सिद्धांत के अनुसार अगर मस्तिष्क को कहीं किसी से जोड़कर स्थिर रखा जाए तथा निश्चित अवधि तक एक विशेष प्रकार की आसन मुद्रा में बैठा जाए तब इसका सकारात्मक प्रभाव उन अंगों से संबंधित रोगों पर होता है तथा व्यक्ति धीरे-धीरे स्वस्थ हो जाता है।

हमारी परंपराओं में 84 आसनों का उल्लेख है। इन आसनों को अपनाने से, व्यवहार में लाने से तथा नियमित रूप से करने से मन एवं मस्तिष्क को शांति मिलती है। शरीर के रोग खत्म हो जाते हैं। व्यक्ति दीर्घायु होता है। लेकिन आसन हमेशा योग गुरुओं एवं योग प्रशिक्षुओं के मार्गदर्शन में करना चाहिए अन्यथा इसका प्रतिकूल असर हमारे स्वास्थ्य पर पड़ता है।

योग के कई संप्रदाय हैं। जैसे जनन योग, भक्ति योग, कर्म योग, ध्यान योग, पंतजल योग, कुंडलिनी योग, हठ योग, मंत्र योग, लय योग, राजयोग, जैन

योग एवं बुद्ध योग। योग से जुड़े व्यवहार यम, नियम, प्राणायाम, प्रत्यहार, धारणा, ध्यान, समाधि, बंध, मुद्रा, सत्कर्म, युक्तआहार, मंत्र जप इत्यादि हैं। इन्हें योग साधना के नाम से जाना जाता है।

ज्योतिर्विज्ञान चिकित्सा पद्धति

हमारी परंपराओं में स्वास्थ्य एवं ज्योतिर्विज्ञान में घनिष्ठ संबंध दर्शाया गया है। ज्योतिष विद्या के अनुसार मनुष्य के जन्म के समय की राशियों एवं नक्षत्रों का प्रभाव व्यक्ति के जीवन पर व्यापक रूप से पड़ता है। व्यक्ति के जीवन का प्रत्येक पहलू ग्रह, नक्षत्र एवं राशियों से प्रभावित होता है। ग्रह-नक्षत्रों का प्रभाव व्यक्ति की सामाजिक, आर्थिक, राजनीतिक एवं स्वास्थ्य स्थिति पर पड़ता है। ग्रह-नक्षत्रों के प्रभाव से व्यक्ति बीमार पड़ता है तथा विभिन्न तरह के रोगों का शिकार हो जाता है। अगर ग्रहों की दिशा और दशा नहीं बदली जाए तब व्यक्ति की मौत बीमारी, दुर्घटना या अन्य कारणों से समय से पहले हो जाती है। इसलिए जब व्यक्ति अस्वस्थ हो जाते हैं, बीमार पड़ जाते हैं, जीवन में सफलता नहीं मिलती है, विवाह में विलंब होता है, तब उसके समाधान हेतु लोग ज्योतिषाचार्य के पास जाते हैं। ज्योतिषाचार्य उस व्यक्ति की जन्म-कुंडली का अध्ययन कर उसके ग्रह-नक्षत्र की स्थिति को जानकर ज्योतिष समाधान बतलाते हैं। उनके समाधान में ग्रहरत्न धारण करना, मंत्रों का जाप, विशेष पूजा एवं यंत्र शामिल रहता है। आजकल सूचना क्रांति के युग में लोग कंप्यूटर के सहारे भी अपने भाग्य, स्वास्थ्य एवं उसके समाधान को जानने का प्रयास कर रहे हैं। ज्योतिष केंद्रों से जुड़े हुए ज्योतिषाचार्य भी कंप्यूटर के सहारे व्यक्ति के जन्मतिथि, स्थान एवं समय के आधार पर उसके ग्रहों की स्थिति को समझ जाते हैं तथा उसके लिए ज्योतिष समाधान बतलाते हैं। आज हमारे देश में ज्योतिर्विज्ञान को सरकारी मान्यता प्राप्त हो गई है। इसकी पढ़ाई हेतु स्नातक एवं स्नातकोत्तर स्तर के विभाग देश के विभिन्न विश्वविद्यालयों में खुल गए हैं। उन महाविद्यालयों एवं विश्वविद्यालयों से छात्र ज्योतिर्विज्ञान में स्नातक अथवा स्नातकोत्तर स्तर की डिग्री प्राप्त करते हैं। ये लोग अपना निजी ज्योतिष समाधान केंद्र खोलकर या बड़े-बड़े ज्योतिष केंद्रों से जुड़कर लोगों के स्वास्थ्य एवं अन्य प्रकार की समस्याओं का समाधान बतलाते हैं।

कुछ लोग हस्तरेखा विशारद एवं मस्तिष्क-रेखा विशारद भी होते हैं। ये लोग व्यक्ति की हस्तरेखाओं और ललाट-रेखाओं का अध्ययन कर ज्योतिष समाधान बतलाते हैं। ये लोग भी ज्योतिष केंद्र से जुड़कर जिनके पास कुंडली

नहीं है तथा जो लोग अपनी जन्मतिथि, स्थान एवं समय को नहीं जानते हैं, वे लोग हस्तरेखा एवं मस्तिष्क रेखा के माध्यम से अपने भाग्य को जानने का प्रयास करते हैं तथा उनके कथनानुसार रत्न धारण कर, विशेष प्रकार के जाप कराकर, विशेष प्रकार के यंत्र धारण कर अपने सुखद जीवन की कामना करते हैं।

आजकल वास्तुशास्त्र को भी स्वास्थ्य के साथ जोड़कर देखा जा रहा है। लोग अस्वस्थ हो जाने पर, बीमार हो जाने पर, समस्या ग्रस्त होने पर, सफलता नहीं मिलने पर, वास्तुशास्त्री के पास जाते हैं। उनको अपने घर पर पधारने का आग्रह करते हैं। वास्तुशास्त्री आकर उनके घर के वास्तु दोषों को जानने का प्रयास करता है। वास्तु दोष के कारण होने वाली घटनाओं को रोकने के लिए वह वास्तु सामाधान बतलाता है। वास्तु समाधान में वह गृहपति के कमरा, बेड की स्थिति, शौचालय की अवस्थिति, जल स्रोत के स्थान, भोजनालय, भोजन करने के स्थान, भोजन करने की दिशा, मकान में लगे नल एवं दर्पण स्थान, पूजाघर आदि से संबंधित दोषों को दूर कर लोगों को सुखी बनाने का प्रयास करता है।

प्राणायाम चिकित्सा पद्धति

भारतीय समाज में योग एवं प्राणायाम को आयुर्वेदिक चिकित्सा का अभिन्न अंग माना गया है। हमारे धर्मशास्त्रों में चार प्रकार के पुरुषार्थ यानि चतुर्विध पुरुषार्थ का उल्लेख मिलता है, जिसे धर्म, अर्थ, काम और मोक्ष के नाम से जाना जाता है। इन चारों पुरुषार्थ को सिद्ध करने के लिए सभी तरह से स्वस्थ होना परम आवश्यक है। अगर हमारा शरीर रोगग्रस्त है तब सुख, शांति एवं आनंद कहाँ प्राप्त हो सकता है। हमारे पास अपार धन, वैभव, ऐश्वर्य, इष्ट-मित्र, भरा-पूरा परिवार, कुटुंब, नाम तथा यश सब कुछ हो, लेकिन अगर हमारा शरीर स्वस्थ नहीं है, तब हमारा जीवन भार बन जाता है। जिस मानव का शरीर और मन स्वस्थ नहीं, मस्तिष्क में चेतना नहीं, देह में स्फूर्ति नहीं, धमनियों में शक्ति नहीं, शरीर में रक्त संचार ठीक से नहीं, अंग-प्रत्यंग सुदृढ़ नहीं तथा स्नायु में बल नहीं, उस मानव के शरीर को मुर्दा ही कहा जाएगा।

मानव जीवन में निरोग देह एवं स्वस्थ मन प्राप्त करने के लिए ही हमारे समाज में आयुर्वेद का प्रादुर्भाव हुआ था, जो पीढ़ी-दर-पीढ़ी होते हुए आज भी जारी है। आयुर्वेद को जन्म देने में हमारे देश के ऋषियों-मुनियों, मनीषियों, तथा आचार्यों का अनोखा योगदान रहा है। आज भी ऋषि-मुनियों द्वारा स्वास्थ्य से जुड़ी आयुर्वेदिक परंपराओं को जीवित रखा गया है। शरीर के आंतरिक मलों

या दोषों को दूर करने, अंतःकरण को शुद्ध करने तथा समाधि द्वारा पूर्ण आनंद प्राप्त करने के लिए ऋषि-मुनियों, सिद्ध योगियों, आश्रम के आचार्यों द्वारा योग एवं प्राणायाम प्रक्रिया का आविष्कार किया गया है। इन दोनों प्रक्रियाओं का संबंध हमारे स्वास्थ्य से जुड़ा हुआ है। पतंजलि ऋषि द्वारा मानव के कल्याण हेतु अष्टांग योग का विधान किया गया है। उनमें यम, नियम और आसन–बहिरंग योग के अंतर्गत आते हैं। ये शरीर और मन को शुद्ध और पवित्र करने में सहायक होते हैं। धारणा, ध्यान तथा समाधि बहिरंग योग के अंतर्गत आते हैं। ये मानव के उत्थान एवं कल्याण प्राप्ति के साधन हैं।

प्राणायाम-अंतरंग एवं बहिरंग योग के बीच सेतु का काम करता है। अगर शरीर को रोग मुक्त रखना हो, स्वस्थ रहना हो, आत्मा को पवित्र और शुद्ध रखना हो, तब वह प्राणायाम से संभव है। योग और प्राणायाम तन के रोगों तथा मन के दोषों से मुक्ति पाने का साधन है। आरोग्य एवं आध्यात्मिक दोनों ही दृष्टियों से प्राणायाम महत्त्वपूर्ण है।

रोगों के उपचार की दृष्टि से अगर देखा जाए तब हड्डी रोगों को छोड़कर शेष सभी व्याधियों को आसनों से नहीं, अपितु प्राणायाम से ठीक किया जा सकता है। हृदय रोग, अस्थमा, स्नायुरोग, वातरोग, मधुमेह आदि जटिल रोगों को प्राणायाम के माध्यम से नियंत्रित किया जा सकता है। योग आसन भी तभी लाभदायक होते हैं, जब वे प्राणायामपूर्वक किए जाते हैं।

प्राणायाम को बाल्यावस्था से लेकर वृद्धावस्था तक आसानी से किया जा सकता है।

प्राण का अर्थ एवं महत्त्वः हमारा शरीर पंचतत्त्वों–क्षिति, जल, पावक, गगन और समीर–से बना है। इन पंच तत्त्वों में एक तत्त्व वायु है जो हमारे शरीर को जीवित रखती है। हमारे शरीर के तीन प्रमुख दोष–वात, पित्त एवं कफ हैं। वात के रूप में वायु हमारे शरीर के तीन दोषों में से एक है। पित, कफ, मल तथा अन्य धातुएँ पंगु हैं। यानि वे शरीर में इधर से उधर तक, यानि एक स्थान से दूसरे स्थान तक स्वयं नहीं पहुँच सकते हैं। उन्हें वायु ही जहाँ-तहाँ ले जाती है। इससे साफ तौर पर जाहिर है कि कफ, पित्त तथा वायु–तीनों दोषों में से वायु ही बलवान है, क्योंकि वायु ही सभी धातुओं और मलों को विभाग करने वाला तथा रजोगुण से युक्त शरीर के सूक्ष्म से सूक्ष्म छिद्रों में प्रवेश करने वाला, शीत वीर्य, रूखा, हल्का और चंचल है।

हमारे धर्मशास्त्र उपनिषद् में प्राण को ब्रह्म कहा गया है। प्राण शरीर के कण-कण में व्याप्त है। हमारे शरीर की कर्मेंद्रियाँ सो भी जाती हैं, विश्राम भी

कर लेती हैं, लेकिन प्राण शक्ति कभी नहीं सोती, कभी नहीं आराम करती है। वह रात-दिन अनवरत रूप से कार्य करती रहती है। सदा चलती ही रहती है और प्राण शक्ति का यही मूल मंत्र है। जब तक प्राण शक्ति चलती रहती है तभी तक प्राणियों की आयु बनी रहती है। ज्योंही प्राण शक्ति शरीर में काम करना बंद कर देती है, त्योंही प्राणी मृतक बन जाता है। यानि प्राण जब तक कार्य करते रहते हैं तभी तक जीवन है, प्राणी तभी तक जीवित कहलाता है। प्राण शक्ति के कार्य बंद करने पर वह मृतक कहलाने लगता है। अतः शरीर में प्राण हीं सब कुछ है। इस अखिल ब्रह्मांड में प्राण सर्वाधिक शक्तिशाली तथा उपयोगी जीवनीय तत्त्व है। प्राण ही जीवन है।

प्राण के चलते ही पिंड (देह/शरीर) तथा ब्रह्मांड की सत्ता है। प्राण की अदृश्य शक्ति से ही संपूर्ण विश्व का संचालन हो रहा है।

हमारा देह (शरीर) भी प्राण की ऊर्जा शक्ति से क्रियाशील रहता है। आहार के बिना व्यक्ति वर्षों जीवित रह सकता है, परंतु प्राण तत्त्व के बिना एक पल भी जीवित नहीं रह सकता है। प्राणिक ऊर्जा ही हमारी जीवन शक्ति तथा रोग प्रतिरोधक शक्ति का आधार है। सभी ग्रंथियों, हृदय, फेफड़े, मस्तिष्क, एवं मेरुदंड सहित संपूर्ण शरीर को प्राण ही स्वच्छ एवं ऊर्जावान बनाता है। प्राण की ऊर्जा से ही आँखों में दर्शन शक्ति, कानों में श्रवण शक्ति, नासिका में घ्राण शक्ति, वाणी में ध्वनि शक्ति, मुख में आभा शक्ति, मस्तिष्क में ज्ञान शक्ति तथा उदर में पाचन शक्ति कार्य करती है। इसलिए उपनिषदों में कहा गया है कि तीनों लोकों में जो कुछ भी है वह सब प्राण के वश में है। जैसे माता स्नेहभाव से संतानों की रक्षा करती है वैसे ही प्राण हमारी रक्षा करता है। वही हमें भौतिक संपदा, मानसिक आनंद एवं आत्मिक ऐश्वर्य प्रदान करता है।

प्राण के प्रकार

प्राण की उत्पत्ति साक्षात् ब्रह्म से अथवा प्रकृतिरूपी माया से हुई है। प्राण गत्यात्मक है। इस प्राण की गत्यात्मकता सदा गतिक वायु में पाई जाती है। अतः गौणी वृत्ति से हम वायु को ही प्राण कह देते हैं। शरीरगत स्थान भेद से एक ही वायु प्राण–अपान आदि नामों से जाना जाता है। प्राण शक्ति एक है, लेकिन इसी प्राण को स्थान एवं कार्यों के भेद से अनेक नामों से जाना जाता है। देह में मुख्य रूप से पाँच प्राण, तथा पाँच उप प्राण हैं:

पंच प्राण की उपस्थिति एवं प्रकार्य

1. **प्राणः** शरीर में कंठ से हृदय पर्यन्त जो वायु कार्य करती है उसे प्राण कहा जाता है।
   कार्यः यह प्राण नासिका मार्ग, कंठ, स्वरतंत्र, वाक् इंद्रिय, आहार नली, श्वसन तंत्र, फेफड़ा एवं हृदय को क्रियाशील रखता है तथा शक्ति प्रदान करता है।
2. **अपानः** नाभि के नीचे पैर के अंगुष्ठ पर्यन्त जो प्राण कार्यशील रहता है उसे अपान प्राण के नाम से जाना जाता है।
   कार्यः यह प्राण प्रजनन अंगों, उत्सर्जन अंगों, गमन अंगों, इत्यादि को कार्यशील रखता है।
3. **उदानः** कंठ से ऊपर सिर पर्यन्त देह में अवस्थित प्राण को उदान कहते हैं।
   कार्यः यह प्राण कंठ से ऊपर समस्त अंगों–नेत्र, नासिका, एवं संपूर्ण मुख मंडल को ऊर्जा और उष्मा/आभा प्रदान करता है। हमारे पूरे मस्तिष्क को यह प्राण क्रियाशील रखता है।
4. **समानः** हृदय के नीचे से नाभि पर्यन्त शरीर में क्रियाशील प्राणवायु को समान कहते हैं।
   कार्यः यकृत, आंत, प्लीहा एवं अग्नाशय सहित संपूर्ण पाचन तंत्र की आंतरिक कार्य प्रणाली को यह प्राण नियंत्रित करता है।
5. **व्यानः** यह जीवनी प्राण शक्ति पूरे शरीर में व्याप्त है। व्यान नामक प्राण शरीर की समस्त गतिविधियों को नियमित तथा नियंत्रित करती है।
   कार्यः सभी अंगों, मांसपेशियों, तंतुओं, संधियों एवं नाड़ियों की क्रियाशीलता, ऊर्जा एवं शक्ति यही प्राण प्रदान करता है।

उप प्राण

उपरोक्त पाँच प्राणों के अलावा हमारे शरीर में पाँच उप प्राण भी हैं। इन उप प्राणों को देवदत्त, नाग, कृकंल, कूर्म, एवं धनंजय नामों से जाना जाता है। पाँचों उप प्राणों तथा उनके कार्यों का विवरण नीचे दिया जा रहा है:

1. **देवदत्तः** इस उपप्राण का स्थान हमारे देह में श्वासनली के ऊपरी किनारों और गले में है। इसका कार्य छींकने से संबंधित है।
2. **नागः** इस उपप्राण का स्थान नाभि से थोड़ा ऊपर है। इसका कार्य हिचकी लेने से संबंधित है।

3. **कृंकलः** इस उपप्राण का स्थान होजरी से ऊपर और श्वास नली के किनारे होता है। इसका कार्य जँभाई लेने से संबंधित है।
4. **कूर्मः** इस उप प्राण का स्थान आँख के पलको में है। इसका कार्य पलक झपकने से है।
5. **धनंजयः** इस उपप्राण का स्थान अस्थि, मांस, त्वचा, रक्त, ज्ञानतंतु, बाल आदि में है। इसका कार्य खुजलाने से संबंधित है।

प्राणों का कार्य प्राणमय कोश से संबंधित है। प्राणायाम इन्हीं कोशों को और प्राणों को शुद्ध, स्वस्थ एवं निरोग रखने का कार्य करता है। अतः प्राणायाम स्वास्थ्य से संबंधित बड़ा ही महत्त्वपूर्ण व्यवहार है।

शरीर में स्थित पंचकोश

मनुष्य की आत्मा पाँच कोशों के साथ संयुक्त है जिसे पंचशरीर भी कहा जाता है। ये पाँच कोश निम्नलिखित हैं:

1. **अन्नमय कोशः** यह स्थूल शरीर का पहला भाग है। यह कोश त्वचा से अस्थि पर्यन्त पृथ्वी तत्त्व से संबंधित है। आहार-विहार की शुचिता, आसन सिद्धि, और प्राणायाम करने से अन्नमय कोश की शुद्धि होती है।
2. **प्राणमय कोशः** शरीर का दूसरा भाग प्राणमय कोश है। शरीर और मन के मध्य में प्राण माध्यम है। ज्ञान कर्म का संपादन कार्य प्राण से बना प्राणमय कोश ही करता है। श्वास के रूप में भीतर से बाहर आने-जाने वाला प्राण स्थान तथा कार्य भेद के अनुसार पाँच प्राण एवं पाँच उपप्राण में विभक्त किए गए हैं। प्राण मात्र का मुख्य कार्य आहार को यथावत परिपाक करना, शरीर में रसों को समभाव से विभक्त तथा वितरित करते हुए देह-इंद्रियों को तर्पण करना, रक्त के साथ मिलकर देह में सर्वत्र घूम-घूमकर मलों का निष्कासन करना जो देह के विभिन्न भागों में रक्त में आकर मिल जाते हैं। देह के द्वारा भोगों को उपभोग करना भी इसका कार्य है। प्राणायाम के नियमित अभ्यास से प्राणमय कोश की कार्यशक्ति बढ़ती है।
2. **मनोमय कोशः** सूक्ष्म शरीर के पहले क्रियाप्रधान भाग को मनोमय कोश कहते हैं। इस कोश के अंतर्गत, मन, बुद्धि, अहंकार और चित आते हैं। इन्हें अंतःकरण चतुष्ट् कहते हैं। पाँच कर्मेन्द्रियां हैं जिनका संबंध बाह्य जगत के व्यवहार से अधिक रहता है।

3. **विज्ञानमय कोशः** सूक्ष्म शरीर का दूसरा भाग, जो ज्ञान प्रधान है, उसे विज्ञानमय कोश के नाम से जाना जाता है। इनके मुख्य तत्त्व ज्ञानयुक्त बुद्धि एवं ज्ञानेन्द्रियाँ हैं। यह हमें असत्य, भ्रम, मोह, आसक्ति आदि से सर्वथा अलग रखकर निरंतर ध्यान और समाधि का अभ्यास कराता है।
5. **आनंदमय कोशः** इस कोश को हिरण्मय कोश, हृदय गुहा, हृदयाकाश, कारण शरीर, लिंग शरीर, आदि नामों से जाना जाता है। यह हमारे हृदय प्रदेश में स्थित होता है। हमारे आंतरिक जगत से इसका संबंध अधिक रहता है। मानव जीवन, स्थूल शरीर का अस्तित्व, और संसार के समस्त व्यवहार इसी कोश पर आधारित हैं।

प्राण साधना

प्राण का मुख्य द्वार नासिका है। नासिका छिद्रों से आता-जाता श्वास-प्रश्वास जीवन तथा प्राणायाम का आधार है। श्वास-प्रश्वासरूपी रज्जू का आश्रय पाकर यह मन देहगत आंतरिक जगत में प्रवेश कर साधक को दिव्यता का अनुभव कराता है। इसी उद्देश्य को ध्यान में रखकर ऋषि-मुनियों ने प्राणायाम का आविष्कार किया है।

योगदर्शन के अनुसार आसन की सिद्धि हो जाने पर श्वास-प्रश्वास की गति को रोकना प्राणायाम कहलाता है। जो वायु श्वास लेने पर बाहर से शरीर के अंदर प्रवेश करती है, उसे श्वास तथा श्वास बाहर छोड़ने पर जो हवा भीतर से बाहर निकलती है, उसे प्रश्वास कहा जाता है। प्राणायाम करने के लिए श्वास अंदर लेना पूरक, श्वास को अंदर रोक कर रखना कुम्भक तथा श्वास को बाहर छोड़ना रेचक कहलाता है। श्वास को बाहर ही रोककर रखने को ब्राह्य कुम्भक कहा जाता है। जब नियमित रूप से विधिपूर्वक प्राणायाम किया जाता है, तब ज्ञानरूपी प्रकाश को ढकने वाला अज्ञान का आवरण हट जाता है। प्राणायाम सिद्ध हो जाने पर मन के योग से छठे अंग धारण का जन्म होता है। जब श्वास शरीर में आता है तब प्राण वायु या ऑक्सीजन ही नहीं आती है वरन् एक अखंड दिव्य शक्ति भी अंदर प्रवेश करती है। यही शक्ति जीवनी-शक्ति को बनाए रखती है। प्राणायाम करना केवल श्वास का लेना और छोड़ना मात्र नहीं है, वरन् वायु के साथ प्राण शक्ति या जीवनी-शक्ति को ग्रहण करना भी है। यह प्राण-शक्ति या जीवनी शक्ति (Vital Force) सदा सर्वत्र विद्यमान रहती है। इसी शक्ति को हम ईश्वर, आत्मा, गॉड या खुदा के नाम से जानते

हैं। इस शक्ति का नामकरण अलग-अलग समाजों में अलग-अलग नामों से किया गया है, लेकिन यह परम शक्ति एक ही है। उस परम शक्ति से ठीक से जुड़ना तथा जुड़े रहने का अभ्यास करना ही प्राणायाम है।

प्राणायाम के महत्त्व एवं लाभ

प्राण का आयाम (नियंत्रण) ही प्राणायाम है। हमारे शरीर में जितनी भी चेष्टाएँ हैं सभी का प्राण से प्रत्यक्ष या परोक्ष संबंध है। प्रति क्षण जीवन और मृत्यु का जो अटूट संबंध है, वह भी प्राण के संयोग से ही है। हमारे वेद, शास्त्र तथा उपनिषदों में प्राण की अनंत महिमा गायी गई है। अथर्ववेद में कहा गया है कि प्राण और अपान दोनों ही मेरी मृत्यु से रक्षा करें। मनु ने प्राणायाम के विषय में कहा है कि जिस प्रकार अग्नि में तपने से स्वर्ण आदि धातुओं के मल विकार नष्ट हो जाते हैं, उसी तरह प्राणायाम से इंद्रियों एवं मन के दोष दूर हो जाते हैं।

'गोरक्षक शतक' के अनुसार योगी को आसन से रजोगुण, प्राणायाम से पाप निवृत्ति तथा प्रत्याहार से मानसिक विकार दूर करना चाहिए।

प्राण एवं मन का घनिष्ठ संबंध है। प्राण के रुकने से मन स्वत: एकाग्र हो जाता है। प्राणायाम करने से मन पर पड़ा हुआ असत, अविद्या एवं क्लेशरूपी तमस का आवरण क्षीण हो जाता है। परिशुद्ध हुए मन से धारणा स्वत: होने लगती है। धारणा से योग की उन्नत स्थितियाँ—ध्यान और समाधि की ओर आगे ले जाती हैं।

योगासनों से हम स्थूल शरीर की विकृतियों को दूर करते हैं। सूक्ष्म शरीर पर योगासनों की अपेक्षा प्राणायाम का विशेष प्रभाव होता है। प्राणायाम से सूक्ष्म शरीर ही नहीं, अपितु स्थूल शरीर पर भी विशेष प्रभाव प्रत्यक्ष रूप से पड़ता है। हमारे शरीर में फेफड़ों, हृदय एवं मस्तिष्क का एक विशेष महत्त्व है। इन तीनों का एक-दूसरे के स्वास्थ्य से घनिष्ठ संबंध भी है।

स्थूल रूप से प्राणायाम श्वास-प्रश्वास के व्यायाम की एक पद्धति है जिससे फेफड़े बलिष्ठ होते हैं। रक्त संचार की व्यवस्था सुधर जाने से समग्र आरोग्य एवं दीर्घ आयु का लाभ मिलता है। शरीर विज्ञान के अनुसार मानव के दोनों फेफड़े श्वास को अपने भीतर भरने के लिए वे यंत्र हैं जिनसे भरी हुई वायु समस्त शरीर में पहुँचकर ऑक्सीजन प्रदान करती है तथा विभिन्न अवयवों से उत्पन्न हुई मलीनता (कार्बन डाइऑक्साइड) को निकाल बाहर करती है।

अगर यह क्रिया ठीक से होती रहती है तब फेफड़े की मजबूती बनी रहती है तथा रक्त शोधन का कार्य चलता रहता है।

अधिकांश व्यक्ति गहरे सांस लेने के अभ्यस्त नहीं होते हैं। इसके परिणामस्वरूप फेफड़े का लगभग एक-चौथाई भाग कार्य करता है। शेष तीन चौथाई भाग लगभग निष्क्रिय पड़ा रहता है। मधुमक्खी के छते की तरह फेफड़ों में करीब सात करोड़ तीस लाख स्पंज जैसे कोष्ठक होते हैं। साधारण हल्का श्वास लेने पर उनमें से लगभग दो करोड़ छिद्रों में ही प्राणवायु का संचार हो पाता है। शेष 5 करोड़ 30 लाख छिद्रों में प्राणवायु के नहीं पहुँचने से ये निष्क्रिय पड़े रहते हैं। इसका परिणाम यह होता है कि इनमें जड़ता आ जाती है तथा मल (विजातीय द्रव्य) जमने लगता है। इसके कारण क्षय (टी.बी) खांसी, दमा (ब्रोंकायटिस) जैसे रोगों से व्यक्ति ग्रसित हो जाते हैं।

इस प्रकार फेफड़े की कार्य पद्धति का अधूरापन रक्त शुद्धि पर प्रभाव डालता है। हृदय कमजोर होता है तथा अकाल मृत्यु की घटना प्रकाश में आती है। इस स्थिति में व्यक्ति की दीर्घ आयु के लिए प्राणायाम की महत्ता अधिक हो जाती है। प्राणायाम के माध्यम से विभिन्न रोगों का निवारण संभव है। इस विज्ञान अर्थात् प्राणवायु के विज्ञान की जानकारी से मानव स्वयं तथा दूसरों के स्वास्थ्य को सुव्यवस्थित करके सुखी एवं आनंदपूर्ण जीवन का पूर्ण लाभ लेते हुए दीर्घायु बना रह सकता है। यही कारण है कि सनातन धर्म प्राणायाम को एक आवश्यक धर्म कृत्य के रूप में शुभ कार्यों एवं संध्योपासना के नित्य कर्म में शामिल करता है।

उद्वेग, चिंता, क्रोध, निराशा, भय, कामुकता, इत्यादि मनोविकारों का समाधान प्राणायाम द्वारा सरलतापूर्वक किया जा सकता है। इतना ही नहीं मस्तिष्क की क्षमता के साथ स्मरण शक्ति, कुशाग्रता, सूझ-बूझ, दूरदर्शिता, सूक्ष्म निरीक्षण, शक्ति, धारणा, प्रज्ञा, मेधा इत्यादि मानसिक विशेषताओं का अभिवर्धन प्राणायाम द्वारा संभव है। प्राणायाम द्वारा दीर्घजीवी बनकर जीवन का वास्तविक लाभ प्राप्त किया जा सकता है।

प्राणायाम में हम श्वास को नियंत्रित भी करते हैं, जो हमें दीर्घायु बनाता है।

प्राणायाम संबंधी नियम

प्राणायाम संबंधित नियम निम्नलिखित हैं:

1. प्राणायाम शुद्ध सात्त्विक निर्मल स्थान पर करना चाहिए। अगर संभव हो तो जल स्रोत के पास बैठकर अभ्यास करना चाहिए।
2. अधिक प्रदूषण वाले स्थान पर धृत एवं गुगुल द्वारा सुगंधित कर लें। अगर नहीं तो घी का दीपक ही जला लें।
3. प्राणायाम के लिए सिद्धासन, वज्रासन या पद्मासन में बैठना उपयुक्त होता है। बैठने का आसन विद्युत का कुचालक होना चाहिए। जैसे–कंबल या कुशासन।
4. श्वास हमेशा नासिका से ही लेना चाहिए। इससे श्वास फिल्टर हो कर अंदर जाता है। दिन में भी श्वास नासिका से ही लेना चाहिए। इससे शरीर का तापमान भी सुव्यवस्थित रहता है। विजातीय तत्त्व नासा-छिद्रों में ही रुक जाते हैं।
5. योगासन की तरह प्राणायाम करने के लिए भी चार-पाँच घंटा पहले भोजन कर लेना चाहिए। प्रातःकाल शौचादि से निवृत्त होकर योगासनों से पूर्व प्राणायाम करना सर्वोत्तम होता है। प्रारंभ में 5-10 मिनट का अभ्यास करना चाहिए। धीरे-धीरे अभ्यास को आधा से एक घंटा तक बढ़ाना चाहिए।
6. अगर प्रातः उठने पर पेट साफ नहीं होता है तब रात्रि में सोने से पहले हरड़ चूर्ण या त्रिफला चूर्ण गर्म पानी के साथ लेना चाहिए। वैसे कपालभाति प्राणायाम करने से कुछ दिन बाद कब्ज स्वतः दूर हो जाता है।
7. प्राणायाम करते समय मन शांत एवं प्रसन्न होना चाहिए। वैसे प्राणायाम करने से भी मन शांत, प्रसन्न तथा एकाग्र होता है।
8. प्राणायाम को अपनी-अपनी प्रकृति और ऋतु के अनुकूल करना चाहिए। कुछ प्राणायाम करने से शरीर में गर्मी बढ़ती है, जबकि कुछ प्राणायाम से ठंडक सामान्य होती है।
9. प्राणायाम करते समय अगर थकान अनुभव हो तो दूसरा प्राणायाम शुरू करने से पूर्व 5-6 सामान्य दीर्घ श्वास लेकर आराम करना चाहिए।
10. प्राणायाम के दीर्घ अभ्यास के लिए पूर्ण ब्रह्मचर्य का पालन करें। भोजन सात्त्विक एवं चिकनाई मुक्त हो। दूध, घी तथा फल का उपयोग हितकर होता है।
11. प्राणायाम में श्वास को हठपूर्वक नहीं रोकना चाहिए। प्राणायाम के लिए श्वास अंदर लेना **पूरक**, श्वास को अंदर रोके रहना **कुंभक**,

श्वास को बाहर निकालना **रेचक** तथा श्वास को बाहर ही रोके रखना **बाह्य कुंभक** कहलाता है।

12. प्राणायाम का तात्पर्य केवल पूरक, कुंभक एवं रेचक ही नहीं वरन् श्वास और प्राणों की गति को नियंत्रित और संतुलित करना है। साथ ही साथ मन को भी स्थिर एवं एकाग्र करने का अभ्यास करना भी है।
13. प्राणायाम पूर्व 'ओउम्' का लंबा नादपूर्ण उच्चारण करना तथा भजन कीर्तन करना उचित होता है। ऐसा करने से मन शांत एवं एकाग्र हो जाता है।
14. प्राणायाम का अभ्यास करने के लिए मन को शांत एवं विचार रहित होना चाहिए।
15. प्राणायाम करते समय मुख, आँख, नाक आदि अंगों पर किसी तरह का तनाव नहीं होना चाहिए।
16. प्राणायाम का अभ्यास करते समय गर्दन, रीढ़, वक्ष एवं कमर को हमेशा सीधा रखना चाहिए।
17. प्राणायाम के समय धैर्य बनाए रखना चाहिए। उतावलापन नहीं दर्शाना चाहिए। इस दिशा में सावधानी अवश्य बरतनी चाहिए।
18. प्राणायाम शौच, दातुन तथा स्नान से निवृत्त होकर करना चाहिए। अगर प्राणायाम के बाद स्नान करना हो तो आधा घंटा बाद करना चाहिए।
19. प्राणायाम को अनुभवी आचार्य के मार्गदर्शन में ही करना चाहिए। पुस्तक पढ़कर या देखकर नहीं करना चाहिए।
20. केवल प्राणायाम और योग करने से ही लाभ नहीं मिलता है, वरन् उसके अनुरूप आहार व्यवहार, दिनचर्या तथा सोने-जागने का समय भी होना चाहिए।

प्राणायाम में उपयोगी बंध

योगासन, प्राणायाम एवं बंधों के द्वारा हमारे शरीर से जो शक्ति बाहर निकलती है, उसे हम रोककर अंतर्मुखी करते हैं। बंध का अर्थ ही बांधना होता है। बंध प्राणायाम में अत्यंत सहायक होते हैं। बिना बंध के प्राणायाम अधूरे हैं। प्राणायाम में उपयोगी बंध चार तरह के होते हैं, जो निम्नलिखित हैं:

1. जालंधर बंध	2. उड्डीयान बंध
3. मूलबंध	4. महाबंध

अब यहाँ उपरोक्त चार प्रकारों के बंधों तथा उससे मिलने वाले लाभों का वर्णन नीचे एक-एक करके दिया जा रहा है:

1. जालंधर बंध: इसमें पद्मासन या सिद्धासन में सीधे बैठकर श्वास को अंदर भर लिया जाता है। दोनों हाथ घुटने पर टिका होना चाहिए। अब ठोडी को थोड़े नीचे झुकाते हुए कंठकूप में लगाया जाता है। इसी को जालंधर बंध कहा जाता है। दृष्टि भ्रूमध्य में स्थिर एवं छाती आगे की ओर तनी हुई होनी चाहिए। यह बंध कंठ स्थान के नाड़ी जाल को बांधे रहती है।

इस बंध से निम्नलिखित लाभ होते हैं:

- कंठ मधुर, सुरीला और आकर्षक होता है।
- कंठ के संकोच से इड़ा, पिंगला-नाड़ी बंद हो जाते हैं तथा प्राण का सुगमतापूर्वक प्रवेश होता है।
- यह बंध गले के सभी रोगों में लाभप्रद है। यह थायराईड एवं टोंसिल को ठीक करने में मदद पहुँचाता है।
- यह विशुद्धि चक्र को जागृत करता है।

2. उड्डीयान बंध: जिस बंध से प्राण का प्रवेश सुषुम्णा में हो जाए उसे उड्डीयान बंध कहा जाता है। इस बंध के लिए खड़े होकर दोनों हाथों को सहजभाव से दोनों घुटनों पर रखा जाता है। श्वास को बाहर निकालकर पेट को ढीला छोड़ दिया जाता है। छाती को ऊपर की ओर उठाया जाता है तथा पेट को कमर से लगाया जाता है। इस तरह जो बंध बनता है उसे उड्डीयान बंध कहा जाता है। यथाशक्ति इसे करना चाहिए। इसके बाद श्वास लेकर भी इस क्रिया को दोहराया जाता है। शुरू में इसे तीन बार करना चाहिए। धीरे-धीरे अभ्यास बढ़ाना चाहिए।

पद्मासन या सिद्धासन में बैठकर इस बंध को लगाना चाहिए।

इस बंध से निम्नलिखित लाभ हैं:

- यह पेट संबंधी सभी रोगों को दूर करता है।
- यह प्राणों को जागृत करता है तथा मणिपुर चक्र का शोधन करता है।

3. मूलबंध: सिद्धासन या पद्मासन में बैठकर बाह्य कुंभक करते हुए गुदाभाग एवं मूत्रेंद्रियों को ऊपर की ओर आकर्षित किया जाता है। इस बंध में

नाभि के नीचे वाला हिस्सा खींचा जाता है। योगाभ्यासी इसे कई घंटों तक लगाए रहते हैं। लेकिन आम आदमी को लंबी अवधि तक अभ्यास किसी आचार्य के सान्निध्य में करना उचित होता है।

लाभः

इस बंध से अपान वायु का ऊर्ध्वागमन होता है तथा प्राण के साथ एकाग्रता स्थापित होती है। इस प्रकार यह बंध मूलाधार चक्र को जागृत करता है। साथ ही साथ यह बंध कुंडलिनी जागरण में अत्यंत सहायक होता है।

- यह बंध कोष्ठबद्धता और बवासीर को दूर करने तथा जठराग्नि तेज करने के लिए अति उत्तम है।
- यह बंध ब्रह्मचर्य के लिए उत्तम है, क्योंकि यह वीर्य को ऊर्ध्वरेतस् बनाता है।

4. महाबंधः किसी एक ध्यानात्मक आसन में बैठकर उपरोक्त तीनों बंधों को एक साथ लगाना महाबंध कहलाता है। कुंभक में ये तीनों बंध लगते हैं।

लाभः

इस बंध से निम्नलिखित लाभ प्राप्त होते हैं:

- प्राण ऊर्ध्वगामी होता है।
- वीर्य की शुद्धि और बल की शुद्धि होती है।
- इस बंध से इड़ा, पिंगला एवं सुषुम्णा (सरस्वती नाड़ी) का संगम होता है।

प्राणायाम में बैठने की विधि

जब भी हम प्राणायाम करते हैं हमारी रीढ़ की हड्डी सीधी होनी चाहिए। इसके लिए किसी भी ध्यानात्मक आसन में बैठा जा सकता है। जैसे सुखासन, वज्रासन, सिद्धासन आदि। अगर कोई किसी आसन में नहीं बैठ सकता है तब कुर्सी पर सीधे बैठकर प्राणायाम कर सकता है, परंतु रीढ़ की हड्डी को सदा सीधा रखना चाहिए।

आजकल लोग घूमते-फिरते या प्रातः भ्रमण के समय प्राणायामों को करने लगते हैं, यह उचित नहीं है। इससे कभी तीव्र हानि हो सकती है। प्राणायाम करने से प्राण शक्ति का उत्थान होता है। साथ-ही-साथ मेरुदंड से जुड़े चक्रों का जागरण होता है। अतः प्राणायाम में सीधा बैठना अति आवश्यक होता है। बैठकर प्राणायाम करने से मन का निग्रह भी होता है।

प्राणायाम की सात प्रक्रियाएँ

हालांकि हमारे शास्त्रों में प्राणायाम की अनेक विधियों का विवरण प्राप्त होता है, लेकिन प्रत्येक दिन सभी प्राणायामों का अभ्यास करना संभव नहीं है। यह सत्य है कि प्रत्येक प्राणायाम का अपना एक विशेष महत्त्व होता है। प्राणायाम की संपूर्ण प्रक्रियाओं को वैज्ञानिक रीति एवं आध्यात्मिक विधि से सात भागों में बांटा जा सकता है, जो निम्नलिखित हैं:

1. भ्रास्त्रिका प्राणायाम (प्रथम प्रक्रिया)
2. कपालभाति प्राणायाम (द्वितीय प्रक्रिया)
3. बाह्य प्राणायाम (तृतीय प्रक्रिया)
4. अनुलोम-विलोम प्राणायाम (चतुर्थ प्रक्रिया)
5. भ्रामरी प्राणायाम (पंचम प्रक्रिया)
6. ओंकार जप प्राणायाम (षष्ठ प्रक्रिया)
7. नाड़ी शोधन प्राणायाम (सप्तम प्रक्रिया)

1. भ्रास्त्रिका प्राणायाम: यह प्राणायाम की प्रथम प्रक्रिया है। इस प्राणायाम को किसी ध्यानात्मक आसन में सुविधानुसार बैठकर किया जाता है। आसन में बैठकर दोनों नासिकाओं से श्वास को पूरा अंदर डायफ्रॉम तक भरना तथा पूरी शक्ति के साथ बाहर छोड़ना ही भ्रास्त्रिका प्राणायाम कहलाता है। इस प्राणायाम को अपनी शक्ति के अनुसार तीन गतियों में किया जा सकता है। जैसे मंदगति, मध्यगति तथा तीव्र गति। जिन व्यक्तियों का फेफड़ा और हृदय कमजोर हो उन्हें मंदगति से रेचक तथा पूरक करते हुए इस प्राणायाम को करना चाहिए। स्वस्थ व्यक्तियों एवं पुराने अभ्यासियों को धीरे-धीरे श्वास-प्रश्वास की गति बढ़ाते हुए मध्यगति तथा फिर तीव्रगति से भ्रास्त्रिका प्राणायाम करना चाहिए।

भ्रास्त्रिका प्राणायाम में श्वास को अंदर भरते समय मन में ऐसा विचार करना चाहिए कि ब्रह्मांड में विद्यमान दिव्य शक्ति, ऊर्जा, पवित्रता, शांति और आनंद आदि जो भी शुभ है वह प्राण के माध्यम से मेरे देह में प्रवेश कर रहा है। मैं दिव्य शक्तियों से ओतप्रोत हो रहा हूँ। इस तरह दिव्य एवं शिव संकल्प के साथ किया हुआ प्राणायाम विशेष लाभप्रद होता है।

इस प्राणायाम को करते समय कुछ विशेष सावधानी भी बरतने की आवश्यकता है, जो निम्नलिखित हैं:

1. उच्चरक्तचाप तथा हृदय रोग से ग्रसित व्यक्तियों को मध्य एवं तीव्रगति से भ्रास्त्रिका प्राणायाम क़दापि नहीं करना चाहिए।

2. इस प्राणायाम को करते समय सांस को अंदर भरते समय पेट को नहीं फुलाना चाहिए। श्वास को डायफ्रॉम तक ही भरना चाहिए। इससे पेट नहीं फूलेगा और पसलियों तक छाती ही फूलेगी।
3. ग्रीष्म ऋतु में इस प्राणायाम को अल्प मात्रा में करना चाहिए।
4. जिन व्यक्तियों के कफ की अधिकता या साइनस रोग के कारण दोनों नासा छिद्र ठीक से खुले हुए नहीं हों, उन लोगों को पहले दाएं स्वर को बंद करके बाएं स्वर से पूरक और रेचक करना चाहिए। अपनी शक्ति अनुसार रेचक और पूरक को मंद, मध्य या तीव्र गति से करना चाहिए। अंत में दोनों स्वरों से रेचक एवं पूरक करते हुए भ्रास्त्रिका प्राणायाम करना चाहिए।
5. इस प्राणायाम को 3 से 5 मिनट तक प्रतिदिन अवश्य करना चाहिए।
6. प्राणायाम करते समय आँखों को बंद रखना चाहिए तथा मन में प्रत्येक श्वास-प्रश्वास के साथ ओउम् का मानसिक रूप से चिंतन-मनन करना चाहिए।

लाभः

भ्रास्त्रिका प्राणायाम से निम्नलिखित लाभ प्राप्त होते हैं–

- सर्दी-जुकाम, एलर्जी, श्वास रोग, दमा, पुराना नजला, साइनस आदि समस्त रोग दूर होते हैं।
- फेफड़े सबल होते हैं तथा हृदय और मस्तिष्क को शुद्ध प्राणवायु मिलने से आरोग्य लाभ मिलता है।
- थायरायड एवं टांसिल्स जैसे गले के रोग दूर होते हैं।
- त्रिदोष सम होते हैं। रक्त परिशुद्ध होते हैं तथा शरीर के विषाक्त विजातीय द्रव्यों का निष्कासन होता है।
- प्राण और मन स्थिर होते हैं।
- यह प्राणोत्थान और कुंडलिनी जागरण में सहायक है।

2. कपालभाति प्राणायामः यह प्राणायाम की दूसरी प्रक्रिया है। कपाल का अर्थ मस्तिष्क एवं भाति का अर्थ दीप्ति, आभा, तेज, प्रकाश आदि होता है। इस प्रकार कपालभाति प्राणायाम का अर्थ है वह प्राणायाम जिसे करने से माथे पर आभा, तेज एवं ओज बढ़ता है।

इस प्राणायाम की विधि भ्रास्त्रिका प्राणायाम से थोड़ा भिन्न है। भ्रास्त्रिका में रेचक और पूरक में समान रूप से श्वास एवं प्रश्वास पर दबाव डाला जाता

है, जबकि कपालभाति में मात्र रेचक यानि श्वास को शक्तिपूर्वक बाहर छोड़ने पर ध्यान केंद्रित किया जाता है। श्वास को भरने के लिए प्रयत्न नहीं किया जाता है, वरन् सहज रूप से जितना श्वास चला जाता है, उतना जाने देते हैं। इसमें पूरी एकाग्रता श्वास को बाहर छोड़ने में ही होती है। ऐसा करने से पेट में भी आकुंचन एवं प्रसारण की क्रिया होती है। साथ ही मूलाधार, स्वाधिष्ठान एवं मणिपुर चक्र पर विशेष बल पड़ता है। इस प्राणायाम को कम से कम 5 मिनट अवश्य करना चाहिए। जीर्ण एवं असाध्य रोगों से पीड़ित व्यक्तियों को 15 मिनट या अपने सामर्थ्य अनुसार इससे अधिक भी कर सकते हैं।

इस प्राणायाम को 3 मिनट से प्रारंभ करके 5 मिनट तक करना चाहिए। प्रारंभ में कपालभाति प्राणायाम करते हुए जब-जब थकान लगे तब बीच-बीच में विश्राम कर लेना चाहिए। एक से दो माह तक के अभ्यास के बाद इस प्राणायाम को 5 मिनट तक बिना रुके करना चाहिए। इस प्राणायाम के साथ जुड़ा हुआ यह पूर्ण समय है। प्रारंभ में कमर दर्द या पेट दर्द हो सकता है, लेकिन वह धीरे-धीरे अपने आप ठीक हो जाएगा। गर्मी के दिनों में पित्त प्रकृति वाले करीब 2 मिनट इसका अभ्यास करें।

लाभः

कपालभाति प्राणायाम करने से निम्नलिखित लाभ प्राप्त होते हैं-

- मस्तिष्क और मुखमंडल पर ओज, तेज, आभा एवं सौंदर्य बढ़ता है।
- समस्त कफ रोग, दमा, श्वास, एलर्जी, साइनस, आदि रोग नष्ट हो जाते हैं।
- हृदय, फेफड़े एवं मस्तिष्क के समस्त रोग दूर होते हैं।
- मोटापा, मधुमेह, गैस, कब्ज, अम्ललियत, किडनी तथा प्रोस्ट्रेट से संबंधित सभी रोग दूर होते हैं।
- कब्ज जैसा खतरनाक रोग इस प्राणायाम को नियमित रूप से प्रतिदिन 5 मिनट तक करने से निश्चित रूप से खत्म हो जाता है। मधुमेह को बिना औषधि नियंत्रित किया जा सकता है। पेट का बढ़ा हुआ वजन एक माह में 4 से 8 किलो तक कम किया जा सकता है। हृदय की शिराओं में आए अवरोध खुल जाते हैं।
- मन स्थिर, शांत तथा प्रसन्न रहता है। नकारात्मक विचार नष्ट हो जाते हैं। डिप्रेशन से छुटकारा मिलता है।
- चक्रों का शोधन तथा उनमें दिव्यशक्ति का संचारण होने लगता है।

- इस प्राणायाम को करने से आमाशय, अग्न्याशय, यकृत, प्लीहा, आंत, प्रोस्ट्रेट, एवं किडनी का रोग भी समाप्त होता है। मात्र इस प्राणायाम को करने से सभी लाभ आसानी से मिल जाते हैं। दुर्बल आंत को सबल बनाने के लिए यह प्राणायाम सर्वोत्तम है।

3. बाह्य प्राणायाम (त्रिबंध के साथ): प्राणायाम से संबंधित यह तीसरी प्रक्रिया है। इस प्राणायाम में सिद्धासन या पद्मासन में विधिपूर्वक बैठकर श्वास को एक ही बार में यथासंभव बाहर निकाल दिया जाता है। इसके बाद मूल बंध, उड्डीपन बंध एवं जालंधर बंध लगाकर श्वास को यथासंभव बाहर ही रोककर रखा जाता है। जब श्वास लेने की इच्छा हो तब बंधों को हटाते हुए धीरे-धीरे श्वास लेना चाहिए। श्वास लेकर पुनः उसे बिना रोके बाहर निकाल दिया जाता है। इस क्रिया को 3 से 21 बार तक दोहराई जानी चाहिए।

इस प्राणायाम में भी कपालभाति के समान ऐसी मानसिक धारा प्रवाहित होनी चाहिए कि श्वास को बाहर जाते हुए शरीर एवं मन के सभी विकार निकल रहे हैं। विचार-शक्ति जितनी प्रबल होगी, सभी कष्ट भी उसी प्रबलता से दूर होंगे। मन में शिव संकल्प का धारण आधि-व्याधि का संहारक एवं शीघ्र सुफलदायक होता है।

लाभः

यह हानिरहित प्राणायाम है। इससे मन की चंचलता दूर होती है। जठराग्नि प्रदीप्त होती है। उदर रोगों में लाभदायक होता है। बुद्धि सूक्ष्म एवं तीव्र होती है। स्वप्नदोष, शीघ्रपतन जैसे धातु विकारों की निवृत्ति करता है। इस प्राणायाम को करने से पेट के सभी अवयवों पर विशेष बल पड़ता है। आरंभ में पेट में दर्द अनुभव हो सकता है। अत: पेट को विश्राम तथा आरोग्य प्रदान करने के लिए त्रिबंध युक्त इस प्राणायाम को करना चाहिए।

4. अनुलोम-विलोम प्राणायामः यह प्राणायाम की चतुर्थ प्रक्रिया के रूप में जाना जाता है। इसे नासिकाओं को बंद करने की विधि के रूप में भी जाना जाता है। इसमें दाएं हाथ को उठाकर दाएं हाथ के अंगुष्ठ के द्वारा दायां स्वर (पिंगला नाड़ी) तथा अनामिका और मध्यमा अंगुलियों द्वारा बायां स्वर बंद करना चाहिए। हाथ की हथेली को नासिका के सामने न रखकर थोड़ा ऊपर रखना चाहिए।

इड़ा नाड़ी (बाम स्वर) सोम, चंद्र या शांति का प्रतीक है, इसलिए नाड़ी शोधन हेतु अनुलोम-विलोम प्राणायाम को बाईं नासिका से ही प्रारंभ करना

चाहिए। अंगुष्ठ के माध्यम से दाहिनी नासिका को बंद करके बाईं नाक से श्वास धीरे-धीरे अंदर भरना चाहिए। श्वास पूरा अंदर जाने पर अनामिका एवं मध्यमा से बाम स्वर को बंद करके दाहिने नाक से पूरा श्वास अंदर छोड़ देना चाहिए। धीरे-धीरे श्वास-प्रश्वास की गति मध्यम और फिर तेज करनी चाहिए। तीव्र गति में पूरी शक्ति के साथ श्वास अंदर भरा जाता है तथा बाहर निकाला जाता है। अपनी शक्ति के अनुसार श्वास-प्रवास की गति को मंद, मध्य एवं तीव्र करें। तीव्र गति से पूरक रेचक करने से प्राण की तेज ध्वनि होती है। श्वास पूरा बाहर निकालने पर बाम स्वर को बंद रखते हुए ही दाईं नाक से श्वास पूरा अंदर भरना चाहिए। अंदर पूरा भर जाने पर दाईं नाक को बंद करके बाईं नासिका से श्वास पूरा बाहर छोड़ना चाहिए। इस तरह अनुलोम-विलोम की एक प्रक्रिया पूरी होती है। इस विधि को सहज व्यवहार में लाना चाहिए। अर्थात् बाईं नासिका से श्वास लेकर दाईं नासिका से श्वास बाहर छोड़ देना तथा फिर दाईं नासिका से श्वास लेकर फिर बाईं नासिका से बाहर छोड़ देना। इस क्रम को एक मिनट तक करने पर थकान लगने लगती है। थकान होने पर बीच में विश्राम करें फिर शुरू करना चाहिए। इस प्राणायाम को तीन मिनट से प्रारंभ करके दस मिनट तक किया जा सकता है। कुछ दिनों तक नियमित अभ्यास करने से साधक का सामर्थ्य बढ़ने लगता है। एक माह की अवधि पूरा होते-होते साधक बिना रुके इस प्राणायाम को पाँच मिनट तक करने लगता है। प्रत्येक व्यक्ति को इसका अभ्यास पाँच मिनट तक करना चाहिए। इस प्राणायाम का अधिकतम समय दस मिनट का है। इससे अधिक इस प्राणायाम को नहीं करना चाहिए। गर्मी के दिनों में इस प्राणायाम को तीन से पाँच मिनट तक ही करना चाहिए। श्वास-प्रश्वास के समय ओउम् का मानसिक रूप से चिंतन और मनन करते रहना चाहिए।

लाभः

अनुलोम-विलोम प्राणायाम से बहत्तर करोड़, बहत्तर लाख, दस हजार दो सौ दस नाड़ियां परिशुद्ध हो जाती हैं। संपूर्ण नाड़ियों की शुद्धि हो जाने से देह पूर्ण स्वस्थ, कांतिमय एवं बलिष्ठ बनता है।

- संधिवात, आमवात, गठिया, कंपवात, स्नायु दुर्बलता आदि समस्त वात रोग, मूत्र रोग, धातु रोग, शुक्र क्षय, अम्ल पित्त, शीत पित्त आदि समस्त पित्त रोग, सर्दी जुकाम, पुराना नजला, साइनस, अस्थमा, खांसी, टॉन्सिल आदि समस्त कफ रोग दूर होते हैं।

- हृदय की शिराओं में आए हुए अवरोध खुल जाते हैं। इस प्राणायाम का नियमित अभ्यास करने से तीन-चार माह में तीस से चालीस प्रतिशत तक ब्लौकेज (अवरोध) खुल जाते हैं।
- कोलेस्ट्रोल, ट्राइग्लिसराइड्स, एच. डी. एल. या एल. डी. एच. आदि की अनियमितताएँ दूर हो जाती हैं।
- नकारात्मक चिंतन में परिवर्तन होकर सकारात्मक विचार बढ़ने लगते हैं। आनंद, उत्साह एवं निर्भयता की प्राप्ति होती है।
- इस प्राणायाम से तन, मन, एवं विचार एवं संस्कार सब परिशुद्ध होते हैं। देह के समस्त रोग नष्ट हो जाते हैं। मन परिशुद्ध होकर ओंकार के ध्यान में लीन होने लगता है।
- इस प्राणायाम को 250 से 500 बार तक करने से कुंडलिनी जागरण की प्रक्रिया प्रारंभ हो जाती है।

5. भ्रामरी प्राणायामः यह प्राणायाम की पाँचवीं प्रक्रिया है। इस प्राणायाम में श्वास पूरा अंदर भरकर मध्यमा अंगुलियों से नासिका के मूल में आँख के पास दोनों ओर से थोड़ा दबाकर मन को आज्ञा चक्र में केंद्रित किया जाता है। दोनों अंगूठों द्वारा दोनों कानों को पूरा बंद कर दें। अब भौंरा के समान गुंजन करते हुए ओउम् का उच्चारण करें तथा श्वास को बाहर छोड़ दें। इस क्रिया को बार-बार दुहराएँ। इस प्राणायाम को कम-से-कम तीन बार अवश्य करें। अधिक से अधिक ग्यारह या इक्कीस बार किया जा सकता है।

इस प्राणायाम को करते समय अपने चित्त को शिवमय कर लेना चाहिए। ऐसा चिंतन करना चाहिए कि जगत संचालक प्रभु मेरे ऊपर आनंद की वर्षा कर रहे हैं, जिससे मेरा चित्त, मन, मस्तिष्क एवं शरीर के अंग-प्रत्यंग आनंदित हो रहे हैं।

इस प्राणायाम को करने से मन की चंचलता दूर होती है। यह प्राणायाम मानसिक तनाव, उत्तेजना, उच्च रक्तचाप, हृदय रोग आदि में लाभप्रद है।

6. ओंकार जप प्राणायामः यह प्राणायाम की षष्ठ प्रक्रिया है। पूर्व निर्देशित सभी प्राणायामों को करने के बाद श्वास-प्रश्वास पर अपने मन को टिकाकर प्राण के साथ ओउम का ध्यान किया जाता है। यह पिंड (देह) तथा समस्त ब्रह्मांड ओंकारमय है। कोई व्यक्ति या आकृति विशेष नहीं है, वरन एक दिव्य शक्ति है जो इस संपूर्ण ब्रह्मांड का संचालन कर रही है। द्रष्टा बनकर दीर्घ एवं सूक्ष्म गति से श्वास को लेते तथा छोड़ते समय श्वास की गति इतनी सूक्ष्म

होनी चाहिए कि श्वास की ध्वनि की अनुभूति न हो। धीरे-धीरे अभ्यास बढ़ाकर प्रयास करना चाहिए कि एक मिनट में एक श्वास तथा प्रश्वास चले।

इस प्राणायाम को करने से दु:स्वप्न से छुटकारा मिलता है। नींद शीघ्र आ जाती है तथा हम गहरी निद्रा का आनंद लेते हैं।

7. नाड़ी शोधन प्राणायाम: यह प्राणायाम की सप्तम प्रक्रिया है। इस प्राणायाम में अनुलोम-विलोम की भाँति दाईं नासिका को बंद करके बाईं नासिका से श्वास को अति शनै:-शनै: अंदर भरना चाहिए। पूरा श्वास अंदर भर जाने पर प्राण को अपनी शक्ति अनुसार अंदर ही रोककर मूल बंध एवं जालंधर बंध लगाना चाहिए। फिर जालंधर बंध को हटाकर श्वास को अत्यंत धीमी गति से दाईं नासिका से बाहर छोड़ना चाहिए। जब पूरा श्वास बाहर हो जाए तब दाएँ स्वर से श्वास को धीरे-धीरे अंदर भरकर अंत:कुम्भक किया जाता है। अपनी शक्ति अनुसार प्राण को अंदर ही रोककर फिर बाएँ स्वर से श्वास को धीरे-धीरे बाहर निकाला जाता है। इस तरह इस प्राणायाम का एक चक्र या अभ्यास पूरा हो जाता है। नासिकाओं पर बिना हाथ लगाए मानसिक एकाग्रता से अगर इस प्रक्रिया को पूरा किया जाए तब निश्चित रूप से विशेष लाभ होता है।

इस प्राणायाम को एक बार से लेकर तीन बार तक अवश्य करना चाहिए। अगर इससे अधिक इच्छा हो तो उसे भी किया जा सकता है। इस प्राणायाम की शुरुआत में पूरक, अंत:कुम्भक एवं रेचक का अनुपात क्रमश: 1:2:2 होना चाहिए। उदाहरण के लिए अगर 10 सेकेंड तक पूरक किया जाए, तब 20 सेकेंड तक कुम्भक एवं 20 सेकेंड तक रेचक करना चाहिए। बाद में इसका अनुपात 1:4:2 तक किया जा सकता है। इसके साथ बाह्य कुम्भक को भी जोड़ा जा सकता है। जैसे पूरक, अंत:कुम्भक, रेचक एवं बाह्य कुम्भक का अनुपात 1:4:2:2 होना चाहिए।

इस प्राणायाम को अत्यंत धीमी गति से करना चाहिए। इस प्राणायाम में संख्या पर ध्यान नहीं दिया जाना चाहिए। यथाशक्ति श्वास लेना, छोड़ना एवं रोककर रखना चाहिए। पूरक, कुम्भक एवं रेचक करते समय ओउ्म या गायत्री मंत्र का जाप, चिंतन एवं मनन करते रहना चाहिए।

इस प्राणायाम को करने से सभी लाभ अनुलोम-विलोम प्राणायाम के समान ही हैं।

रोगोपचार की दृष्टि से उपयोगी अन्य प्राणायाम

विभिन्न प्रकार के रोगों के उपचार की दृष्टि से कुछ अन्य प्राणायाम निम्नलिखित हैं:

1. सूर्य भेदी या सूर्यांग प्राणायाम
2. चंद्र भेदी या चंद्रांग प्राणायाम।
3. उज्जायी प्राणायाम
4. कर्ण रोगात्मक प्राणायाम
5. शीतली प्राणायाम
6. सीत्कारी प्राणायाम
7. मूर्च्छा प्राणायाम
8. प्लाविनी प्राणायाम
9. केवली प्राणायाम

1. सूर्य भेदी या सूर्यांग प्राणायाम: इस प्राणायाम में सबसे पहले ध्यानासन में बैठा जाता है। तत्पश्चात् दाईं नासिका से पूरक किया जाता है। फिर कुम्भक जालंधर बंध एवं मूलबंध किया जाता है। अंत में बाईं नासिका से रेचक किया जाता है।

अंत में कुम्भक का समय धीरे-धीरे बढ़ाया जाता है। इस प्राणायाम की आवृत्ति को 3, 5 या 7 ऐसे बढ़ाकर कुछ दिनों के अभ्यास के बाद 10 तक ले जाना चाहिए। कुम्भक के समय सूर्यमंडल के तेज के साथ ध्यान करना चाहिए। गर्मी में इस प्राणायाम को अल्प मात्रा में करना चाहिए।

यह प्राणायाम वात और कफ से उत्पन्न होने वाले रोग, रक्त एवं त्वचा के दोष, उदर-कृमि, कोढ़, सूजाक, छूत के रोग, अजीर्ण, अपच, स्त्री रोग आदि में लाभदायक होता है। इस प्राणायाम को करने से कुंडलिनी जागृत हो जाती है तथा बुढ़ापा दूर रहता है। अनुलोम-विलोम के बाद थोड़ी मात्रा में इस प्राणायाम को करना चाहिए। बिना कुम्भक के सूर्यभेदी प्राणायाम करने से हृदयगति और शरीर की कार्यशीलता बढ़ती है। इससे वजन भी कम होता है। इस प्राणायाम को 27 चक्र दिन में दो बार करना चाहिए।

2. चंद्रभेदी या चंद्रांग प्राणायाम: इस प्राणायाम में बाईं नासिका से पूरक किया जाता है तथा अंत में कुम्भक किया जाता है। इसे जालंधर एवं मूलबंध के साथ करना उत्तम होता है। इसके बाद दाईं नाक से रेचक किया जाता है। इसमें हमेशा चंद्र स्वर से पूरक एवं सूर्य स्वर से रेचक किया जाता है। सूर्यभेदी प्राणायाम ठीक इसके विपरीत है। इसमें कुम्भक के समान पूर्ण चंद्र मंडल के प्रकाश के साथ ध्यान किया जाता है। शीतकाल में इसका अभ्यास कम करना चाहिए।

इस प्राणायाम को करने से शरीर में शीतलता आने से थकावट एवं उष्णता दूर होती है। मन की उत्तेजना शांत होती है। पित्त के कारण होने वाली जलन में लाभदायक है।

3. उज्जायी प्राणायाम: इस प्राणायाम में पूरक करते हुए गले को सिकोड़ा जाता है। सिकुड़े हुए गले से श्वास को अंदर भरा जाता है। पूरक करते समय खर्राटे जैसे कंठ से ध्वनि होती है। ध्यानात्मक आसन में बैठकर दोनों नाकों के सहारे वायु को अंदर ले जाना चाहिए। प्रारंभ में केवल पूरक-रेचक का ही अभ्यास करना चाहिए। पूरक के बाद धीरे-धीरे कुम्भक का समय पूरक के समान कर दिया जाता है। कुछ दिनों और बाद कुम्भक का समय फिर पूरक से दुगुना कर दिया जाता है। इसे 10 मिनट से ज्यादा नहीं करना चाहिए। अगर 10 मिनट से ज्यादा करना हो तो, जालंधर बंध और मूलबंध भी लगाना अनिवार्य होता है। इस प्राणायाम में सदैव दाईं नासिका को बंद करके बाईं नासिका से ही रेचक करना चाहिए।

जो व्यक्ति सालभर सर्दी, खांसी, जुकाम से पीड़ित रहते हैं, उनके लिए यह प्राणायाम लाभकारी होता है। जिन्हें टॉंसिल्स, थायरायड, अनिद्रा, मानसिक तनाव, रक्तचाप, अजीर्ण, आमवात, जलोदर, क्षय, ज्वर, प्लीहा जैसे रोग हों, उनके लिए यह लाभप्रद है। गले को ठीक, निरोग एवं मधुर बनाने के लिए इसका नियमित अभ्यास करना चाहिए। इससे बच्चों का तुतलाना ठीक होता है।

4. कर्णरोगांतक प्राणायाम: इस प्राणायाम में दोनों नाकों से पूरक किया जाता है। फिर मुँह और दोनों नाक को बंद करके पूरक की हुई हवा को धक्का दिया जाता है, ठीक उसी तरह जिस तरह श्वास को कर्ण से बाहर निकालने का प्रयास किया जाता है। इसमें श्वास को 4-5 बार ऊपर की ओर धक्का देकर दोनों नाकों से रेचक किया जाता है। इस क्रिया को 2-3 बार करना चाहिए।

यह आसन कर्ण रोगों एवं बहरापन में लाभदायक होता है।

5. शीतली प्राणायाम: ध्यानात्मक आसन में बैठकर इस आसन में हाथ घुटनों पर रखा जाता है। जीभ को नालीनुमा मोड़कर मुँह खुला रखते हुए मुँह से पूरक किया जाता है। जीभ से धीरे-धीरे श्वास लेकर फेफड़ों को पूरा भरा जाता है। कुछ क्षण श्वास रोककर मुँह बंद कर दोनों नाकों से रेचक किया जाता है। इसके बाद पुन: जीभ मोड़कर मुँह से पूरक एवं नाक से रेचक किया जाता है। इस तरह 8 से 10 बार अभ्यास करना चाहिए। शीतकाल में इसका अभ्यास कम किया जाता है।

इस प्राणायाम में कुम्भक के साथ जालंधर बंध भी लगाया जा सकता है।

कफ प्रकृति वाले तथा टॉसिल के रोगियों को शीतली तथा सीत्कारी प्राणायाम नहीं करना चाहिए।

लाभः इस प्राणायाम से निम्नलिखित लाभ प्राप्त किया जा सकता है:

- यह प्राणायाम जीभ, मुँह एवं गले के रोग में लाभप्रद है।
- इसकी सिद्धि से भूख-प्यास पर विजय प्राप्त होती है।
- यह उच्च रक्तचाप को कम करता है।
- यह पित्त रोग में लाभदायक है।
- यह रक्त शोधन का कार्य भी करता है।

6. सीत्कारी प्राणायामः ध्यानात्मक आसन में बैठकर जीभ को ऊपर तालू में लगाकर ऊपर-नीचे की दंत पंक्ति को एकदम सटाकर ओंठों को खोलकर रखा जाता है। इसके बाद धीरे-धीरे सी-सी की आवाज करते हुए मुँह से श्वास लिया जाता है तथा फेफड़ों को पूरी तरह भर लिया जाता है। जालंधर बंध लगाकर जितना देर आराम से रुकना हो, रोका जा सकता है। फिर मुँह बंद कर नाक से धीरे-धीरे रेचक किया जाता है। पुनः इसी क्रिया को दुहराया जाता है। इसका 8-10 बार का अभ्यास पर्याप्त होता है। शीतकाल में इस आसन का अभ्यास कम किया जाता है।

इस प्राणायाम को बिना कुम्भक एवं जालंधर बन्ध के भी अभ्यास किया जाता है। इस प्राणायाम में पूरक करते समय दाँत और जीभ अपने स्थान पर स्थिर रहनी चाहिए।

लाभः इस प्राणायाम के निम्नलिखित लाभ हैं:

- इस प्राणायाम के गुणधर्म और लाभ शीतली प्राणायाम के तरह ही हैं।
- इस प्राणायाम से दंत रोग एवं पायरिया में लाभ मिलता है।
- यह प्राणायाम गला, मुँह, नाक तथा जीभ के रोग को दूर करता है।
- इस प्राणायाम को करने से शरीर शीतल रहता है।
- इस प्राणायाम को 50 से 60 तक की आवृत्ति करने से उच्च रक्तचाप में लाभ मिलता है।

7. मूर्च्छा प्राणायामः इस प्राणायाम में दोनों नासिकाओं से पूरक करते हुए सिर को ऊपर उठाकर पीछे ले जाया जाता है ताकि दृष्टि आकाश की ओर हो। इस समय आँखों को बन्द रखा जाता है। इसके बाद अंतःकुम्भक लगाया जाता

है। बाद में आँखें खोलकर आकाश की ओर देखा जाता है। **अंतः कुम्भक** के बाद आँखें बंद कर सिर को पहले की अवस्था में लाया जाता है और धीरे-धीरे रेचक किया जाता है। फिर विश्राम लिए बिना पूरक, आकाश-दृष्टि तथा कुम्भक सबको एक साथ किया जाता है और पहले की अवस्था में लौट जाया जाता है। इसे प्रतिदिन 5 बार करना पर्याप्त होता है।

लाभः इस प्राणायाम के निम्नलिखित लाभ हैं:

- सिर दर्द, अधकपारी, वात कंप, स्नायु दुर्बलता आदि में यह प्राणायाम लाभदायक होता है।
- यह नेत्र ज्योति बढ़ाने तथा स्मरणशक्ति तेज करने में उपयोगी है।
- यह कुंडलिनी जागृत करता है।
- यह मन को अंतर्मुखी कर ध्यान में सहयोग करता है।

8. प्लाविनी प्राणायामः इस प्राणायाम में जल की भाँति वायु को तब तक पिया जाता है जब तक पेट न भर जाए। इसके बाद इस तरह डकार लिया जाता है कि पिया हुआ सारा वायु पेट से बाहर निकल जाए। इस प्राणायाम में वायु पीकर दूषित वायु को बाहर निकाला जाता है।

लाभः यह प्राणायाम उदर के समस्त रोग एवं हिस्टीरिया दूर करने में सहायक है।

- इससे कृमि का नाश होता है।
- जठराग्नि दूर हो जाती है।
- दूषित वायु दूर हो जाती है।

9. केवली प्राणायामः इस प्राणायाम में केवल पूरक-रेचक किया जाता है। पूरक के साथ ओउम् शब्द का मानसिक उच्चारण करते हैं।

इस प्राणायाम से शीघ्र एकाग्रता प्राप्त होती है।

शरीर में स्थित चक्र या शक्ति केंद्रः हमारे शरीर में स्थित विभिन्न प्रकार के उद्भूत शक्तियों के केंद्र हैं। ये सभी चक्र मेरुदंड के मूल से प्रारंभ होकर उसके ऊपरी भाग तक जुड़े हैं। साधारण अवस्था में ये चक्र बिना खिले कमल के सदृश अधोमुख हुए अविकसित रहते हैं। ब्रह्मचर्य पालन, प्राणायाम एवं ध्यान आदि यौगिक विधियों द्वारा उत्तेजना पाकर जब ये ऊर्ध्वमुख होकर विकसित होते हैं तब उनकी अलौकिक शक्तियों का विकास होता है।

चक्रों के संबंध में यह कहा गया है कि इस देह में आठ चक्र और नौ द्वार हैं। इसी देह में एक दैदीप्यमान हिरण्मय कोष है। यह अनंत, अपरिमित, असीम सुख-शांति, आनंद एवं दिव्य ज्योति से परिपूर्ण है। योगाभ्यासी उपासक साधक ही इस दिव्य खजाने को प्राप्त कर सकता है। अब आठों चक्रों के संबंध में संक्षिप्त विवरण प्रस्तुत किया जा रहा है। हमारे शरीर में स्थित आठों चक्रों के नाम निम्नलिखित हैं–

1. मूलाधार चक्र
2. स्वाधिष्ठान चक्र
3. मणिपुर चक्र
4. अनाहत चक्र
5. हृदय चक्र
6. विशुद्धि चक्र
7. आज्ञा चक्र
8. सहस्रार चक्र

1. मूलाधार चक्रः यह चक्र गुदामूल से दो अंगुल ऊपर और अपस्थ मूल से दो अंगुल नीचे हैं। इसके मध्य से सरस्वती नाड़ी और वाम कोण से इड़ा (गंगा) नाड़ी निकलती है। यही कारण है कि इसे मुक्त त्रिवेणी भी कहा जाता है। चूँकि यह मूलशक्ति अर्थात् कुंडलिनी शक्ति का आधार होता है। यही कारण है कि इसे मूलाधार चक्र के नाम से जाना जाता है। इस चक्र पर ध्यान करने से आरोग्यता, दक्षता एवं कर्म कौशल का विकास होता है। इस चक्र के जागृत होने से पुरुष ऊर्ध्वरेता, ओजस्वी एवं तेजस्वी बनता है। शरीर की सारी व्याधियाँ नष्ट हो जाती हैं।

2. स्वाधिष्ठान चक्रः मूलाधार चक्र के दो अंगुली ऊपर पेडू के पास इस चक्र का स्थान होता है। तंत्र ग्रंथों में इस चक्र में ध्यान का फल सृजन, पालन और निधन में समर्थता एवं जिह्वा पर सरस्वती होना बताया गया है। इस चक्र के साक्षात्कार से मूत्र संस्थान एवं शुक संस्थान के बीच पारस्परिक संबंध का ज्ञान होता है। इस चक्र में संपूर्ण मूल संस्थान आते हैं।

3. मणिपुर चक्रः इसका स्थान नाभिमूल है। यकृत एवं आंत इत्यादि संपूर्ण पाचन तंत्र एवं अग्न्याशय को यही चक्र शक्ति प्रदान करता है। इस चक्र के जागृत होने पर मधुमेह, कब्ज, अपच, गैस इत्यादि सभी प्रकार की विकृतियाँ दूर हो जाती हैं। इस चक्र में आमाशय, यकृत, प्लीहा, पैंक्रियाज एवं पक्वाशय शामिल हैं।

4. अनाहत चक्रः यह चक्र हृदय के पास विद्यमान है। इस चक्र को धारण करने से हृदय रोग नहीं होता है। इस चक्र के जागृत होने से कवित्व-शक्ति एवं जितेंद्रियता का लाभ होता है।

5. हृदय चक्रः यह चक्र दोनों स्तनों के बीच विद्यमान होता है। इस चक्र के जागृत होने से करुणा, सेवा, सहानुभूति जैसे दिव्य गुणों का विकास होता है। यह हृदय शरीर का स्थूल भाग नहीं है, वरन् यह भावनात्मक भाग है। इसका संबंध व्यक्ति के चित्त या मानस से है।

6. विशुद्धि चक्रः इस चक्र का स्थान कंठ है। इस चक्र के जागृत होने पर व्यक्ति कवि, महाज्ञानी, शांतचित्त, नीरोग, शोकहीन एवं दीर्घजीवी हो जाता है। इस चक्र के जागृत हो जाने से थायरायड रोग भी नहीं होते हैं।

7. आज्ञा चक्रः यह चक्र दोनों भौंहों के मध्य ललाट के भीतर होता है। इस चक्र का संबंध पीयूष ग्रंथि तथा जीनियल ग्रंथि से है। आज्ञा चक्र के जागृत हो जाने पर दोनों ग्रंथियों की कार्यक्षमता अत्यंत विकसित हो जाती है। व्यक्ति अत्यंत कुशाग्र बुद्धि वाला हो जाता है। मूलाधार चक्र से पृथक्-पृथक् ऊर्ध्वदिशा में प्रवाहित होकर इड़ा, पिंगला तथा सुषुम्णा इस स्थान पर संगम बनाती हैं। इसीलिए आज्ञाचक्र स्थान को त्रिवेणी कहा जाता है। ईड़ा को गंगा, पिंगला को यमुना तथा सुषुम्णा को सरस्वती कहा जाता है। इस त्रिवेणी के संगम को तीर्थराज कहा जाता है। इसमें स्नान ध्यान कर साधक संपूर्ण दुःखों से मुक्त हो जाता है।

8. सहस्त्रार चक्रः यह चक्र तालू के ऊपर मस्तिष्क में बाह्य रंध्र से ऊपर सभी शक्तियों का केंद्र है। इस चक्र के जागृत हो जाने से समाधि की प्राप्ति हो जाती है।

कुंडलिनी शक्तिः मूलाधार चक्र में सन्निहित दिव्यशक्ति को ही प्राचीन तंत्र शास्त्रों में कुंडलिनी शक्ति तथा वैदिक साहित्य में इसे ब्रह्मवर्चस् कहा गया है। साधारणतः प्राणशक्ति इड़ा एवं पिंगला नाड़ियों से ही प्रवाहित होती है। जब व्यक्ति संयमपूर्वक प्राणायाम एवं ध्यान जैसी यौगिक क्रियाओं का अभ्यास करता है तब सुप्त सुषुम्णा नाड़ी में विद्यमान अद्भुत शक्ति विकसित होने लगती है। जिस शक्ति का उपयोग भोगों में हो रहा था वह शक्ति योगाभ्यास द्वारा ऊर्ध्वागामी हो जाती है और हमारे अंदर दिव्य शक्तियाँ प्रकट होने लगती हैं।

चक्रशोधन या कुंडलिनी जागरणः जो शक्ति इस ब्रह्मांड में है, वही शक्ति इस पिंड यानि देह में भी है। इसीलिए कहा गया है कि यः ब्रह्मांडे सा पिंडे। शक्ति का मूल आधार मूलाधार चक्र है। इस चक्र के जागृत हो जाने पर दिव्य शक्ति ऊर्ध्वगामिनी हो जाती है। इसे ही कुंडलिनी जागरण कहा जाता है। इसी अवस्था में चित्त में दिव्य ज्ञान लोक भी प्रकट होता है। इसे

ही ऋतंभरा प्रज्ञा कहा जाता है। इसकी प्राप्ति होने पर जातक को पूर्ण सत्य का बोध हो जाता है। इसके बाद साधक को समाधि का असीम, अनंत, आनंद प्राप्त होता है। इसे ही योग की चरम अवस्था कहा जाता है। इस अवस्था में जातक जीवन मुक्त होकर मुक्ति के शाश्वत आनंद को प्राप्त कर लेता है।

संपूर्ण प्राणायाम से लाभः प्राणायाम की संपूर्ण सात प्रक्रियाओं का अभ्यास करने में करीब 20 मिनट का समय लगता है। इन सात प्रक्रियाओं को अभ्यास में लाने से निम्नलिखित मुख्य लाभ प्राप्त होते हैं:

1. वात, पित्त और कफ इन तीनों दोषों का दमन होता है।
2. पाचन तंत्र पूर्ण स्वस्थ्य होता है।
3. हृदय, फेफड़े तथा मस्तिष्क संबंधी सभी रोग दूर होते हैं।
4. मोटापा, मधुमेह, कोलेस्ट्रॉल, कब्ज, अम्ल पित्त, श्वास रोग, एलर्जी, माइग्रेन, रक्तचाप, किडनी रोग, पुरुष स्त्रियों के समस्त यौन रोग, कैंसर तथा सभी साध्य-असाध्य रोग दूर होते हैं।
5. रोग प्रतिरोधक क्षमता अत्यधिक विकसित हो जाती है।
6. वंशानुगत डायबिटीज एवं हृदय रोग से बचा जा सकता है।
7. बालों का झड़ना, सफेद होना, चेहरे पर झुर्रियां पड़ना, नेत्र ज्योति विकार, स्मृति दौर्बल्य, जैसी बीमारियों से बचा जा सकता है।
8. बुढ़ापा देर से आता है तथा आयु बढ़ती है।
9. मुख पर आभा, ओज, तेज एवं शांति आती है।
10. चक्रों के शोधन, भेदन तथा जागरण द्वारा आध्यात्मिक शक्ति की प्राप्ति होती है।
11. मन अत्यंत स्थिर, शांत, प्रसन्न तथा उत्साहित होता है।
12. डिप्रेशन जैसे रोग से बचा जा सकता है।
13. ध्यान स्वतः लगने लगता है तथा घंटों तक अभ्यास करने की शक्ति प्राप्त होती है।
14. स्थूल एवं सूक्ष्म देह के समस्त रोग खत्म हो जाते हैं।
15. काम, क्रोध, लोभ, मोह, अहंकार, जैसे दोष नष्ट हो जाते हैं।
16. शरीरगत समस्त विकार, विजातीय तत्त्व, टॉक्सिन नष्ट हो जाते हैं।
17. नकारात्मक विचार समाप्त हो जाते हैं।
18. सकारात्मक विचार, चिंतन एवं उत्साह भर जाता है।

आधुनिक चिकित्सा पद्धति
(Allopathy System)

हम सभी जानते हैं कि पन्द्रहवीं-सोलहवीं शताब्दी में यूरोप में वैज्ञानिक क्रांति हुई। इस क्रांति के बाद मध्य युग का अंत एवं आधुनिक युग की शुरुआत हुई। इसी क्रांति के फलस्वरूप बाद में सतरहवीं-अठारहवीं शताब्दी में इंग्लैंड में औद्योगिक क्रांति हुई तथा उद्योगीकरण की प्रक्रिया आरंभ हुई। उद्योगीकरण के फलस्वरूप पूँजीवाद, धर्मनिरपेक्षवाद एवं प्रजातंत्र का विकास हुआ। इस तरह विश्व आधुनिक युग की ओर बढ़ा एवं आधुनिकीकरण की प्रक्रिया आरंभ हुई। ब्रिटिश साम्राज्यवाद के कारण संपूर्ण विश्व औद्योगीकरण एवं आधुनिकीकरण की प्रक्रिया से जुड़ गया। परंपरागत व्यवस्थाओं के स्थान पर आधुनिक व्यवस्था स्थापित होने लगी। साथ-ही-साथ परंपरागत व्यवस्था में भी नवीनता को अपनाकर आधुनिक स्वरूप प्रदान किया जाने लगा। आधुनिक शिक्षा के साथ-साथ आधुनिक चिकित्सा पर विशेष बल दिया जाने लगा। आधुनिक शिक्षा देने के लिए स्कूल, कॉलेज, यूनिवर्सिटी, स्थापित किए गए, जहाँ से आधुनिक शिक्षा में पढ़ाई कर लोग स्नातक, स्नातकोत्तर, एम. फिल्., पीएच.डी. तथा डी. फिल् जैसी डिग्रियाँ प्राप्त करने लगे। आधुनिक चिकित्सा को बढ़ावा देने के लिए कई मेडीकल कॉलेजों, अस्पतालों, अनुसंधान केंद्रों, दवाखानों, दवा बनाने वाली कंपनियों की स्थापना की गई। इस तरह आधुनिक चिकित्सा का अध्ययन कर स्नातक तथा स्नातकोत्तर स्तर के डॉक्टर अस्तित्व में आए जो आधुनिक विधि से रोगों का उपचार करने लगे। शरीर के अंगों एवं बीमारियों को ध्यान में रखकर विशेषज्ञता की पढ़ाई विशेषज्ञ डॉक्टरों द्वारा शुरू हुई। इसके परिणामस्वरूप विभिन्न अंगों एवं उनसे संबंधित रोगों का उपचार हेतु विशेषज्ञ विभागों का गठन हुआ। इस तरह आधुनिक चिकित्सा पद्धति सबसे उत्तम एवं वैज्ञानिक पद्धति मानी जाती है। आधुनिक चिकित्सा की पढ़ाई तथा आधुनिक चिकित्सा से रोगों के उपचार के लिए हमारे देश में हजारों की संख्या में सरकारी तथा गैर-सरकारी मेडिकल कॉलेज एवं अस्पताल हैं। उतने ही अनुसंधान केंद्र एवं दवा निर्माण केंद्र हैं। हजारों की संख्या में चिकित्सा से जुड़ी सामग्रियों के निर्माण में लगी हुई कंपनियाँ हैं। लाखों की संख्या में पैरामेडिकल स्टाफ हैं, नर्स हैं, तथा तकनिशियन हैं। ग्राम स्तर तक आधुनिक चिकित्सा उपलब्ध कराने के लिए प्राथमिक उप स्वास्थ्य केंद्र, प्राथमिक स्वास्थ्य केंद्र, प्राथमिक उप अन्य स्वास्थ्य केंद्र, रेफरल अस्पताल, सदर अस्पताल की स्थापना प्रत्येक जिलों में की गई। इसके अतिरिक्त प्रत्येक ग्राम, कस्बा, नगरों

तथा उपनगरों में निजी स्तर पर आधुनिक चिकित्सा से रोग उपचार करने वाले कंपाउंडर, नर्स, डॉक्टर के अपने-अपने कई चिकित्सा केंद्र पाए जाते हैं। ग्राम स्तर के गाँवों की दुकानों में भी कुछ सामान्य रोगों की आधुनिक दवाइयाँ खरीदी और बेची जाती हैं। नगरों एवं महानगरों में निजी नर्सिंग होम तथा सुपर स्पेशियलिटी अस्पताल की भरमार देखी जा सकती है। लोग आधुनिक चिकित्सा प्राप्त करने के लिए दूर-दूर स्थित विशेष निजी या सरकारी अस्पतालों में इलाज कराने के लिए रेल एवं वायु मार्ग से यात्रा करने लगे हैं। उसके परिणामस्वरूप लोग आधुनिक चिकित्सा का अधिक से अधिक लाभ प्राप्त कर रहे हैं तथा लोगों में स्वास्थ्य पर्यटन (Health Tourism) की अवधारणाएँ विकसित हुई हैं। आधुनिक चिकित्सा पद्धति को विशेषज्ञता के आधार पर निम्नलिखित विभागों में बांटा गया है:

1. महिला एवं प्रसूति विभाग
2. शिशु रोग विभाग
3. मस्तिष्क एवं स्नायु रोग विभाग
4. नेत्र रोग विभाग
5. नाक, कान, गला रोग विभाग
6. हृदय रोग विभाग
7. चर्म रोग विभाग
8. हड्डी रोग विभाग
9. सामान्य चिकित्सा विभाग
10. दवा विभाग
11. आपातकालीन विभाग
12. शल्य चिकित्सा विभाग
13. आई.सी.यू. विभाग
14. पोषण विभाग
15. रोग निदान विभाग
16. एक्सरे विभाग
17. ट्रामा सेंटर
18. व्यायाम चिकित्सा विभाग
19. सूक्ष्म जीव विज्ञान विभाग
20. एनेस्थीसिया विभाग
21. कैंसर विभाग
22. कुष्ठरोग विभाग
23. रेडियोधर्मी विभाग
24. जीन थेरेपी विभाग

उपरोक्त विभागों के अतिरिक्त एक विभाग को भी छोटे-छोटे उपविभागों में बांटा गया है तथा उनके प्रयोग हेतु विशेषज्ञों की नियुक्ति की गई है। आधुनिक चिकित्सा के क्षेत्र में दिनोंदिन नए-नए आविष्कार हो रहे हैं। इसके परिणामस्वरूप इसमें क्रांतिकारी बदलाव आए हैं। यही कारण है कि इस चिकित्सा पद्धति ने आज सर्वमान्य वैज्ञानिक चिकित्सा पद्धति के रूप में ख्याति प्राप्त की है। विश्व के सभी देश इस चिकित्सा एवं इससे जुड़े अनुसंधान पर अधिक से अधिक धन खर्च कर जनता के जीवन को खुशहाल बनाने के लिए हरसंभव प्रयास कर रहे हैं।

4

शास्त्रों एवं परंपराओं में स्वास्थ्य
(Health in Texts and Traditions)

हमारे धर्मशास्त्रों, वेद, पुराण, संहिता, रामायण, महाभारत, चरक संहिता, सुश्रुत संहिता, भाव प्रकाश, अष्टांग संग्रह, अष्टांग हृदय, आरोग्य प्रकाश, आदि जैसे धार्मिक एवं बौद्धिक ग्रंथों में स्वास्थ्य व्यवहार से संबंधित ज्ञान को प्रकाश में लाया गया है। उन्हीं ज्ञानों के आधार पर हमारी आयुर्वेदिक व्यवस्था आधारित है तथा पीढ़ी-दर-पीढ़ी हस्तांतरित होती चली आ रही है। इस अध्याय के अंतर्गत हम प्रचलित स्वास्थ्य संबंधी उन्हीं व्यवहारों को प्रकाश में लाने का प्रयास कर रहे हैं जिनका विवरण हमारे धार्मिक ग्रंथों में मिलता है तथा हमारे देश के आचार्यों, ऋषि-मुनियों तथा साधु-संतों द्वारा पीढ़ी-दर-पीढ़ी आम जनता तक पहुँचाया गया है। हमारे धर्मशास्त्रों में वर्णित स्वास्थ्य व्यवहार हमारे लोक एवं ग्राम समाज के स्वास्थ्य व्यवहार बन गए हैं। उन्हीं व्यवहारों के आधार पर घर-घर के लोग अस्वस्थ हो जाने के कारणों एवं स्वस्थ होने के तरीकों की चर्चा करते रहते हैं।

हमारा देश भारत ग्राम प्रधान देश है जहाँ 70 प्रतिशत से भी अधिक लोग अभी भी ग्रामवासी के रूप में जीवनयापन करते हुए पाए जाते हैं। हमारे देश में स्वास्थ्य संबंधी व्यवहार आदिकाल से वातावरण पर निर्भर रहा है। उन्हीं वातावरणों से संबंधित ज्ञान को हमारे देश के ऋषियों-मुनियों, मनीषियों तथा आचार्यों ने धर्मग्रंथ के रूप में लिपिबद्ध कर भावी पीढ़ी के लिए सुरक्षित रखा है। हमारी स्वास्थ्य संबंधी परंपराएँ आरंभ में मौखिक थीं जो दंत परंपरा के रूप में आज भी जारी है। श्रुति और स्मृति इस परंपरा के अभिन्न अंग पहले थे और आज भी हैं। लिखित परंपरा का विकास तो बहुत बाद में हुआ जिसका लिखित रूप हमारे धर्मग्रंथों में मिलता है। हमारी मौखिक एवं लिखित परंपराओं में इस

बात पर विशेष बल दिया गया है कि हमारे वातावरण में उपलब्ध औषधियाँ तथा उस वातावरण में मिलने वाली भोजन सामग्रियाँ हमारे स्वास्थ्य के लिए हितकर रही हैं। हमारे धर्मग्रंथों में कहा गया है कि 'यस्य देशस्य यो जंतु स्तज्जं तस्य औषधं हितं।'

हमारे धर्मशास्त्र में यह भी बतलाया गया है कि स्वस्थ रहने के लिए केवल अच्छा खाना एवं अच्छा कपड़ा पहनना पर्याप्त नहीं है, वरन् प्रातःकाल सोकर उठने से लेकर पुनः रात्रि में निद्रा लेने पर्यन्त हम जो-जो चर्चाएँ करते हैं वे सभी चर्चाएँ प्रकृति के अनुसार ही होनी चाहिए। नियमपूर्वक स्नान, ध्यान, जलपान, मध्याह्न भोजन, रात्रि भोजन, निद्रा तथा ब्रह्मचर्य का उपयुक्त मात्रा में सेवन करने से ही हम स्वस्थ रह सकते हैं। हमारे धर्मग्रंथ आयुर्वेद में शरीरधारण के तीन उपस्तंभ बतलाए गए हैं—आहारो निद्रा ब्रह्मचर्य मिति।

हमारे धर्मशास्त्र में मानसिक स्वास्थ्य पर भी विशेष ध्यान दिया गया है। आज के भौतिकवादी युग में मानसिक स्वास्थ्य और महत्त्वपूर्ण हो गया है। आज हम अपने तन से मशीन की भाँति काम लेते हैं। यही कारण है कि हमारे अंदर भाँति-भाँति की मानसिक एवं शारीरिक व्याधियाँ उत्पन्न हो रही हैं। उच्च रक्तचाप, हाइपर टेंशन, हृदय रोग, आमाशय व्रण (पेप्टिक अल्सर) जीर्णान्त्र शोथ (अल्पहेरिव कैलिटिस), ब्रौंकियल अस्थमा, जैसे रोग अधिक मानसिक चिंताओं के कारण हो रहे हैं। हमारे अस्वस्थ होने का मुख्य कारण नियमपूर्वक आहार-विहार का सेवन न करना है। अगर हम निश्चित आहार-व्यवहार का सेवन करें तो निश्चित रूप से रोगों से बचा जा सकता है, क्योंकि रोगों की चिकित्सा करने की अपेक्षा उन्हें उत्पन्न ही न होने देना ज्यादा हितकर है। इसे स्वास्थ्य नियमों के पालन द्वारा ही संभव बनाया जा सकता है।

हमारा शरीर ही कर्म और धर्म का मुख्य साधन है। हमारा शरीर स्वास्थ्य पर आश्रित है। अतः आरोग्य शरीर ही धर्म, अर्थ, काम और मोक्ष प्राप्ति का मूल साधन है। हमारे जीवन का प्रथम ध्येय स्वस्थ रहना है। यही हमारे जीवन की सर्वोत्कृष्ट संपत्ति है। अगर आरोग्य नहीं, स्वास्थ्य नहीं तो जीवन निरर्थक है। यह जीवन उस स्थिति में भार स्वरूप हो जाता है। रोगी से कुछ नहीं हो सकता है। वह जीवन की विपत्तियों पर विजय नहीं पा सकता है। वह काम-क्रोध जैसे शत्रुओं को नहीं जीत सकता है। वह जीवन युद्ध में विजयी नहीं हो सकता है। इस संसार में सुख और शांति के लिए आरोग्य की आवश्यकता है। राजा-रंक, अमीर-गरीब, स्त्री-पुरुष, शिशु-किशोर, युवा-प्रौढ़

तथा वृद्ध सबको आरोग्य की आवश्यकता है। अतः हम सभी चाहते हैं कि निरोग बने रहें, स्वस्थ रहें।

उत्तम स्वास्थ्य वह अनमोल रत्न है जिसका मूल्य हमें तब ज्ञात होता है। जब वह खो जाता है, परंतु स्वास्थ्यरूपी धन आए कैसे? हम कैसे आरोग्य प्राप्त करें? कैसे दीर्घायु बनें? ये कुछ स्वास्थ्य से जुड़े ऐसे प्रश्न हैं जिनका समाधान सरल नहीं है, क्योंकि आज हमारी सरकार की ओर से करोड़ों रुपए एलोपैथिक चिकित्सा पर खर्च किए जा रहे हैं। मेडिकल कॉलेजों एवं अस्पतालों की संख्या दिनों-दिन बढ़ती जा रही है। जिस अनुपात में कॉलेज और अस्पताल खोले जा रहे हैं, उससे कहीं ज्यादा अनुपात में रोगियों की संख्या बढ़ती जा रही है। अस्पताल में तिल रखने की जगह नहीं। डॉक्टर विवश हैं तथा रोगी निराश। रक्तचाप, मधुमेह, हृदय रोग, क्षय रोग, अस्थमा जैसी बीमारियों ने महामारी का रूप धारण कर लिया है।

लेकिन आज से 50-60 वर्ष पहले 100-100 मील तक डॉक्टर नहीं थे। उस समय रोगियों की संख्या भी बहुत कम थी। अगर कोई थोड़ा बहुत रोग ग्रसित हो जाता था तब वह घरेलू औषधियों का प्रयोग कर ठीक हो जाता था। आखिर ऐसा क्या हो गया जो हम इतना अधिक रोगी हो गए और दिनोंदिन अपना स्वास्थ्य गंवाते जा रहे हैं। कहीं न कहीं स्वास्थ्य व्यवहार में हमसे चूक हुई है। हम धर्मशास्त्रों में वर्णित, ऋषि-मुनियों द्वारा बताए मार्ग, आचार्यों द्वारा दिए गए ज्ञान के विपरीत व्यवहार करने लगे हैं। हमने शरीर को यंत्र तथा उपभोग की वस्तु मान लिया है। हमें अपनी स्वास्थ्य संस्कृति से घृणा हो गई है। 4000 मील दूर से आई सभ्यता से प्रेम हो गया है। हम अच्छी आदतों को त्यागकर बुरी आदतों में फंस चुके हैं। हम ब्रह्ममुहूर्त में उठने के बदले देर से उठने लगे हैं। हम सवेरे सोने-जागने के बदले रात-रात भर जाग रहे हैं। प्रकृति के सान्निध्य में काम करने के बजाय एयरकंडिशन्ड कमरों में काम करने लगे हैं। प्रातः भ्रमण के बदले प्रातःशयन करने लगे हैं। उषः पान की जगह बेड टी लेने लगे हैं। दातुन छोड़कर ब्रश अपना लिए हैं। तेल मालिश और व्यायाम छोड़ दिए हैं। दिन में सोना तथा रात में जगना हमें अच्छा लगने लगा है। दूध एवं घी को छोड़कर वनस्पति घी, रिफाइंड ऑयल, आदि का प्रयोग कर रहे हैं। हम अपने से उत्पादित सरसो, तीसी, तिल इत्यादि तिलहनों को बेच रहे हैं, और बाजार से तेल घी-खरीद कर उपयोग में ला रहे हैं। शराब, बीड़ी, सिगरेट, तंबाकू, अफीम, ड्रग जैसे नशीले पदार्थों का धड़ल्ले से सेवन करने लगे हैं। थोड़ी बीमारी में भी डॉक्टर के पास दौड़ने लगे हैं। हम उपवास करना भूल गए

हैं। भोजन नियंत्रण का परित्याग कर चुके हैं। जब हम अपनी स्वास्थ्य संस्कृति एवं सभ्यता को खोते जा रहे हैं तब हमें उसका मूल्य भी चुकाना पड़ रहा है। कई तरह के जीवाणु हमारे अंदर तरह-तरह के रोग उत्पन्न कर रहे हैं।

अतः आज के परिवेश में शास्त्रों में वर्णित, ऋषि-मनीषियों द्वारा उपदेशित तथा आचार्यों द्वारा निर्देशित स्वास्थ्य व्यवहार को पुनः जानना, सोचना, समझना तथा अपनाना हमारे लिए आवश्यक हो गया है।

हमारे शास्त्र आयुर्वेद में कहा गया है कि हे मनुष्य! तुम संसार में कर्म करते हुए 100 वर्ष तक जिंदा रहो। उसमें यह भी कहा गया है कि सर्वव्यापक ब्रह्म को हम लोग 100 वर्ष तक देखें, सुनें। उसी ब्रह्म का उपदेश हम ग्रहण करें। हम उन्हीं के अधीन रहें। उन्हीं की आज्ञा का पालन करें। उन्हीं की कृपा से 100 वर्ष बाद भी जिएं, देखें, सुने, सुनावें और स्वतंत्र रहें। इस तरह आयुर्वेद में एक व्यक्ति की आयु कम से कम 100 वर्ष निर्धारित की गई है। यह तभी संभव है जब हम शास्त्रों में वर्णित स्वास्थ्य व्यवहारों का अनुसरण करें।

एक बार महर्षि चरक ने अपने एक शिष्य से प्रश्न किया कि कौन निरोगी है? शिष्य ने ठीक ही कहा कि इस दुनिया में वही व्यक्ति निरोग रह सकता है जो उचित मात्रा में ठीक समय से तथा नेक साधनों से अर्जित किया हुआ भोजन प्राप्त करता है।

अब यहाँ हम धर्मशास्त्रों में वर्णित ऋषि-मुनियों द्वारा उपदेशित तथा आचार्यों द्वारा निर्देशित स्वास्थ्य व्यवहारों के संबंध में वर्णन एक-एक करके नीचे प्रस्तुत करने जा रहे हैं:

1. प्रातःकाल उठना

हमारे धर्मशास्त्रों में ब्रह्ममुहूर्त में सोकर उठने पर विशेष बल दिया गया है। सूर्योदय से डेढ़ घंटा पहले के समय को ब्रह्ममुहूर्त के नाम से जाना जाता है। ब्रह्ममुहूर्त में उठकर सबसे पहले उस सर्वशक्तिमान परमात्मा का स्मरण करना चाहिए।

ब्रह्म मुहूर्त्ते उठिष्ठेत्स्वास्थ्यो रक्षार्थमायुषः।

आयुर्वेद में वर्णित इस श्लोक का अर्थ यह है कि जो व्यक्ति ब्रह्ममुहूर्त में सोकर जग जाता है, उसकी आयु की रक्षा होती है तथा आयु में वृद्धि होती है। देह में तेज और बल बढ़ता है तथा हृदय में उमंग और उत्साह वर्धन होता है। हमारे धर्मशास्त्र में सूर्योदय के पश्चात् जागना पाप के समान समझा जाता था। सूर्योदय के पश्चात् उठने का तात्पर्य रोगी व्यक्ति से लगाया जाता था। अंग्रेजी में भी यह कहावत प्रचलित है कि:

Early to bed and early to rise
Makes a man healthy, wealthy and wise

हमारे धर्मशास्त्रों में ऋषि-मुनियों के उपदेशों में तथा आचार्यों के निर्देशन में यह बतलाया गया है कि इस बेला में अमृत समान प्राणवायु बहती है। इस समय स्वास्थ्य वर्धनी शुद्ध वायु प्रवाहित होती है जिसका सेवन करना अमृत समान गुणकारी होता है। इस वायु से उत्तम स्वास्थ्य के लिए कोई दूसरी वायु नहीं है। हमारे समाज में एक प्रचलित कहावत इस संदर्भ में इस प्रकार है-

प्रातः शुभ बेला में अमृत की वर्षा होती है।
जो जागत है सो पावत है, जो सोवत है सो खोवत है॥

2. शुभ वस्तुओं का दर्शन

हमारे धर्मशास्त्रों में दही, घी, पीला सरसो, बेल पत्र, पुष्प माला, गाय का दर्शन शुभ माना गया है। शुभ वस्तुओं के नित्य दर्शन से व्यक्ति को आरोग्य की प्राप्ति होती है तथा वह दीर्घायु बनता है। इन वस्तुओं के निरंतर दर्शन से स्वस्थ व्यक्ति निरोग रहता है तथा रोगी रोग बंधन से मुक्त हो जाता है। शनिवार को तेल में अपना मुख देखना तथा उस तेल को दान करना स्वास्थ्य के लिए हितकर माना गया है।

3. जल पान या उषः पान

हमारे शास्त्रों में प्रातःकाल उठकर ताम पात्र या मिट्टी पात्र में रात का रखा हुआ बासी जल पान करना स्वास्थ्य के लिए अच्छा माना गया है। इस पानी को सुबह उठकर तथा मुँह हाथ धोने के बाद में शौच जाने के पूर्व नियमित रूप से सेवन करना चाहिए। इस स्वास्थ्य संबंधी व्यवहार को नियमित रूप से अपनाने से मल बंध या कब्ज रोग नहीं होते है॥ हमारे धर्मशास्त्र में कहा गया है कि उषः काल में जो आठ चुल्लू जल पीता है, वह रोग तथा वृद्धता से मुक्त होकर सौ वर्ष से अधिक जीता है।

बवासीर, शोथ, ग्रहणी, ज्वर, उदर, जरा, कोढ़ तथा मैदे संबंधी विकार, मूत्र घात, रक्तपित्त, कान, गला, सिर, और कमर के शूल, नेत्र संबंधी रोग, वात, पित्त, कफ, तथा चोट से होने वाले रोग प्रातःकाल में जल पीने के अभ्यास से दूर हो जाते हैं।

किसी-किसी व्यक्ति को प्रातःकाल में ठंडा जल पीना हानि पहुँचाता है, उनको सुसुम (गुनगुना) जल का सेवन करना चाहिए। एक प्रचलित कहावत भी है–

प्रात: पानी जो पिए नीत उठ हरे खाय
ताजा दातुन जो करे ता घर रोग ना जाए।

आजकल हमनें प्रात: काल में जलपान की जगह बेड टी अपना ली है, यह हमारे शास्त्रों में वर्णित स्वास्थ्य व्यवहार के विपरीत है।

4. शौच

हमारे शास्त्रों में शौच से निवृत्ति का विधान प्रातःकाल में ही है। शास्त्र में वर्णित स्वास्थ्य व्यवहार के अनुसार हमें मल-मूत्र का त्याग प्रातःकाल में ही करना चाहिए। यह व्यवहार निरोगी रहने तथा दीर्घायु होने के लिए आवश्यक है। प्रातःकाल में शौच जाने से पेट, आंत तथा मन हल्का हो जाता है। प्रातःकाल उठकर पानी पीने के बाद शौच जाने से शौच खुलकर होता है। प्रातःकाल में शौच न होना कई तरह के रोगों को निमंत्रण देता है। शौच के वक्त समाचार पत्र पढ़ना, सिगरेट-बीड़ी पीना तथ खैनी खाना स्वास्थ्य के लिए ठीक नहीं है। शौच में कम समय लगना चाहिए। इस समय दाँतों को मिलाकर और दबाकर रखना चाहिए। मुँह बंद रखना चाहिए ताकि जीवाणु मुख मार्ग द्वारा अंदर न प्रवेश करें।

शौच से निवृत्त हो जाने के बाद हाथ को मिट्टी, राख, साबुन से मलकर साफ कर लेना चाहिए।

5. मल बंध (कब्ज)

शास्त्रों के अनुसार सभी रोगों की जड़ मल बंध या कब्ज है। हमारे शरीर में जितने विष पैदा होते हैं, उनमें सबसे ज्यादा विष कब्ज पैदा करता है। इससे मानव शरीर निस्तेज हो जाता है तथा अनेक प्रकार की व्याधि जाल में फंस जाता है। पेट में वायु भर जाती है। हम असहज महसूस करने लगते हैं। हमारे हृदय पर दबाव पड़ने लगता है। थोड़ा काम करना भी भार बन जाता है। हर समय शौच चिंता सताती रहती है। धीरे-धीरे रक्त और त्वचा भी दूषित हो जाते हैं।

कब्ज को दूर करने के लिए शास्त्रों में कुछ व्यवहार बतलाये गए हैं जो निम्नलिखित हैं:

- रात को सोते समय गर्म जल या गर्म दूध पीना चाहिए।
- रात का रखा हुआ बासी जल शौच जाने से पहले पीना चाहिए।
- चोकर सहित मोटा आटा की रोटी खानी चाहिए।
- हरी सब्जियाँ तथा पत्तेदार सागों का सेवन करना चाहिए।
- दाल बिना छिलके उतारे खाना चाहिए।
- पपीता और अंजीर का सेवन करना चाहिए।
- गीली मिट्टी की रोटी बनाकर पेट पर रखना चाहिए। इस क्रिया को प्रति दिन एक घंटा तक करना चाहिए। इससे पुराने से पुराने रोग भी दूर हो जाते हैं। आंत के अन्य रोग भी दूर हो जाते हैं।
- भोजन के साथ सुषुम (गुनगुना) पानी पिएं।
- एक किलो गर्म जल में 3-4 नींबू को निचोड़कर एक गिलास पानी 2-2 घंटे पर पिएं और उपवास रखें। उपवास तब तक रखें जब तक कब्ज दूर न हो जाए। यह हमारे पेट और आंत को धो देता है तथा सूजन को दूर कर देता है।

6. प्रातःकालीन भ्रमण

हमारे शास्त्रों, ऋषि-मुनियों के प्रवचनों तथा गुरुकुलों के आचार्यों के निर्देशों में प्रातःकालीन भ्रमण पर विशेष बल दिया गया है। स्वास्थ्य वैज्ञानिकों का भी यह निश्चित और निर्विवाद सिद्धांत है। प्रातःकालीन शुद्ध वायु में घूमना, फिरना तथा टहलना उत्तम स्वास्थ्य के लिए जरूरी बतलाया गया है।

7. दाँत की सफाई

हमारे शास्त्रों में दाँतों को शरीर रक्षा का द्वार बतलाया गया है। दाँतों के स्वस्थ रहने से हमारा शरीर स्वस्थ रहता है। उनके रोगी होने पर हमारा शरीर भी रोगी हो जाता है। सफेद दाँत मुख की शोभा और आभा भी बढ़ाते हैं।

हमारे यहाँ दाँतों को स्वस्थ और मजबूत बनाने के लिए दातुन उपयोग पर विशेष बल दिया जाता है। दातुन बारह अंगुल लंबी, कनिष्ठिका अंगुली के अग्र भाग के बराबर मोटी, सीधी तथा बिना गाँठ वाली होनी चाहिए। दातुन को दाँतों से चबाकर मुलायम कुंची बना लेनी चाहिए। कुंची बनाकर प्रत्येक दाँत को

ऊपर नीचे रगड़-रगड़ कर साफ कर लेना चाहिए। कुंची को इस तरह रगड़ना चाहिए कि मसूड़ों में दर्द न हो। सरसो के तेल में नमक को मिलाकर दाँतों पर रगड़ना भी हितकर होता है।

दातुन करने के बाद उसे बीच से फाड़कर जीभ की अच्छी तरह से सफाई कर लेनी चाहिए। इसके बाद पानी से कुल्ला करके दाँत, जीभ और गला को खूब साफ कर लेना चाहिए। दातुन करने से मुख, जीभ, दाँत और गले की सफाई हो जाती है। कई तरह के रोग उत्पन्न नहीं होते हैं। प्रत्येक बार भोजन करने के उपरांत अच्छे ढंग से कुल्ली करके दाँतों को एवं मुख को साफ कर लेना चाहिए।

आजकल हमारे यहाँ टूथ ब्रश और टूथ पेस्ट का प्रचलन बढ़ गया है। इससे दाँत तो साफ हो जाते हैं, लेकिन दाँतों का व्यायाम नहीं हो पाता है। मसूड़े दुर्बल हो जाते हैं।

अधिक गरम और अधिक ठंडी वस्तुओं को खाने से भी दाँत दुर्बल हो जाते हैं। कोई वस्तु खाने के बाद दाँत साफ कर लेना अच्छा होता है। दातुन प्रातःकाल में करना चाहिए। इसके बाद प्रत्येक भोजन के बाद दाँत को अच्छे ढंग से साफ कर लेना चाहिए। रात को भी सोने से पहले दाँत साफ कर लेना चाहिए।

नीम, बबूल, बेर, जामुन, महुआ, अमरूद, चिड़चिड़ी, सखुआ, आदि का दातुन करना चाहिए। आम, अमरूद, अनार का दातुन पर्व-त्यौहार पर किया जाता है।

जीभ और गला साफ करने के लिए दातुन को चीरकर जीभी के रूप में व्यवहार में लाना चाहिए। अंगुली के सहारे भी जीभ और गला को साफ किया जाता है। आजकल स्टील, प्लास्टिक, तांबा आदि के बने जीभी का उपयोग जीभ गला साफ करने के लिए किया जाता है।

8. कुल्ला

दाँत साफ करने और जीभी करने के बाद जल से बार-बार कुल्ला करना स्वास्थ्य के हित में बतलाया गया है। शीतल जल से कुल्ला करने से रक्तपित्त, मुख के मुंहासे, शोथ, नीलिका और झांई रोग नष्ट हो जाते हैं। थोड़े गर्म जल से कुल्ला करने से मुख की शुद्धि, कफ और वात का नाश, तथा मुख का शोथ ठीक हो जाता है। मुख में जल भरकर ठंडे जल के छींटे मारने से नेत्र ज्योति ठीक होती है तथा बढ़ती है।

9. नख की सफाई

नख की नियमित कटाई तथा सफाई पर हमारे शास्त्रों में विशेष ध्यान दिया गया है। नखों के अंदर की मैल अनेक रोग उत्पन्न करती है। नखों को सप्ताह में कम से कम एक बार अवश्य कटवा देना चाहिए। नखों को दाँतों के सहारे नहीं काटना चाहिए। दाँतों से नख को चबाना भी नहीं चाहिए।

10. नस्य सेवन

हमारे शास्त्रों में स्वस्थ जीवन के लिए नस्य सेवन पर जोर दिया गया है। सरसों का करुआ तेल का नस्य लेना स्वास्थ्य के लिए हितकर बतलाया गया है। इससे मुख सुगंधित, स्वर मधुर, इंद्रियाँ विमल और बाल सफेद नहीं होते तथा चेहरे पर झांई नहीं पड़ती है। शरीर में असमय सिकुड़न नहीं पड़ती है। किसी ड्रोपर के सहारे तेल की दो बूंद नथुनों में डालें। कफ की अधिकता में प्रातःकाल, पित्त की अधिकता में दोपहर और वात की अधिकता में सायंकाल नस्य लेना चाहिए। तंबाकू का नस्य लेना हानिकारक होता है।

11. नेत्र स्वास्थ्य

आँखें हमारे लिए वरदान समान हैं। अगर आँख स्वस्थ नहीं तब हमें अंधकार ही अंधकार का सामना करना पड़ता है। अत: आँखों को स्वस्थ बनाए रखने के लिए हमारे धर्मशास्त्रों में कई तरह के उपाय बतलाए गए हैं लेकिन उन उपायों की चर्चा करने के पूर्व नेत्र रोग होने के कारणों के संबंध में विवरण देना यहाँ युक्तिसंगत लगता है।

अधिक धूप में घूमने, ठंडी हवा की ओर चलने, सूर्य की ओर देखने, चमकीली वस्तु पर दृष्टि डालने, सूक्ष्माक्षरों की पुस्तक पढ़ने, अधिक झुककर पढ़ने, लेटकर पढ़ने, फीके, धुंआदार, अस्थिर प्रकाश में पढ़ने, नजला गिरने, ब्रह्मचर्य की अत्यधिक हानि करने, अशुद्ध अंगुलियों या हाथों से आँख खुजलाने, प्रदूषित जल से आँख धोने, कुछ पड़ जाने पर आँख को दबाने, ऊपरी दाँतों को उखड़वाने, नाक की बालों को उखड़वाने, गर्म पानी से सिर धोने, मद्यपान करने, विशेष रोवन-धोवन करने, शोक, चिंता, अधिक काल तक सिर पीड़ा, मधुमेह से नेत्र विकार होते हैं।

नेत्र विकार दूर करने के लिए निम्नलिखित उपाय बतलाए गए हैं।

12. अंजन

हमारे शास्त्रों में एवं परंपराओं में आँखों को स्वस्थ बनाए रखने के लिए अंजन के उपयोग के संबंध में बतलाया गया है। अंजन को सुरमा भी कहा जाता है। अंजन सफेद या काला हो सकता है। अंजन लगाने से आँखों की खुजली, मैल, दाह, नेत्र से पानी बहना और पीड़ा दूर होते हैं। हमारे नेत्र स्वस्थ हो जाते हैं तथा नेत्र संबंधी कई रोग उत्पन्न नहीं होते। अंजन लगाने का अच्छा समय प्रातःकाल होता है लेकिन जलने वाले अंजन रात में लगाना ठीक रहता है। सुरमा लगाने के आधा घंटा बाद जल से धो लेना चाहिए। नहीं धोने पर अंदर का मैल हानिकारक होता है।

- रात में जगे हुए व्यक्ति, थके हुए व्यक्ति, वमन पीड़ित व्यक्ति को अंजन नहीं लगाना चाहिए।
- कुछ काल तक चंद्रमा की ओर देखने से आँखों की ज्योति बढ़ती है।
- सूर्योदय के समय सूर्य पर दृष्टि डालने से नेत्र रोग ठीक हो जाते हैं।
- सूर्य की छाया को पानी में देखने से नेत्र रोग ठीक हो जाता है।
- सिर के ऊपर से सूर्य को जल देने तथा जल में सूर्य को देखने से नेत्र का स्वास्थ्य ठीक रहता है।
- भोजन के पश्चात् हाथ धोकर और मलकर नेत्रों पर फेरने से आँखों की ज्योति बढ़ती है।
- प्रातः, मध्याह्न, सायं मुख में ठंडा पानी भरकर तथा उसी पानी से नेत्र का सिंचन नेत्र रोगों का नाशक है।
- रात में कानों और नाक में दो-दो बूँद करूआ तेल डालने से नेत्र रोग ठीक हो जाता है।

13. नासिका की सफाई

नासिका शरीर में वायु पहुँचाने का मार्ग है। इसे साफ रखने पर विशेष बल दिया गया है। प्रातःकाल और रात में सोने से पहले दो-दो बूँद सरसों का तेल डालने से नासिका स्वच्छ रहती है तथा नाक और नेत्र रोग दूर होते हैं। नाक के बालों को कभी नहीं उखाड़ना चाहिए। नाक के बाल कीटाणुओं एवं रोगाणुओं को नाक से शरीर के अंदर जाने से रोकते हैं। नाक में अंगुली नहीं डालना चाहिए।

14. रात्रि में दूध या गरम जल पान

हमारे शास्त्रों एवं परंपराओं में रात्रि में भोजन करने के आधा घंटा बाद गरम दूध या गरम पानी पीना उत्तम स्वास्थ्य के लिए लाभदायक बतलाया गया है। रात्रि में सोने से पहले गरम दूध या पानी का नियमित सेवन कफ, आमवात और मोटापा को दूर करता है। यह व्यवहार अग्नि का दीपन करता है तथा श्वास और ज्वर को शांत करता है।

15. कर्ण की सफाई

हमारे कान शरीर के महत्त्वपूर्ण अंग हैं। कर्ण के माध्यम से ही हम सुनी हुई आवाजों को अपने मस्तिष्क तक पहुँचाते हैं तथा उनका अर्थ समझते हैं। कर्णरोग से पीड़ित व्यक्ति दूसरों की बात नहीं सुन पाते हैं। कोई भी सूचना उन तक पहुँचाना संभव नहीं हो पाता है। कान की सफाई कान में करुआ तेल डालकर धीरे-धीरे रुआ या कपड़े के सहारे किया जाना चाहिए। इससे कर्ण के मल बाहर आ जाते हैं। श्रवण शक्ति बढ़ जाती है। मस्तिष्क और मन प्रसन्नचित हो जाता है।

कर्ण को स्वस्थ रखने के लिए हमारे शास्त्रों एवं परंपराओं में कर्ण भेदन का विधान है। कर्ण भेदन से आंतवृद्धि एवं अंडवृद्धि रोग नहीं होते हैं। यह वासना नियंत्रण में सहायक होता है। कर्ण नाड़ियों का फेफड़ा से भी घनिष्ठ संबंध है। कर्ण भेदन श्वास रोग नाशक तथा प्राणायाम में सहायक होता है।

16. व्यायाम

हमारे शास्त्र एवं परंपराओं में स्वस्थ रहने के लिए व्यायाम पर विशेष ध्यान दिया गया है। व्यायाम घूमने-फिरने, कसरत करने, योग आसन करने, प्राणायाम करने तथा सूर्य नमस्कार करने को कहा जाता है। हमारी वह चेष्टा जो देह को स्थिर करने एवं उसका मन बढ़ाने वाली होती है, उसे ही व्यायाम कहा जाता है। उचित समय तथा उचित मात्रा में व्यायाम का सेवन उत्तम स्वास्थ्य के लिए अनिवार्य होता है।

इस जीवन को बनाए रखने के लिए जिस प्रकार भोजन अनिवार्य है, ठीक उसी प्रकार उत्तम स्वास्थ्य बनाए रखने के लिए व्यायाम अनिवार्य है। हर प्राणी को अपनी रुचि के अनुसार कोई न कोई व्यायाम अवश्य करना चाहिए। जैसे घूमना-फिरना, तेज चलना, दौड़ना, कूदना, उछलना, तैरना, योगासन करना,

प्राणायाम करना इत्यादि। व्यायाम करने वालों से सारे रोग दूर भागते हैं। शीतकाल तथा वसंत ऋतु में तो व्यायाम विशेष हितकर होता है। अन्य ऋतुओं में भी अपने सामर्थ्य के अनुसार व्यायाम करना हितकर होता है।

व्यायाम करने से शरीर हल्का रहता है। शरीर के दोषों का क्षय होता है और जठराग्नि की वृद्धि होती है। हमारे अंग-प्रत्यंग सुदृढ़ हो जाते हैं। किसी प्रकार की व्याधि उत्पन्न नहीं होती है। ज्यादा भोजन करने पर भी पच जाता है। व्यायाम हमारे मोटापे को दूर करता है। हम जल्द ही वृद्धावस्था में नहीं पहुँचते हैं। व्यायाम करने वालों को दूध, घी, फल आदि का सेवन करना चाहिए।

व्यायाम के लाभ की चर्चा करते हुए वाणभट्ट ने लिखा है कि–

लाघ्वं कर्म सामर्थ्यं दीप्तो अग्निर्मेदसः क्षयः।
विभक्तधनगात्रत्वं व्यायामादुपजायते।।

अर्थात् नियमित रूप से व्यायाम से शरीर की स्फूर्ति, शारीरिक तथा मानसिक कर्म करने की शक्ति, क्षुधा की वृद्धि, फालतू चर्बी का नाश तथा शरीर के अंग-प्रत्यंग की पुष्टता प्राप्त होती है। ये हमारे उत्तम स्वास्थ्य के लिए अनिवार्य हैं।

शक्ति से अधिक कभी भी व्यायाम नहीं करना चाहिए। शक्ति से अधिक व्यायाम करने से ज्वर, क्षय, रक्तपित्त आदि रोग हो जाते हैं। चरक संहिता में भी लिखा गया है कि–

प्राक् श्रमात् व्यायामवर्जी स्यात्।

भोजन के तुरंत बाद में व्यायाम नहीं करना चाहिए। कास, श्वास, क्षय, रक्त-पित्त, घाव तथा शोथ से पीड़ित व्यक्ति को कभी भी व्यायाम नहीं करना चाहिए।

हमारी परंपराओं तथा शास्त्रों में व्यायाम के कुछ नियम निर्धारित किए गए हैं, जो निम्नलिखित हैं–

- व्यायाम हमेशा खुले स्थान में करना चाहिए, ताकि शरीर को शुद्ध वायु प्राप्त हो सके।
- व्यायाम करते समय श्वास नाक से ही लेना चाहिए।
- व्यायाम शक्ति और आयु के अनुसार ही करना चाहिए।
- व्यायाम खाली पेट ही करना चाहिए।
- व्यायाम नियमित और निश्चित समय पर ही करना चाहिए।

- व्यायाम की मात्रा को धीरे-धीरे बढ़ाना चाहिए।
- व्यायाम प्रसन्न चित्त होकर करना चाहिए।
- व्यायाम के अनुसार पौष्टिक आहार ग्रहण करना चाहिए।
- व्यायाम के लिए प्रात: और सायं का समय सबसे अच्छा होता है।
- व्यायाम के बाद गरम दूध पीना बहुत लाभदायक होता है।

17. मालिश और स्वास्थ्य

हमारी परंपराओं एवं शास्त्रों में स्वस्थ रहने के लिए अभ्यंग यानि मालिश को महत्त्वपूर्ण बतलाया गया है। जिस प्रकार वृक्ष की जड़ में पानी देने से उसके डाल और पत्ते फैलते हैं और बढ़ते हैं, उसी तरह तेल मालिश से रस, रक्त, मांस आदि धातुओं की वृद्धि होती है तथा हमारा शरीर हृष्ट-पुष्ट तथा सुंदर बन जाता है।

संपूर्ण शरीर पर प्रातःकाल में मालिश करना चाहिए। विशेषकर सिर, नाक, कान, नाभि, जांघ तथा पैर में अवश्य तेल लगाना चाहिए। मालिश के लिए सरसों का तेल विशेष रूप से लाभदायक होता है। तेल मालिश से खुजली, अंगदर्द, देह पीड़ा, चमड़ी का फटना और बुढ़ापा दूर होता है। अगर संपूर्ण शरीर पर धीरे-धीरे मालिश किया जाता है तब वात और कफ का हरण होता है। थकावट बिल्कुल दूर हो जाती है सारे शरीर में बल, सुख, कोमलता तथा अच्छी निद्रा सोने पर आती है। अगर पूरे शरीर में मालिश प्रत्येक दिन नहीं संभव हो तो कम से कम नाक, कान, सिर, नाभि और पैर में जरूर प्रत्येक दिन मालिश करनी चाहिए।

नाभि में तेल लगाने से नाप स्थिर रहती है। जोड़ों में तेल लगाने से वे ठीक प्रकार से कार्य करते हैं। नासिका में तेल डालने से नाक और कंठ रोग दूर होते हैं। सिर में तेल लगाने से सिर दर्द तथा सिर के अन्य रोग दूर होते हैं। बाल काले, लंबे, कोमल और दृढ़ होते हैं।

कानों में नित्य तेल डालने से सुनने की शक्ति स्थिर रहती है। कान से मल बाहर निकल जाते हैं। फोड़ा तथा फुंसी ठीक हो जाते हैं।

दाँतों में तेल मालिश करने से दाँत मजबूत रहते हैं तथा बुढ़ापे तक दाँत की चमक बनी रहती है।

पैर तथा तलवा में तेल मालिश करने से नींद आ जाती है तथा नेत्र की ज्योति बढ़ जाती है। पैर दुखना, वेयार खुलना, पैर की जकड़न आदि रोग ठीक हो जाते हैं। एक छटाक तेल मालिश आठ छटाक घी खाने के बराबर है।

नए बुखार से पीड़ित, अजीर्ण से युक्त रोगी, जिसे दस्त हुआ हो अथवा वमन हुआ हो उन्हें तेल की मालिश नहीं करनी चाहिए।

18. उबटन मालिश

हमारी परंपराओं एवं शास्त्रों में स्वस्थ, सुंदर एवं बलवान होने के लिए उबटन मालिश पर जोर दिया गया है। विवाह के पूर्व वर तथा कन्या को एक सप्ताह तक लगातार उबटन लगाने की परंपरा रही है, जिसका हमारे शास्त्र भी समर्थन करते हैं। विवाह पश्चात् भी महिलाएँ अपनी सुंदरता एवं यौवन को बरकरार रखने के लिए नियमित रूप से उबटन मालिश करती हैं। उबटन चमड़ी को शुद्ध करता है, रंग को निखारता है तथा अंगों को स्थिर रखता है। यह कफ और मोटापा का नाश करता है। एक भाग हल्दी और चार भाग जौ का आटा को जल में मिलाकर अच्छा उबटन बनता है। उबटन में संतरे के छिलके का चूर्ण मिलाने से यह विशेष गुणकारी हो जाता है।

19. स्नान एवं स्वास्थ्य

हमारी मौखिक एवं लिखित परंपराओं में स्वस्थ रहने के लिए स्नान पर विशेष ध्यान केंद्रित किया गया है। हमारे शास्त्रों में स्नान को अग्निदिप्त करने वाला, वीर्यवर्धक, आयुवर्धक, सौंदर्यवर्धक, ओज वर्धक एवं बलवर्धक बतलाया गया है। स्नान खुजली, मल, पसीना, तंद्रा, प्यास और दाह को दूर करता है।

पित्त प्रकृति वालों को शीतल जल से तथा कफवात प्रकृति वालों को गरम जल से स्नान करना चाहिए। अत्यंत गरम जल सिर पर डालने से नेत्र और बालों को हानि पहुँचती है। हमें नित्य नियमित रूप से स्नान करना चाहिए। पैर, नाक, कान, जांघ, काँख, जैसे स्थानों को स्नान करते समय अच्छी तरह से साफ कर लेना चाहिए। दूधिया मिट्टी लगाकर, सुखाकर तथा रगड़-रगड़ कर स्नान करना चाहिए। स्नान के बाद भीगे हुए गमछा या तौलिया से शरीर के सारे अंगों को रगड़-रगड़ कर पोंछना चाहिए। स्नान करते समय बेसन लगाकर भी शरीर की सफाई की जाती है। तेल मालिश के बाद भी स्नान करने की परंपरा है। स्नान नदी, समुद्र, झरना, पोखर, नाला, कुआं, चांपाकल (Hand Pump) कहीं भी किया जा सकता है। नदी, तालाब तथा समुद्र में स्नान करने से तैरने का अभ्यास भी हो जाता है। भोजन करने के एक घंटा पहले या दो घंटा बाद स्नान करना चाहिए।

ज्वर से पीड़ितों, नेत्र रोग से पीड़ितों, पेट रोग से पीड़ित, अजीर्ण या नजला रोग से पीड़ितों को स्नान नहीं करना चाहिए।

हमारे शास्त्रों एवं परंपराओं में सुबह में नाश्ते के पहले ही स्नान करना स्वास्थ्य के लिए उत्तम बतलाया गया है। दूध से भी नहलाना स्वास्थ्य के लिए

20. सूर्य नमस्कार

हमारी परंपराओं में सूर्य स्नान या सूर्य नमस्कार को उत्तम स्वास्थ्य के लिए विशेष महत्त्व दिया गया है। सूर्य स्नान नहाने के पश्चात् किया जाना चाहिए। यह एक प्राणायाम की विधि है जिसमें सूर्य की ओर मुख करके खड़ा हो जाया जाता है। छाती की भीतरी वायु को खाली करके धीरे-धीरे बाहरी वायु से पूरा फुलाया जाता है। अब श्वास को कुछ समय के लिए रोका जाता है। ऐसा करते समय ऐसा अनुभव किया जाता है कि सूर्य की किरणों द्वारा उत्पन्न तेज हमारे शरीर में प्रवेश कर हमारे फेफड़ों को बलवान बना रहा है और रोगाणुओं को जला रहा है। फिर धीरे-धीरे श्वास को छोड़ा जाता है। इस क्रिया को सूर्योदय के समय 10–15 मिनट तक करना चाहिए। सूर्य नमस्कार को तेज धूप में नहीं करना चाहिए। इस क्रिया से फेफड़े बलवान एवं मजबूत होते हैं। आँखों की ज्योति बढ़ती है। जैसा कि हम जानते हैं कि सूर्य की सात किरणें होती हैं। उन सातों किरणों में तरह-तरह के रोगों को नष्ट करने की क्षमता होती है, जिसका वर्णन नीचे दिया जा रहा है–

1. रक्तं किरण–कुष्ठ रोग नाशक
2. पाटल किरण–रक्त रोग में
3. नील किरण–मस्तिष्क रोग में,
4. हरित किरण–नेत्र रोग में
5. श्याम किरण–चर्म रोग में,
6. पित्त किरण–अम्लपित्त, शीत पित्त, रक्त पित्त, पिताशय रोग तथा
7. नारंग किरण–फोड़ा, फुंसी, तथा आंत्र रोग में लाभदायक होती है।

हमारे धर्मशास्त्र आयुर्वेद में सूर्य को पीलिया रोग, हृदय रोग, चर्म रोग, कुष्ठ रोग, नेत्र रोग, रक्त रोग, मस्तिष्क रोग, पित्त रोग तथा आंत्र रोग नाशक के रूप में प्रस्तुत किया गया है। यह संक्रामक रोगों से भी हमें बचाता है।

हमारी लोक परंपराओं में सूर्य नमस्कार एवं सूर्य को जल अर्पण करने की परंपरा पुराने समय से चली आ रही है।

21. वस्त्र धारण एवं स्वास्थ्य

हमारी परंपराओं एवं शास्त्रों में स्वस्थ, सुंदर, तेजस्वी, बलवान, शीलवान दिखने के लिए वस्त्र धारण को अनिवार्य बतलाया गया है। हमारी लिखित एवं मौखिक परंपराओं में स्वच्छ वस्त्र धारण पर विशेष बल दिया गया है। स्वच्छ वस्त्र

धारण को यश देने वाला, आयु देने वाला, आनंद देने वाला तथा त्वचा के लिए हितकर बतलाया गया है। मलीन वस्त्र धारण करने से हम तरह-तरह के रोगों से ग्रसित हो जाते हैं। ये दाद, खाज, खुजली तथा कृमि उत्पन्न करने वाले होते हैं। ये अत्यंत ग्लानि, अशोभा एवं दरिद्रता उत्पन्न करने वाले होते हैं।

कपड़े सछिद्र और हल्के होने चाहिए। वस्त्र संकीर्ण और तंग नहीं होना चाहिए। वस्त्र ऐसा होना चाहिए जिससे जल, वायु और धूप हमारे शरीर में प्रवेश कर सकें।

22. तिलक धारण

हमारी परंपराओं में तिलक धारण संस्कार को स्वास्थ्य की दृष्टि से उत्तम बतलाया गया है। माथे पर चंदन, हल्दी, रोली, सिंदूर, अरवा चावल या भभूत के तिलक को स्वास्थ्य रक्षक, आयुवर्धक, मंगलदायी, बल, बुद्धि एवं विद्यावर्धक बतलाया गया है। तिलक धारण से हमारी पाँचों ज्ञानेन्द्रियाँ सशक्त हो जाती हैं। चंद्र चक्र यानि आज्ञा चक्र सशक्त हो जाता है।

23. खडाऊँ धारण

हमारी परंपराओं में खड़ाऊँ धारण को स्वस्थ रहने के लिए एक उत्तम व्यवहार बतलाया गया है। खड़ाऊँ लकड़ी की बनी होती है। इसे धारण करने से पैर संबंधी रोग दूर हो जाते हैं। यह व्यवहार नेत्र रोग दूर करने में सहायक होते हैं। इस व्यवहार को दीर्घायु बनाने वाला कहा गया है। लकड़ी विद्युत का कुचालक होती है। इसको धारण करने से पैर की शक्ति जमीन में नहीं जाती है।

24. ईश्वर भक्ति

हमारी परंपराओं में ईश्वर भक्ति को स्वास्थ्य के साथ जोड़ा गया है। हमारी शास्त्रीय एवं लोक परंपराओं के अनुसार हमारे तन को स्वस्थ, तंदुरुस्त, निरोग, बलयुक्त एवं आयुयुक्त रखने वाला ईश्वर है। अतः ईश्वर भक्ति के माध्यम से हम दीर्घायु बने रह सकते हैं। सदा निरोग, स्वस्थ, सुंदर एवं बलयुक्त रह सकते हैं। जितने भी पराक्रमी, तेजस्वी, बुद्धिमान और प्रसिद्ध व्यक्ति हुए हैं, वे सब ईश्वर की भक्ति से ही हुए हैं। जो ईश्वर से विमुख हो गए हैं, उन्होंने अपना अस्तित्व खो दिया है। जैसे महिषासुर, रावण और कंस। हम ईश्वर भक्ति से विमुख होकर अपने स्वास्थ्य एवं आयु की रक्षा नहीं कर सकते हैं। हमारे धर्मग्रंथों में अनेक देवी-देवताओं को प्रसन्न करने के लिए मंत्र उपलब्ध हैं। उन मंत्रों के नियमित जाप द्वारा आरोग्य प्राप्त किया जा सकता है। जैसे-गायत्री मंत्र,

महामृत्युंजय मंत्र, देवी दुर्गा मंत्र, हनुमत मंत्र, सूर्य मंत्र, मंगल मंत्र, बुद्ध मंत्र, बृहस्पति मंत्र, शनि मंत्र, सोम मंत्र, शुक्र मंत्र, राहु-केतु मंत्र, आदि। देवी-देवताओं का पूजा-पाठ करके तथा उनके मंत्रों का जाप करके आरोग्य एवं लंबी आयु प्राप्त की जा सकती है। इसलिए प्रत्येक समाज में स्वस्थ एवं दीर्घायु रहने के लिए ईश्वर से आशीर्वाद प्राप्त करने पर जोर दिया जाता है।

25. बड़े-बुजुर्गों का आशीर्वाद

हमारी परंपराओं में स्वस्थ तथा दीर्घायु होने के लिए समाज के बड़े-बुजुर्गों का आशीर्वाद प्राप्त करना आवश्यक माना जाता है। बड़े बुजुर्ग देव तुल्य होते हैं। उनका आशीर्वाद हमें खुशहाल, संपत्तिवान, तेजवान, वैभववान, तथा स्वस्थ एवं दीर्घायु बनाता है। जबकि बड़े बुजुर्गों का अभिशाप तरह-तरह के रोग उत्पन्न करने वाला तथा आयु क्षय करने वाला माना जाता है। दुर्योधन, कर्ण, कंस, रावण जैसे योद्धा एवं शूरवीर अपने समाज के बड़े बुजुर्गों के आशीर्वाद नहीं ले सके और समय से पहले कालकवलित हो गए।

26. योग एवं प्राणायाम

हमारी ज्ञानेन्द्रियों को शक्ति देने वाला और निरोग बनाने वाला साधन योग एवं प्राणायाम से बढ़कर कुछ नहीं है। किसी अच्छे अनुभवी गुरु से ज्ञान प्राप्त कर योग एवं प्राणायाम के द्वारा हम अपने स्वास्थ्य को उत्तम रख सकते हैं तथा दीर्घायु बने रह सकते हैं।

27. अर्थ की प्राप्ति

हमारी परंपराओं में स्वस्थ रहने तथा स्वास्थ्य को उत्तम बनाए रखने के लिए धर्मानुसार धन अर्जन पर विशेष बल दिया गया है, क्योंकि बगैर धन के परिवार नहीं चल सकता, सदस्यों का लालन-पालन नहीं हो सकता, बुढ़ापा में भरण-पोषण नहीं हो सकता, मानसिक संतुलन नहीं बना रह सकता और हम रोग विपत्ति के आने पर अपनी रक्षा नहीं कर पाते। इस तरह निर्धनता सभी दुःखों का मूल है।

गुण भी धन बिना शोभा नहीं देते। निर्धन होने पर बुद्धि भी काम नहीं आती। बुद्धिमान होने पर भी सम्मान नहीं मिलता, हमारे हित-मित्र छोड़ देते हैं। नित्य नई-नई बाधाएँ आ जाती हैं। निर्धन का कोई मित्र नहीं होता। न्याय और विक्रम धनहीन से नाता तोड़ लेते हैं। मानसिक रोगों का मूल कारण अर्थहीनता ही है। अतः स्वस्थ रहने के लिए हमारी परंपराओं में धर्म के मार्ग से अर्थोपार्जन पर विशेष बल दिया गया है।

28. भोजन ग्रहण

हमारी परंपराओं में भोजन ग्रहण व्यवहार को स्वास्थ्य तथा लंबी आयु के साथ जोड़ा गया है। अन्न जिसे हम भोजन कहते हैं सभी प्राणियों के स्वास्थ्य को प्रभावित करता आया है तथा करता रहेगा। भोजन परमात्मा द्वारा दिया गया वरदान है। यह हमें पोषित करता है तथा रगों में ऊर्जा का संचार करता है, लेकिन भोजन का सेवन नियमित तथा नियंत्रित ढंग से होना चाहिए। बगैर नियमितता तथा नियंत्रण के किया हुआ भोजन प्राणघातक हो जाता है। शूरवीर की वीरता, बुद्धिमान की बुद्धिमता, न्यायाधिपति की न्यायप्रियता भोजन के अभाव में निष्क्रिय हो जाते हैं।

भोजन का मुख्य कार्य शरीर को बढ़ाना, क्षति पूर्ति करना तथा उष्णता एवं शक्ति बनाए रखना है। इसीलिए भोजन में चारों गुण वाले पदार्थ होने चाहिए। कहा गया है कि 'अन्नं बलं पुषां बल मूलं ही जीवनम्' कहा भी गया है कि "आहारशुद्धो आत्म संशुद्धि।" हमारे शास्त्रों में यह भी बतलाया गया है कि, 'मात्रा प्रमाणं निदिष्टं सुखं यावत् विजीर्यते।" जो सुखपूर्वक पच जाए वही संतुलित भोजन है। बहुमूल्य पौष्टिक भोजन भी अगर सुपाच्य नहीं है, रसोत्पत्ति में सहायक नहीं है, शरीर का अंग नहीं बन पाता है, वह भोजन व्यर्थ ही है।

29. अनाज, दालों एवं सब्जियों के छिलके

हमारी परंपराओं में चोकरयुक्त आटा, हाथ या ढेक्री का कुटा हुआ चावल, छिलके युक्त साग-सब्जियों को खाने पर जोर दिया गया है। गेंहूँ के चोकर, चावल की भूसी, तथा साग-सब्जियों के छिलकों को निकाल देने से उनका बहुत मूल्यवान पौष्टिक भाग नष्ट हो जाते हैं। हमारी परंपराओं में चावल से माड़ निकालना भी वर्जित है। चावल को उतने ही पानी में पकाने का सुझाव दिया गया है, जिसमें चावल उसी में पक जाए और मांड नहीं निकालना पड़े। चोकर, भूसी, छिलकों तथा मांड में प्राकृतिक पाचन का गुण पाया जाता है। दाल के छिलकों में लौह तत्त्व पाए जाते हैं जो हमारे शरीर के लिए आवश्यक हैं। साग-सब्जियों के छिलकों में विटामिन A होता है, जो हमारे शरीर के लिए अत्यावश्यक है।

30. भोजन पकाना

कई भोजन सामग्रियाँ हैं जिन्हें अधिक पकाने या उबालने से अधिक सुपाच्य बन जाती हैं, जबकि कई भोजन सामग्रियाँ ऐसी हैं जिन्हें ज्यादा उबालने या पकाने

पर दुष्पाच्य बन जाती हैं। दलिया को अधिक पकाने से सुपाच्य बन जाता है। जबकि दूध तथा सब्जियों को अधिक पकाने से दुष्पाच्य तथा गुणरहित हो जाती हैं। साग सब्जियों को उबालकर पानी फेंक देने से विटामिन्स तथा खनिज द्रव्य नष्ट हो जाते हैं। जो कुछ बच जाते हैं उन्हें भी हम तेज छोंका लगाकर नष्ट कर देते हैं। घी और मसालों को पकाते हुए सब्जी या दाल में डालना सबसे उत्तम होता है। इससे भोजन सुपाच्य होता है तथा उसकी गुणवत्ता भी बरकरार रहती है।

31. अचार, चटनी, मुरब्बा, मसाला आदि का सेवन

अचार और चटनी भोजन की रुचि को जागृत कर देते हैं, लेकिन वास्तविक रुचि तो कड़ाके की भूख में ही होती है। कड़ाके की भूख लगने पर रूखी-सूखी रोटी, नमक मिर्च आदि भी स्वादिष्ट लगते हैं। मसाले, अचार, मुरब्बा तथा चटनी से कृत्रिम रुचि उत्पन्न की जाती है। ये शरीर के लिए आवश्यक नहीं हैं। अत: इनका सेवन अल्पमात्रा में किया जाना चाहिए। कागजी नींबू, अदरक, और दही रुचि बढ़ाने वाले पदार्थों में सबसे उत्तम हैं। ये शरीर को लाभ पहुँचाते हैं। हमारी परंपराओं में नींबू, अदरक तथा दही को प्राकृतिक रुचि उत्पन्न करने वाली भोजन सामग्रियों में शामिल किया गया है।

32. अहितकर भोजन

हमारी परंपराओं एवं शास्त्रों में कतिपय भोजन को स्वास्थ्य के लिए अहितकर माना गया है। उदाहरण के लिए ठीक से नहीं बनाया गया भोजन, कच्चा या अधकच्चा रह गया भोजन, जल गया भोजन, बासी हो गया भोजन, सड़ गया भोजन, फंगस एवं बैक्टीरिया संक्रमित भोजन को अहितकर भोजन के रूप में हमारी परंपराओं में दर्शाया गया है। ठंडा तथा बासी भोजन तो अहितकर होता ही है, अत्यंत गर्म भोजन भी हानिकारक होता है। अधिक गर्म भोजन करने से मुँह जल जाता है, दाँत दुर्बल हो जाते हैं, तालु में छाला पड़ जाता है। अत: हमें भोजन न अधिक गर्म और न अधिक ठंडा करना चाहिए।

हमारी परंपराओं में यह बतलाया गया है कि अत्यधिक गर्म भोजन करने से बल एवं बुद्धि का नाश होता है। अत्यंत शीतल एवं शुष्क भोजन करने से पचने में कठिनाई होती है। जल से गीला किया हुआ भोजन ग्लानि उत्पन्न करता है। अत: हमें सर्वदा न अत्यंत उष्ण, न अत्यंत शीतल, न अत्यंत शुष्क एवं न अत्यंत गीला भोजन करना चाहिए।

अत्यंत शीघ्रता से भोजन करना तथा अत्यंत धीरे-धीरे भोजन करना स्वास्थ्य के लिए अहितकर होता है।

33. भोजन का प्रमाण और मात्रा

हमारे शास्त्रों एवं परंपराओं में उचित मात्रा में भोजन ग्रहण को स्वास्थ्य के लिए हितकर बतलाया गया है। आवश्यकता से अधिक भोजन करने से आमाशय, यकृत तथा अंतड़ियों को अधिक काम करना पड़ता है। वे दुर्बल हो जाती हैं तथा रोगी बन जाती हैं। आवश्यकता से कम मात्रा में भोजन करने से शरीर में बल, कांति, तौल आदि कम हो जाते हैं। भूख बनी रहती है। पेट में वायु भर जाती है, बुद्धि मंद हो जाती है, तथा निद्रा कम हो जाती है। हमें भोजन इस मात्रा में करना चाहिए कि उदर का दो भाग भोज्य पदार्थों से, तीसरा भाग जल से पूर्ण करना चाहिए तथा चौथा भाग वायु संचरण के लिए खाली छोड़ देना चाहिए।

खाया हुआ भोजन पचने से पूर्व ही और कुछ भोजन कर लेना स्वास्थ्य के लिए अति हानिकारक बतलाया गया है। हमारा ऐसा व्यवहार घोर व्याधि तथा मृत्यु को आमंत्रित करता है। हमारी परंपराओं में शैशवावस्था में बारंबार, बाल्यावस्था में चार बार, युवावस्था में तीन बार तथा वृद्धावस्था में दो बार भोजन करने पर जोर दिया गया है। बीच-बीच में लघु आहार के रूप में सुपाच्य सामग्रियों का सेवन करते रहना चाहिए।

34. भोजन चबाना

हमारी परंपराओं में भोजन को अच्छी तरह से चबा-चबाकर खाना स्वास्थ्य के लिए अति उत्तम बतलाया गया है। ऐसा व्यवहार नहीं अपनाने से भोजन का पूरा-पूरा लाभ हमें नहीं मिल पाता है। हम मंदाग्नि रोग के शिकार हो जाते हैं। ऐसी स्थिति में दाँत का काम भी आमाशय को करना पड़ जाता है। इससे आमाशय दुर्बल हो जाता है। भोजन को अच्छी तरह से चबाकर खाने से दो तरह के लाभ होते हैं। पहला लाभ यह होता है कि दाँत का काम आंत को नहीं करना पड़ता है तथा भोजन ठीक से पच जाता है। दूसरा लाभ भोजन में लार को मिलना है। लार को पाचन रस कहा जाता है। यह रस जितनी अधिक मात्रा में भोजन में मिलता है उतना ही अधिक भोज़न से सार भाग हमारे शरीर को मिलता है। भोजन को इस प्रकार से चबाना चाहिए कि मुँह की लार से मिलकर वह पतला हो जाए तथा उसे निगलने के लिए पानी का सहारा नहीं लेना पड़े।

35. भोजन तथा मानसिक प्रसन्नता

हमारे धर्मशास्त्रों में एवं परंपराओं में इस बात पर विशेष बल दिया गया है कि भोजन करने की विधि ऐसी हो जिससे मानसिक प्रसन्नता मिल सके। हमारे सामने भोजन के रूप में दाल, भात, साग, रोटी, सब्जी आदि जो भी परोसा जाए उसे भगवान का प्रसाद मानकर प्रेम के साथ ग्रहण कर लेना चाहिए। भगवान के प्रसाद तुल्य मानकर प्रसन्नता के साथ किया गया भोजन ही अमृत समान होता है तथा हमारे शरीर को स्वस्थ रखता है, अमरता प्रदान करता है। ईर्ष्या, भय, क्रोध और द्वेष भाव से ग्रहण भोजन विष बन जाते हैं तथा हमें अस्वस्थ बनाकर मृत्यु की ओर ले जाते हैं। अगर हमारे मन में क्रोध, ईर्ष्या, और भय के भाव उत्पन्न हो जाएं तब अच्छा है कि हम उस वक्त पेट को ही आराम करने दें।

36. भोजन एवं स्वच्छता

हमारी परंपराओं एवं शास्त्रों में भोजन की शुद्धता पर विशेष बल दिया गया है। यह बतलाया गया है कि भोजन को शुद्ध होकर पवित्र मन से तथा पवित्र स्थान पर पकाना, रखना तथा परोसना चाहिए। भोजन को मक्खी, चींटी, कीड़े-मकोड़े, चूहा, तिलचट्टा, गिरगिट, छिपकली, आदि के स्पर्श से बचाना चाहिए। धूल, गर्दा, मिट्टी, कंकड़, बालू, आदि के मिलावट से बचाना चाहिए। भोजन ग्रहण से पूर्व हाथ, पैर तथा मुँह को अच्छी ढंग से धो लेना चाहिए। खूब कुल्ला कर लेना चाहिए। स्वयं स्वच्छ होकर भोजन को स्वच्छ स्थान पर स्वच्छ आसन पर बैठाकर स्वच्छ ढंग से परोस-परोस कर खिलाना चाहिए। खाने वाले तथा खिलाने वाले दोनों को स्वच्छता का पूर्ण ध्यान देना चाहिए।

भोजन करते समय हमारा मुख पूर्व, पश्चिम या उत्तर की ओर होना चाहिए। भोजन प्रारंभ करने के पूर्व एक चुल्लू जल लेकर उसे थाली के चारों ओर धीरे-धीरे गिराना चाहिए तथा दोनों हाथ जोड़कर उस ईश्वर के प्रति कृतज्ञता ज्ञापित करनी चाहिए जिनकी असीम कृपा से हम भोजन पा रहे हैं और ग्रहण कर रहे हैं। इसके बाद भोजन प्रारंभ करना चाहिए।

37. आचमन

भोजन करने के पश्चात् आचमन करने की परंपरा है। इसमें हाथ में लगे झूठे अन्न तथा अन्य भोज्य पदार्थों को साफ किया जाता है। दोनों हाथों पर खिलाने

वाला व्यक्ति एक निश्चित स्थान पर ले जाकर पानी डालता है तथा खाने वाला व्यक्ति मल-मल कर अपना हाथ साफ करता है। इसके बाद चुल्लू से मुख में पानी डालकर तथा अंगुली के सहारे मसूढ़ों को खूब मल-मलकर कुल्ला किया जाता है। इससे दाँत में फंसे अन्न के कण बाहर निकल जाते हैं। अगर दाँत में अन्न फंस जाता है तब उसे नीम के सींक से निकाल लेना चाहिए। खूब कुल्ला करके दाँत तथा मुख को साफ कर लेना चाहिए। जीभ को अच्छे ढंग से साफ कर लेना चाहिए। इसके बाद हाथ तथा मुख को अंगोछा या तौलिया के सहारे पोंछ लेना चाहिए।

38. भोजन का समय

हमारी परंपराओं में निश्चित समय पर भोजन करने को स्वास्थ्य के लिए हितकर बतलाया गया है। निश्चित समय पर जलपान तथा भोजन करने वाले स्वस्थ रहते हैं। अनियमित समय पर भोजन करने वाले प्रायः रोग के शिकार हो जाते हैं।

प्रातःकाल और सायंकाल भोजन करने का उचित समय होता है। सुबह सात से आठ बजे के बीच हल्का नाश्ता जरूर कर लेना चाहिए। बारह से एक बजे तक हमें दिन का भोजन कर लेना चाहिए। सायं चार से पाँच बजे के बीच हल्का अल्प आहार लेना चाहिए तथा सात से आठ बजे रात्रि तक रात्रि का भोजन कर लेना चाहिए।

एक वक्त भोजन के बाद दूसरे वक्त के भोजन करने से पूर्व यह जरूर ध्यान देना चाहिए कि पहले वक्त का भोजन पूर्ण रूप से पचा है या नहीं। अगर नहीं पचा हो तो दूसरे वक्त का भोजन नहीं करना चाहिए। रात्रि में भूखे पेट नहीं सोना चाहिए। अजीर्ण होने की स्थिति में भी कुछ आहार द्रव के रूप में ही सही अवश्य लेना चाहिए। रात्रि में भोजन न करना स्वास्थ्य के लिए हानिकारक माना गया है। अगर रात्रि का भोजन नहीं पचा हो तो सुबह भोजन कर लेना विष तुल्य बतलाया गया है। हर माँ अपने बच्चों को यह कहती है कि रात्रि में भोजन नहीं करने से एक चिड़िया के मांस के बराबर वजन घट जाता है। वजन घट जाने के डर से बच्चे रात्रि में भोजन कर लेते हैं। उपवास भी प्रातःकाल से ही आरंभ किया जाता है। उपवास 12 घंटे या 24 घंटे का होता है।

39. सबसे प्रथम भोज्य वस्तु

हमारे शास्त्रों एवं परंपराओं में जठराग्नि दीपन करने वाले भोज्य वस्तु के रूप में सूप का वर्णन नहीं मिलता है, लेकिन यह बतलाया गया है कि भोजन की शुरुआत अदरक, हरी मिर्च, नींबू के रस तथा काला नमक से किया जाना चाहिए। ये सब भोज्य पदार्थ रुचिकारक तथा जिह्वा और कंठ को शोधन करने वाले होते हैं। भोजन के पूर्व या साथ केला, ककड़ी, खीरा, तरबूज आदि फलों को कदापि न खाएं। इन्हें भोजन करने के आधा घंटे पहले या आधा घंटा बाद में खाना चाहिए।

भोजन का क्रम—भोजन करने में भोज्य पदार्थों के क्रम का भी अनुसरण करना अनिवार्य होता है। हमारी परंपराओं में भोजन क्रम के बारे में भी बतलाया गया है। परंपरा के अनुसार सबसे पहले दाल, उसके बाद रोटी तथा सब्जी खाना चाहिए। सबसे अंत में दही का सेवन करना चाहिए। जहाँ तक हो सके तले हुए पदार्थों से बचना चाहिए। फलों का सेवन नाश्ता तथा दोपहर के भोजन के बीच में करना चाहिए। रात्रि में सोने से पहले एक गिलास दूध या गरम पानी पीना चाहिए। जो इस क्रम का अनुसरण करता है वह दीर्घायु होता है तथा रोगमुक्त होता है।

भोजन के साथ जलपान की विधि—हमारी परंपराओं में भोजन के साथ जलग्रहण की विधि के संबंध में बतलाया गया है। भोजन करने के आधा घंटा पहले या आधा घंटा बाद जल ग्रहण करना अमृत तुल्य बतलाया गया है। भोजन प्रारंभ करने के तुरंत पहले, जल नहीं पीना चाहिए। पुनः भोजन समाप्त करने के तुरंत बाद जल नहीं पीना चाहिए। जल हमेशा भोजन शुरू करने के आधा घंटा पहले या आधा घंटा बाद ही पीना चाहिए। भोजन के बीच में अगर प्यास अनुभव हो तो थोड़ा पानी अवश्य पीना चाहिए। गर्म भोजन के साथ ठंडा जल नहीं पीना चाहिए।

40. प्यासे के लिए भोजन तथा भूखे के लिए जलपान निषेध

हमारी परंपराओं में प्यास से ग्रसित व्यक्ति को बिना प्यास के तृप्त किए भोजन करना या कराना वर्जित है। उसी तरह भूखे व्यक्ति को भूख तृप्ति के पहले पानी पीना या पिलाना वर्जित है। भूख की स्थिति में पानी पीने से जलोदर तथा प्यास की स्थिति में भोजन करने से गुल्म रोग उत्पन्न होते हैं।

41. भोजन करने योग्य पात्र

हमारी परंपराओं में भोजन के पात्रों के बारे में भी बतलाया गया है। परंपराओं में चले आ रहे जल पात्रों तथा स्वास्थ्य व्यवहारों का वर्णन नीचे दिया जा रहा है।

- **स्वर्ण पात्र**–स्वर्ण का बना भोजन पात्र हानिकारक भावों का नाश करने वाला, नेत्रों की ज्योति बढ़ाने वाला तथा स्वास्थ्यप्रद होता है।
- **चांदी पात्र**–चांदी का बना भोजन पात्र आँख के लिए हितकर और पित्त को नाश करने वाला होता है।
- **कांस पात्र**–कांस का बना भोजन पात्र बुद्धि बढ़ाने वाला, रुचिकर, तथा रक्तपित्त शांत करने वाला होता है।
- **पीतल पात्र**–पीतल का बना भोजन पात्र वायु पैदा करता है। यह रूक्षताकारक, उष्णवीर्य, कृमि, तथा कफ के नाश करने वाला होता है।
- **लौह पात्र**–लोहे का बना भोजन पात्र सिद्धिकारक, शोध नाशक, पांडु रोग नाशक, बलकारी एवं कमला रोग को नाश करने वाला होता है। अतः यह पात्र उत्तम होता है।
- **पत्तियों के पात्र**–वृक्ष की पत्तियों से बना पात्र भोजन रुचि बढ़ाने वाला तथा शुद्ध माना जाता है। यह अग्निदीपन तथा विष का शमन करता है।
- **प्लास्टिक पात्र**–प्लास्टिक का बना पात्र अशुभ एवं रोग उत्पन्न करने वाला होता है।
- **जल पात्र**–जलसंग्रह हेतु तांबे का पात्र सबसे उत्तम माना गया है। इसके न होने पर मिट्टी पात्र ठीक होता है। जल संग्रह के लिए लौहपात्र तथा प्लास्टिक पात्र स्वास्थ्य की दृष्टि से अच्छा नहीं होता है।
- **दुग्ध पात्र**–हमारी परंपराओं में दूध गर्म करने के लिए लोहे का पात्र सबसे उत्तम बतलाया गया है। लौहपात्र के अभाव में मिट्टी पात्र भी दूध गर्म तथा संग्रह के लिए स्वास्थ्य की दृष्टि से हितकर होता है।

लौहपात्र में रखा हुआ दूध, तथा तांबे के पात्र में रखा हुआ पानी पीने से कभी यकृत और रक्त के रोग नहीं होते हैं।

हमेशा दाल-सब्जी लौहपात्र में बनाना चाहिए। दूध को लौह पात्र में रखना तथा उबालना चाहिए। भोजन करने के लिए कांसे का बर्तन प्रयोग में लाना चाहिए।

42. भोजन के पश्चात् कर्म

हमारे धर्मशास्त्रों एवं परंपराओं में भोजन के पश्चात् भी कर्म निर्धारित किए गए हैं। उनके संबंध में विवरण नीचे दिए गए हैं:

- भोजन करने के पश्चात् हाथों को अच्छी प्रकार से धोकर हथेलियों को परस्पर रगड़कर आँखों पर लगाएँ। ऐसा करने से आँख की ज्योति बढ़ती है।
- भोजन के उपरांत ही मूत्र त्याग करना चाहिए।
- हाथों को पेट पर हल्का-हल्का घड़ी की सूई की तरह सहलाना चाहिए। इस क्रिया को एक मिनट तक करना चाहिए।
- भोजन के पश्चात् ईश्वर को धन्यवाद देना चाहिए और प्रार्थना करनी चाहिए कि वे खाए हुए अन्न को पूर्ण रूप से पचा दें तथा अन्न पचने से होने वाले सभी सुखों को दें ताकि हमारा देह रोग मुक्त रहे।

43. शयन विधि

हमारी परंपराओं में भोजन के उपरांत आठ श्वास तक लेटने, सोलह श्वास तक दाएं करवट लेटने, बत्तीस श्वास तक बाएं करवट लेटने पर जोर दिया गया है। इस क्रिया में 2-3 मिनट का समय लगता है, लेकिन यह बहुत लाभदायक होता है। अगर ऐसा न कर सकें तो कम से कम सौ कदम अवश्य टहला करें। भोजन करने के बाद धीरे-धीरे टहलना चाहिए। दिन में भोजन करके कुछ देर के लिए विश्राम करना चाहिए। रात्रि भोजन के बाद धीरे-धीरे सौ कदम तक टहलें।

44. भोजनोपरांत न करने योग्य कर्म

हमारी परंपराओं में भोजनोपरांत कुछ कर्म को निषिद्ध माना गया है, जिसका विवरण नीचे दिया जा रहा है:

- भोजन करने के तुरंत बाद नहीं बैठना चाहिए।
- दिन में भोजन कर अधिक देर तक नहीं सोना चाहिए।
- भोजन के बाद अग्नि या तेज धूप का सेवन नहीं करना चाहिए।
- भोजन के बाद तेज चलना वर्जित है।
- भोजन के बाद दौड़ना नहीं चाहिए।
- भोजन के बाद व्यायाम नहीं करना चाहिए।
- भोजन के बाद तैरना नहीं चाहिए।

- भोजन के बाद घुड़सवारी नहीं करनी चाहिए।
- भोजन के बाद नहाना नहीं चाहिए।

45. फलों का सेवन

हमारे शास्त्रों एवं परंपराओं में स्वस्थ रहने के लिए फल सेवन पर विशेष बल दिया गया है। फल हमारा प्राकृतिक आहार रहा है। ज्यों-ज्यों हम अन्न उपजाने तथा खाने लगे हम रोगी और अल्प आयु के होने लगे। जंगल में रहने वाले वनवासी बंधु आज भी जंगल में उपलब्ध फलों के आहार पर निर्भर रहते हैं तथा वन औषधियों के सहारे लंबी आयु तक जीवित रहते हैं। हमें नित्य कुछ न कुछ फलों का सेवन अवश्य करना चाहिए। अगर संभव हो तो एक समय हम फलाहार पर रहें। उपवासों में तो केवल फलाहार ही करने की परंपरा है। फलों के छिलकों में प्राकृतिक पाचन शक्ति होती है। अतः फलों से छिलका अलग करके खाना एक भूल है। सेब, अमरूद, नाशपाती, बेर इत्यादि का सेवन अच्छी तरह से धो करके तथा बिना छिलका उतारे ही करना चाहिए। कुछ फल ऐसे हैं, जिन्हें बिना छिलका निकाले नहीं खाया जा सकता है, जैसे केला, पपीता, आम, संतरा आदि।

इन फलों को पर्याप्त मात्रा में खाना चाहिए जैसे–

- ताजा फल
- ताजा और हरी सब्जियाँ
- गाजर और खजूर
- गाजर और मेथी साग
- बथुआ और दही का रायता
- दूध के साथ खजूर
- मुनक्का, इलायची, बादाम, छुहारा, घी, सोंठ, काली मिर्च, चावल।

46. अधिक खाने पर शूल की स्थिति में

हमारी परंपराओं में अधिक मात्रा में खाना वर्जित है। फिर भी अगर किसी ने अधिक खा लिया हो तो उसके लिए उपचार भी बतलाए गए हैं:

- खूब केला खाने से शूल हो तो दो छोटी इलायची खा लेना चाहिए।
- गन्ना रस अधिक पीने से शूल हो तो चार बेर का फल खाना चाहिए।
- आम अधिक खाने से शूल हो तो चार-पाँच जामुन खा लेना चाहिए।

- जामुन अधिक खाने पर शूल हो तो एक आम खा लेना चाहिए।
- तरबूज अधिक खाने से शूल हो तो एक चुटकी काला नमक खाना चाहिए।
- अधिक अन्न खाने से शूल होने पर काला नमक और नींबू रस का सेवन करना चाहिए। सौंफ और चीनी का शरबत पीना चाहिए। हींग का सेवन करना चाहिए। अजवाईन और काला नमक का सेवन करना चाहिए। गुड़ और अजवायन खाना चाहिए। आंवला तथा नींबू का नमकीन अचार खाना चाहिए।

47. निषिद्ध भोजन

हमारी परंपराओं में कतिपय भोज्य सामग्रियों को साथ-साथ खाना वर्जित किया गया है। उन भोज्य पदार्थों के बारे में विवरण नीचे दिया जा रहा है:

- दूध और मछली का मांस, दूध और किसी भी तरह का मांस, दूध और राई, दूध और केला, दूध और मदिरा, दूध और खटाई, दूध और नींबू, दूध और बेर, दूध और अचार, दूध और अमरूद, दूध और सेब, दूध और अनार, दूध और बीजदाना, दूध और आंवला, दूध और बेल, दूध और सत्तू। मधु को गर्म दूध में मिलाकर या गर्म दूध में मधु मिलाकर नहीं पीना चाहिए। दूध और हलुआ भी नहीं खाना चाहिए।
- मछली और मधु, मछली और गुड़, मछली और मिठाई
- घी और मधु या मधु और घी सम मात्रा में।
- सत्तु और मांस, सत्तु और मछली, सत्तु और अंडा।
- खीर और मट्टा, खीर और खिचड़ी।
- गर्म भोजन और ठंड़ा पानी।
- मधु और मूली, मधु और घी, तेल या चर्बी, मधु और गर्म जल।
- चावल और सिरका।
- कच्चा, अधपका, जला, बासी, विकृत, प्रदूषित भोजन।
- कांसे के पात्र में 10 दिनों से अधिक रखा हुआ भोजन।
- पानी और तरबूज, पानी ककड़ी, पानी-खीरा।

48. विष दूषित भोजन की पहचान

हमारे शास्त्रों एवं परंपराओं में विष दूषित भोजन की पहचान की व्यवस्था है। हमारी परंपराओं में इस बात का उल्लेख मिलता है कि भोजन खिलाने से पहले

थोड़ा सा अंश अग्नि के हवाले किया जाना चाहिए। इसे **अग्निहोत्र** कहा जाता है। दूसरी पहचान की व्यवस्था भोजन के अंश को कौवा या सियार को अर्पित करना है। इस परंपरा को **काकबलि** कहा जाता है। ऐसा करने से भोजन में मिले हुए विष का तत्काल पता चल जाता है।

विषैले अन्न को आग में डालने से अग्नि का रंग मोर की गर्दन के समान हो जाता है। इसका तेज असह्य हो जाता है। ज्वाला कटी हुई अलग-अलग हो जाती है। अग्नि शीघ्र बुझ जाती है।

विषैले भोजन में से दी हुई बलि को खाने से कौवे का स्वर भंग हो जाता है। कुत्ता, सियार तथा मक्खियों की मौत तुरंत हो जाती है।

विषयुक्त मांस में नीली बत्ती के आकार की, दूध में तांबे जैसे रंग की, दही में श्याम रंग की, घृत में पानी जैसी, शराब और पानी में काले रंग की, शहद में हरी रंग की। तथा तेल में लाल रंग की पंक्ति दिखाई देती है।

कच्चे फलों में विष का योग होने से पक जाते हैं और पककर सड़ने लगते हैं।

49. उपवास

हमारे शास्त्रों एवं परंपराओं में उपवास का विशेष स्थान है। नौकरी पेशा में लगे लोग सप्ताह में एक दिन छुट्टी में आराम करके शरीर तथा मन में स्फूर्ति का अनुभव करते हैं। ठीक इसी तरह भोजन पचाने वाले अवयवों को भी विश्राम देना स्वास्थ्य के लिए हितकर होता है। शरीर की विशेषता यह होती है कि उसे उचित अवकाश मिलने पर वह अपनी शुद्धि स्वयं कर लेता है। उपवास के बाद आँतों की कार्य करने की क्षमता और शक्ति बढ़ जाती है। उपवास करने से शरीर के अंदर स्थित विषों का नाश हो जाता है। इसीलिए हमारी संस्कृति एवं सभ्यता में उपवास को स्वास्थ्य के लिए अति उत्तम माना गया है। महात्मा गांधी प्रत्येक सोमवार को उपवास तथा मौनव्रत रखते थे। हमारी संस्कृति में सोमवार, मंगल, बृहस्पति, शुक्र, शनि और रविवार में से किसी एक दिन सप्ताह में उपवास रखने की परंपरा है। इसी तरह एकादशी, अमावस्या, पूर्णिमा, जैसे तिथियों में उपवास रखे जाते हैं। पर्व-त्योहारों, सामाजिक अनुष्ठानों, धार्मिक अनुष्ठानों के अवसर पर उपवास की परंपरा पाई जाती है। कुछ उपवास में जल पीना भी वर्जित रहता है। स्वस्थ शरीर के लिए हमें सप्ताह, 15 दिनों या एक माह में एक दिन उपवास अवश्य करना चाहिए। उपवास को हमारे स्वास्थ्य के लिए इतना महत्त्वपूर्ण माना गया है कि उसके साथ धार्मिक मूल्यों को जोड़

दिया गया है। हमारे धर्मशास्त्र में यह बतलाया गया है कि अधिक भोजन करना ही सभी रोगों की जड़ है:

अतिभोजन रोग मूलम्

अर्थात् आवश्यकता से अधिक भोजन करना ही रोग का मूल कारण है।

रोगाः सर्वाणि मंदे अग्नौ सुतरामुवराणि च।
अजीर्णन् मलिनैश्चानैः जायते मलसंचयात् ॥

इसका अर्थ यह है कि हमारे शरीर में सभी रोग मंदाग्नि और मल संचय से उत्पन्न होते हैं। मंदाग्नि से अजीर्ण उत्पन्न होता है। शरीर में मल संचय की प्रवृत्ति होती है।

सर्वेषामेव रोगानाम् निदानम् कुपिता मला ।
तत्प्रकोपस्य तु प्रोक्लम् विषिहाहित सेवनम् ॥

अर्थात् सभी रोगों का कारण सड़ा मल है, विष या विजातीय द्रव्य है। इस प्रकोप या रोग का कारण अहितकर आहार का सेवन है।

उपवास में नींबू रस और जल पीते रहना चाहिए। ऐसा करने से बड़ी आँत और गुर्दे शुद्ध हो जाते हैं। रक्त की अम्लता भी दूर हो जाती है। उपवास वाले दिन फलों का सेवन या दूध का सेवन रात में करना चाहिए। उपवास रखने की अपेक्षा उपवास तोड़ना ज्यादा कठिन होता है। उपवास से पाचन अंग शिथिल हो जाते हैं। इसलिए उपवास तोड़ते समय शरबत, दूध, फल का रस इत्यादि सेवन करना चाहिए।

उपवास से शरीर स्थित मल या विजातीय द्रव्य विभिन्न मार्गों से निकल जाता है। शरीर हल्का हो जाता है। इस तरह उपवास कई रोगों का उपचार है।

50. सत्तू

लोक परंपराओं में सत्तू का उपयोग स्वास्थ्य के लिए हितकर बतलाया गया है। भाड़ में भूजे हुए चावल, गेहूँ, जौ, चना, मटर जैसे धान्यों को यदि चक्की में पीस दिया जाता है तब वह सत्तू कहलाता है। सत्तू एक पौष्टिक खाद्य पदार्थ है। यात्रा, तीर्थाटन, तथा काम-धंधे के बीच में भारतीय लोगों के बीच सत्तू सेवन का खूब प्रचलन है। सत्तू को जल के साथ मिलाकर नमक या चीनी के साथ राबड़ी जैसा या शरबत जैसा बनाकर पिया जाता है। इसे रोटी में भरकर सत्तू रोटी, या आटे के गोला में भर कर पकाकर लिट्टी के रूप में भी खाया जाता

है। सत्तू अमीर-गरीब सबका पौष्टिक आहार है। सत्तू को सानकर गोली बनाकर लोग अचार, चटनी, हरी मिर्च तथा प्याज के साथ खाते हैं। यात्रा के क्रम में लोग इसे गमछा पर सान करके भी खा लेते हैं। इसलिए यह भोजन काफी लोकप्रिय है। सत्तू का सेवन किसी भी मौसम में किया जाता है।

जौ और चने का सत्तू सबसे ज्यादा लाभदायक होता है। यह पेट को ठंडा रखता है तथा कफ और पित्त का नाश करता है। यह गर्मी में शीतलता एवं जाड़े में गर्मी प्रदान करता है।

सत्तू वैसे तो सभी के लिए तथा सभी मौसम में उपयोगी होता है, लेकिन सत्तू सेवन के लिए कुछ निषेधों का पालन भी करना पड़ता है। सत्तू सेवन के समय निम्नलिखित बातें त्याज्य हैं:

- सत्तू खाने के बाद दोबारा सत्तू खाना या खिलाना।
- सत्तू अधिक मात्रा में खाना।
- सत्तू खाकर तुरंत काफी मात्रा में जल पीना।
- दूध और सत्तू का साथ-साथ सेवन।
- रात्रि में केवल सत्तू का सेवन।
- दाँतों से चबाकर सत्तू खाना।
- गर्म जल में सानकर सत्तू खाना।
- भोजन करने के बाद सत्तू खाना।
- बिना पानी में साने सत्तू खाना।

वैसे तो सत्तू एक पौष्टिक आहार है तथा राजा-रंक, अमीर-गरीब, स्त्री-पुरुष, बच्चे-नौजवान-प्रौढ़, तथा वृद्ध सबका प्रिय आहार है। लिट्टी के रूप में सत्तू का सेवन वैश्विक आहार सामग्री बन गया है। आज लिट्टी और सत्तू का वैश्विक बाजार एवं व्यापार है, लेकिन सत्तू के संबंध में कई कहावतें भी प्रचलित हैं। जैसे आँत में सत्तू, दाँत में कलाबत्तू, पेट में सत्तू मोछ पर घी, सत्तू खाकर धन बचावे, इत्यादि। लेकिन ये सभी कहावतें वैसे अनाजों से बने सत्तू के लिए हैं जो स्वास्थ्य के लिए अहितकर माने जाते हैं। जैसे मटर, खेसारी, कुरथी, कोदो आदि के सत्तू।

51. पान सेवन

हमारे धर्मशास्त्र एवं लोक परंपराओं में पान का विशेष स्थान है। इसे पूजा-पाठ एवं अनुष्ठानों के अवसर पर देवी-देवताओं को अर्पित किया जाता है। इसे अतिथि सत्कार तथा मुख-शुद्धि के रूप में अतिथियों को अर्पित किया जाता

है। बच्चे, नवयुवक, प्रौढ़ तथा वृद्ध सभी लोग इसका सेवन करते हैं। पान, इलायची, कसैली, चूना, कत्था, सौंफ के साथ सेवन करना स्वास्थ्य के लिए हितकर माना गया है, लेकिन जर्दा के साथ पान का सेवन वर्जित है।

पान गर्म, हल्का, भूख बढ़ाने वाला, दस्तावर, कामोद्दीक, रक्तपित्त वर्द्धक होता है। यह मुख के दुर्गंध और मल को दूर करके स्वच्छ और सुगंधित करता है। यह शरीर की कांति एवं सुंदरता को बढ़ाता है। दाँतों के मलों को दूर करता है। यह जिह्वा को शुद्ध करता है। यह मुख के लार को गिरने से बचाता है। यह गले के समस्त रोगों को नष्ट करता है।

पुराना पान नए पान की अपेक्षा अधिक गुण वाला होता है। प्रात:काल में अधिक सुपारी, दोपहर में अधिक कत्था, एवं रात्रि में अधिक चूना वाला पाना खाना चाहिए। पान के अग्र, मूल तथा मध्य भाग को निकाल कर फेंक देना चाहिए। पान का मूल भाग खाने से व्याधि, अग्रभाग खाने से पाप तथा मध्य भाग खाने से आयु दोष होता है।

पान को दो पीक थूकने के बाद खाना चाहिए। पान का पहला पीक विष की भाँति, दूसरा पीक मल भेदी तथा शीघ्र नहीं पचने वाला होता है। पान को मुख में रखकर सोना हानिकारक माना गया है।

अधिक पान खाने के दोष

अधिक पान खाने से दृष्टि, केश, दाँत जठराग्नि, श्रवणशक्ति, वर्ण तथा बल का क्षय होता है। इससे वायु, रक्त एवं पित्त दूषित होते हैं। अत: अधिक पान का सेवन नहीं करना चाहिए।

पान खाने के अयोग्य: कुछ लोगों को पान खाने के अयोग्य घोषित किया गया है। जैसे–दाँत के रोगी, दुर्बल, नेत्र रोगी, मूर्छा रोग पीड़ित, क्षय तथा रक्तपित्त रोग पीड़ित, ब्रह्मचारी तथा तपस्वी को पान खाने के अयोग्य माना गया है।

52. नमक

नमक हमारे भोजन का एक आवश्यक तत्त्व है। यह भोजन को स्वादिष्ट तो बनाता ही है साथ ही साथ उसको पचाने में भी सहायक होता है। यह भूख को बढ़ाता है तथा भोजन को रुचिकर बनाता है। यह अग्निदीपक, पाचक, रुचिकारक, सूक्ष्म, नेत्रहितकारी तथा वायुनाशक होता है। नमक तीन तरह का होता है। सेंधा या लाहौरी नमक, काला या सांभर नमक, तथा समुद्र जल से तैयार किया गया नमक। सेंधा नमक को अधिक हितकर तथा पवित्र माना जाता है। जहाँ तक हो

सके नमक का अधिक मात्रा में उपयोग नहीं करना चाहिए। पर्व-त्योहार में भी सेंधा नमक खाने को शास्त्र एवं परंपरा के अनुरूप माना गया है। काला नमक को पाचक माना गया है यह भोजन को पचाता है, हमारी भूख को बढ़ाता है तथा भोजन को स्वादिष्ट बनाता है। इस नमक को पवित्र नहीं माना गया है। इसका सेवन भी अल्पमात्रा में किया जाना चाहिए। समुद्र जल से तैयार नमक स्वास्थ्य के लिए उपयोगी है, लेकिन उसका सेवन कम मात्रा में किया जाना चाहिए। अधिक मात्रा में नमक सेवन से ब्लड प्रेशर रोग होने तथा हृदय रोग बढ़ने का खतरा अधिक रहता है। हम जो भी साग-सब्जी खाते हैं, जो भी फल खाते हैं, उससे हमारे शरीर को खनिज लवण मिल जाता है। अतः अलग से अधिक मात्रा में नमक प्रयोग करने की आवश्यकता नहीं रह जाती है।

नमक और सरसों के तेल को दाँतों पर मलना स्वास्थ्य के लिए बहुत अच्छा माना गया है। गर्म पानी में नमक डालकर गारगिल करने से गले का रोग नष्ट होता है। गर्म पानी में नमक डालकर पोंछने से शरीर की पीड़ा और सूजन हट जाती है।

53. हल्दी

हमारे धर्मशास्त्रों में एवं लोक परंपराओं में हल्दी का विशेष महत्त्व है। यह सौभाग्यसूचक, स्वास्थ्यवर्द्धक, पवित्र तथा श्रृंगार प्रसाधन के रूप में हमारी संस्कृति का अभिन्न अंग है। एक ओर यह देवताओं एवं हमारे शरीर का श्रृंगार है दूसरी ओर यह हमारा प्रमुख आहार सामग्री भी है। हल्दी को चंदन के साथ मिलाकर देवी-देवताओं का श्रृंगार किया जाता है। राजतिलक के समय यह सम्राटों के ललाट की शोभा बढ़ाती है। विवाह के समय वर कन्या के शरीर में लगकर सुंदरता एवं आकर्षण प्रदान करता है। इस तरह हमारी परंपराओं में हल्दी को धार्मिक, सामाजिक, सांस्कृतिक एवं स्वास्थ्य की दृष्टि से महत्त्वपूर्ण माना गया है। हल्दी और अरवा चावल की आवश्यकता प्रत्येक अनुष्ठान के समय होती है। विवाह, विदाई, वधू प्रवेश, गृह प्रवेश, सत्यनारायण स्वामी कथा, तथा सभी शुभ अवसरों पर हल्दी को महत्त्वपूर्ण श्रेणी में रखा गया है।

54. हल्दी के गुण

हल्दी गर्मी काटती है, कफ-पित्तनाशक, पित्तरेचक, वायुनाशक, रुचिवर्द्धक, कटु, पौष्टिक, आमपाचक, कृमिघ्न, श्लेष्मा-निस्सारक, प्रमेहनाशक, सौंदर्य प्रसाधक, स्तन्य एवं शुक्र शोधक, शोथहारक एवं वेदना में उपयोगी होती है।

रोगों के अनुसार हल्दी का प्रयोग

हल्दी के उपयोग द्वारा कई रोगों का उपचार हमारी परंपराओं में शामिल है। उनके बारे में विवरण नीचे दिया जा रहा है:

- **सर्दी नाशक**–एक गिलास गर्म दूध में एक चम्मच हल्दी चूर्ण मिलाकर सेवन करने से सर्दी या एलर्जी का नाश होता है।
- **खस-खसी नाशक**–थोड़ा गाय के घी में हल्दी चूर्ण को भूनकर खाने से गले की खस-खस दूर होती है।
- **दमा नाशक**–घी में पकाया हुआ हल्दी चूर्ण के सेवन से दमा की बीमारी में लाभ मिलता है।
- **कांतिवर्धक**–हल्दी के चूर्ण को दूध, मक्खन या कडुआ तेल में मिलाकर मुख, चेहरा, शरीर आदि पर लगाने से शरीर की कांति बढ़ जाती है।
- **दर्दनाशक**–गरम दूध में हल्दी चूर्ण एवं गुड़ को मिलाकर सेवन करने से शरीर का दर्द ठीक हो जाता है।
- **फोड़ा-फुंसी में लाभदायक**–फोड़ा तथा फुंसी के ऊपर हल्दी चूर्ण के लेप लगाने से फोड़ा तथा फुंसी ठीक हो जाता है।
- **घाव में लाभ**–घाव हो जाने पर हल्दी का लेप घाव को सुखा देता है तथा घाव को पका कर ठीक कर देता है।
- **सूजन में लाभ**–चूना के साथ हल्दी का गरम लेप चोट तथा सूजन में लाभ पहुँचाता है।
- **हाथी पांव में लाभ**–हल्दी चूर्ण व गुड़ तथा गौमूत्र का सेवन करने से हाथी पांव ठीक हो जाता है।
- **सर्प विष नाशक**–हल्दी का लेप एवं हल्दी का सेवन सर्पदंश में विष को उतारने में सहायक होता है।
- **रुचिवर्धक**–दाल, साग, सब्जी में हल्दी का उपयोग भोजन को स्वादिष्ट बनाने एवं रुचि को बढ़ाने के लिए किया जाता है।
- **दंत रोग में सहायक**–हल्दी चूर्ण को सरसों तेल एवं नमक में मिलाकर दाँतों पर रगड़ने से पायरिया नामक बीमारी ठीक हो जाती है।
- **श्वेत कुष्ठ नाशक**–श्वेत कुष्ठ में हल्दी का नियमित लेप तथा सेवन लाभदायक होता है।

- **नेत्रज्योतिवर्धक**–हल्दी को नींबू के रस में रगड़कर सूरमा बनाने से आँख की ज्योति तेज होती है।
- **सौंदर्य प्रसाधन**–दूध में मिलाकर चेहरा तथा शरीर में लगाने से शरीर एवं चेहरा चमक जाता है।
- **दाद, खाज, खुजली**–नींबू के रस या पानी में हल्दी घिसकर लगाने से दाद, खाज, खुजली ठीक होता है।
- **बवासीर में लाभदायक**–हल्दी को घिसकर लगाने से बवासीर ठीक हो जाता है।
- **ताजा घाव में लाभ**–अगर घाव ताजा हो और खून बह रहा हो तो उस पर हल्दी का चूर्ण लगाने से तुरंत खून बहना बंद हो जाता है।

55. चाय कॉफी तथा कोको का सेवन

हमारे धर्मशास्त्रों में एवं परंपराओं में चाय, कॉफी तथा कोको सेवन को स्वास्थ्य के लिए हितकर नहीं बतलाया गया है। यह सही है कि इनका सेवन शरीर में गर्मी पैदा करता है, थकान दूर करता है, शरीर में स्फूर्ति लाता है, मस्तिष्क को सक्रिय बनाता है, पसीना और मूत्र को बाहर निकालता है, शरीर को उष्मा प्रदान करता है, तथा विषम जलवायु में रक्षा करता है, लेकिन इनका बारंबार सेवन स्वास्थ्य के लिए हितकर नहीं है। जब इनका अधिक मात्रा में सेवन किया जाता है, तब ये शरीर में खुश्की पैदा कर देते हैं, कब्ज रहने लगता है, पाचन शक्ति बिगड़ जाती है, नींद कम हो जाती है, हृदय की धड़कन बढ़ जाती है, मूत्र बार-बार आने लगता है तथा हाथ-पांव कांपने लगते हैं। अतः इन्हें बारंबार सेवन की आदत बनाना कदापि उचित नहीं है। बच्चों को तो इन्हें कदापि सेवन नहीं करना चाहिए। अगर गर्मी, थकान या शीत दूर करने के लिए कभी-कभी इनका सेवन किया जाए तब उतनी हानि नहीं होती है।

चाय में टैनिन होती है। यह आमाशय में जाकर हमारी पाचन शक्ति को कम करती है। अधिक चाय पीने वालों की भूख कम हो जाती है। वे अनेक रोगों के शिकार बन जाते हैं।

कॉफी के संबंध में एक प्रचलित कहावत इस प्रकार है–

कफ काटन वायु हरण धातुहीन बलक्षीण।
लौहू को पानी करे दो गुण अवगुण तीन॥

इन वस्तुओं का सेवन थोड़े समय के लिए हमारे अंदर मद या नशा उत्पन्न कर देते हैं, लेकिन अंततोगत्वा वे हमारी आदत बनकर कई रोगों के शिकार बना देते हैं।

56. तंबाकू सेवन

हमारे शास्त्रों में एवं परंपराओं में तंबाकू सेवन को स्वास्थ्य के लिए अहितकर बतलाया गया है। तंबाकू का प्रयोग जैसे बीड़ी, सिगरेट, गुड़ गुड़ा, हुक्का, खैनी, गुटका इत्यादि का सेवन हमें कई रोगों का शिकार बना देता है। तंबाकू में टार पाया जाता है जो कैंसर का कारण बनता है। तंबाकू सेवन से मुँह कैंसर, गला कैंसर, छाती कैंसर हो जाता है। तंबाकू में निकोटिन पाया जाता है। निकोटिन हृदय गतिरोध की संभावनाओं को बढ़ाता है। तंबाकू में कार्बन मोनोऑक्साइड पाए जाते हैं जो शरीर में ऑक्सीजन की मात्रा को कम कर देते हैं। तंबाकू में उत्तेजक तत्त्व पाए जाते हैं जो खांसी एवं श्वास में कठिनाई उत्पन्न करते हैं। तंबाकू में निकोटिन पाया जाता है जो विष समान है। इसकी दो बूंदें मनुष्य की जीवन लीला समाप्त कर देती हैं। तंबाकू के अधिक सेवन से मुख, गला, फेफड़ा जैसे अंगों में कैंसर रोग लगने की संभावना बढ़ जाती है। दाँत, आँख, मस्तिष्क और नाड़ियाँ दुर्बल हो जाती हैं। अंतड़ियों में इतनी खुश्की आ जाती है कि बगैर इनका सेवन किए टट्टी नहीं आती है। इनके लगातार प्रयोग से फेफड़े लाल रंग के जगह काले और पीले होने लगते हैं। इनके लगातार सेवन से खांसी और दमा रोग हो जाता है। हृदय की धड़कन और हाथ-पैर का कंपन तंबाकू सेवन के कारण ही होता है। तंबाकू सेवन से मुँह से दुर्गन्ध आने लगती है। यही कारण है कि हमारे शास्त्रों में एवं परंपराओं में तंबाकू सेवन वर्जित है, लेकिन इसको व्यवहार में लाने वाले लोगों की संख्या बढ़ती जा रही है तथा लोग तरह-तरह के रोगों के शिकार होकर समय से पहले ऊपर चले जा रहे हैं।

मद्यपान—हमारे शास्त्रों एवं परंपराओं में मद्यपान को वर्जित किया गया है। मदिरा यानि शराब को मानववंश समाप्त करने वाली सामग्री के रूप में माना जाता है। स्वास्थ्य, समाज तथा धन की दृष्टि से इसका सेवन सबसे बड़ा अवगुण माना गया है। यह हमारी बुद्धि को नष्ट कर देती है। मस्तिष्क, फेफड़े, यकृत, हृदय, गुर्दों को आघात पहुँचाती है।

ठीक ही कहा गया है कि—

"शराब पीकर लोग सड़क पर करते हैं तमाशा।
लात जूता खाते पड़ते अनगिनत तमाचा।।"

शराब सेवन के संबंध में महात्मा बुद्ध की अमरवाणी इस प्रकार है– हे मनुष्यों–

तुम सिंह के सामने जाते समय भयभीत न होना
वह पराक्रम की परीक्षा है।
तुम तलवार के नीचे सिर देने से भयभीत न होना
वह बलिदान की कसौटी है।
तुम पर्वत शिखर से पाताल में कूद पड़ना
वह तप की साधना है।
तुम बढ़ती हुई ज्वालाओं से विचलित न होना
वह स्वर्ण परीक्षा है।
पर शराब से सदा भयभीत रहना,
वह पाप और अनाचार की जननी है।

57. वायु सेवन

जीवन के लिए वायु अत्यंत आवश्यक है। इसके बिना हम थोड़ी देर भी जीवित नहीं रह सकते। हम श्वास द्वारा शुद्ध वायु अंदर ले जाते हैं तथा दूषित वायु को प्रश्वास द्वारा बाहर निकालते हैं। अतः शुद्ध वायु में सांस लेना हमारे शास्त्रों एवं परंपराओं में स्वास्थ्य के लिए हितकर बतलाया गया है। दूषित स्थानों, मलिन बस्तियों, संकरी और गंदी गलियों में नहीं रहना चाहिए, क्योंकि वहाँ हम दूषित वायु ही श्वास के माध्यम से अंदर ले जाते हैं। जिस घर में खुली वायु और धूप का प्रवेश नहीं वहाँ हमें नहीं रहना चाहिए। हमारे शास्त्रों एवं परंपराओं में मुँह ढककर सोना वर्जित किया गया है। शुद्ध वायु सेवन के लिए प्रातःकाल प्रतिदिन जंगल, नदी या समुद्र तट की सैर करना चाहिए तथा सदा सांस नाक से लेना चाहिए। हमारे यहाँ वायु देव की पूजा की जाती है।

जल–वायु के बाद प्राणियों का दूसरा मुख्य जीवन का आधार पानी है। अन्न के बिना हम कई दिनों तक जीवित रह सकते हैं, लेकिन पानी बिना हम ज्यादा दिनों तक जीवित नहीं रह सकते हैं। हमारे शास्त्रों में ताजा और स्वच्छ पानी पीने पर जोर दिया गया है। हमारे शरीर में 70 प्रतिशत जल है। शरीर का यह जलीय भाग मल, मूत्र, पसीना के साथ निकलता रहता है। इसका संतुलन बनाए रखने के लिए जल पीना नितांत आवश्यक है। पानी में पेट साफ करने की असाधारण शक्ति है। यह सभी प्राणियों का आधार है।

हमारे देश के अधिकांश भागों में साधारणतया लोग कुएं का जल पीते हैं। कुआँ जितना गहरा होता है, उसका जल उतना ही स्वास्थ्य के लिए हितकर होता है। गहरे कुओं का जल उत्तम और स्वच्छ होता है, लेकिन कुआँ के पास गंदगी नहीं होनी चाहिए। जहाँ लगे कि जल स्रोत प्रदूषित हो गया है, वहाँ जल को उबालकर पीना चाहिए। जहाँ हैजा, प्लेग, पेचिश, आंत्रिक ज्वर जैसे संक्रामक रोग फैले हों, वहाँ भी लोगों को पानी उबाल कर पीना चाहिए। भोजन करते समय बीच-बीच में थोड़ा-थोड़ा जल पीना चाहिए। भोजन करने के आधा घंटा पहले या आधा घंटा बाद में पानी पीना स्वास्थ्य के लिए सबसे उत्तम माना गया है। स्वच्छ जल के स्थान पर सोडावाटर, कोका कोला, आदि का सेवन स्वास्थ्य के लिए हितकर नहीं है।

शौच जाने के तुरंत बाद तथा दौड़कर आने के तुरंत बाद जल पीना हानिकारक बतलाया गया है।

बरसात के मौसम में जहाँ तक हो सके कम जल पीना चाहिए। जाड़े के मौसम में आवश्यकतानुसार जल पीना चाहिए लेकिन गर्मी के मौसम में पर्याप्त जल पीना चाहिए।

शरीर से विष एवं दूषित पदार्थों को निकालने के लिए मूत्र द्वारा ही प्रकृति का एक मुख्य द्वार है। यदि दो दिनो तक मूत्र बाहर न निकले तो सारा शरीर विषाक्त हो जाता है। पर्याप्त जल पीने से विष शरीर के बाहर निकल जाते हैं। मोटे लोग अगर पर्याप्त जल पिएं तो मोटापन की शिकायत कम होने लगती है।

अधिक पानी पीने वालों को मलबंध की बीमारी नहीं होती है। गुर्दे साफ रहते हैं। मूत्र संबंधी रोग नहीं होते हैं। ज्वर में पर्याप्त पानी पीना चाहिए।

पीलिया रोग दूषित जल पीने से होता है। इस रोग के रोगी को उबाल कर जल पीना चाहिए।

रात का रखा हुआ बासी पानी पीने से कास, श्वास, अतिसार, ज्वर, कमर पीड़ा, कुष्ठ, ददरे, मूत्र घात, उदर रोग, अर्श, सिर, कान और नेत्र के रोग, वात, पित्त, कफ तथा रक्त से उत्पन्न रोग नष्ट होते हैं। प्रातःकाल नाक द्वारा जल पीने से झांई, झुर्री, बालों की सफेदी, बाल गिरना, नकड़ा या नजला, स्वरभेद, कास तथा सूजन नष्ट होते हैं। इससे नेत्र की शक्ति बढ़ती है।

हमारे धर्मशास्त्रों में हिम पर्वत से निकलकर बहती हुई जलधारा किसी दूसरी जलधारा से जहाँ मिलती है, वहाँ के जल को सेवन करने से तथा उसमें स्नान करने से सारी दैहिक, दैविक तथा भौतिक बाधाएँ दूर हो जाती हैं। यही

कारण है कि हमारी संस्कृति एवं परंपरा में संगम स्नान को विशेष महत्त्व दिया गया है।

हमारे शास्त्रों में यह बतलाया गया है कि आँखों, एड़ियों तथा पैरों के जलन को नदी की जलधाराएँ दूर कर देती हैं। पित्त ज्वर की अधिकता में शीतल जल की पट्टी लाभदायक होती है। सभी अंगों में जलन होने पर कांसे की थाली पेट पर रखकर शीतल जल की धार गिराने से लाभ मिलता है। हमारे धर्मशास्त्र में जल को उत्तम औषधि माना गया है। जल का पान एवं जल से स्नान दोनों ही औषधि के रूप में हमारे लिए अत्यंत लाभदायक हैं।

58. तुलसी का पौधा

हमारे धर्मशास्त्रों एवं परंपराओं में तुलसी के पौधे को विघ्नहरणकर्ता तथा अकाल मृत्यु हरणकर्ता कहा गया है। इसकी पत्तियों का सेवन अनेक तरह के रोगों से छुटकारा दिलवाता है। तुलसी के बारे में कुछ श्लोक हमारे धर्मशास्त्रों में इस प्रकार हैं–

अकाल मृत्युहरणं सर्वव्याधि विनाशनम्।
महा प्रसाद जननी सर्वसौभाग्यवर्द्धिनी।
आधि-व्याधि हरिर्नित्यं तुलसी त्वं नमोऽस्तुते।

ऊपर लिखित श्लोको का अर्थ इस प्रकार है–

हे तुलसी! अकाल मृत्यु हरण करने वाली, सभी तरह की व्याधियों का नाश करने वाली, महा प्रसाद की जननी, सभी तरह के सौभाग्य देने वाली तथा हर तरह की व्याधियों को नित्य हरण करने वाली हो, आपको मेरा नमस्कार है।

तुलसी गंधमादाय यत्र गच्छन्ति मारूतः।
दिशोदिशाश्च पूतास्युर्भूत ग्रामश्चतुर्विधः॥

इस श्लोक का अर्थ यह बतलाया गया है कि तुलसी का गंध लेकर वायु जहाँ-जहाँ जाती है उस दिशा में रहने वाले प्राणी तथा स्थान सभी पवित्र हो जाते हैं।

त्रिकालं विनता पुत्र प्राशयं तुलसी यदि।
विशिष्यते कायाशुद्धिश्चांद्रिणं शतं बिना॥

हे विनता पुत्र! सवेरे, दोपहर तथा शाम में जो तीनों बेलाओं में तुलसी का

सेवन करता है उसकी काया वैसे ही शुद्ध हो जाती है जैसी सैंकड़ों चंद्रायण व्रत से होती है।

तुलसी कानन् राजन गृहे यस्यावतिष्ठति।
तद्गृहं तीर्थं रूपं तु नायांति यमकिंकराः॥

हे राजन्! जिस घर में तुलसी वन होता है, वह घर तीर्थ रूप होता है तथा वहाँ यम दूत भी नहीं आते हैं।

शेपणात पालनात सेकात दर्शनात्स्पर्शनां नृणाम्।
तुलसी दह्यते पापं वाङ्मनः कायसंचितं॥

तुलसी का पौधा लगाने से, पालने से, सींचने से, दर्शन करने से, स्पर्श करने से मनुष्यों के मन, वचन और काया से संचित किए हुए पाप नष्ट हो जाते हैं।

इस प्रकार हमारे धमशास्त्रों में तुलसी को विशेष महत्त्व दिया गया है। लोक परंपराओं में भी तुलसी को विशेष महत्त्व दिया गया है। प्रत्येक हिन्दू के घर में एक तुलसी का पौधा अवश्य पाया जाता है। यह घर को पवित्र करता है। वास्तु दोषों का नाश करता है, परिवार के सदस्यों के स्वास्थ्य की रक्षा करता है, मानसिक शांति प्रदान करता है तथा घर-परिवार में सुख, शांति एवं समृद्धि लाता है। स्वाभाविक मृत्यु के समय तुलसी गंगाजल मुख में दिया जाता है। यह मृतक के लिए दूसरे लोक का सहायक भी बनता है।

तुलसी के गुण

तुलसी औषधीय गुणों से ओतप्रोत होती है। तुलसी हृदय के लिए हितकारी होती है। यह उष्ण, दाह, पित्तकारक, अग्निदीपक होती है। कुष्ठ, मूत्रकृच्छ्र रक्त विकार, कृमि विकार, श्वास, विष, पसली की पीड़ा, कफ और वायु रोग को दूर करने वाली है। तुलसी निम्नलिखित रोगों में औषधि का काम करती है:

- **मलेरिया (विषम ज्वर)**–20 पत्ते तुलसी और 5 काली मिर्च की चाय बनाकर पीने से मलेरिया में लाभ मिलता है।
- **ठंड लगने पर**–ठंड लगने पर 20 पत्ते तुलसी के रस को मधु में मिलाकर तीन-चार बार देने से रोगी ठीक हो जाता है।

- **खांसी**–आधा चम्मच तुलसी के रस को आधा चम्मच अदरक के रस संग मिलाकर तीन-चार बार पीने से खांसी ठीक हो जाती है।
- **पेट में कीड़े होने पर**–तुलसी और पुदीना की 10-10 पत्तियों को गुड़ में मिलाकर तीन-चार बार खाने से पेट के कीड़े मरकर मल के साथ बाहर आ जाते हैं।
- **बच्चों के यकृत विकार में**–तुलसी के 10 पत्तों का रस दो-तीन बार देने से बच्चों के यकृत विकार दूर हो जाते हैं।
- **मधुमेह**–तुलसी के सूखे पत्ते तथा गुढ़मार के सूखे पत्तों को मिलाकर चूर्ण बना लिया जाता है तथा उस चूर्ण को रोगी को दो-तीन बार खिलाने से मधुमेह रोग ठीक हो जाता है तथा नियंत्रण में रहता है।
- **दाद, खाज, खुजली तथा चर्म रोग में**–तुलसी के पत्तों के रस को नींबू के रस में मिलाकर लगाने से दाद, खाद, खुजली तथा चर्म रोग ठीक होता है।
- **सर्पदंश में**–साँप के काटने पर तुलसी के जड़ को पीसकर काटे हुए स्थान पर लगाने से तथा केले की पत्तियों के रस को पिलाने से लाभ मिलता है।
- **नपुंसकता में**–तुलसी के बीज के चूर्ण को दूध या मक्खन के साथ सेवन करने से नपुंसकता संबंधी रोग दूर हो जाता है। इसे सुबह एवं शाम में सेवन करना चाहिए।
- **लू लगने पर**–25 पत्तों को रगड़कर, चीनी मिलाकर, शर्बत बनाकर पीने से लू लगने में लाभ मिलता है।
- **कर्ण पीड़ा**–तुलसी पत्तों के रस को कान में डालने से कान दर्द में लाभ मिलता है।
- **संक्रामक रोग**–संक्रामक रोगों को रोकने तथा उनके प्रभाव को नष्ट करने में तुलसी पत्तों का सेवन अति लाभदायक होता है। इसका सेवन महामारी तथा हैजा रोकने में काम आता है।
- **वायु तथा कफ**–वायु तथा कफ को दूर करने में तुलसी पत्तों का रस सेवन अत्यंत लाभदायक होता है।
- **हृदय पीड़ा या दौरा**–हृदय पीड़ा या दौरा पड़ने पर एक चम्मच तुलसी का रस देने से आश्चर्यजनक ढंग से फायदा होता है।
- **उल्टी**–तुलसी रस में इलायची चूर्ण मिलाकर पीने से लाभ होता है।
- **मुखकांति**–तुलसी के पत्तों का रस मुख पर लगाने से लाभ होता है।

- **स्नायु रोग**–तुलसी की जड़ को पानी में घिसकर लगाने से स्नायु रोग में लाभ मिलता है।
- **तुलसी माला का जाप**–तुलसी के पौधे से बने 108 मालाओं से विभिन्न मंत्रों के जाप करने से दैहिक, दैविक तथा भौतिक दुःखों का अंत होता है।

59. आंवला का सेवन

हमारे धर्मशास्त्रों एवं लोक परंपराओं में आंवला को स्वास्थ्य की दृष्टि से विशेष महत्त्व दिया गया है। आंवला को धात्री फल भी कहा जाता है। यह संपूर्ण भारत में उत्पन्न होता है। अक्षय नवमी के दिन आंवला वृक्ष के नीचे पूजा-पाठ तथा दान करने से दैहिक, दैविक तथा भौतिक कष्टों का अंत हो जाता है। वैदिक काल में देवताओं एवं राजा-महाराजाओं के लिए आंवले फल का उपहार श्रेष्ठ उपहार माना जाता था।

आंवला का गुण

पके हुए आंवले में लवण रस को छोड़कर अन्य सभी पाँचों प्रकार के रस पाए जाते हैं। यह अम्ल रस के कारण वात को मधुर रस और शीत वीर्य के कारण पित्त को, कसाय रस तथा रुक्षवीर्य होने के कारण कफ को दूर करता है। आंवला दाहप्रशामक, नेत्र, केश, इंद्रियों के लिए लाभकरी, नाड़ी तथा मस्तिष्क के लिए बलकारक, अग्निदीपक, रुचिकर, यकृत उत्तेजक, उदर रोगहारी, हृदय बलकारक, रक्त स्थापक, कफहर, गर्भ स्थापक, प्रमेहहर, चर्मरोगहर तथा जीर्णरोगहारी होता है। यह आयुष्य, पौष्टिक, रसायन तथा सर्वदोषघ्न है।

आंवला आयुर्वेद के अनेकानेक सुप्रसिद्ध योगों का अंग है। जैसे–च्यवनप्राश, ब्राह्मी, रसायन, धात्री, लौह, त्रिफला रसायन आदि। कुछ रोगों में आंवला का उपयोग होता है जिसके संबंध में वर्णन निम्नलिखित है:

मधुमेह (शक्कर): सूखा आंवला और जामुन के बीज को पीसकर उसके चूर्ण को खाने के पहले सेवन करने से मधुमेह रोग नियंत्रण में रहता है।

नकसीर: आंवला को रात में पानी में डाल दें। सुबह छानकर पानी में मिस्री मिलाकर रोगी को देने से नकसीर ठीक हो जाती है। आंवले को पानी में पीसकर माथे पर लगाने से पुराने से पुराना नकसीर तीन-चार दिनों में ठीक हो जाता है।

मल, मूत्र मार्ग से रक्त आने पर: अगर मल-मूत्र मार्ग से रक्त आ रहा हो तब आंवले को पीसकर मिस्री के साथ पिलाने से रक्त आना बंद हो जाता है।

प्रमेहः आंवला रस को हल्दी एवं मधु के साथ लेने से प्रमेह रोग दूर होता है।

अर्ष (बवासीर): आंवला और गिलोय के रस को मठ्ठा या दही के साथ खाने से अर्ष रोग में आराम मिलता है।

नेत्र रोगः आंवले का चूर्ण दूध के साथ लेने से नेत्र की ज्योति तेज होती है।

सिर के रोगः आंवले के पानी से सिर के बाल धोने से बाल काले होते हैं, गिरते नहीं है तथा सिर के रोग दूर होते हैं।

हृदय-मस्तिष्क-यकृतः आंवले का मुरब्बा सेवन करने से हृदय, मस्तिष्क, तथा यकृत रोग में लाभ मिलता है।

कमला और पांडु रोगः इस रोग में आंवले के रस को मधु के साथ सेवन करने से लाभ मिलता है।

मूर्छा में: आंवले के रस को घी के साथ देने से मूर्छा रोग ठीक होता है।

शीत पित्त में: आंवले के रस को गुड़ के साथ देने से लाभ होता है।

पित्त रोग में: आंवले के रस को मिस्री के साथ देने से पित्त रोग ठीक होता है।

रसायनः आंवले के चूर्ण को सुबह-शाम मधु या घी के साथ लेने तथा तत्पश्चात् दूध पीने से बुद्धि बल बढ़ता है। वृद्ध जवान हो जाते हैं। दाँत, आँख, कान आदि इंद्रियाँ ठीक-ठीक कार्य करने लगती हैं।

आंवले में लोहा तथा विटामिन 'सी' अधिक मात्रा में पाए जाते हैं। च्यवनप्राश का सेवन स्वास्थ्य के लिए हितकर होता है।

60. पीपल

हमारे धर्मशास्त्रों एवं लोक परंपराओं में पीपल को एक पूजनीय एवं प्रसिद्ध वृक्ष के रूप में मान्यता प्राप्त है। पीपल वृक्ष के संबंध में गीता (10.26) में लिखा गया है किः

अश्वत्थः सर्ववृक्षाणां देवर्षीणां च नारदः।
गंधर्वाणां चित्ररथः सिद्धानां कपिलो मुनिः॥

जिस प्रकार देवर्षियों में नारद, गंधर्वों में चित्ररथ तथा सिद्धों में कपिल मुनि श्रेष्ठतम हैं, उसी प्रकार वृक्षों में पीपल सर्वश्रेष्ठ है।

पीपल के अनेक नाम हैं, उनमें एक ब्रह्मा भी है। जिस प्रकार ब्रह्मा सृष्टिकर्त्ता हैं, उसी प्रकार पीपल भी संतान को देने वाला है। यह पुंसत्व शक्ति देने वाला तथा पुत्र उत्पन्न करने वाला होता है। पीपल के फल, छाल, बीज, पत्र आदि का उपयोग औषधि के रूप में किया जाता है। इसके सेवन से स्त्री का बांझपन रोग खत्म हो जाता है तथा संतान की प्राप्ति होती है। यही कारण है कि पीपल के वृक्ष की पूजा हमारी परंपरा का अभिन्न अंग बना हुआ है। इसे स्नान करने के बाद, जल से सींचने की परंपरा है। यह सभी मंदिरों, पवित्र स्थलों, नदी तटों, गाँव की सड़क, आदि स्थानों पर पाया जाता है। शनिदेव की कृपा पाने के लिए प्रत्येक शनिवार को पीपल की जड़ में गुड़ और पानी से सींचने की परंपरा पाई जाती है। एकादशी व्रत में भी पीपल की जड़ में पानी दिया जाता है तथा घी या तेल का दीपक जलाया जाता है।

पीपल ही एक ऐसा वृक्ष है जो प्राणवायु (ऑक्सीजन) का 24 घंटे उत्सर्जन कर प्राणियों को जीवित रखता है। अन्य वृक्ष रात्रि में विषैली प्राण घातक वायु (कार्बनडाइआक्साइड) का उत्सर्जन करते हैं। तथा दिन में प्राण वायु (ऑक्सीजन) का उत्सर्जन करते हैं। पीपल वृक्ष के नीचे रात्रि में सोने से कोई हानि नहीं है।

पीपल के गुण

पीपल शीतल, गुरु, रुक्ष, वर्ण को उत्तम करने वाला, स्त्री जननांग दोष हरण करने वाला, नपुंसकता समाप्त करने वाला, पौरुष शक्ति बढ़ाने वाला, कब्ज, पित्त तथा रक्त विकार को दूर करने वाला वृक्ष है।

पीपल से बीमारी का इलाज

पीपल की छाल, पत्ती, फल तथा बीज का उपयोग लोक-समाजों में दवा के रूप में किया जाता है।

कै रोग में: पीपल की छाल को जलाकर तथा पानी में घोलकर रोगी को पिलाने से कै रोग समाप्त हो जाता है।

मलेरिया में: मलेरिया रोग से पीड़ित व्यक्ति को पीपल की छाल को जलाकर उसकी राख को पानी में भिगोकर देने से मलेरिया रोग ठीक हो जाता है।

हैजा: हैजा रोग से पीड़ित व्यक्ति को पीपल छाल को जलाकर उसकी राख को पानी में घोल कर देने से कै तथा दस्त बंद हो जाता है।

मियादी बुखारः मियादी बुखार में पीपल के छाल की राख को पानी में घोलकर देने से आराम मिलता है।

तृतीयक ज्वरः यह ज्वर विषम ज्वर का ही एक प्रकार है। इसमें बुखार प्रत्येक तीसरे दिन आ जाता है। जिस दिन बुखार आने की बारी हो उस दिन बुखार आने के दो घंटे पूर्व से रोगी को पीपल के दातुन को दाँत के सहारे कूच करके धीरे-धीरे उसका रस पान करते जाना चाहिए। ऐसा करने से बुखार की पुनरावृत्ति नहीं होती है।

स्राव दोषः पीपल के पके हुए फल लेकर छाया में सुखा करके चूर्ण बना लिया जाता है। उस चूर्ण को दूध या पानी के साथ सुबह तथा शाम में नियमित सेवन से प्रमेह, स्वप्नदोष, शीघ्रपतन, प्रदर जैसे रोगों में लाभ मिलता है। यह चूर्ण गर्भधारण में भी लाभप्रद है। इसके नियमित सेवन से कब्ज रोग दूर हो जाता है।

दंत रोगः पीपल के दातुन प्रत्येक दिन करने से सभी प्रकार के दंत रोग खत्म हो जाते हैं। पीपल छाल की राख में नमक मिलाकर मुँह साफ करने से पायरिया रोग ठीक हो जाता है तथा दाँत की जड़ें मजबूत हो जाती हैं।

हृदय रोगः पीपल के कोमल पत्तों से रस निकाल कर उसे नियमित सुबह में खाली पेट सेवन करने से हृदय रोग मुक्त होता है। यह हृदय रोग की अचूक दवा है। यह हृदय रोग के लिए रामबाण है।

मस्तिष्क रोगः पीपल के कोमल पत्तों और कपोलों का रस मिस्री के साथ सुबह खाली पेट में नियमित सेवन से मिरगी, मूर्छा, उन्माद, भ्रम, जुकाम, नजला, किरणवाह जैसे मस्तिष्क रोग में काफी आराम मिलता है।

नेत्र रोगः पीपल के दूध को सलाई के तिनका के सहारे आँख की पलकों पर लगाने से आँख दर्द, आँख आना, आँख लाल होना जैसे नेत्र रोग खत्म हो जाते हैं।

रक्त तथा चर्म रोगः पीपल छाल का काढ़ा बनाकर पिलाने से तथा छाल को पीसकर लेप लगाने से फोड़े, फुंसी, घाव, खुजली, दिनाय, सुकड़, कल-कल, पकड़ जैसे चर्म रोग ठीक होते हैं।

मूत्रकृच्छ (सुजाक): पीपल की कोमल छाल को कूटकर मिट्टी के बर्तन में पानी में डाल कर रात भर छोड़ दें। सुबह छाल को अच्छी तरह मलकर छान लें। फिर इस रस को सुजाक के रोगी को पिलाएं। बहुत जल्द लाभ मिलता है।

पीलिया (पांडु रोग): ऊपरवर्णित विधि से तैयार रस को पिलाने से पीलिया या पांडु रोग से पीड़ित व्यक्ति को भी लाभ मिलता है।

खांसी और श्वास: खांसी और श्वास रोगी को पीपल छाल के सूखे चूर्ण को मधु के साथ पिलाने से लाभ मिलता है।

भूख कम होने पर: सूखे पीपल छाल के चूर्ण को मधु के साथ लेने से भूख लगने लगती है। इसे प्रातःकाल में मुँह धोने के बाद ही सेवन करना चाहिए।

सर्पदंश: पीपल से सर्पदंश की चिकित्सा भी की जाती है। इसके लिए कनिष्ठा अंगुली समान मोटी तथा 12 अंगुल लंबी दो पतली-पतली टहनियों को तोड़ लें। उन दोनों टहनियों के अग्र भाग को थोड़ा-थोड़ा छील लें। दोनों टहनियों के छिले हुए भाग को रोगी के कान में धीरे से डाल दिया जाता है। बाहर वाले सिरों को जोर से पकड़ा जाता है, क्योंकि विष के आकर्षण के कारण टहनियाँ अंदर जाकर कान के पर्दे को आघात पहुँचा सकती हैं। रोगी के हाथ पैर को, बलिष्ट लोग ठीक से पकड़े रहते हैं क्योंकि विष चढ़ने पर रोगी का व्यवहार पागल जैसा हो जाता है। एक घंटे के अंदर रोगी की चेतना लौट आती है। चेतना लौटने पर रोगी को दूध में काली मिर्च डालकर पिलाया जाता है। रोगी को 24 घंटे तक सोने नहीं दिया जाता है। रोगी को बीच-बीच में पीपल के कोमल पत्तों के रस को दो-दो चम्मच बार-बार पिलाना चाहिए।

61. शंख

हमारे धर्मशास्त्रों एवं लोक परंपराओं में शंख पावनतम एवं पवित्रतम प्रतीकों में से एक है। आयु वृद्धि के लिए बालक के कमर या गले में अभिमंत्रित शंख बांधने का विधान है। देव दर्शन तथा यात्रा पूर्व शंख ध्वनि मंगल सूचक मानी जाती है। शंख सत्यनारायण भगवान की पूजा में आवश्यक है। जहाँ शंख रहता हैं वहाँ विष्णु और लक्ष्मी का निवास होता है।

हमारे शास्त्रों एवं परंपराओं के अनुसार शंख पुरातन राष्ट्रीय वाद्य यंत्र है। इसे सदा मंगल का प्रतीक माना जाता है। हमारी परंपराओं में शंखनाद युद्ध की घोषणा तथा विजय की सूचना दोनों का प्रतीक है। प्राचीनकाल में प्रत्येक योद्धा अपने साथ शंख रखते थे। श्री कृष्ण के शंख का नाम पाँचजन्य तथा अर्जुन के शंख का नाम देवव्रत था। शंख के संबंध में शास्त्रों में कहा गया है कि, 'वाद्यस्य शब्देन हयंति नाशं विषाणि धाराण्यपि यानि संतति। अर्थात् शंख की ध्वनि से घोर विष भी नष्ट हो जाता है तथा प्रदूषित एवं विषैला वातावरण भी

शुद्ध हो जाता है। शंख ध्वनि से संक्रामक रोगों के जीवाणु नष्ट होते हैं। हमारे सभी धार्मिक स्थलों में आरती पूजा से पहले शंख तथा अन्य वाद्य ढोल, नगाड़ा, सिंघा आदि बजाए जाते हैं। इससे वातावरण शुद्ध हो जाता है।

हमारे शास्त्रों में शंख के लिए कहा गया है कि, "शंख नति जनयति" अर्थात् जो कल्याण को उत्पन्न करता है, और अलक्ष्मी का शमन करता है। उसे ही शंख कहा जाता है। हमारे शास्त्रों के अनुसार समुद्र मंथन में 14 रत्न प्राप्त हुए थे, उनमें शंख भी एक है। भगवान विष्णु उसे नित्य धारण करते हैं। शंख समुद्री कोशस्थ जीव का अस्थिवत रक्षक है। दक्षिणावर्त तथा वामावर्त भेदों के आधार पर शंख को दो भागों में बांटा जा सकता है। इनमें से दक्षिणावर्त शंख दुष्टप्राय है। यह सबको नहीं मिलता है। भारी पुण्य प्रताप से किसी भाग्यशाली पुरुष को यह मिलता है। जिसके घर में दक्षिणावर्त शंख रहता है उसके घर में अटूट लक्ष्मी का वास होता है। वामवर्त शंख बहुत मिलता है। इसी को औषधि के रूप में प्रयोग किया जाता है। जो शंख चिकना, भारी और चंद्रमा समान उज्जवल हो उसे उत्तम शंख की श्रेणी में माना जाता है।

शंख के गुण

शंख को पापहारी, मुख्य रत्न, महौषद, तथा दीर्घायुद बताया गया है। यह नेत्र के लिए हितकर है। यह शीतल, पित्त, कफ तथा रक्त विकार को दूर करने वाला होता है। यह ग्रह तथा अलक्ष्मी की पीड़ा से हमें बचाता है।

शंख भस्म से कई तरह के रोगों का उपचार किया जाता है। यह आँख की सूजन एवं पेट पीड़ा को दूर करता है। यह यकृत तथा प्लीहा रोग को दूर करता है। अजीर्ण, मंदाग्नि, अतिसार, पेचिस, अम्लपित्त तथा अफारा को नष्ट करता है। गंडमाला रोग में शंख को घिसकर लगाने से लाभ मिलता है। मुंहासे पर शंख भस्म का लेप करने से लाभ होता है।

62. मधु

हमारे धर्मशास्त्रों में एवं लोक परंपराओं में मधु को प्राकृतिक अमृत कहा गया है। यह पावन वस्तुओं में से एक है। इसे पूजापाठ एवं देवताओं को अर्पित किया जाता है। इसका सेवन स्वास्थ्य के लिए हितकर बतलाया गया है। कई रोगों के इलाज में मधु का उपयोग किया जाता है। मधु का सेवन निम्नलिखित रोगों से मुक्ति दिलवाता है:

- **बुखारः** किसी भी तरह के बुखार में पीपल को पीसकर तथा मधु में मिलाकर देने से लाभ मिलता है।
- **भूख न लगनाः** पीपल चूर्ण को मधु में मिलाकर खाने से भूख वापस लौट आती है।
- **मोटापा दूर करने में:** मोटे व्यक्तियों को मधु तथा नींबू रस का सेवन वजन कम करने में सहायक होता है।
- **हृदय के ब्लॉकेज में:** अगर हृदय की धमनियों में बंद आ जाता है तो अदरक, नींबू तथा लहसुन के रस को पकाकर तथा उसमें मधु मिलाकर देने से हृदय की धमनियों का बंद खुल जाता है। इसे नियमित सवेरे मुँह धोकर खाली पेट लेना चाहिए।
- **पौष्टिक आहार**–मधु तथा रोटी का सेवन बलशाली तथा शक्तिशाली बनाता है।
- **मुँह फटने में**–मधु का जीभ पर लेप मुँह फटने में लाभ पहुँचाता है।
- **कफ नाशक**–मधु का नियमित सेवन कफ का नाश करता है।
- **अम्लपित्तनाशक**–मधु का खाली पेट सेवन अम्लपित्तनाशक होता है।
- **यकृत रोग**–मधु का सेवन यकृत रोगों में लाभ पहुँचाता है।
- **पीलिया रोग**–मधु का सेवन पीलिया रोग में लाभ पहुँचाता है।
- **कै-दस्त में**–कै-दस्त रोग में नींबू के रस संग मधु मिलाकर देने से लाभ मिलता है।
- **कृमि रोग**–मधु का सेवन कृमि रोग को दूर करने में मदद पहुँचाता है। मधु का सेवन प्रत्येक आयुवर्ग के लिए स्वस्थ रहने का साधन है।
- जिस घर के सदस्य मधु का सेवन करते हैं, उस घर में रोग नहीं आता है। इसीलिए इसे प्राकृतिक अमृत कहा गया है।

63. गुड़

हमारे धर्मशास्त्र में गुड़ को कृत्रिम अमृत कहा गया है। इसकी गिनती पवित्र वस्तुओं में होती है। यह देवताओं को अति प्रिय है। सभी देवी-देवताओं की पूजा के समय गुड़ तथा गुड़ मिलाकर पकाए गए पकवान प्रसाद के रूप में चढ़ाए जाते हैं। गुड़ से कई तरह की बीमारियों के उपचार किए जाते हैं। गुड़ के उपयोग द्वारा निम्नलिखित बीमारियों का उपचार संभव है–

- **कफ-पित्तनाशक**–रात्रि में सोने के पहले थोड़ा गुड़ खाने तथा पानी नहीं पीने से कफ तथा पित्त का नाश होता है।

- **खस-खसी**–रात्रि में सोने से पहले पुराने गुड़ का थोड़ी मात्रा में बिना पानी का सेवन गले की खस-खस को नष्ट करता है।
- **अम्लनाशक**–दूध या दही के साथ गुड़ का सेवन करने से अम्ल पित्त में लाभ मिलता है।
- **भूख न लगने पर**–गुड़ को काला नमक के साथ खाने से भूख वापस आ जाती है।
- **अनपच**–गुड़ काला नमक तथा अजवाइन की गोली दो तीन बार खाने से अनपच ठीक हो जाता है।
- **कै-दस्त**–गुड़, काला नमक, अजवाइन तथा नींबू रस को मिलाकर गोली बना लें तथा उसे रोगी को खाने के लिए दें। इससे कै-दस्त रोग में लाभ मिलता है।

64. दूध

यह एक संपूर्ण पौष्टिक आहार है। स्वास्थ्य की दृष्टि से इसे अत्यंत उत्तम माना गया है। यह प्रत्येक आयु एवं लिंग वर्ग के लिए पौष्टिक आहार है। देवी-देवताओं का भी यह प्रिय है। भगवान विष्णु तथा लक्ष्मी का वास स्थान क्षीर सागर में है। यही कारण है कि प्रत्येक देवी-देवताओं की पूजा में चरणामृत दूध का ही बनाया जाता है। गाय का दूध कई रोगों की दवा तथा संपूर्ण आहार के रूप में प्रयोग में लाया जाता है। हमारे धर्मशास्त्रों में माँ के दूध के बाद गाय के दूध को ही स्थान दिया गया है। गाय के दूध के मक्खन, घी तथा दही का सेवन कई रोगों का उपचार है। गाय दूध का सेवन सुबह एवं रात्रि में सोने से आधा घंटा पहले स्वास्थ्यवर्धक बतलाया गया है। इससे शरीर का समग्र पोषण होता है। यह हमें बलवान एवं बुद्धिमान बनाता है। हृदय रोग के रोगियों को छाली (मलाई) निकालकर दूध का सेवन करना लाभदायक बतलाया गया है। मलाई निकालकर दही खाना भी काफी लाभदायक होता है। गाय का घी एलर्जी तथा सर्दी खत्म करता है। इसे सीने पर लगाने से निमोनिया, दमा, खांसी में फायदा मिलता है। गाय घी का उपयोग देवताओं को पूजने के बाद हवन में किया जाता है। घी का दीपक प्रदूषण खत्म करता है।

गौमूत्र

हमारे शास्त्रों एवं परंपराओं में गौमूत्र का बड़ा महत्त्व है। इसका उपयोग कई रोगों में किया जाता है। यह मान्यता है कि प्रसव बाद अगर महिला को कम

से कम 10 दिनों तक गौमूत्र का सेवन कराया जाए तो मोटापा नहीं बढ़ता तथा कई तरह के गर्भ से संबंधित रोग नष्ट हो जाते हैं।

गुण

यह तीक्ष्ण, उष्ण, क्षार, खारा, लघु, अग्निदीपक, मेधा के लिए हितकर, पित्त, कफ तथा वातनाशक, शूल, उदर रोग, खुजली, नेत्र, मुख, संबंधी रोगों का नाश करता है। यह श्वास, कुष्ठ, शोथ, कृमि, पीलिया तथा पांडु रोग को नष्ट करता है।

- **विषम बुखार**–चिरायता का चूर्ण गोमूत्र के साथ देने से विषम से विषम बुखार खत्म हो जाता है।
- **वायु रोग**–सोठ चूर्ण को गोमूत्र के साथ सेवन करने से वायु रोग समाप्त हो जाता है।
- **उदर रोग**–हर्रे के चूर्ण को गोमूत्र के साथ देने से उदर रोग तथा पथरी में लाभ मिलता है।
- **रक्त पित्त**–गोमूत्र के साथ मधु मिलाकर देने से रक्तपित्त नष्ट हो जाता है।
- **हैजा रोग**–पाव भर गोमूत्र में 2 रत्ती हींग मिलाकर पीने से हैजा रोग दूर हो जाता है।
- **बवासीर**–गोमूत्र तथा हींग का प्रातःकाल में मुँह धोकर सेवन करने से बवासीर नष्ट हो जाता है।
- **बंद हैजा या अलसक**–यह बड़ा भयंकर रोग होता है। इसमें दस्त और वमन नहीं होता है। इसे सूखा कब्ज कहा जाता है। यह अधिक प्राणघातक होता है। सूखा या बंद हैजा में पाव भर गौमूत्र पिलाने से सारा विकार बाहर निकल जाता है तथा रोगी पूर्णतः ठीक हो जाता है।
- **टी.बी.**–गोमूत्र के नियमित सेवन से टी.बी. रोग ठीक हो जाता है।
- **कुष्ठ**–गोमूत्र का नियमित सेवन कुष्ठ रोग को ठीक करता है।
- **नजला**–गोमूत्र का नियमित सेवन करने से पुराना से पुराना जुकाम तथा नजला ठीक हो जाता है।
- **कृमि रोग**–गोमूत्र का सेवन कृमि रोग को नष्ट कर देता है।
- **कर्ण शूल**–गोमूत्र को कान में दो बूंद डालने से कर्णशूल ठीक हो जाता है।
- **दाँत और मसूड़ों में पीड़ा**–गोमूत्र से कुल्ला करने से दाँत और मसूड़ों की पीड़ा नष्ट हो जाती है।

- **मोटापा**–गोमूत्र में मधु मिलाकर सेवन करने से मोटापा कम हो जाता है।
- **खुजली**–गोमूत्र का लेप करने से खुजली ठीक हो जाती है।

65. ब्रह्मचर्य

हमारे धर्मशास्त्रों एवं लोक परंपराओं में ब्रह्मचर्यपालन को बल, बुद्धि, तथा स्वास्थ्य के लिए अत्यंत आवश्यक बतलाया गया है। हमारे धर्मशास्त्र में ब्रह्मचर्य के बारे में लिखा गया है कि–

बलेन पृथ्वी तिष्ठति बलेनान्तरिक्षम्।
वीर्यमेव बलं बलमेव वीर्यम्।।

अर्थात् हमारी पृथ्वी बल से स्थिर है तथा आकाश भी बल से ही टिका हुआ है। हमारे शरीर का बल ही वीर्य है तथा वीर्य ही बल है। इसे नष्ट कर हम सब कुछ खो देते हैं। अतः ब्रह्मचर्य ही जीवन है। वही सर्वश्रेष्ठ बल है। ब्रह्मचर्य आरोग्य की मूल कुंजी है तथा स्वास्थ्य का प्रधान स्तंभ है। हमें मन, वचन, एवं कर्म से ब्रह्मचारी रहना चाहिए, लेकिन ब्रह्मचर्य का पालन आसान नहीं है। इसके लिए बचपन से ही इंद्रियनिग्रह का अभ्यास आवश्यक है। विशाल कल्पना और ऊँचा आदर्श सामने रखना तथा उसके लिए संयमी जीवन का आचरण करना ही ब्रह्मचर्य कहलाता है। हमें भोजन, बातचीत, काम तथा स्वास्थ्य में संयम रखना चाहिए।

हमारे वेद में देवताओं के विषय में कहा गया है कि "ब्रह्मचर्येन तपसा देवा मृत्युमपाघनत" अर्थात् देवताओं ने ब्रह्मचर्य और तप के बल पर मृत्यु को भी जीत लिया है। ब्रह्मचर्य का पालन हमारी मानसिक तथा शारीरिक शक्ति को बढ़ाता है तथा हम स्वस्थ रहकर अधिक दिनों तक समाज की सेवा कर सकते हैं। अतः सभी रोगों के लिए ब्रह्मचर्य पालन ही सबसे बड़ा पथ है। शास्त्र में कहा गया है कि "मरणं बिंदु पातेन जीवनं बिंदु धारणात्।'' अर्थात् वीर्य बिंदु के पात से मृत्यु तथा वीर्यधारण से जीवन रहता है।

आज भी ग्रामीण भारत के लोग ब्रह्मचर्य पालन में विश्वास रखते हैं। कृषक तथा श्रमिक के रूप में अपना जीवनयापन करते हैं। रूखा-सूखा खाकर, सरल वस्त्र धारण कर, चोर-डाकुओं लुटेरों से लड़ते हुए अपनी रक्षा स्वयं करते हैं। धातु स्राव, शीघ्रपतन, नपुंसकता, मंदाग्नि, अनिद्रा आदि के रोगी वहाँ कम मिलते हैं, लेकिन काम वासना, सुख-सुविधा, मूल्यवान भोजन तथा पौष्टिक आहार में फंसे नगरीय तथा महानगरीय धनाढ्य वर्ग तरह-तरह के रोगों

से जकड़े हुए हैं। हर प्रकार की सुविधा मिलने पर भी रोगी बने हुए हैं। डॉक्टरों के पास लगातार जाकर इलाज करवाते रहते हैं। नगरीय तथा महानगरीय धनाढ्य वर्ग लिंग को भी उपभोग की वस्तु मानते हैं। मनसा वांचा कर्मणा से ब्रह्मचर्य का पालन नहीं करते हैं।

हमारा वीर्य ही सभी धातुओं का सार है। यह हमारे रक्त से 6 गुणा अधिक मूल्यवान है। दूध में घी, तिलों में तेल, तथा ईखों में रस की भाँति वीर्य सारे शरीर में व्याप्त है। वीर्य सातवीं धातु है। पहली छः धातुओं के परिपाक से वीर्य की उत्पत्ति होती है। रस, रक्त, मांस, भेद, अस्थि, मज्जा जैसे छः धातुओं के परिपक्व होने से वीर्य उत्पन्न होता है। उसे व्यर्थ खोना स्वास्थ्य के लिए भारी भूल है।

हमारे शास्त्रों में ब्रह्मचर्य के दो रूप बतलाए गए हैं–1. बाल ब्रह्मचर्य तथा 2. गार्हस्थ्य (गृहस्थ) ब्रह्मचर्य। हमारे धर्मशास्त्रों एवं लोक परंपराओं में अध्ययनरत विद्यार्थियों के ब्रह्मचर्य पालन पर विशेष बल दिया गया है। अगर एक विद्यार्थी विद्यार्जन काल में ब्रह्मचर्य का पालन नहीं करता है, तब वह पूरा जीवन दुःख ही दुःख भोगता है। गृहस्थ जीवन में पत्नी संग सहवास को निषिद्ध नहीं किया गया है, लेकिन पत्नी के अतिरिक्त अन्य स्त्रियों संग सहवास को निषिद्ध किया गया है। पत्नी संग सहवास को भी धर्मानुकूल मान्यता दी गई है। किसी भी हालात में लिंग को उपभोग की वस्तु बनाने की स्वतंत्रता नहीं प्रदान की गई है।

ब्रह्मचर्य रक्षा के उपाय–हमारे धर्मशास्त्रों एवं परंपराओं में ब्रह्मचर्य रक्षा के कुछ उपाय बतलाए गए हैं, जो निम्नलिखित हैं–

महान ध्येय–विद्या प्राप्ति, देश सेवा, समाज सेवा, समाज कल्याण, समाज उत्थान, नए-नए क्षेत्रों में अनुसंधान, नव निर्माण, आत्म प्राप्ति, ईश्वर आराधना, आध्यात्म, एवं. योग इत्यादि महान लक्ष्य हैं। इन लक्ष्यों की प्राप्ति से जुड़कर हम ब्रह्मचारी बन सकते हैं।

कार्य व्यस्तता–मन बड़ा चंचल होता है। अत: मन को हमेशा अच्छे-अच्छे कामों में व्यस्त रखकर मन को नियंत्रण में रखकर ब्रह्मचारी बन सकते हैं।

सादगी पूर्ण जीवन–सादा जीवन जीने से मन सरल और शुद्ध रहता है। सादा भोजन कर, सादा वस्त्र धारण कर, सादा साफ-सुथरा घर में रहकर विषय-वासना से दूर रह सकते हैं तथा ब्रह्मचारी का जीवन व्यतीत कर सकते हैं।

सात्त्विक भोजन–अन्न से ही हमारा मन बनता है। इसीलिए कहा गया है कि जैसा अन्न वैसा ही मन। मन की शुद्धि आहार की शुद्धि पर निर्भर है।

निष्पाप साधन से अर्जित किए हुए अन्न, साग, सब्जी, दूध, फल, दाल इत्यादि शुद्ध और सात्त्विक माने जाते हैं। खटाई, तेल, मिर्च, गरम मसाले, प्याज, लहसुन, मांस, अंडा, मछली इत्यादि हमारे शरीर में उत्तेजना पैदा करते हैं। इनका सेवन ब्रह्मचर्य के प्रतिकूल बतलाया गया है। अत: हम शुद्ध सात्त्विक भोजन कर ब्रह्मचारी बन सकते हैं।

ईश्वर भक्ति–विषय वासना को जीतने के लिए मन को ईश्वर में लगाना चाहिए। रामायण, गीता तथा कई मंत्रों के जाप द्वारा मन को ईश्वर में लगाया जा सकता है। भजन, कीर्तन तथा सत्संग से भी हमारा मन शुद्ध एवं विषय वासना से मुक्त होता है। भजन, कीर्तन, मंत्र, शास्त्रों आदि के द्वारा मन को स्वस्थ रखा जा सकता है तथा स्वस्थ मन में ही स्वस्थ शरीर का वास होता है। तामसी भोजन का सेवन ब्रह्मचर्य पालन में विघ्न उत्पन्न करता है तथा हमें अस्वस्थ बना देता है।

नियमित जीवन–ब्रह्मचर्य पालन के लिए नियमित जीवन का होना अनिवार्य है। समय पर सोकर उठना, जलपान, शौच से निवृत्ति, स्नान, ध्यान, व्यायाम, नाश्ता, दोपहर का भोजन, आराम, संध्या समय अल्प आहार, संध्यागान, भजन, कीर्तन, रात्रि भोजन तथा रात्रि में शयन नियमित ढंग से होना चाहिए। नियमित ढंग से जीवन जीना ब्रह्मचर्य पालन में सहायक होता है।

कुसंगति से दूर–हमें जुआरी, शराबी, वेश्यागामी, चोर, बदमाश, डकैत, व्यभिचारी, दुराचारी, झूठ, फरेब, अपराधी से अलग रहना चाहिए। उनसे मित्रता कभी नहीं करनी चाहिए। सत्संग में जाने, महात्माओं के प्रवचन सुनने, भजन-कीर्तन में व्यस्त रहने से हमारा जीवन सुधरता है संवरता है तथा स्वस्थ रहता है।

अश्लील साहित्य से दूरी–अश्लील तथा दूषित साहित्य के अध्ययन से हमारा मन-मस्तिष्क दूषित एवं कलुषित हो जाता है। अश्लील साहित्य हमें ब्रह्मचर्यपालन में बाधा उत्पन्न करते हैं। हमें अनैतिक कर्म के लिए बाध्य करते हैं। अश्लील साहित्यों के अध्ययन के स्थान पर हमें रामायण, महाभारत, गीता, वीर-गाथाएँ, स्वतंत्रता सेनानियों की जीवनी आदि का अध्ययन करना चाहिए। ये हमारे मन, वचन और कर्म को शुद्ध बनाते हैं तथा हमें स्वस्थ रखते हैं।

अश्लील सिनेमा–आजकल सिनेमा कई अश्लील चित्रों का प्रदर्शन करके, विद्यार्थियों तथा नवयुवक-युवतियों के मन में उत्तेजना पैदा करते हैं तथा उन्हें ब्रह्मचर्य पालन से भटकाते हैं। आजकल के अधिकांश युवक वीर्य विकार से पीड़ित हो जाते हैं।

पैदल तथा साइकिल से सवारी—पैदल तथा साइकिल की सवारी पुरुष तथा महिला दोनों की जननेन्द्रियों को नियंत्रण में रखती है, लेकिन इनका अधिक प्रयोग हानिकारक होता है।

दृढ़ कामना—दृढ़ कामना एवं उत्कट इच्छा से कठिन से कठिन काम भी आसान हो जाते हैं। दृढ़ कामना सतत् प्रवृत्ति का मूल है। सतत् प्रवृति से सिद्धि मिलती है। यदि हम आरंभ से स्वस्थ रहने की दृढ़ कामना कर लें तो ब्रह्मचर्य का पालन बहुत सरल हो जाता है। स्वस्थ रहने की दृढ़ कामना हमें सात्त्विक भोजन ग्रहण करने के लिए उत्प्रेरित करती है। हमें व्यायाम करने के लिए उत्प्रेरित करती है। हमें अपनी शक्ति को सुरक्षित रखने का ध्यान दिलाती है।

66. निद्रा (नींद)

भोजन, निद्रा और ब्रह्मचर्य—ये तीनों हमारे स्वास्थ्य के प्रधान स्तंभ हैं। स्वस्थ रहने के लिए नींद प्रकृति की मांग है। नींद हमारे स्वास्थ्य का मुख्य साधन है। यह हमारे मस्तिष्क का लाभदायक भोजन और हमारे चित्त की एक निश्चित वृत्ति है। थके हुए मन एवं विषय विमुख इंद्रियों को फिर से सजग करने वाला निद्रा ही एक सहज और प्राकृतिक उपाय है।

निद्रा की महत्ता को उजागर करते हुए महर्षि चरक ने कहा है कि "निद्रायतु सुखम्।" अर्थात् हमारा सुख निद्रा पर निर्भर करता है। रोगों की शांति हेतु नींद रामबाण का काम करता है। जैसे भोजन से हमें शक्ति प्राप्त होती है, वैसे ही नींद से मन और मस्तिष्क को स्फूर्ति एवं प्रेरणा मिलती है। नींद दुबले-पतले व्यक्ति को पुष्ट बनाने में विशेष प्रभावी है।

निद्रायतं सुख दुःखं पुष्टिः कार्श्यं बलाबलम्।
वृषताः क्लीवता ज्ञानं ज्ञानं जीवितं न च॥

अर्थात् ठीक समय पर, ठीक रूप में तथा ठीक मात्रा में निद्रा लेने से सुख, पुष्टि, बल, वृषता, ज्ञान तथा जीवन की रक्षा होती है। असमयक् निद्रा यानि गलत स्थान पर, गलत ढंग से तथा गलत मात्रा में निद्रा लेने से दुःख, कृशता, निर्बलता, नपुंसकता तथा अज्ञान से जीवन का नाश होता है।

महर्षि चरक ने आगे यहाँ तक कहा है कि—

अकालेति प्रसंगाच्च न च निद्रा निर्षविता।
सुखायुषी पराकुर्यात् कालरात्रि शिवापरा॥

अर्थात् सुख चाहने वाले व्यक्ति को अकालशयन, अधिक शयन तथा अधिक जागरण को त्याग देना चाहिए।

नींद का समय

स्वयं प्रकृति के विधान के अनुसार रात सोने के लिए बनी है। अंग्रेजी में भी एक लोकप्रिय कहावत है कि "Early to bed , Early to rise, makes a man healthy, wealthy and wise." जो व्यक्ति सवेरे रात का भोजन करके सोने चले जाता है तथा सवेरे जग जाता है, वह सदा स्वस्थ रहता है। जो व्यक्ति इसके विरुद्ध आचरण करता है, वह अस्वस्थ हो जाता है।

स्वस्थ रहने के लिए आठ से साढ़े आठ बजे तक भोजन करके नौ से साढ़े नौ बजे सो जाना चाहिए। ग्रीष्म ऋतु को छोड़कर अन्य सभी ऋतुओं में दिन में सोना निषिद्ध है। दिन में सोने से कफ और नींद की वृद्धि होती है। ज्वर, देह का भारीपन, जुकाम, सिर पीड़ा, सूजन, मुख में पानी भर आना, स्त्रोतों का बंद हो जाना तथा अग्निमंदता जैसे रोग उत्पन्न होते हैं।

हालांकि रात्रि में जगे हुए, थके हुए कृश (पतले), बच्चे, वृद्ध तथा उपवास किए हुए लोग अपनी इच्छानुसार दिन में सो सकते हैं।

नींद की मात्रा

अपने शरीर तथा काम-धंधे की दृष्टि से हमें सोने का समय निश्चित करना चाहिए। साधारणतया व्यस्त व्यक्ति के लिए 7 घंटे की नींद पर्याप्त है। कड़ा परिश्रम करने वाले श्रमिकों तथा किसानों के लिए कुछ अधिक समय तक सोने की आवश्यकता होती है। बुद्धिजीवियों को कम समय तक सोने से भी काम चल जाता है। आयु और नींद का गूढ़ संबंध है। ज्यों-ज्यों आयु बढ़ती है, त्यों-त्यों नींद की मात्रा भी कम हो जाती है।

67. सोने का ढंग

रात्रि में बायीं करवट तथा दिन में दांयी करवट सोना लाभदायक माना गया है। चित सोना तथा पट सोना वर्जित है। इससे विपरीत स्वप्न आते हैं, मस्तिष्क को हानि पहुँचती है। मेद रोग बढ़ता है, कहावत है, कि

"जो कोई बाम करवट ले सोई।
ताको काल बैठ के रोई॥"

सोने का स्थान

सोने का कमरा एकांत में तथा हवादार होना चाहिए। हमेशा ढीले कपड़े पहनकर सोना चाहिए।

चारपाई–सोने की चारपाई लकड़ी की होनी चाहिए। अगर चारपाई लोहे की हो तो उसके पांवों में लकड़ी या रबर लगा होना चाहिए। इससे शरीर की शक्ति भूमि में नहीं जाती है।

किन-किन दिशाओं में सिर

हमें सोते समय अपना सिर पूर्व या दक्षिण की ओर रखना चाहिए। इसके विपरीत सिर करके सोने से शरीर में रोग उत्पन्न होते हैं। पूर्व की ओर सिर करके सोने से सुख-संपत्ति बढ़ती है। दक्षिण की ओर सिर करके सोंने से आयु की वृद्धि होती है। पश्चिम की ओर सिर करके सोने से चिंता बढ़ती है। उत्तर की ओर सिर करके सोने से मृत्यु का भय होता है।

कुछ विद्वानों का मानना है कि उत्तर की ओर सिर करके सोने से आँख की ज्योति नष्ट होती है। हमारे शरीर में ऊर्जा की एक खड़ी रेखा सदैव रहती है। उत्तर की ओर सिर करके सोने से यह रेखा ध्रुव की शक्ति के कारण टेढ़ी-मेढ़ी लहराने लगती है। इसके चलते मस्तिष्क तथा नेत्र रोग उत्पन्न हो जाते हैं।

भारत में मरणासन्न व्यक्तियों को उत्तर की ओर सिर करके लिटाने की प्रथा पाई जाती है। इससे मरणासन्न व्यक्ति के प्राण आसानी से निकल जाते होंगे । इससे सिद्ध होता है कि उत्तर की ओर कोई प्राणाकर्षक वस्तु अवश्य है।

सोते समय शैय्या के पास रखी जाने वाली सामग्रियां

हमारी परंपराओं में सोते समय शैय्या के पास कुछ सामग्रियों को रखने की मान्यता दी गई है। शैय्या के नीचे खड़ाऊँ, जूता, चप्पल, लाठी, पानी का लोटा, तकिए के पास टॉर्च, तकिया के नीचे चाकू, आदि रखना चाहिए। लाठी चोर, डाकू, साँप आदि से रक्षा करती है। हमें मुख और दाँत को साफ करके सोना चाहिए। पान खाकर नहीं सोना चाहिए। दूध पीने के बाद अच्छे से कुल्ला कर लेना चाहिए। मुँह, हाथ, पाँव धोकर सोने से निद्रा अच्छी आती है। बुरे स्वप्न नहीं आते। स्वप्नदोष नहीं होता है।

68. अनिद्रा

आज का युग यंत्र का युग है। इस यंत्र के युग में अनिद्रा भयंकर रोग का रूप धारण करते जा रही है। लाखों व्यक्ति ऐसे हैं जिन्हें नींद नहीं आने की शिकायत रहती है। वे नींद की गोलियों का सहारा लेते हैं। धनाढ्यों, उद्योगपतियों, वकीलों, डॉक्टरों, राजनीतिज्ञों तथा बुद्धिजीवियों को यह रोग अधिक से अधिक संख्या में घेर लेता है। वे अप्राकृतिक जीवन व्यतीत करने लगते हैं। उनका धन शुद्ध साधनों से अर्जित नहीं होता, इसलिए निद्रा देवी की कृपा उन पर नहीं होती है।

अच्छी नींद के अनमोल नियम

- शारीरिक श्रम या व्यायाम करने वालों को सदा गहरी नींद आती है।
- सादा भोजन करने और उच्च विचार रखने वालों को नींद स्वयं आ जाती है।
- नियमित जीवन व्यतीत करने वालों को नींद अच्छी आती है।
- सोने से कम से कम एक घंटा पहले भोजन कर लेना चाहिए। इसके बाद सोने पर गहरी नींद आती है।
- सिर और तलवे में सरसों तेल की मालिश से नींद अच्छी आती है।
- ईश्वर चिंतन से मन की व्याधियाँ भाग जाती हैं और नींद अच्छी आती है।
- सदा प्रसन्न रहने से नींद अच्छी आती है।
- नींद लाने के लिए गांजा, भांग, ड्रग, शराब आदि का सेवन अच्छा नहीं है।
- अधिक खाने, तामसी भोजन करने वालों को कम नींद आती है।
- अधिक भय, क्रोध, उपवास से नींद कम आती है।
- सोने से पहले ठंडे पानी से हाथ, मुँह, पैर धोने से नींद अच्छी आती है।
- रात्रि में सोने से पहले गर्म दूध पीने से नींद अच्छी आती है।
- सोते समय गलत विचार नहीं लाना चाहिए। कोई चिंता नहीं करनी चाहिए। ईश्वर को स्मरण करके सोना चाहिए। इससे नींद भली-भाँति आ जाती है।

69. वेग निरोध

हमारे शास्त्रों एवं परंपराओं में यह बतलाया गया है कि स्वस्थ एवं दीर्घायु रहने के लिए तेरह प्रकार के जो वेग हैं उन्हें कभी भी रोकना नहीं चाहिए, क्योंकि ये वेग स्वाभाविक हैं। अगर कोई किसी कारणवश इन वेगों को रोकता है, तब वह कई रोगों का शिकार बन जाता है। विभिन्न वेगों तथा उन्हें रोकने से उत्पन्न होने वाले रोगों का वर्णन नीचे दिया जा रहा है–

- **मूत्र वेग**–इस वेग को रोकने से मूत्राशय तथा मूत्रेंद्रिय में जलन, शूल, मूत्रकृच्छ आदि बीमारी हो जाती है।
- **शौच वेग**–इस वेग को रोकने से आंत में पीड़ा, सिर में पीड़ा, कब्ज, जांघ तथा पिंडलियों में खिंचाव आदि रोग उत्पन्न हो जाते हैं।
- **वीर्य वेग**–इस वेग को रोकने से मूत्रेन्द्रियाँ, अंडकोष तथा हृदय रोग हो जाते हैं।
- **अपानवायु वेग**–इस वेग को रोकने से अपचन, कब्ज, पेट पीड़ा जैसे रोग सताते हैं।
- **वमन वेग**–इस वेग को रोकने से खुजली, अरुचि, सूजन, ज्वर, कुष्ठ, पांडु, चर्म रोग आदि हो जाते हैं।
- **छींक वेग**–इस वेग को रोकने से सिर, नेत्र, नासिका, कर्ण आदि में रोग होते हैं। लकवा रोग तथा आधे सिर के रोग भी हो जाते हैं।
- **डकार वेग**–इस वेग को रोकने से हिचकी, खांसी, अरुचि, कंपरोग, कब्ज, हृदय तथा छाती के रोग हो जाते हैं।
- **जंभाई वेग**–इस वेग को रोकने से कंप रोग हो जाता है।
- **भूख वेग**–इस वेग को रोकने से दुर्बलता, अंगों की पीड़ा, अरुचि, सिर में चक्कर जैसे रोग हो जाते हैं।
- **प्यास वेग**–इस वेग को रोकने से बहरापन, हृदय तथा श्वास रोग हो जाते हैं।
- **अश्रु वेग**–इस वेग को रोकने से जुकाम, नेत्र रोग, हृदय रोग, अरुचि, भ्रम आदि हो जाते हैं।
- **निद्रा वेग**–इस वेग को रोकने से अंगों में पीड़ा, सिर और नेत्र के रोग हो जाते हैं।
- **श्वास वेग**–दौड़ने से उत्पन्न श्वास को रोकने से वायु रोग, हृदय रोग, पेट में गोला, मूर्च्छा आदि रोग हो जाते हैं।

70. हास्य और स्वास्थ्य

हमारी परंपराओं में रोगी होना अपराध माना जाता है। रोग को पाप का फल माना जाता है। मनुष्य अगर चाहे तो मृत्यु पर भी विजय पा सकता है। निरोगी जीवन ही सच्चा जीवन है, रोग ग्रसित जीवन मृत्यु से भी बदतर है। स्वेच्छा मृत्यु ही जीवन का पुण्य पर्व है। अकाल मृत्यु और दीर्घायु की प्राप्ति सब कुछ मनुष्य के अपने हाथ में है। केवल प्रबल इच्छा शक्ति की आवश्यकता होती है। वह जो चाहे कर सकता है, जो चाहे बन सकता है। रोगी और निरोगी बनना मनुष्य के अपने हाथ में है। यह मानना भूल है कि रोग एक शरीर धर्म है। मनुष्य सर्वशक्तिमान है। वह परमात्मा का ही अंश है। रोग उससे डरता है। अपने आप उसके पास नहीं आता। हमारे बुलाने पर वह हमारे पास आता है। हमारा निमंत्रण पाकर ही वह हमारे शरीर में प्रवेश करता है। इस तरह मनुष्य अपने स्वास्थ्यः सुख, दु:ख, रोग आदि का स्वयं निर्माता एवं विधाता है, लेकिन वह सुख में हँसता है, तथा दु:ख में रोता है। यह उसका विचित्र मायाजाल है।

इस विशाल विश्व को नियंत्रित करने वाली परमशक्ति को परमेश्वर कहा जाता है। उसका एक नाम सच्चिदानंद भी है। वह सत, चित और आनंद रूप है। उसके आनंदस्वरूप से ही इस संसार की उत्पत्ति हुई है। मानव प्राणी जगत का स्वामी है, श्रेष्ठ प्राणी है। वह सदा अपने आनंद की खोज में लगा रहता है। उसकी दिन-रात की दौड़-धूप आनंद के लिए होती है। वह आनंदरूपी अमृत का प्यासा होता है। वह सदा उसके लिए कलपता रहता है, लेकिन आनंद उसके पास ही है। वह कस्तूरी के मृग जैसे इधर-उधर भटकता रहता है। मानव आनंद की साधना द्वारा रोग-दोषों को दूर कर सकता है। आनंद का सीधा संबंध सत्त्वगुण से है। जब हमारे मन में सत्त्वगुण का उदय हो जाता है तब हमें चारों ओर शीतल प्रकाश दिखाई देता है और हमारा मन आनंद-विभोर हो जाता है। वह आनंद हँसी के द्वारा बाहर निकलने का प्रयास करता है। इसीलिए हमारे शास्त्रों एवं लोक परंपराओं में खुलकर हँसने को स्वास्थ्य के लिए सर्वोत्तम टॉनिक माना गया है। आजकल डॉक्टर भी उन्मुक्त हास्य की सलाह देते हैं। खुलकर हँसने में स्वास्थ्य रक्षा के साथ-साथ विभिन्न रोगों को दूर करने की अद्‍भुत शक्ति है। भगवान ने हमें प्राणिजगत के श्रेष्ठतम प्राणी बनाकर आनंद प्राप्त करने, आनंद बांटने तथा आनंद की वर्षा करने के लिए भेजा है। हम सदा आनंद की वर्षा का आनंद लें, और लोगों को आनंदित करते रहें। यह आनंद की वर्षा हँसी बनकर बाहर निकलती है। हँसकर मन को प्रसन्न कर लेने से

दैहिक, दैविक और भौतिक दु:खों का अंत हो जाता है। मानव सभी तरह के विकारों से मुक्ति पा लेता है।

आयुर्वेद में हँसने को सबसे बड़ी औषधि बतलाया गया है। इसे एक ईश्वरीय औषधि माना गया है। यह भगवान का श्रेष्ठतम वरदान है। यह मानव जीवन को सफल एवं धन्य बनाने का सर्वोत्तम साधन है। प्रसन्नता की धारा में डुबकी लगाने से काम, क्रोध, मोह, ईर्ष्या, लोभ, द्वेष जैसे मन के विकार धुल जाते हैं। हँसने से हमारी अव्यवस्थित मन:स्थिति व्यवस्थित हो जाती है। हँसने के समय केवल ओठों पर ही मुस्कान नहीं आती है, वरन् हमारा रोम-रोम पुलकित हो जाता है। हँसते समय हम पुरुष से पुरुषोत्तम बन जाते हैं। अत: अगर हमें स्वस्थ रहना है तब हमें सदा प्रसन्नचित रहना चाहिए। हृदय से निकली हुई हँसी और प्रसन्नता में ही स्वास्थ्य का राज छिपा हुआ है।

71. स्वस्थ रहने तथा रोगों के उपचार में प्रयोग होने वाले कुछ मंत्र

हमारे धर्मशास्त्रों में स्वस्थ रहने तथा अनेक प्रकार के रोगों से मुक्ति पाने के लिए देवी-देवताओं की स्तुति के रूप में कुछ मंत्र बताए गए हैं। मंत्रों को एक माला जाप करने से व्यक्ति को काफी लाभ मिलता है। उसके दैहिक, दैविक तथा भौतिक कष्ट दूर हो जाते हैं। एक माला में 108 दाने होते हैं। अत: स्नान करके शुद्ध तन और मन से एक माला का जाप नित्य करना चाहिए। इसे दैहिक, दैविक तथा भौतिक सुख के लिए आवश्यक बतलाया गया है। शास्त्रों में वर्णित कुछ मंत्र इस प्रकार हैं—

1. श्रीगायत्री मंत्र

ओउम् भूर्भुवः स्वः तत्सवितुर्वरेण्यं
भर्गो देवस्य धीमहि। धियो यो नः प्रचोदयात्॥

(शु. यजु. ३६.३)

शुद्ध तन और मन से गायत्री मंत्र का जाप एक माला सवेरे या शाम को करने से रोग पास नहीं आते हैं, जादुई क्रियाएँ असरहीन हो जाती हैं, भूत-प्रेत पिशाच पास नहीं फटकते। दैवीय आशीर्वाद सदा बना रहता है। शरीर सदा स्वस्थ और निरोग रहता है। मन तथा मस्तिष्क ज्ञान पूर्ण होते हैं तथा प्रत्येक तरह के मानसिक विकार दूर हो जाते हैं। यही कारण है कि हमारे धर्मशास्त्रों में गायत्री मंत्र को अतिशक्तिशाली मंत्र बतलाया गया है। इस मंत्र का प्रतिदिन

नियमित एक माला जाप व्यक्ति को हर तरह के दु:खों का अंत करता है तथा उसके जीवन में सुखों का संचार करता है।

शनि मंत्र

ओउम् रविसुताय कृष्ण मिताय
सम शनैश्चराय नमः।

राहु मंत्र

ओउम् रां राहवे नमः।

केतु मंत्र

ओउम् कं केतवे नमः।

सूर्य मंत्र

या सूर्योसहस्त्रारेण तेजो रासौ जगतपते।
सकल मनोरथ परिपूर्णाय ग्राह्यअर्ध दिवाकरः॥
ओउम् सूर्याय नमः। भास्कराय नमः। आदित्यः नमः।
ओउम् घृणि सूर्याय नमः॥

चंद्र मंत्र

ओउम् सोम सोमाय नमः।
ओउम् चंद्राय नमः।

2. श्री देवी दुर्गा मंत्र

हमारे धर्म ग्रंथों में दुर्गा सप्तशती एवं दुर्गा चालीसा में देवी दुर्गा को जगज्जननी कहा गया है। वे संपूर्ण जगत की जननी हैं। वे सभी जीवों को पालती तथा पोषती हैं। उन्हीं की कृपा से बर्फ, पानी, नदी, झरना, पेड़-पौधे, पशु-पक्षी, कीड़े-मकोड़े तथा मानव अस्तित्व में बने रहते हैं। जगज्जननी के रूप में वे अपनी संतानों को आरोग्य प्रदान करती है। उन्हें धन-धान्यों से परिपूर्ण करती हैं तथा हर तरह के कष्टों का निवारण करके जीवन को आनंददायक बनाती हैं। माता की स्तुति के लिए तो संपूर्ण दुर्गा पाठ का अभ्यास चैती और शरद नवरात्रि के समय विशेष ढंग से किया जाता है। दुर्गा पाठ के अतिरिक्त देवी की स्तुति हेतु कुछ मंत्र शास्त्रों में बतलाए गए हैं। उनका नित्य नियमित रूप से शुद्ध तन तथा मन से एक माला जाप करने से व्याधियाँ नष्ट हो जाती हैं

तथा जीवन सुखमय हो जाता है। देवी दुर्गा की नित्य स्तुति हेतु कुछ मंत्र निम्नलिखित हैं:

देहि सौभाग्यमारोग्यं देहि मे परमं सुखम्।
रूपं देहि जयं देहि यशो देहि द्विषो जहि ॥
शरणागतदीनार्तपरित्राणपरायणे।
सर्वस्यार्तिहरे देवि नारायणि नमोऽस्तुते॥
जयन्ती मंगला काली भद्रकाली कपालिनी।
दुर्गा क्षमा शिवा धात्री स्वाहा स्वधा नमोऽस्तुते॥
सर्वमङ्गलमाङ्गल्ये शिवे सर्वाथसाधिके।
शरण्ये त्रयंबके गौरी नारायणि नमःऽस्तुते॥
सर्वसरूपे सर्वेशे सर्वशक्तिसमन्विते।
भयेभ्यस्त्राहि नो देवि दुर्गे देवि नमोऽस्तुते॥
सर्वबाधाविनिर्मुक्तो धनधान्य सुतान्वितः।
मनुष्योष्तप्रसादेन भविष्यसि न संशयः॥

उपरोक्त सभी श्लोक जगज्जननी माँ जगदंबे की स्तुती में लिखे गए हैं। इन श्लोकों को मंत्र भी कहा जाता है। इन मंत्रों में से किसी भी एक मंत्र की एक माला यानि 108 बार जाप नियमित रूप से शुद्ध तन एवं मन से करने पर हर तरह की व्याधियों का अंत होता है तथा जीवन सुखमय हो जाता है।

श्री लक्ष्मी मंत्र

लक्ष्मी माँ धन, दौलत, वैभव तथा सुख के सभी साधनों की जननी है। हमारा स्वास्थ्य ही सबसे बड़ा धन है, लेकिन गरीबी में रहने के कारण हम कई तरह के मानसिक अवसादों एवं विकारों से ग्रसित हो जाते हैं तथा अपना स्वास्थ्य खो बैठते हैं। अतः स्वस्थ रहने के लिए लक्ष्मी माँ की अनुकंपा अनिवार्य है। अतः लक्ष्मी माँ की नित्य स्तुति करने से हमारा घर धन-धान्य से भर जाता है। हमारा तन, मन तथा मस्तिष्क शुद्ध, बल एवं बुद्धियुक्त हो जाता है। हम प्रसन्नचित्त रहते हैं तथा अपने स्वास्थ्य को बनाए रखते हैं। लक्ष्मी माँ का स्तुति मंत्र इस प्रकार है:

ओउम् ऐंह्रीं श्रीं कमले कमलाय प्रसीद प्रसीद।
प्रसीद श्री हिं ओउम् महालक्ष्म्यै नमः॥

शुद्ध तन एवं मन से लक्ष्मी मंत्र के एक माला जाप करने से लक्ष्मी माता की कृपा सदा बनी रहती है।

श्री गणेश मंत्र

श्री गणपति महाराज सभी प्रकार के विघ्नों का हरण करके मंगलकारी फल प्रदान करते हैं। अतः श्री गणपति महाराज के मंत्र के जाप से हमें दैहिक, दैविक तथा भौतिक विघ्नों से छुटकारा मिलता है। गणपति महाराज की स्तुति में गाये जाने वाले कुछ मंत्र निम्नलिखित हैं:

ओउम् गं गणपते नमः।
ओउम् गणेशाय नमः।
ओउम् लंबोदराय नमः।
ओउम् विघ्नहरणेश्वराय नमः
विघ्नहरण मंगलकरण श्री गणपति महाराज।
सदा कृपालु होई के पूरण कीजिए मम काज॥

उपरोक्त मंत्रों में से किसी एक मंत्र की एक माला जाप शुद्ध तन एवं मन से नित्य करने से सभी तरह की बाधाएँ दूर हो जाती हैं। हम सदा प्रसन्नचित्त एवं स्वस्थ रहते हैं।

श्री हनुमत मंत्र

श्री हनुमत मंत्र के नित्य जाप करने से संपूर्ण शारीरिक कष्टों का अंत हो जाता है। बल, बुद्धि तथा विद्या की प्राप्ति होती है। अतः स्वास्थ्य एवं सुखमय जीवन व्यतीत करने के लिए व्यक्ति को नित्य हनुमत मंत्रों की एक माला का जाप करना चाहिए। श्री हनुमत के कुछ मंत्र इस प्रकार हैं:

ओउम् हनुमते नमः
ओउम् मरकटदेश महोत्साह सर्वशोक विनाशनी
शत्रु संहार मा रक्षः श्रीयंदापे में प्रभु॥
अंजनी गर्भ शंभुतं कपीन्द्र सचिवोतम्।
रामः प्रिय नमोतुभ्यम् हनुमत रक्ष सर्वदा॥
संपूर्ण हनुमान चालीसा का पाठ

हनुमत मंत्रों में से किसी एक मंत्र का शुद्ध तन एवं मन से नित्य एक माला जाप करने से या संपूर्ण हनुमान चालीसा का नित्य पाठ करने से हर प्रकार के

कष्टों से छुटकारा मिलता है। स्वस्थ, सुखी तथा प्रसन्नचित्त रहने के लिए इन मंत्रों का जाप तथा हनुमान चालीसा का पाठ अत्यंत लाभदायक होता है।

श्री शिव मंत्र

ओउम् नमो शिवाय।

महामृत्युंजय मंत्र–

ॐ त्र्यम्बकं यजामहे सुगन्धिं पुष्टिवर्धनम् ।
उर्वारुकमिव बन्धनान्मृत्योर्मुक्षीय मामृतात् ॥

इन मंत्रों के जाप करने से मृत्यु के भय समाप्त हो जाते हैं।

स्वास्थ्य के लिए कुछ तज्य बातें

स्वस्थ रहने के लिए कुछ बातों को व्यवहार में त्याग देना चाहिए, जैसे:

- सामने की वायु
- सामनें की धूप
- सामने से आती धूल
- ओस में सोना
- तीव्र वायु का सामना
- हिंसक पशु और साँप
- गोधूलि बेला में सोना, खाना, पढ़ना, इत्यादि
- रात्री में वृक्ष पर या वृक्ष के नीचे सोना
- चिता का धुआं
- नाक में अंगुली डालना
- कान में तिनका डालना
- हर जगह थूकना
- हर जगह नाक साफ करना
- खड़े होकर पानी पीना
- गर्मी को छोड़कर अन्य ऋतुओं में दिन में सोना
- नाक के बाल उखाड़ना
- मुँह ढक कर सोना

72. आरोग्य संबंधी ज्ञान की बातें

कुछ आरोग्य संबंधी ज्ञान की बातें निम्नलिखित हैं, जिन्हें हमें व्यवहार में आवश्यक रूप से लाना चाहिए:

- आरोग्य ही सच्चा सुख है।
- चिंता करने से पागलपन रोग हो जाता है।
- दु:खी रहने से बुद्धि और शक्ति नष्ट हो जाती है।
- डर हृदय को दुर्बल बना देता है।
- जीवन निर्वाह हेतु अन्न सर्वोत्तम पदार्थ है।
- प्यास बुझाने वाले पदार्थों में जल सर्वश्रेष्ठ है।
- शरीर को दृढ़ बनाने के लिए व्यायाम सर्वोत्तम है।
- दूध और घी बुढ़ापा का नाश करते हैं।
- शुद्ध वायु से बल और चेतना उत्पन्न होती है।
- हितकारी पदार्थों में शांति सर्वश्रेष्ठ है।
- आयु बढ़ाने में ब्रह्मचर्य सर्वोपरि है।
- खुश और प्रसन्न रहना स्वास्थ्य हित में है।
- संतोष सर्वश्रेष्ठ पुष्टिकारक है।
- लोभ सबसे बड़ा दु:खों का कारण है।
- नाक के बाल उखाड़ने से नेत्र की दुर्बलता आ जाती है।
- संगीत मानसिक रोग को ठीक करता है।
- बंदूक, तलवार, बम-गोली से उतना संहार नहीं होता, जितना खान-पान संबंधी भूलों द्वारा होता है।
- तपस्या ही इस लोक और परलोक की कुंजी है, आलस्य मृत्यु है।
- भाग्य और दैव आलस्य के माता-पिता हैं।
- जिसने जिस देश और जलवायु में जन्म लिया है उसकी व्याधियों का शमन भी उसी देश से उत्पन्न द्रव्यों में होता है।
- चिंता और चिता दोनों में चिंता ज्यादा गंभीर है क्योंकि चिता मृत व्यक्ति को जलाती है, जबकि चिंता जीवित व्यक्ति को खा जाती है।

73. स्वस्थ रहने के लिए कुछ ज्ञान की बातें

स्वस्थ रहने के लिए कुछ ज्ञान की बातें निम्नलिखित हैं, जिन्हें व्यवहार में लाने से लाभ मिलता है:

- मुँह ढंककर तथा कमरे की सभी खिड़कियाँ और दरवाजे बंदकर सोने से अनेक प्रकार के रोग लग जाते हैं।
- दूध और मछली साथ-साथ खाने से कोढ़ रोग हो जाता है।
- सोने से पित्त, शरीर मलवाने से वात, वमन से कफ तथा उपवास से ज्वर का नाश होता है।
- वीर्य रक्षा आरोग्यता का प्रमुख साधन है। स्वस्थ रहने के लिए हमें मन, वचन और कर्म से इसकी रक्षा करनी चाहिए।
- जिसकी तृष्णा बढ़ी हुई है वह धनवान होते हुए भी दरिद्र है। मानसिक संतोष होने पर धनवान और दरिद्र में भेद मिट जाता है।
- हमें कीड़े-मकोड़ों को भी कष्ट नहीं देना चाहिए।
- सुख और दुःख में एक समान मन रखना चाहिए।
- किसी की उन्नति देखकर हमें ईर्ष्या नहीं करनी चाहिए।
- फल प्राप्ति में ईर्ष्या नहीं रखनी चाहिए।
- जो जैसे प्रसन्न रहता है उसके साथ वैसा ही व्यवहार करना चाहिए।
- इंद्रियों को न अधिक दबाव में रखें और न उन्हें अधिक विलास की ओर जाने दें।
- रात में बाहर जाते समय कम से कम एक डंडा अवश्य साथ रखें।
- जूतों को पहनने से पहले अच्छी तरह झाड़ लें।
- बिस्तर को सोने से पहले झाड़ लें।
- तैरकर नदी नहीं पार करें, आग के ढेर के सामने नहीं बैठें, दुष्ट घोड़े पर नहीं चढ़ें। छिद्रयुक्त नाव पर सवारी न करें।
- मुँह को बिना ढके छींकना, हँसना या जम्हाई लेना उचित नहीं है।
- सूर्य के सम्मुख पेशाब करना या शौच नहीं करना चाहिए। ऐसा करने से कुष्ठ रोग हो सकता है।
- सूर्य की किरणें अपूर्व बलकारक एव आरोग्यकारक हैं। इनका प्रभाव केवल शरीर की त्वचा पर ही नहीं होता वरन् ये त्वचा के भीतर प्रवेश कर रोगों का नाश करती हैं। इसके प्रभाव से लाल रक्त कण और श्वेत रक्त कण अधिक कार्य करने की क्षमता प्राप्त करते हैं। सूर्य की किरणों द्वारा रोग के कीटाणुओं का नाश होता है।
- स्त्री, भोजन और धन-इन तीनों में संतोष रखने वाला सुखी, प्रसन्न और स्वस्थ रहता है।
- जो मनुष्य काल (समय), अर्थ (इंद्रियों के विषय), कर्म (शरीर, वाणी और मन की क्रियाएँ) इन तीनों का ही न उपयोग

करता है या अति उपयोग करता है, वह रोगी हो जाता है, लेकिन जो मनुष्य इन तीनों का सम्यक् उपयोग करता है वह आरोग्यवान रहता है।

- प्रातःकाल ओस की बूंदों से भीगी हरी घास पर जो टहलता है, वह आरोग्यवान बनता है। इससे शरीर पीड़ा, गले की पीड़ा, पुरानी सर्दी, नेत्र रोग आदि में लाभ मिलता है।
- जो मनुष्य बाईं करवट सोते हैं, दो बार भोजन करते हैं, दो बार मल त्याग करते हैं, छः बार मूत्र त्याग करते हैं तथा संयमपूर्वक जीवन व्यतीत करते हैं, वे दीर्घायु होते हैं।
- त्रिदोष-कफ, पित्त और वायु की अधिकता या हीनता ही रोग है और उनको समान अवस्था में लाना ही चिकित्सा है।
- जो मनुष्य दिन में बाईं और रात में दाईं स्वर चलाता है, वह दीर्घायु होता है तथा विष और जादू टोना के प्रभाव से मुक्त हो जाता है।
- "जो होना नहीं है, वह नहीं होगा और जो होना है वह होकर रहेगा।" इस विचार को औषधि के समान सेवन करना चाहिए।
- जो व्यक्ति आहार-विहार, सोने-जागने, भोजन करने, कर्म करने में नियमित रहता है, वह रोगमुक्त रहता है। नियमित जीवन रोगों या दु:खों का अंत कर देता है।

स्वास्थ्य रक्षा के सरल उपाय

लोक परंपराओं एवं शास्त्रों में वर्णित स्वास्थ्य रक्षा के कुछ सरल उपाय इस प्रकार हैं:-

- आयु रक्षा के लिए ब्रह्ममुहूर्त में जागना चाहिए।
- रोग तथा वृद्धता से मुक्त होकर 100 वर्ष से अधिक तक जीवित रहने के लिए ताम्रपात्र में रात का रखा हुआ बासी पानी पीना चाहिए।
- दाँतों और मसूड़ों की रक्षा हेतु दातून का प्रयोग अच्छा है।
- प्रात: सैर करने से आयु, बल, बुद्धि बढ़ते हैं।
- नित्य तेल मालिश से शरीर सुदृढ़ होता है और त्वचा रोग नहीं होते हैं।
- प्रातःकाल नियमित व्यायाम से शरीर फुर्तीला बनता है।
- शरीर की स्वच्छता के लिए नित्य स्नान करना चाहिए।
- मनोबल के लिए स्वाध्याय एवं देवपूजन करना चाहिए।

- सतोगुण बढ़ाने के लिए दूध का सेवन करना चाहिए, चाय का नहीं।
- भोजन के बाद धीरे-धीरे टहलना चाहिए।
- भोजन के बाद बाईं करवट सोना चाहिए।
- भोजन के बाद व्यायाम नहीं करना चाहिए।
- तंबाकू, खैनी, सिगरेट, जर्दा, नशीली दवा, भांग, गांजा, अफीम आदि के सेवन से व्यक्ति कई रोगों का शिकार होकर अल्पायु हो जाता है।
- बढ़े हुए नाखून स्वच्छता में बाधक हैं।
- मांसाहार से काम, क्रोध और वासना बढ़ती है।
- मद्य प्रयोग से मस्तिष्क, फेफड़े, हृदय, यकृत और गुर्दों को आघात पहुँचता है।
- स्वास्थ्य रक्षा हेतु संतुलित और हितकर भोजन करना चाहिए।
- मल-मूत्र के वेग रोकने से पेट और मूत्राशय के रोग बढ़ते हैं।
- इंद्रिय संयम से मन शांत होता है तथा कार्यकुशलता बढ़ती है।
- तुलसी सर्व व्याधियों का नाश करती है। निरोग रहने के लिए इसकी दो पत्तियों को बीच से फाड़कर उसे प्रातःकाल में निगल जाना चाहिए।
- अल्प भोजन करने वाला, हितकारी पदार्थों का सेवन करने वाला, पवित्र साधन से अर्जित धन खाने वाला, बाएं करवट सोने वाला तथा मल-मूत्र वेग को न रोकने वाला व्यक्ति निरोगी होता है।

स्वास्थ्य व्यवहार से जुड़ी कुछ लोकोक्तियाँ (Folk Proverbs)

- बासी पानी जो पिए नित्य उठ शौच को जाए।
ताजा दातून जो करे ता घर वैद्य न जाए।।
- बाईं करवट जो सोए जल बाएं स्वर पीव।
दाहिने स्वर भोजन करे सो सुख पावे जीव।।
- सावन साग न भादो महि।
आसीन दूध न कातिक दहि।।
- ब्रह्ममुहूर्त में जो उठे जल्द रात सो जाए।
सदा निरोगी बना रहे उस मनुष्य का काय।।
- स्वस्थ नर संसार का सर्व सुख है भोगता।
व्याधियों की आंधियों को वह है रोकता।।
- स्वास्थ्य खोकर बैठना है महा एक पाप।
रोगों से आक्रांत नर माने जाते अभिशाप।।

- प्रथम सुख निरोगी काया, दूजा सुख घर में हो माया।
  तीसरा सुख कुलवंती नारी, चौथा सुख सुत आज्ञाकारी
  पंचम सुख भाई बलबीरा, छठा सुख राज में सीरा
  सप्तम सुख हो वास सुवासा, आठवाँ सुख पंडित हो पासा।
  नवम सुख हो मित्र घनेरे, ऐसे नर नहीं जग बहुतेरे।।
- अदरख रस संग शहद को चाटत जो नर कोय।
  अरुचि नष्ट हो जात हैं, भोजन रुचिकर होय।।
- एक दाना लहसुन का नित्य सवेरे जो खाय।
  हर तरह दर्द जकड़न ता नर से चली जाए।।
- वनतुलसी के लाय जड़ पानी में घीस लेत
  तनिक लगावत आँख पर लाली सब हर लेत।
- रस सरदासनपात की ता में शहद मिलाय।
  उठ ही आँख में जो आंजे दुख ललाई जाय।।
- मुख में पुकर मूल को धार चूस जो कोय।
  ध्वनि उच्च निकलन लगे गला बैठ जो होय।।
- ब्राह्मी, मुंडी, सोंठ में पीपल शहद मिलाय।
  तोला भर जो खाए नर वाचसपति बन जाय।।
- आँखे पानी काने तेल।
  कहे वैध की दु:ख सब गेल।।
- सादा भोजन जो करे भरे पेट तीन कोन।
  अजीर्ण अरुचि अभूख रोग हो जाते हैं गोन।
- बेल के शरबत जो पिए और आमझोरा खाय।
  ताके अंदर लुक लाहर कभी न जात समाय।।
- दाल रोटी के संग जो नित्य साग को खाय।
  सारे रोग देख उसे झट दूर चले जाए।
- पानी-पिए छान कर।
  भोजन करे जान कर।
- प्रात: भ्रमण जो करे कटु करैला खाय।
  चिरैता पानी जो पिए चिनिया रोग चली जाय।।
- सहेजन के फूल फल जो नर प्रेम से खाय।
  मनहृदय विकार सब उस नर से चली जाय।।
- गरम पानी जो पिए और गार्गिल को लगाए।

गले संबंधी सारे रोग झट दूर चले जाए।।

- काला नमक अजवाइन गुड़ अगर सेवन किया जाय।
  बदहजमी के सारे रोग जल्द खत्म हो जाय।।
- दातून संग तेल नोन ले जो नर दाँत को धोय।
  दाँत संबंधी कोई रोग ताको कभी न होय।।
- रस प्याज करू तेल में अच्छा से मिलाय।
  खांसी खस-खस जात मिट ज्यों हि देत पिलाय।।
- क्वार करैला चैत गुड़ भादो मूली खाय।
  पैसा जाय गांठ का रोग गले पड़ जाय।।
- हरे बहेरा आंवला घी-शक्कर में खाय।
  हाथी दाबे कांख में साठ कोस ले जाय।।
- शीत बचाय सदा जो सोवे।
  ताको देख रोग खूब रोवे।।
- सोंठ सोहागा सेंधा कांधी।
  सेवत जो नर गोली बांधी।।
  चौसठ वायु चौरासी शूल।
  कहे धनवंतर रहे नहीं मूल।।
- अदरख लहसुन नींबू रस देत शहद में मिलाय।
  बंद हृदय नस जात खुल नित्य सवेरे जो पिलाय।।
- हल्दी चूना गर्म कर जो सूजन पर लगाय।
  दो तीन दिन ऐसा करे सूज दर्द चली जाय।।
- ब्रह्मचर्य ही जीवन मूल पालो इसे संभाल।
  जो नर पाले ना इसे होय जात कंगाल।।
- मदिरा सेवन जो करे तामस भोजन रोज।
  भोग वह क्या करेगा होगा उसका ही भोज।।
- नित्य व्यायाम जो करे शरीर मलमल के नहाय।
  सदा स्वस्थ नर ओ दिखे थोड़ा-थोड़ा जो खाय।।
- तन मन धन की शुद्धता रखे हमें आरोग्य।
  सुकर्म सफलता सद्गुणों के बनाए हमें योग्य।।
- स्वास्थ विरुद्ध आचरण और सकल व्यवहार।
  पहुँचाता हर व्यक्ति को पहले काल के द्वार।।

- स्वस्थ रहकर लो सदा जीवन का आनंद।
  रोग ग्रसित होकर तुम जिओ जैसे मतिमंद।।
- स्वास्थ्य ही इस धरती का सकल आनंद की खान।
  जीते हैं सौ वर्ष ओ जो जाते इसे जान।।
- स्वास्थ्य गया तो सब गया कुटुंब परिवार और धन।
  कुछ भी काम न आएगा रह जाएगा सब हन।।
- करे आचरण विरुद्ध जो स्वास्थ्य हित बतलाय।
  समय से पहले ओ मनुष्य काल में जात समाय।।
- अहं कभी मत कीजिए नश्वर यह शरीर।
  अहं पाल ऊपर गए समय से पहले कई वीर।।
- रूखा-सूखा खाई के शुद्ध पानी पीव।
  देख विरानी चुपड़ी मन ललचाओ जीव।।
- जिओगे तो भोगोगे इस धरती का सुख।
  नहीं जो जीवन बीतेगा काटते हुई कई दुःख।।
- जो नहीं जीना चाहता करते साफ-सफाई।
  समय से पहले उसकी जरूर हो जाती विदाई।।
- एक नारी ब्रह्मचारी दुई नारी घर बिगाड़ी।
  तीन नारी स्वास्थ्य उजाड़ी, चार नारी स्वर्ग सिधारी।।
- काल जान जो संग्रह करई।
  कहे नाथ काहे नहीं मरई।।
- खाना बनाए और परोसे उसे दो सम्मान।
  तुम भी नष्ट हो जाओगे कर उसका अपमान।।
- जगत जननी के ध्यान धर मुख में कवर डाल।
  भोजन पचकर रस बने हो जाओ तुम लाल।।
- स्वास्थ्य है हमारा ईश्वर का वरदान।
  ईश्वर को सम्मान दो नहीं तो जाओ वीरान।।
- सच्चे हक के कमाई से परिवार का करो पालन।
  नहीं तो सब चल जाएगा कितना भी लालन।
- स्वास्थ्य गया तो सब गया कितना भी धनवान।
  स्वास्थ्य को ही पालते जो ज्ञानी-विद्वान।

- स्वास्थ्य से ही जुड़ा है बल और धन का भोग।
  धन रहते नहीं भोगता जिसे पकड़ता रोग।।
- अलौकिक शक्ति को ध्यान रख जिओ नियमित जीवन।
  रोग तो पास न आएगा दूर भागेगा मरण।
- रोग खुद नहीं आत है तुम उसको बुलाय।
  गलत आदत व्यवहार कर लेते तुम गले लगाय।।

5

जादुई विश्वासः रोग एवं उपचार
(Magical Belief: Disease and Treatment)

हमारे समाज में धार्मिक विश्वास के साथ-साथ जादुई विश्वास भी प्रचलित है। जादुई विश्वास के अनुसार रोग जादुई क्रियाओं द्वारा भी थोप दिया जाता है। जादूगर अपनी जादुई क्रियाओं से व्यक्ति को कई तरह की बीमारियों का शिकार बना देता है। अनेक तरह के कष्टों को भेजकर लोगों की जान ले लेते हैं। विश्वास के अनुसार जादू एक ऐसी प्रक्रिया है जिसमें जादूगर किसी अलौकिक शक्ति को अपने वश में कर लेता है। वश में की गई उस अलौकिक शक्ति का प्रयोग कर जादूगर अपने दुश्मनों को जादू द्वारा शारीरिक कष्ट पहुँचाता है। उसे तड़पा-तड़पा कर मृत्यु के द्वार पहुँचा देता है। जादूगर को जादू के प्रकार के आधार पर दो वर्गों में बांटा जा सकता है–1. काला जादूगर (Black Magician) तथा 2. सफेद जादूगर (White Magician)।

1. काला जादूगर

काला जादू उस जादू को कहा जाता है जिसका उपयोग जादूगर दूसरे को नुकसान पहुँचाने के लिए करता है। जैसे डायन प्रथा (Witch Craft) डायन को काला जादूगर कहा जाता है। वह अपनी जादुई क्रियाओं से अपने शत्रुओं को रोगी बना देती है। सर्पदंश करवा देती है, कुकुरदंश, बिच्छूदंश को भी उत्प्रेरित करती है। असाध्य रोग भेजकर व्यक्ति को श्मशान या कब्रगाह पहुँचा देती है। हालांकि काला जादूगर का काम कुछ पुरुष भी करते हैं, लेकिन उन्हें डायन, कमायन बताकर प्रताड़ित नहीं किया जाता है। उन्हें समाज से बहिष्कृत नहीं किया जाता तथा कोई उन्हें कुछ कहने का साहस नहीं करता है, लेकिन महिलाओं को डायन बताकर उन्हें प्रताड़ित किया जाता है, नंगा करके नचाया

जाता है, मल-मूत्र पिलाया जाता है, बाल छीलकर काजल लगाकर नंगे गाँव-गली में घुमाया जाता है। उस पर आरोप लगाया जाता है कि उसके सिर पर उसके पति या पुत्र की आत्मा रहती है, जिसके माध्यम से वह रोग-तकलीफ भेजती है। काला जादू तथा काला जादूगर को समाज हेय दृष्टि से देखता है। काला जादूगर की दाँत, जीभ, मुँह तथा आँख में दुष्टात्मा का वास रहता है। इसीलिए उनका अभिशाप लग जाता है, उनकी नजर लग जाती है तथा उनकी वाणी सत्य हो जाती है। काला जादूगर बच्चों, गर्भवती महिलाओं, धात्री माताओं, नवविवाहित दंपत्तियों, घर के कामकाजी पुरुषों, कीमती पशुधन आदि को अपना शिकार बनाते हैं। इसीलिए काला जादूगर से सभी डरते हैं।

काला जादूगर या जादूगरनी निम्नलिखित तरह के कष्ट उत्पन्न कर देते हैं:

- नपुंसकता रोग।
- बांझपन रोग।
- गर्भ न ठहरना।
- गर्भपात।
- मरे हुए शिशु का जन्म।
- जन्म के समय शिशु की मृत्यु।
- जन्म के समय माता की मृत्यु।
- माँ के स्तन में दूध का न आना।
- माँ के स्तन से दूध सूख जाना।
- शिशु द्वारा माँ का स्तनपान न करना।
- बच्चा लगातार रोते रहना।
- पैखाना न करना।
- दिनोंदिन सूखते जाना।
- लगातार बुखार रहना।
- आधुनिक दवाई एवं इलाज से भी बुखार का न छूटना।
- साँप भेजकर सर्पदंश कराना।
- बिच्छू भेजकर बिच्छूदंश करवाना।
- कुकुर भेज कुकुरदंश करवाना।
- सियार दंश करवाना।
- विधवा बना देना।
- विधुर बना देना।
- अपंग बना देना।

- लाचारी ला देना।
- परिवार के मुखिया या कमाऊ सदस्य को मृत्यु के द्वार भेज देना।
- किसी भी सदस्य को श्मशान घाट भेज देना।
- पशुधन एवं अन्य पालतू धन का नाश करना।
- आग लगवाना।
- भूत-प्रेत भेजना।
- वृक्षधन का नाश कराना।
- फसल का नाश कराना इत्यादि।

2. सफेद जादूगर

काला जादूगर के प्रभाव को निष्क्रिय बनाने के लिए लोगों द्वारा ओझा, गुणी, बाबा, भक्त, भक्तिन, साधू, पंडित, मौलवी, फादर आदि का सहारा लिया जाता है। इन्हें सफेद जादूगर कहा जाता है। ये लोग अपनी जादुई क्रियाओं से तरह-तरह के रोगियों को रोग मुक्त करते हैं, नजर छुड़ाते हैं, भूत-प्रेत भगाते हैं, दुष्ट आत्माओं को निकाल बाहर करते हैं, काला जादूगर/जादूगरनी को चिह्नित करते हैं, बीमार व्यक्तियों को स्वस्थ करते हैं। सर्पदंश, बिच्छूदंश, सियारदंश, खपड़ बिच्छूदंश, कुकुरदंश के विष को झाड़-फूंक द्वारा बाहर निकालते हैं। इसीलिए समाज उनको श्रद्धा की दृष्टि से देखता है।

इस तरह हम पाते हैं कि लोक-समाजों में रोग का कारण भी जादुई क्रियाओं को माना जाता है तथा उनसे मुक्ति पाने के लिए भी जादुई क्रियाओं का सहारा लिया जाता है। उनका विश्वास है कि जादुई क्रियाओं को प्रभावशाली जादुई क्रियाओं के माध्यम से ही समाप्त किया जाता है। ओझा-गुणी अपनी प्रभावशाली जादुई क्रियाओं द्वारा काला जादूगर एवं जादूगरनी की जादुई क्रियाओं को प्रभावहीन कर देते हैं। सफेद जादूगर काला जादूगर/जादूगरनी से भी प्रभावशाली आत्मा को अपने वश में रखते हैं तथा उनके माध्यम से काला जादू के प्रभाव को नष्ट कर रोगी को अच्छा बना देते हैं।

टोटका द्वारा उपचार

काला जादू के असर को काटने के लिए लोग स्वयं भी तरह-तरह के टोटका करते हैं। उदाहरण के लिए नवजात को नजर से बचाने के लिए ललाट, हाथ तथा पैर में काजल कर दिया जाता है। प्रसव गृह के द्वार पर सीज एक प्रकार का कांटेदार पौधा रख दिया जाता है। प्रसव गृह में हमेशा आग रखी जाती है,

रात भर दीपक या लालटेन जलाई जाता है। माँ-शिशु के खाट के पास एक चाकू या हंसिया रख दिया जाता है। इस तरह के टोटका करने से माँ तथा शिशु के स्वास्थ्य की रक्षा की जाती है। गर्भवती महिलाओं को हमेशा काला धागा धारण करने को कहा जाता है तथा अकेले कहीं जाने नहीं दिया जाता है। उन्हें सभी के सामने आने नहीं दिया जाता है। रात्रि में, दोपहर तथा शाम में उन्हें अकेले कहीं नहीं जाने दिया जाता है। हमेशा उन्हें एक चाकू या हंसिया पास में रखने को कहा जाता है।

विवाह के समय दुल्हा तथा दुल्हन को काजल लगाया जाता है। इससे किसी की नजर नहीं लगती है। काला टीका से जादुई क्रियाएँ निष्क्रिय हो जाती हैं।

शिशुजन्म, शिशु स्नान, छठी, बरही, सतईसा, नामकरण, मुंडन, कर्णभेदन, विवाह जैसे अनुष्ठानों पर अजवाइन, सूखी मिर्च आदि से नजर उतारने का रिवाज है। टोटका का प्रचलन स्वास्थ्य रक्षा से जुड़ा हुआ है।

झाड़-फूंक द्वारा उपचार

ओझा, गुणी, साधु, पुजारी, पादरी, मौलवी, पाहन, भक्त, भक्तिन आदि झार-फूंक तथा ताबीज के माध्यम से रोग पीड़ित व्यक्ति का उपचार करते हैं। ऐसा विश्वास किया जाता है कि इन उपचार विशेषज्ञों के पास कोई अलौकिक शक्ति रहती है या इन्हें अलौकिक या ईश्वरीय भक्ति का वरदान प्राप्त रहता है, इसलिए इन्हें सिद्ध पुरुष के रूप में मान्यता मिलती है। लोग इन्हें श्रद्धा की दृष्टि से देखते हैं। झाड़-फूंक का उपचार विशेषज्ञ तंत्र, मंत्र के माध्यम से करते हैं। उपचार करने के लिए ये लोग रोगी को अरवा चावल, सरसों, नमक, धुवन, अगरबत्ती, बलि के लिए अंडा, मुर्गा, बकरा तथा दारू की माँग करते हैं। कुछ झाड़-फूंक विशेषज्ञ केवल चावल, सरसो या नमक पढ़कर तथा मंत्रोच्चारण करके तथा अपने इष्टदेव को धूप अगरबती दिखाकर झाड़-फूंक करते हैं। कुछ विशेषज्ञ मंत्रोच्चारण के बीच अंडे, मुर्गे या बकरे की बलि देकर तथा दारू भेंटकर उपचार करते हैं। झाड़-फूंक उपचार के लिए ये लोग सुबह, शाम या दोपहर का समय रखते हैं। ये लोग अपने बैठने के स्थान से रोगी को बुलाकर उपचार करते हैं। ये लोग प्रत्येक दिन या विशेष दिन जैसे इतवार, मंगलवार, शुक्रवार को या विशेष तिथि जैसे पूर्णिमा या अमावस्या, अष्टमी, नवमी को झाड़-फूंक उपचार करते हैं। रोगी पूजन सामग्री तथा बलि सामग्री एवं पुजाई देने के लिए रुपया-पैसा लेकर जाते हैं। इन विशेषज्ञों के बारे में ऐसा विश्वास

किया जाता है कि इनके सिर पर कोई अलौकिक शक्ति या आत्मा रहती है। उस आत्मा को ये लोग वशीकरण मंत्र द्वारा अपने वश में कर लेते हैं तथा उस कल्याणकारी आत्भा की शक्ति का उपयोग कर झाड़-फूंक द्वारा रोगियों का कल्याण करते हैं। ये लोग जब उस कल्याणकारी आत्मा को अपने बैठने के स्थान पर स्थापित कर देते हैं, तब ये लोग नित्य शुद्ध तन मन से उस आत्मा की पूजा करके उपचार करने बैठते हैं। ऐसे विशेषज्ञ रोगी के घर जाकर उपचार नहीं करते, वरन् रोगियों को इनके पास उपचार के लिए आना पड़ता है। लेकिन कुछ झार-फूंक विशेषज्ञ वैसे हैं जिनके सिर पर कल्याणकारी आत्मा सदैव सवार रहती है। ये लोग रोगी के घर जाकर भी झार-फूंक का उपचार करते हैं। झार-फूंक द्वारा निम्नलिखित तरह के रोगों का उपचार किया जाता है:

दंत रोग

झाड़-फूंक विशेषज्ञ अपनी विशेष तकनीक से दंत रोग को झाड़-फूंक यानि तंत्र, मंत्र और यंत्र के माध्यम से दूर करते हैं। इसके लिए ये पूजन सामग्रियों के साथ-साथ रुपया भी उपहार के रूप में लेते हैं।

नेत्र रोग

झाड़-फूंक विशेषज्ञों के अनुसार डायन या दुष्टात्मा की नजर जब किसी व्यक्ति के नेत्र पर पड़ जाती है, तब उसे तरह-तरह के नेत्र रोग हो जाते हैं। नेत्र रोग आधुनिक दवा के इलाज से भी ठीक नहीं होता है, क्योंकि दुष्ट अलौकिक शक्ति दवा को असरहीन बना देती है। आधुनिक दवा के असरहीन हो जाने की स्थिति में नेत्र रोगी झाड़-फूंक विशेषज्ञ के पास पूजन सामग्री के साथ जाते हैं तथा झाड़-फूंक विशेषज्ञ तंत्र, मंत्र तथा यंत्र द्वारा झाड़-फूंक करके नेत्र रोग को ठीक करता है। उन्हें ताबीज भी धारण के लिए दिया जाता है।

जीभ रोग

जब किसी डायन या दुष्टात्मा की नजर किसी व्यक्ति की जीभ पर पड़ जाती है, तब उसका मुँह सदा फटा रहता है। कुछ भी खाने पर जीभ फड़फड़ाती है तथा कभी-कभी असहनीय पीड़ा होती है। आधुनिक डॉक्टर की आधुनिक दवा भी लाभ नहीं पहुँचाती है, तब रोगी झाड़-फूंक विशेषज्ञ के पास पूजन-सामग्री के साथ झराई-फूंकाई के लिए रुपया-पैसा लेकर जाते हैं। झाड़-फूंक विशेषज्ञ

तंत्र-मंत्र-यंत्र द्वारा उनका उपचार करके लाभ पहुँचाता है। उन्हें दुष्टात्माओं या डायन के प्रभाव से बचने के लिए ताबीज भी ग्रहण करने को देता है।

गला रोग

कई रोगी ऐसे हैं जिनका गला रोग कभी भी पूर्ण रूप से ठीक नहीं होता है। आधुनिक डॉक्टरों की आधुनिक दवाइयाँ भी उन्हें नहीं ठीक कर पाती हैं। ऐसे रोगी झाड़-फूंक विशेषज्ञ के पास अपने रोग के उपचार के लिए जाते हैं। ये लोग अपने साथ पूजन-सामग्री, तथा झराई-फूंकाई के लिए अनाज या रुपया लेकर जाते हैं। झार-फूंक विशेषज्ञ उनका अपने तंत्र-मंत्र, तथा यंत्र से उपचार करते हैं तथा ताबीज धारण के लिए देते हैं।

उदर रोग

कई रोगी ऐसे हैं जिनका उदर ठीक से काम नहीं करता है। उनकी जठराग्नि खत्म हो जाती है। उन्हें भोजन क्या पानी भी नहीं पचता है। पानी पीते ही वमन हो जाता है या सीधे पानी पैखाना के रास्ते बाहर निकल जाता है। ऐसे रोगी आधुनिक चिकित्सा करवाते हैं, लेकिन उन्हें अपेक्षित लाभ नहीं मिलता है। तब थकहार करके ऐसे रोगी झार-फूंक विशेषज्ञ के पास जाते हैं। ऐसे रोगी अपने साथ पूजन सामग्री एवं झराई-फूंकाई के बदले में रुपया अनाज आदि लेकर जाते हैं। झाड़-फूंक विशेषज्ञ अपने तंत्र-मंत्र और यंत्र के माध्यम से उनका उपचार करते हैं तथा दुष्टात्माओं के प्रभाव को असरहीन बनाने के लिए ताबीज देते हैं। ताबीज को लाल, काला या पीला या उजले धागे में धारण के लिए दिया जाता है।

पीलिया या कमला रोग

पीलिया या कमला रोग से पीड़ित व्यक्ति भी झाड़-फूंक विशेषज्ञ के पास उपचार के लिए जाता है। इस रोग में शरीर पीला हो जाता है। यकृत गर्म हो जाता है। आधुनिक दवाइयाँ भी असरहीन होने लगती हैं। ऐसी स्थिति में ऐसे रोगी झाड़-फूंक विशेषज्ञ के पास जाते हैं। अपने साथ पूजन, हवन, तथा बलि की सामग्रियाँ लेकर झाड़-फूंक विशेषज्ञ के पास पहुँचते हैं। झाड़-फूंक विशेषज्ञ अपने तंत्र, मंत्र, यंत्र का उपयोग कर उनका उपचार करते हैं। अगर रोग बहुत भयंकर रूप धारण कर लेता है तब बलि और दारू भी अर्पित किया जाता है। ताबीज भी धारण के लिए बतलाया जाता है।

सिर रोग

लगातार सिर दर्द रहने तथा दवाई से भी नहीं ठीक होने की स्थिति में लोग गुणी-ओझा या अन्य झाड़-फूंक विशेषज्ञ की शरण में जाते हैं। झाड़-फूंक विशेषज्ञ इस रोग का अपने तंत्र-मंत्र तथा यंत्र के माध्यम से उपचार करता है तथा रोगी को ताबीज धारण करने के लिए देता है। सिर के असह्य दर्द तथा किरणवाह से उत्पन्न दर्द का झाड़-फूंक विधि से उपचार किया जाता है।

नाक के रोग

लगातार नाक जाम हो जाने, सोने में नाक से आवाज आने, नजला हो जाने या नकड़ा हो जाने पर उसका उपचार झाड़-फूंक विधि से किया जाता है। ऐसे नाक के रोगी झाड़-फूंक विशेषज्ञ के पास पूजन, हवन तथा बलि सामग्री को लेकर जाते हैं। झाड़-फूंक विशेषज्ञ पहले अपने अंदर स्थित अलौकिक शक्ति या इष्टदेव की पूजा करता है। इसके बाद तंत्र, मंत्र तथा यंत्र के माध्यम से झाड़-फूंक करता है। झाड़-फूंक के बाद रोगी को ताबीज देता है जिसे नियमित धारण करने से रोगी को लाभ पहुँचता है।

शरीर दर्द

कुछ व्यक्ति शरीर दर्द से पीड़ित रहते हैं। आधुनिक चिकित्सा भी उन्हें आराम नहीं पहुँचा पाती है। ऐसे शरीर पीड़ा से दु:खी लोग झाड़-फूंक बाबा या भक्तिन की शरण में अपने रोग के इलाज के लिए पहुँचते हैं। ये अपने साथ अरवा चावल, सरसों, नमक, अंडा, मिठाई, अगरबत्ती, आदि लेकर झाड़-फूंक करवाने आते हैं। ये लोग सरसों तेल भी लेकर आते हैं। झाड़-फूंक करने वाला पहले पूजन सामग्रियों की सहायता से अपने इष्टदेव या अलौकिक शक्ति की पूजा करता है। उसे हवन तथा बलि अर्पित करता है। इसके बाद वह अपने तंत्र, मंत्र एवं यंत्र का उपयोग कर उस दुष्टात्मा को खदेड़ने का काम करता है जो रोग को ठीक नहीं होने देती है तथा सारी दवाओं को असरहीन कर देती है। सबसे अंत में वह रोगी को धारण करने के लिए ताबीज देता है। पढ़ा हुआ नमक खाने के लिए तथा अभिमंत्रित तेल लगाने के लिए देता है।

ठेहुना दर्द

ठेहुना दर्द के रोग को भी झाड़-फूंक के सहारे उपचार किया जाता है। लगातार ठेहुना दर्द से पीड़ित तथा एलोपैथिक दवाओं का कोई प्रभाव न पड़ने की

स्थिति में लोग झाड़-फूंक की शरण में जाते हैं। ऐसे रोगी अपने साथ पूजन, हवन-बलि जैसी सामग्रियों को साथ में लाते हैं।

झाड़-फूंक विशेषज्ञ अपने तंत्र, मंत्र एवं यंत्र का उपयोग करके ठेहुना दर्द को नहीं ठीक होने देने वाली अलौकिक शक्ति को बाहर भगा देते हैं जिससे रोगी को लाभ पहुँचने लगता है। पुनः दुष्टात्मा न आ जाए इसलिए रोगी को ताबीज धारण करने को कहा जाता है। झराई-फूंकाई के लिए विशेषज्ञ को कुछ रुपए भी दिए जाते हैं।

कमर दर्द एवं रीढ़ दर्द

कमर दर्द एवं रीढ़ दर्द से लगातार पीड़ित एवं एलोपैथिक दवाओं का कोई असर न होने की स्थिति में लोग अपने रोग के इलाज के लिए झाड़-फूंक विधि से उपचार करवाने झाड़-फूंक विशेषज्ञ के पास जाते हैं। ये लोग अपने साथ नमक, तेल, चावल, सरसों, अंडा, अगरबत्ती जैसी सामग्रियों को लेकर जाते हैं। इन सामग्रियों का उपयोग पूजन-हवन तथा बलि में होता है। अपने तंत्र, मंत्र, तथा यंत्रों का उपयोग कर झाड़-फूंक विशेषज्ञ रोग न ठीक होने देने वाली दुष्ट शक्तियों को शरीर से बाहर निकाल देते हैं। इसके बाद दुष्ट शक्तियों को पुनः वापस न आ जाए, इसके बचाव के लिए ताबीज पहनने के लिए दिया जाता है। अभिमंत्रित जल पीने के लिए, अभिमंत्रित नमक खाने के लिए, अभिमंत्रित चावल या सरसों घर के बाहर छींटा देने के लिए तथा तेल लगाने के लिए दिया जाता है।

बच्चे के लगातार रोने पर

कभी-कभी बच्चा लगातार रोतस रहता है। कुछ भी खाना नहीं खाता है। उसकी भूख खत्म हो जाती है। ऐसा माना जाता है कि किसी दुष्टात्मा या डायन की नजर लग गई है। इस स्थिति में लोग अरवा चावल, नमक, पानी, अंडा, धुवन, अगरबत्ती, सूखी लाल मिर्च आदि के साथ बच्चे को लेकर झाड़-फूंक विशेषज्ञ के पास जाते हैं। झाड़-फूंक विशेषज्ञ पूजन सामग्रियों से पूजन कर तथा बलि सामग्रियों से बलि देकर अपने इष्टदेव की पूजा करता है। इसके बाद नमक, मिर्च, चावल तथा सरसों को अभिमंत्रित करता है। फिर अपने तंत्र, मंत्र, एवं यंत्र के सहारे दुष्टात्मा को बच्चे के शरीर से बाहर निकालता है। अभिमंत्रित जल पीने के लिए, नमक खाने के लिए, मिर्च जलाने के लिए तथा सरसों या चावल को घर से बाहर चारों तरफ छिड़क देने के

लिए कहता है। बच्चे को पहनाने के लिए ताबीज देता है। झाड़-फूंक के बाद बच्चा ठीक हो जाता है।

बच्चे को सूखा रोग होने पर

कभी-कभी बच्चे को सूखा रोग हो जाता है। वह खाना-पीना छोड़ देता है। दिनों-दिन सूखता जाता है। इसीलिए इसे सूखा रोग कहा जाता है। अंग्रेजी दवाई भी जल्द असर नहीं दिखाती है। ऐसी स्थिति में बच्चे की माँ या पिता झाड़-फूंक के लिए सामग्रियाँ जैसे चावल, सरसों दाना, लाल सूखी मिर्च, नमक, जल, तेल, अंडा, धुवन तथा अगरबत्ती को लेकर झाड़-फूंक करने वाले विशेषज्ञ के पास जाते हैं। झाड़-फूंक विशेषज्ञ धुवन अगरबत्ती जलाकर इष्टदेव की पूजा करता है, फिर नमक, मिर्च, सरसों, चावल, पानी अंडा को अभिमंत्रित करता है। मिर्च को जलाकर दिखाता है कि जलने पर भी कोई गंध नहीं लग रही है। यह साफ संकेत है कि बच्चे को डायन ने पेट में बत्ती दे दी है या कोई दुष्टात्मा ने बच्चे के यकृत में अपना निवास स्थान बना लिया है। उसे झाड़-फूंक से बाहर करना होगा। इसके बाद झाड़-फूंक वाला अपने तंत्र, मंत्र, एवं यंत्र का उपयोग कर डायन के प्रभाव को बेअसर करता है। अगर दुष्टात्मा है तो उसे शरीर से बाहर निकाल देता है। बच्चे को पानी पीने तथा अभिमंत्रित नमक को भोजन के साथ खिलाने के लिए दिया जाता है। सरसों और चावल के दानों को घर के बाहर चारों तरफ छिड़क देने को कहता है। इससे दुष्टात्मा घर की ओर नजर नहीं करेगी। झाड़-फूंक विशेषज्ञ बच्चे को गले या कमर में पहनने के लिए ताबीज देता है।

घाव का उपचार

बड़े से बड़े घावों का उपचार भी झाड़-फूंक विधि से किया जाता है। ऐसा माना जाता है कि डायन के दुष्प्रभाव से या दुष्टात्मा के आक्रमण से बड़े-बड़े घाव कोंख, जांघ, पेट या पीठ में हो जाते हैं। आधुनिक उपचार कराने से भी जल्द आराम नहीं होता है। ऐसी स्थित में घाव के रोगी घाव का उपचार झाड़-फूंक विधि से कराने के लिए पहुँचते हैं। झाड़-फूंक कराने से दवाई का असर भी आरंभ हो जाता है। डायन का प्रभाव असरहीन हो जाता है। दुष्टात्मा वहाँ से निकल कर बाहर चली जाती है। रोगी को आराम पहुँचता है। झाड़-फूंक कराने के लिए रोगी अपने साथ अरवा चावल, सरसों दाना, मसूर की दाल, नमक, सूखी लाल मिर्च, धुवन, अंडा, अगरबत्ती एवं पैसा लेकर आते हैं। झाड़-फूंक

करने वाला अपने तंत्र, मंत्र एवं यंत्र के सहारे सभी पूजन सामग्रियों को अभिमंत्रित करता है तथा अपने इष्टदेव को समर्पित करता है। इसके बाद मंत्रोच्चारण के बीच अपनी छड़ी, चुटा, मोर पंख, झाड़ू, दूब घास आदि के सहारे रोगग्रसित स्थान को झारता तथा फूंकता है। ऐसा करने से दुष्टात्मा उस स्थान को छोड़कर सदा के लिए भाग जाती है तथा रोगी को आनंद मिलने लगता है। इसके बाद रोगी को पानी पिलाया जाता है नमक चटाया जाता है तथा ताबीज पहनाया जाता है।

घर की बुरी नजर को हटाना

ऐसा विश्वास किया जाता है कि किसी के घर पर जब डायन या दुष्टात्मा की नजर लग जाती है तब पूरे परिवार का स्वास्थ्य संकट में पड़ जाता है। एक-एक करके सभी सदस्य बीमार पड़ने लगते हैं। घर का सारा धन इलाज में खर्च हो जाता है। परिवार तंगहाली एवं कंगाली की स्थिति में पहुँच जाता है। ऐसी स्थिति का सामना कर रहे परिवार की मालकिन या मुखिया अपने साथ अरवा चावल, सरसों दाना, लाल मिर्च, नमक, दूब घास, कुश घास, धुवन, अगरबत्ती, अंडा, मुर्गा या बकरा के साथ झाड़-फूंक विशेषज्ञ के पास पहुँचता है। अगर विशेषज्ञ उसको दारू लाने को कहता है तब वह दारू भी बाजार से मंगवाता है। चावल, जल, नमक, तेल, सरसों, मिर्च आदि हवन सामग्रियों तथा बलि सामग्रियों को विशेषज्ञ पहले एक-एक कर अभिमंत्रित करता है। इसके पश्चात् उन सामग्रियों को अपने इष्टदेव के नाम से अर्पित करता है। इसके बाद वह अपने तंत्र, मंत्र एवं यंत्र के सहारे गृहस्वामी या गृह मालकिन को झाड़-फूंक करता है। झाड़-फूंक के लिए वह शरीर पर पंख, चिमटा, घास, मोर पंख, झाडू आदि का प्रयोग करता है। झाड़-फूंक खत्म होने के बाद जल तथा नमक, तेल, मिर्च आदि को सभी सदस्यों को भोजन में खिलाने के लिए दे दिया जाता है। सरसों तथा चावल को घर के चारों ओर छिड़क देने को कहा जाता है। चार कीलों को अभिमंत्रित कर दिया जाता है। जिसे घर के चारों कोनों पर गाड़ दिया जाता है। सभी परिवार के सदस्यों को धारण करने के लिए एक-एक ताबीज दिया जाता है। ताबीज को लाल, काला, पीला, हरा या सफेद धागा में पहनने के लिए कहा जाता है। झाड़-फूंक हो जाने के बाद किसी की गड़ी हुई नजर का प्रभाव खत्म हो जाता है तथा घर में आनंद का वातावरण व्याप्त हो जाता है।

पौरुष बल प्राप्ति हेतु झाड़-फूंक

नपुंसकता पुरुष के लिए अभिशाप माना जाता है। इस रोग से ग्रसित दंपत्ति अपने वैवाहिक जीवन का आनंद नहीं उठा पाते हैं। ऐसा विश्वास किया जाता है कि डायन, किंचन, अकाल मृत्यु व्यक्ति की आत्मा जब किसी बलवान, शक्तिवान तथा पहलवान पुरुष पर आक्रमण करती है तब उसका पौरुष-बल खत्म हो जाता है। स्वप्न में सदा उसके सामने दुष्टात्मा आती हैं तथा उसके पौरुष-बल को छिन्न-भिन्न कर देती हैं। वह अपनी धर्मपत्नी के संग सहवास नहीं कर पाता है। पति-पत्नी के बीच दूरियाँ बढ़ जाती हैं। झगड़ा होने लगता है। दांपत्य जीवन में कटुता आ जाती है। पौरुष बल से हीन पुरुष झाड़-फूंक विशेषज्ञ के पास जाकर अपना उपचार कराते हैं। झाड़-फूंक विशेषज्ञ रोगी द्वारा लाई गई पूजन सामग्री को एक-एक करके अभिमंत्रित कर देता है। इसके बाद सभी सामग्रियों को अपने इष्टदेव को समर्पित कर उन्हें खुश करता है। इसके बाद तंत्र, मंत्र, तथा यंत्र की मदद से शरीर के अंदर व्याप्त दुष्टात्मा को बाहर करके भगाया जाता है। दुष्टात्मा के बाहर निकल जाने पर रोगी का पौरुष-बल धीर-धीरे लौटने लगता है। झाड़-फूंक विशेषज्ञ सभी अभिमंत्रित सामग्रियों को लौटा देता है तथा रोगी को जल, नमक, मिर्च, तेल, चावल आदि को धीरे-धीरे थोड़ा-थोड़ा करके खाने की सलाह देता है। उसे धारण करने के लिए ताबीज दिया जाता है। ऐसा करने से खोया हुआ पौरुष-बल जाग्रत हो जाता है तथा दांपत्य जीवन की मधुरता लौट आती है।

बांझपन दूर करने के लिए झाड़-फूंक

विवाहित महिलाओं के लिए बच्चा न होना अभिशाप माना जाता है। उन्हें समाज बांझ या बहिला कह कर ताना मारता है। उन्हें तरह-तरह से अपमानित किया जाता है। यों तो बांझपन की समस्या से ग्रसित दंपत्ति डॉक्टर की सलाह अनुसार आधुनिक दवाओं का सेवन करते हैं, लेकिन जब सफलता नहीं दिखाई देती है तब लोग झाड़-फूंक विशेषज्ञ के पास जाते हैं, जो अपने तंत्र, मंत्र तथा यंत्र से बांझ रोगियों का उपचार करते हैं। झाड़-फूंक विशेषज्ञों के अनुसार बांझपन नामक अभिशाप डायन क्रिया की देन होती है या दुष्टात्माओं के आक्रमण का परिणाम होता है। अतः उनका झाड़-फूंक विधि से उपचार किया जा सकता है। ऐसे रोगी झाड़-फूंक विशेषज्ञ के पास चावल, नमक, तेल, मिर्च, सरसों, अंडा, मुर्गा या बकरा लेकर जाते हैं। साथ में अरवा चावल भी लाते हैं।

झाड़-फूंक विशेषज्ञ सभी पूजन, हवन तथा बलि सामग्रियों को अपने इष्टदेव के पास रखकर अभिमंत्रित करता है। इसके बाद एक-एक कर वह सभी सामग्रियों को उस परमात्मा के नाम अर्पित कर देता है जिनकी मदद से वह कल्याण कार्य झाड़-फूंक विधि द्वारा करता है। वह नमक, मिर्च, पानी धीरे-धीरे भोजन के साथ खाने के लिए कहता है। चावल तथा सरसों दाने को घर के चारों तरफ छिड़क देने को कहता है तथा मिर्च को नित्य दरवाजा पर एक-एक करके जलाने को कहता है। वह दंपत्ति को ताबीज धारण करने को कहता है। झाड़-फूंक के साल के अंदर दंपत्ति को संतान की प्राप्ति हो जाती है।

गर्भ नष्ट होने से बचने के लिए झाड़-फूंक

कई विवाहित महिलाएँ ऐसी होती हैं जो गर्भ तो धारण करती हैं, लेकिन उनका गर्भ ज्यादा दिनों तक ठहर नहीं पाता है। गर्भ नष्ट हो जाता है। ऐसी महिलाएँ आधुनिक चिकित्सा से उपचार कराती हैं, लेकिन जब उन्हें सफलता नहीं दिखाई देती है, तब झाड़-फूंक विशेषज्ञ के पास पहुँचती हैं। झाड़-फूंक विशेषज्ञ उनके गर्भ नष्ट हो जाने का कारण डायन क्रिया या दुष्टात्मा का शरीर में वास बतलाते हैं। वे इस रोग के उपचार हेतु झाड़-फूंक करवाने की सलाह देते हैं। ऐसी महिलाओं को भी पूजन, हवन, तथा बलि सामग्रियों के साथ आने का सुझाव दिया जाता है। विशेषज्ञ सभी सामग्रियों को अभिमंत्रित करके एक-एक करके अपने इष्टदेव को अर्पित करके उनसे झाड़-फूंक शुरू करने की अनुमति लेता है। झाड़-फूंक करते समय वह तंत्र, मंत्र तथा यंत्र का सहारा लेता है। इसके पश्चात् वह नमक, जल, मिर्च, सरसों तथा चावल को लौटा देता है। अंडा, मुर्गा, बकरा और दारू को वह इष्टदेव को अर्पित करके उसे स्वयं प्रसाद के रूप में ग्रहण कर लेता है। सरसों दाना को घर के चारों तरफ छिड़क देने तथा नमक, जल और तेल को धीरे-धीरे खाने के लिए कहा जाता है। ताबीज पहनने के लिए कहा जाता है। झाड़-फूंक विशेषज्ञ के बताए अनुसार व्यवहार करने से निश्चित रूप से लाभ मिलता है।

मरा बच्चा पैदा होना

कई महिलाएँ गर्भधारण तो करती हैं, लेकिन वे मरे हुए बच्चे को जन्म देती हैं। ऐसी महिलाएँ भी झाड़-फूंक विशेषज्ञ के पास जाती हैं तथा जीवित बच्चे को जन्म देने के लिए झाड़-फूंक विधि से उपचार कराती हैं। झाड़-फूंक विशेषज्ञ उन्हें भी नमक, तेल, मिर्च, सरसों, मसूर की दाल, अरवा चावल, धूप, धुवन,

अगरबत्ती, अंडा, मुर्गा, बकरा, दारू आदि लाने को कहता है। विशेषज्ञ उनके द्वारा लाई गई सभी सामग्रियों को मंत्रोच्चारण कर अभिमंत्रित करता है तथा एक-एक कर अपने इष्टदेव को अर्पित करता है। इसके बाद हवन सामग्रियों को अर्पित करता है। हवन करने के बाद वह अपने तंत्र, मंत्र एवं यंत्र का उपयोग कर रोगी को मोर पंख, चुटा, चिमटा, घास, झाड़ू, इत्यादि के माध्यम से झाड़ता है। सबसे अंत में झाड़-फूंक करके डायन क्रिया या दुष्टात्मा को शरीर से बाहर निकालता है। दुष्टात्मा को खदेड़ देने के बाद रोगी को पानी, नमक तथा तेल को घर ले जाकर भोजन में डालकर खाने को कहा जाता है। अरवा चावल और सरसों को घर के चारों तरफ छिड़क देने का सुझाव दिया जाता है। हमेशा धारण करने के लिए एक ताबीज दिया जाता है। रोगी को साल के अंदर झाड़-फूंक से अवश्य लाभ मिलता है।

दूध उतरने के लिए झाड़-फूंक

बच्चों के जन्म के बाद कई महिलाओं को स्तन में दूध नहीं आता है। अगर आता भी है तो बहुत अल्प मात्रा में आता है। कुछ महिलाओं को दूध आकर फिर सूख जाता है। ऐसे रोग से ग्रसित महिलाएँ झाड़-फूंक विधि से अपना इलाज कराने विशेषज्ञ के पास जाती हैं। विशेषज्ञ उनको भी इस रोग के कारण के रूप में डायन क्रिया या दुष्टात्मा का आक्रमण बतलाते हैं। उन्हें झाड़-फूंक के लिए अरवा चावल, सरसों दाना, नमक, तेल, पानी, लाल सूखी मिर्च, अंडा आदि लाने को कहा जाता है। विशेषज्ञ उनके द्वारा लाई गई सभी सामग्रियों को पहले अभिमंत्रित करता है और फिर उनमें से कुछ अंश को अपने इष्टदेव के नाम अर्पित कर देता है। इसके बाद अपने तंत्र, मंत्र तथा यंत्र द्वारा झाड़-फूंक आरंभ करता है। झाड़-फूंक करते समय वह कुछ मंत्र पढ़ता है। मन ही मन बुद्बुदाता है तथा हाथ में पंख, चिमटा, चुटा, झाड़ू, चप्पल या जूता लेकर रोगी के शरीर पर सांकेतिक प्रहार करता है। प्रहार के भय से दुष्टात्मा रोगी के शरीर को छोड़कर भाग जाती है। फिर वापस नहीं आने का वादा करती है। इसके बाद झाड़-फूंक क्रिया का अंत हो जाता है। विशेषज्ञ तेल, पानी तथा नमक को भोजन के साथ धीरे-धीरे खाने के लिए सलाह देता है। सरसों, मसूर दाल तथा चावल को घर के बाहर चारों ओर छिड़क देने को कहा जाता है। प्रत्येक दिन शाम को एक-एक मिर्च जलाने के लिए कहा जाता है। झाड़-फूंक के दिन से ही माँ के स्तन में दूध आने लगता है।

थनइल रोग का उपचार

माँ के स्तन में हो जाने वाले रोग को थनइल रोग कहा जाता है। इस रोग के हो जाने पर महिलाएँ उपचार के लिए झाड़-फूंक विशेषज्ञ के पास जाती हैं। झाड़-फूंक विशेषज्ञ उन्हें भी पूजन सामग्री लाने को कहता है तथा साथ में एक ककहा (लकड़ी की बनी कंघी) लाने के लिए कहता है। सभी पूजन सामग्रियों को एक-एक करके अभिमंत्रित करने के बाद उसका कुछ अंश अलौकिक शक्ति के नाम अर्पित कर दिया जाता है। इसके पश्चात् झाड़-फूंक की प्रक्रिया अपनाई जाती है। झाड़-फूंक करते समय ककहा के सहारे स्तन को झाड़ा जाता है। इससे दुष्टात्मा भाग जाती है तथा महिला रोग मुक्त हो जाती है। विशेषज्ञ ताबीज धारण की सलाह देता है। नमक तथा पानी को धीरे-धीरे प्रत्येक दिन उपयोग करने को कहा जाता है। सरसों तथा चावल को घर के सभी तरफ छिड़कना होता है तथा ताबीज को काले, लाल, उजले, हरे या नीले रंग के धागा में पहनना होता है।

मानसिक अशांति दूर करने के लिए

कई व्यक्ति ऐसे हैं जिनका मन-मस्तिष्क अशांत हो जाता है। वे भय, क्रोध, डर, अनिद्रा, ईर्ष्या, लोभ, काम जैसे मानसिक विकारों से ग्रसित हो जाते हैं। कई ऐसे हैं जिनमें हीन भावना का विकास हो जाता है तथा उनका व्यक्तित्व कुंठित हो जाता है। कई ऐसे हैं जो सदा नकारात्मक सोच के कारण परेशान रहते हैं। ऐसे मानसिक रोगों से अशांत व्यक्तियों को झाड़-फूंक विधि से अपना उपचार कराते हुए देखा गया है। ऐसे लोग अपने मन की शांति हेतु झाड़-फूंक विशेषज्ञ के पास जाते हैं। विशेषज्ञ के कथनानुसार पूजा, हवन तथा बलि सामग्रियों को लाते हैं। विशेषज्ञ उनके द्वारा लाई गई सभी सामग्रियों को एक-एक करके अपने इष्टदेव या अलौकिक शक्ति को अभिमंत्रित कर अर्पित करते हैं। तत्पश्चात् ही झाड़-फूंक की प्रक्रिया आरंभ करते हैं। झाड़-फूंक करते समय मंत्र, तंत्र तथा यंत्र का सहारा लिया जाता है। मंत्रोच्चारण या बुद्बुदाहट के बीच रोगी के ऊपर पंख, घास, जूता, चप्पल, झाड़ू आदि के सहारे सांकेतिक प्रहार किए जाते हैं। सांकेतिक प्रहार से भय खाकर दुष्टात्मा रोगी के शरीर को छोड़कर जाने का वादा करती है तथा पुनः लौटकर नहीं आने का अपना वचन बार-बार दुहराती है। विशेषज्ञ उसे पानी, नमक, सरसों का तेल अर्पित कर वहाँ से जल्द जाने तथा फिर वापस नहीं आने का वचन लेते हैं। झाड़-फूंक के बाद

विशेषज्ञ द्वारा रोगी को ताबीज पहनने के लिए दिया जाता है। रोगी धीरे-धीरे मानसिक रोग खोने लगता है तथा मानसिक शांति प्राप्त कर लेता है।

भूत-प्रेत से बचाव

जिन लोगों की अकाल मृत्यु हो जाती है, उनकी आत्मा भटकती रहती है। जो दुर्घटना, युद्ध, हत्या, आत्महत्या में मारे जाते हैं, उनकी आत्मा तड़पते हुए इधर-उधर भटकती रहती है। जब वे आत्मा किसी बालक, किशोर, गर्भवती महिला, नवविवाहित दंपत्ति आदि को अकेले में पाती हैं तब वे उन्हें पकड़ लेती हैं। ज्योंहि प्रेतात्मा किसी को पकड़ती है उसका व्यवहार बदल जाता है। वह खाना छोड़ देता है या बहुत अधिक खाने लगता है। वह कभी रोता है, तो कभी हँसता है, कभी डर जाता है, कभी आक्रोशित हो जाता है, कहीं पर विक्षिप्त जैसा बैठ जाता है, या तेजी से दौड़ने लगता है। ऐसा व्यवहार देखकर घर वाले चिंतित हो जाते हैं। मानसिक आरोग्यशाला में आधुनिक ढंग से इलाज करवाते हैं, लेकिन अपेक्षित परिणाम न प्राप्त होने की स्थिति में लोग झाड़-फूंक विशेषज्ञ के पास पहुँचते हैं। झाड़-फूंक विशेषज्ञ झाड़-फूंक द्वारा उनका उपचार करते हैं। नमक, पानी, दाल, चावल, सरसों आदि को अभिमंत्रित कर देते हैं। उनका प्रत्येक दिन उपयोग करने से भूत-प्रेत भाग जाता है। उन्हें पहनने के लिए ताबीज भी दिया जाता है।

सर्पदंश का झाड़-फूंक से उपचार

हमारी संस्कृति में सर्प को काल का प्रतीक माना गया है। सर्प भोलेनाथ के गले का हार होते हैं। पाँच या सात फन वाले सर्प भगवान विष्णु के क्षीर-सागर में शयन के प्रतीक हैं। भगवान विष्णु और माता लक्ष्मी क्षीर-सागर में शेषनाग की शैय्या पर ही विश्राम करते हैं। नाग पंचमी के अवसर पर नागराज की पूजा की जाती है और उनकी प्रतिमाओं पर लावा (Parched rice) और दूध अर्पित किए जाते हैं। हमारी संस्कृति में गृह की नींव पूजा में सर्प, बिच्छू, छिपकली, कछुआ आदि की चाँदी या तांबा निर्मित प्रतिमाओं को पूजा करके स्थापित किया जाता है। ऐसा विश्वास किया जाता है कि नींव में ऐसे विषैले जीवों की प्रतिमाओं को स्थापित करने से उनके दंश का भय नहीं रहता है। ऐसे प्रचलित विश्वास के बावजूद भी सर्पदंश गाँवों एवं जंगल में बसे गाँवों के लिए आम घटना है। प्रत्येक वर्ष हजारों व्यक्तियों को सर्पदंश से अपनी जान गवांनी पड़ती है। आधुनिक चिकित्सा व्यवस्था में सर्पदंश से बचाने के लिए आधुनिक दवाइयाँ उपलब्ध हैं,

लेकिन परंपरागत समाजों में सर्पदंश का उपचार झाड़-फूंक विधि से आज भी जारी है। सर्पदंश झाड़-फूंक विशेषज्ञ को सपहा बाबा, बेरिहकवा, सपेरा आदि स्थानीय नामों से जाना जाता है। बेरिहकवा तथा सपेरा तो एक समुदाय का नाम है जो साँप पालते हैं। साँप के खेल दिखा-दिखाकर अपनी आजीविका चलाते हैं। वे लोग गाँवों में घूम-घूम कर घरों से विषैले साँपों को निकालकर गाँव से काफी दूर छोड़ देते हैं। इस समुदाय के लोग झाड़-फूंक से साँप दंश के पीड़ित को बचाते हैं तथा उनका उपचार करते हैं। इस नाम से पुकारे जाने वाले समुदाय के लोग भी झाड़-फूंक का काम करते हैं। ये लोग झाड़-फूंक के बाद जड़ी-बूटी भी पीड़ित व्यक्ति को देते हैं।

सर्पदंश विशेषज्ञ सबसे पहले यह पता करने का प्रयास करते हैं कि काटने वाला सर्प जहरीला था या गैर-जहरीला। इसके लिए वे लोग तीन प्रकार की विधियों को उपयोग में लाते हैं। एक विधि में रोगी के घर से सरसों का दाना मंगवाकर तथा अभिमंत्रित कर सर्पदंश के स्थान पर छिड़का जाता है। अगर काटे हुए स्थान पर सरसों दाना गिरने का आभास होता है तब समझा जाता है कि काटने वाला साँप जहरीला था, अगर नहीं तब वह जहरीला नहीं था। जहरीला नहीं रहने पर रोगी को नहीं घबराने तथा जगे रहने का सुझाव दिया जाता है।

जहरीला तथा गैर-जहरीला साँप की पहचान के लिए अपनाई जाने वाली दूसरी विधि में पीड़ित व्यक्ति को काली मिर्च चबाने को कहा जाता है। अगर काली मिर्च का स्वाद लगता है तब समझा जाता है कि काटने वाला साँप विषैला नहीं है।

जहरीला तथा गैर-जहरीला साँप की पहचान हेतु अपनाई जाने वाली तीसरी विधि में पीड़ित व्यक्ति के घर से मुसकइल, बिल के पास से मूसों द्वारा उत्पन्न किए गए मिट्टी चूर्ण को मंगवाया जाता है। एक तांबे या फूल (Brettle white metal) की थाली को भी मंगवाया जाता है। पीड़ित व्यक्ति को कमर के ऊपर निर्वस्त्र कराया जाता है। उसकी पीठ पर मुसकइल को थोड़ी देर के लिए लगाया जाता है। इसके बाद थाली की पेंदी में मुसकइल लगाकर पीड़ित व्यक्ति की पीठ पर सटा दिया जाता है। इसके पश्चात् मंत्रोच्चारण करते हुए थाली के ऊपर मुसकइल से प्रहार किया जाता है। अगर थाली गिर जाती है तब समझा जाता है कि काटने वाला साँप जहरीला नहीं था।

उपरोक्त तीनों प्रकार की विधियों से अगर पता चल जाता है कि काटने वाला साँप जहरीला नहीं था तब रोगी को कहा जाता है कि जगे रहने का प्रयास कीजिए। कोई खतरे की बात नहीं है, लेकिन पीड़ित को उपवास रखने तथा जगे रहने का सुझाव दिया जाता है।

अगर यह साबित हो जाता है कि काटने वाला साँप जहरीला था तब झाड़-फूंक विधि से उपचार किया जाता है। सरसों दाना को बार-बार अभिमंत्रित कर काटे हुए स्थान पर छिड़का जाता है। बार-बार रोगी से पूछा जाता है कि विष कम हो रहा है या नहीं। पानी माँगने पर उसे पीने के लिए पानी नहीं दिया जाता है। उपवास रहने को कहा जाता है। सिर पर धीरे-धीरे पानी गिराया जाता है। उसे रात भर सोने नहीं दिया जाता है। नागराज की स्तुति की जाती है। सर्पदंश विशेषज्ञ मंत्रोच्चारण करते रहते हैं। उन्हें तरह-तरह की पूजा देने की प्रतिज्ञा दोहरायी जाती है। जब सुबह हो जाती है तब पीड़ित व्यक्ति जीवित रह जाता है तब समझा जाता है कि विष पूर्णरूप से उतर गया है। झाड़ने के क्रम में रोगी को देहाती दवा दी जाती है तथा जड़ी-बूटी सुंघाई जाती है। झाड़-फूंक उपचार में रोगी को रात भर आवश्यक रूप से जगाकर रखा जाता है।

बिच्छू दंश का झाड़-फूंक से उपचार

लोक एवं ग्राम समाजों में बिच्छू दंश का उपचार झाड़-फूंक विधि से किया जाता है। बिच्छू दंश का उपचार आरंभ करने से पहले यह पता किया जाता है कि बिच्छू दंश का असर हुआ है कि नहीं। इसके लिए भी वही विधि अपनाई जाती है जो सर्पदंश की स्थिति में अपनाई जाती है। सरसों दाना को अभिमंत्रित कर पीड़ित व्यक्ति के ऊपर तब-तक फेंका जाता है जब तक बिच्छू दंश का असर समाप्त नहीं हो जाता। इसके बाद बिच्छू दंश के स्थान पर गर्म करके कपूर सटा दिया जाता है। विष खींच लेने के बाद वह छूट कर गिर जाता है। इसके बाद जड़ी-बूटी को पीसकर दंश स्थान पर चढ़ाया जाता है। कुछ जड़ी-बूटी खाने के लिए भी दी जाती है। जब तक विष का असर खत्म नहीं हो जाता है तब तक पीड़ित व्यक्ति को उपवास रहने को कहा जाता है। जब विष असरहीन हो जाता है तब उसे खाने को कहा जाता है।

कुकुर दंश

जंगल क्षेत्र के गाँवों तथा समतल क्षेत्र के गाँवों में कुकुर दंश की घटना आम बात है। इन क्षेत्रों में अनेक आवारा कुत्ते पाए जाते हैं। आवारा कुत्ते किसी पर आक्रमण कभी भी कर देते हैं। वैसे तो आज कल कुकुर दंश का उपचार प्रत्येक अस्पताल में एंटीरैबीज इंजेक्शन के रूप में उपलब्ध है, लेकिन लोक-समाज में सुई लेने के बावजूद भी लोग झाड़-फूंक विधि से कुकुर दंश का इलाज करवाते हैं। झाड़-फूंक विधि में यह जानने का प्रयास किया जाता

है कि काटने वाला कुत्ता पागल था या नहीं। उसे 14 दिनों तक जीवित रहना जरूरी है क्योंकि अगर वह जहरीला है तब 14 दिनों बाद मर जाएगा। अगर जहरीला नहीं है तब वह मरेगा नहीं। जहरीले कुत्ते की मृत्यु के बाद ही उसका विष असर करना शुरू कर देता है। विष का असर तीन माह, साल भर, दो वर्ष या तीन वर्ष के बाद भी होता है। अतः कुकुर दंश से पीड़ित व्यक्तियों को तुरंत अस्पताल जाकर सुई लेना चाहिए। कुकुर दंश की झाड़-फूंक विधि इतनी लोकप्रिय है कि ग्राम समुदाय के लोग सुई लेने के बाद भी झाड़-फूंक विशेषज्ञ के पास जाकर अपना उपचार करवाते हैं। कुकुर दंश झाड़-फूंक विशेषज्ञ सबसे पहले पीड़ित व्यक्ति को चौदह कुआं को झांकने तथा उनके जल पीने को कहता है इसके बाद इतवार या मंगलवार को सभी कुँओं के पानी के साथ पीड़ित व्यक्ति झाड़-फूंक विशेषज्ञ के पास झाड़-फूंक के लिए जाता है। अगर कुआं उपलब्ध नहीं है तब 14 तालाबों या नदियों को झांकने तथा स्नान करने की सलाह दी जाती है। इसके बाद जब कुकुर दंश से पीड़ित व्यक्ति झाड़-फूंक उपचार कराने पहुँचता है तब विशेषज्ञ उसके द्वारा लाए गए सरसों दाना, नमक, तेल तथा गुड़ को अभिमंत्रित कर अपने इष्टदेव को अर्पित करता है तथा कुकुर दंश से उत्पन्न विष को खत्म करने का अनुनय-विनय मंत्र के रूप में करता है। मंत्रोच्चारण के बाद गुड़ में वह कुछ जड़ी-बूटी मिला कर खाने को देता है। झाड़ने के दिन वह रोगी को उपवास रखे हुए आने के लिए कहता है। झाड़-फूंक के बाद कड़वी लगने वाली जड़ी-बूटी को गुड़ में मिलाकर खिलाता है तथा इसके बाद कुछ नहीं खाने दिया जाता है। दूसरे दिन सबेरे दही भात खिलाया जाता है। नमक को प्रत्येक दिन भोजन में मिलाकर खाने को कहा जाता है। तेल को सिर पर 14 दिनों तक लगाने के लिए कहा जाता है।

सियार दंश

जंगल क्षेत्रों के गाँवों तथा दियारा क्षेत्रों जहाँ ईख की खेती खूब होती है, वहाँ सियार दंश की घटना आम बात है। आधुनिक चिकित्सा में सियार दंश की स्थिति में एंटीरैबीज सूईयाँ लेने की सलाह दी जाती है, लेकिन हमारी परंपरा में सियार दंश का झाड़-फूंक विधि से उपचार किया जाता है। यह परंपरा आज भी जीवित है। सियार दंश को भी झाड़-फूंक करने के लिए वही विधि अपनाई जाती है जिस विधि का उपयोग कुकुर दंश को झाड़ने के लिए किया जाता है। अतः उस विधि का फिर से यहाँ वर्णन नहीं किया जा रहा है।

जानवरों का झाड़-फूंक से उपचार

लोक एवं ग्राम समाजों में पशु-पक्षियों के साथ सांस्कृतिक संबंध स्थापित करते हुए साथ-साथ जीने की परंपरा है। पालतू पशु-पक्षी उनकी संस्कृति का प्रतीक हैं। उनके लिए वे सांस्कृतिक विरासत हैं। अत: उस समाज के लोग पशुओं को अपना धन मानते हैं। उनके पालन-पोषण, प्रजनन तथा बीमारियों से पूर्णत: अवगत रहते हैं। उन्हें बुखार लगने, मुँह फरने, पैर में कीड़े लगने, खाना नहीं खाने, पतला पैखाना होने, पैखाना में कब्ज होने, प्रजनन संबंधी बीमारियों को होने, सर्पदंश, बिच्छु दंश, कुकुर दंश, नजर लगने, दूध न उतरने, इत्यादि बीमारियों का वे उपचार झाड़-फूंक विधि से उसी प्रकार करते हैं जिस प्रकार वे अपनी बीमारियों के उपचार के लिए झाड़-फूंक विधि को अपनाते हैं।

इस तरह कहा जा सकता है कि हमारी लोक परंपराओं एवं व्यवहारों में झाड़-फूंक विधि से उपचार आज भी प्रचलित है। झाड़-फूंक विधि का उपयोग केवल मानव की बीमारियों को ही ठीक करने के लिए नहीं, वरन् पालतू पशुओं-पक्षियों तथा फसल रोगों के उपचार में भी किया जाता है। यह विधि वैज्ञानिक है या नहीं, यह वाद-विवाद का विषय है, झाड़-फूंक विशेषज्ञ इसे वैज्ञानिक विधि मानते हैं। अत: इस दिशा में वैज्ञानिक दृष्टिकोण अपनाते हुए सूक्ष्म अध्ययन की आवश्यकता है तथा इससे जुड़े हुए अंध-विश्वासों को समाप्त किया जाना चाहिए।

6

धार्मिक विश्वासः रोग एवं उपचार
(Religious Belief: Disease and Treatment)

लोक-समाजों में प्रचलित विश्वास के अनुसार स्वास्थ्य एक ईश्वरीय वरदान है तथा रोग एक ईश्वरीय अभिशाप है। अतः हमें ईश्वर यानि अलौकिक शक्ति की सत्ता को स्वीकार करते हुए धर्म, अर्थ, काम और मोक्ष नामक पुरुषार्थों को प्राप्त करना चाहिए। हमें ईश्वर द्वारा बतलाए गए सद्मार्ग पर सदा चलते रहना चाहिए। हमें अपने जीवन में हर सद्कर्म को ईश्वर का आदेश मानकर भक्ति-भावना के साथ करना चाहिए। हमें सादा जीवन जीना चाहिए, लेकिन हमारा विचार उच्च होना चाहिए। ईश्वर ने हमें इस जगत में स्वस्थ रहकर सुख भोगने के लिए भेजा है। हमें नियमित एवं नियमबद्ध जीवन जीना चाहिए। बल और धन के घमंड में हम भूल जाते हैं कि हमारा स्वास्थ्य एक ईश्वरीय उपहार है। हम समाज एवं ईश्वर द्वारा बताए गए मार्ग के विपरीत आचरण करने लगते हैं तब अप्रसन्न होकर ईश्वर हमें अभिशाप के रूप में रोगी बना देता है। कई ऐसे रोग हैं, जिन्हें ईश्वर का अभिशाप माना जाता है। उदाहरण के लिए कुष्ठ, हैजा, चेचक, प्लेग, हृदय रोग, यकृत रोग, पीलिया, कमला, जाँडिस, टी.बी. इत्यादि।

हम ईश्वर का कोप भाजन बनकर रोगी न बनें इसके लिए देवी-देवताओं को प्रसन्न रखने की परंपरा पाई जाती है। प्रत्येक गाँव में गाँव के देवी-देवताओं के नाम से स्थान पाए जाते हैं। उदाहरण के लिए मंदिर, मस्जिद, गिरजाघर, गुरुद्वारा आदि। इन धार्मिक स्थानों पर देवी-देवताओं के संकेत मूर्ति के रूप में या ऐसे ही जैसे उच्च स्थान, टीला, पेड़ की जड़, लकड़ी का खंभा, विशाल वृक्ष, भवन समान संरचना के रूप में पाए जाते हैं। ग्राम के धार्मिक केंद्रों में पूजा-पाठ करवाने के लिए धार्मिक विशेषज्ञ होते हैं जिन्हें पुजारी, पुरोहित, पाहन, मौलवी, फादर, गुरु, सेवक, दास आदि नामों से जाना जाता है। ये

धार्मिक विशेषज्ञ लोगों एवं देवी-देवताओं के बीच मध्यस्थ का काम करते हैं। धार्मिक केंद्रों पर पूजा-पाठ कराते हैं, बलि चढ़वाते हैं तथा अनुयायियों की इच्छा एवं मनोकामना को देवी-देवताओं तक पहुँचाते हैं। देवी-देवता धार्मिक विशेषज्ञ की विनती सुनकर एवं भक्तों द्वारा की गई पूजा-पाठ से प्रसन्न होकर आरोग्य लाभ कराते हैं, रोग ठीक करते हैं तथा दीघार्यु रहने का आशीष देते हैं। जब कभी भी भक्त दैहिक, दैविक तथा भौतिक दु:खों से दु:खी होता है, वह अपने देवी-देवताओं की शरण में जाता है। पूजा-पाठ करता है। विशेष-पूजा करने की मनौती मानता है तथा मनोरथपूर्ण होने पर विशेष पूजाकर मनौती उतारता है। इस तरह भक्ति, देवी-देवता, पुजारी तथा अनुष्ठान ये सभी तत्त्व धार्मिक विश्वास के साथ जुड़े हुए हैं। अब यहाँ रोगों से जुड़े धार्मिक विश्वासों एवं पूजा-पाठ के द्वारा उपचार के विषय में बारी-बारी से जानकारी प्रदान करना युक्तिसंगत एवं पाठक हित में लगता है।

चेचक

लोक-समाज में प्रचलित विश्वास के अनुसार अगर कोई व्यक्ति जगज्जननी माँ जगदंबा के कोप का भाजन बनता है, तब उसे चेचक की बीमारी हो जाती है। इसे माता रोग के नाम से जाना जाता है। यह दो तरह का होता है: 1. बड़ी माता तथा, 2. छोटी माता। जिस व्यक्ति को यह रोग होता है वह यह रोग अपने परिवार एवं समाज के सदस्यों को भी दे देता है। इसलिए रोगी को अलग-थलग रखा जाता है। उसकी देखरेख करने वाले सदस्यों को स्वच्छ-सफाई का पूरा ध्यान रखना पड़ता है।

प्रचलित विश्वास के अनुसार इसका उपचार माता की कृपा प्राप्त करना है। जिस व्यक्ति को यह रोग होता है उसके परिवार का कोई सदस्य माता के चरण में जाकर क्षमा माँगता है तथा ठीक होने पर विशेष पूजा करने की मनौती मानता है। वह भगवती, माँ दुर्गा, माँ काली आदि के मंदिर से भभूत (हवन सामग्रियों की राख) को रोगी के शरीर से स्पर्श कराता है। जब तक माता उस घर में रहती है तब तक एक सदस्य नित्य माँ के दरबार में जाकर प्रार्थना करता रहता है। जब रोग ठीक हो जाता है, तब समझा जाता है कि माता अपनी कृपा प्रदान कर उस घर से अपने वास स्थान पर चली गई हैं। अब रोगी के परिवार के सदस्य रोगी के सारे वस्त्रों, बिछावनों, चादरों को सर्फ तथा गर्म पानी में साफ करते हैं। घर को गोबर से लिपाई-पुताई करते हैं। विशेष प्रसाद में ठेंकुआ, बताशा, रामदाना, फल आदि लेकर मंदिर में जाते

हैं तथा पुजारी के सहयोग से विशेष पूजा संपन्न करवाते हैं। हवन सामग्रियों तथा प्रसाद को मिलाकर अग्नि में माँ दुर्गे के नाम से आहुति दी जाती है। इस तरह लोक-समाज के सदस्य इस रोग को माँ का अभिशाप मानते हैं तथा प्रार्थना, पूजा, हवन, मंत्र, जाप इत्यादि के माध्यम से माँ को प्रसन्न कर उनका वरदान पुन: प्राप्त करते हैं।

हैजा

हैजा एक भीषण महामारी है। यह बीमारी रोगाणुओं द्वारा संपर्क से एक व्यक्ति से दूसरे व्यक्ति में होते हुए संपूर्ण समुदाय में फैल जाती है। इसमें वमन और दस्त बारंबार होता है। शरीर में पानी की मात्रा कम हो जाती है तथा रोगी का सही समय पर सही ढंग से उपचार न होने की स्थिति में मृत्यु हो जाती है। लोक-समाज में प्रचलित विश्वास के अनुसार हैजा का प्रकोप जगज्जननी माँ जगदंबा के कोप-भाजन के कारण होता है। जगज्जननी माँ जब क्रोधित हो जाती है तब महामारी के रूप में हैजा फैला देती है। अत: हैजा न हो इसके लिए माँ जगदंबे की पूजा नियमित रूप से की जानी चाहिए। पूजा-पाठ से माँ अपनी संतानों पर खुश रहती है तथा उनके बीच महामारी को नहीं फैलने देती है। लेकिन अगर उन्हें किसी कारणवश क्रोधित हो जाने पर यह बीमारी फैल जाती है तब उन्हीं की अनुकंपा से यह बीमारी ठीक भी हो जाती है। यही कारण है कि इस बीमारी की सूचना मिलते ही लोक-समाज के लोग पुरोहित के साथ माँ के दरबार में जाते हैं, अनुनय-विनय करते हैं तथा जल्द बीमारी नियंत्रित हो जाने पर विशेष पूजा देने की मनौती मानते हैं। माँ के चरण में कुछ पूजा के नाम पर राशि रखकर ही लोग अपना आधुनिक ढंग से इलाज भी करवाते हैं। जब बीमारी ठीक हो जाती है तब ग्राम समुदाय के सभी लोग आपस में चंदा करके ग्राम स्तर की विशेष पूजा देवी माँ के चरणों में अर्पित करते हैं। बीमारी ठीक कर देने के लिए उन्हें सविनय, सादर एवं साग्रह पूजा करते हैं। बीमारी ठीक न होने पर विशेष पूजा देने के अपने वादा को पूरा करते हैं। ज्यादातर लोक समाज के लोग पुआ, ठेकुआ, मिठाई, बताशा, रामदाना, फल तथा हवन सामग्रियों द्वारा पुजारी के सहयोग से पूजा संपन्न कराते हैं। कई समाजों में विशेष पूजा के रूप में बलि अर्पित करने की परंपरा भी पाई जाती है। लोग खसी या बकरे की बलि देकर माँ की मनौती उतारते हैं। लोक-समाज में लोग इस बीमारी का उपचार दवाइयों के साथ-साथ पूजा पाठ से भी करते हैं।

प्लेग

यह भी एक संक्रामक बीमारी है। यह बीमारी चूहों के माध्यम से लोगों के बीच फैलती है। इस बीमारी से बचने के लिए लोग गणपति महाराज एवं दुर्गा माँ की आराधना करते हैं। आधुनिक दवा के सेवन से पूर्व लोग गणपति महाराज तथा माँ दुर्गे की शरण में जाकर शीश झुकाते हैं तथा क्षमा प्रदान करने का अनुनय-विनय करते हैं। ठीक हो जाने पर विशेष पूजा करने की मनौती मानते हैं। जैसे ही बीमारी ठीक हो जाती है, लोग चंदा इकट्ठा करके गणपति महाराज और माँ दुर्गा की विशेष पूजा खूब धूमधाम से करते हैं। पुआ, पकवान, मिठाई, बताशा, अंगवस्त्र, हवन सामग्रियों के साथ पुरोहित के माध्यम से विशेष पूजा देकर लोग अपनी मनौती उतारते हैं।

कुष्ठ

कुष्ठ रोग को ईश्वरीय अभिशाप माना गया है। अगर कोई व्यक्ति सूर्यदेव का कोपभाजन बनता है तब उसे कुष्ठ रोग होता है। आधुनिक अनुसंधानों से प्राप्त तथ्य इस विश्वास के विपरीत हैं, लेकिन लोक-समाज में कुष्ठ रोग का रोगी बन जाना एक महान अपराध का दंड एवं ईश्वरीय अभिशाप माना जाता है। इसमें हाथ, पैर, नाक गलने लगते हैं। चमड़े का रंग बदल जाता है। चेहरे में विकृतियाँ आ जाती हैं। सभी कुष्ठ रोग संक्रामक नहीं हैं। आजकल इलाज से यह रोग ठीक भी हो जाता है, लेकिन दैवीय अभिशाप मानकर लोक-समाज के लोग कुष्ठ पीड़ितों को समाज से बाहर कर देते हैं। उन्हें भिखारी बनकर जीवनयापन करने को बाध्य कर देते हैं। कुष्ठ पीड़ित सूर्य मंदिरों, देवी मंदिरों तथा अन्य देव स्थलों के पास भिखारी के रूप में देखे जाते हैं। प्रचलित विश्वासों के अनुसार सूर्यदेव की नियमित पूजा करने से कुष्ठरोग नहीं होता है। सूर्य उपासना से कुष्ठ रोग ठीक होता है। इतवार या रविवार सूर्य भगवान का दिन है। उस दिन नमक छोड़ने, उपवास रखने तथा सूर्योपासना करने से कुष्ठ रोग ठीक हो जाता है। रवि-षष्ठि व्रत यानि छठ पूजा व्रत करने से कुष्ठ रोग ठीक होता है। माँ भवानी के चरणों में नित्य शीश झुकाने से कुष्ठ रोग ठीक हो जाता है। सूर्योपासना से ही कृष्ण जी का कुष्ठ रोग ठीक हुआ था।

कमला या पीलिया रोग

प्रचलित लोक विश्वासों के अनुसार कमला या पीलिया या जौंडिस रोग सूर्यदेव के अभिशाप के कारण होता है। अत: सूर्य की उपासना के माध्यम से पीलिया,

कमला या जौंडिस रोग ठीक होता है। इसमें सूर्यदेव को नित्य सवेरे शुद्ध मन और तन से जल अर्पित करना विशेषरूप से लाभदायक होता है। छठ व्रत की मनौती मानने तथा ठीक होने के बाद धूम-धाम से मनौती उतारने की परंपरा लोक-समाज में पाई जाती है।

नपुंसकता की बीमारी

नपुंसकता की बीमारी को सूर्यदेव का अभिशाप माना जाता है। सूर्यदेव की उपासना से तथा छठ व्रत करने से नपुंसकता की बीमारी खत्म हो जाती है। सूर्य पुराण की कथा किसी स्थापित सूर्य मंदिर में सुनने से नपुंसकता की बीमारी ठीक हो जाती है।

बांझपन की बीमारी

प्रचलित लोक विश्वासों के अनुसार बांझपन को देवीय अभिशाप माना गया है। बांझपन रोग से ग्रसित दंपत्ति सूर्यदेव के कोप से शापित रहते हैं। अतः उन्हें उपासना के माध्यम से सूर्यदेव को खुश करना पड़ता है। उन्हें नियमित रूप से शुद्ध तन एवं मन से प्रत्येक दिन सूर्यदेव को अर्घ्य अर्पित करना चाहिए। प्रत्येक रविवार को रविवार व्रत करना चाहिए। छठ व्रत करना अत्यंत लाभदायक होता है। साथ ही साथ स्थापित सूर्य मंदिर में हरिवंश पुराण तथा सूर्य पुराण की कथा सुनकर अनुष्ठान करना चाहिए। इससे बांझपन का रोग ठीक हो जाता है।

आँख की बीमारी

प्रचलित लोक विश्वासों के अनुसार आँख की बीमारी माता शीतला के प्रकोप से होती है। अतः आँख रोग से मुक्ति पाने के लिए शीतला माता को करबद्ध प्रार्थना कर आशीष प्राप्त करना चाहिए। इससे नेत्र रोग नहीं होता है तथा अगर किसी को नेत्र रोग हो गया है तो वह ठीक हो जाता है। इसीलिए वर्ष में कम से कम शीतलाष्टमी के दिन शीतला माता की पूजा अवश्य करनी चाहिए।

अकाल मृत्यु से बचना

अकाल मृत्यु से बचाव के लिए श्री शिव पुराण की कथा सुनने तथा महामृत्युञ्जय जाप करवाने की परंपरा है। इससे अकाल मृत्यु का भय टल जाता है।

दीर्घायु होने के लिए

दीर्घायु होने के लिए नित्य ईश्वर का आशीष लेना अनिवार्य है। इसके लिए नित्य अपने आराध्य देव की प्रार्थना शुद्ध तन मन से करनी चाहिए। सत्यनारायण स्वामी की कथा प्रत्येक पूर्णिमा को सुननी चाहिए तथा सभी लोगों को प्रसाद बाँटना चाहिए।

ग्राम देवी-देवताओं की पूजा

ग्रामवासी अपने हर तरह के कल्याण के लिए ग्राम देवी एवं देवता की पूजा, त्यौहारों एवं अनुष्ठानों के अवसर पर सामूहिक एवं पारिवारिक स्तर पर करते हैं तथा अन्न, धन, लक्ष्मी तथा स्वास्थ्य रक्षा हेतु वरदान प्राप्त करते हैं।

नगर देवी-देवताओं की पूजा

नगर निवासी भी अपने-अपने समुदाय की सुख-शांति एवं समृद्धि के लिए अपने-अपने समुदाय के धार्मिक स्थलों में पूजा-पाठ एवं धार्मिक अनुष्ठान करते हैं। समय-समय पर व्यक्तिगत रूप से सभी लोग अपने देवी-देवताओं की शरण में जाकर पूजा-पाठ करते हैं। इससे उनका मानसिक स्वास्थ्य ठीक रहता है।

चंद्रमा व्रत

परिवार के सदस्यों के स्वास्थ्य हेतु चौथ व्रत किया जाता है जिसमें चंद्रदेव को अर्घ्य दिया जाता है। चंद्रदेव प्रसन्न होकर सुख, शांति, समृद्धि एवं स्वस्थ जीवन प्रदान करते हैं।

जीतिया व्रत

अपने-अपने पुत्रों एवं संतानों की लंबी आयु हेतु माताएं जीतिया व्रत करती हैं जिसमें दिनभर उपवास के बाद शाम में जीमूतवाहन देव यानि सूर्यदेव की पूजा की जाती है। इस व्रत को करने से संतान स्वस्थ एवं दीर्घायु बनते हैं। यह व्रत आश्विन कृष्ण पक्ष अष्टमी को संपन्न होता है।

तीज व्रत

पति देव को दीर्घायु बनाने के लिए यह व्रत किया जाता है। इस व्रत को भादों माह में शुक्ल पक्ष की तृतीया तिथि को किया जाता है। दिनभर निर्जला उपवास रखकर रात्रि में महादेव-पार्वती एवं गणेश की पूजा-अर्चना की जाती है तथा

पतिदेव को स्वस्थ रखने तथा दीर्घायु बनाने के लिए प्रार्थना की जाती है। महिलाएँ रातभर जागकर शिव-पार्वती एवं गणेश का भजन करती हैं। सुबह नहा-धोकर पुनः पूजा करके उपवास व्रत तोड़ती हैं। तीजव्रत का पालन करने से पति सभी तरह के रोगों से मुक्त हो जाते हैं, स्वस्थ एवं बलवान तथा दीर्घायु बनते हैं।

करवा चौथ व्रत

इस व्रत को भादो माह की शुक्ल पक्ष चतुर्थी तिथि को किया जाता है। इस दिन विवाहित महिलाएँ दिन भर उपवास रखकर रात्रि में चंद्रमा को अर्घ्य देती हैं, छलनी में चंद्रमा को देखकर फिर पति का मुँह देखती हैं। इस व्रत को करने से पति दीर्घायु, स्वस्थ, रोग मुक्त तथा बलवान रहता है।

भैया दूज व्रत

यह व्रत भाई की लंबी उम्र के लिए बहनें करती हैं। उपवास रखकर गोधन कूटने के बाद बहनें प्रसाद लेकर भाई की कलाई में राखी बाँधती हैं और लंबी आयु की कामना करती हैं। भाई बहनों की सुरक्षा की जिम्मेदारी लेते हैं।

रामनवमी व्रत

दैहिक, दैविक तथा भौतिक कष्टों से छुटकारा पाने के लिए लोग रामनवमी को उपवास रखकर महावीर बजंरग बली की पूजा करते हैं। महावीर जी की पताका अपने घरों में लहराते हैं। महावीर की पूजा करने से तथा रामनवमी व्रत पालन से शारीरिक दुःखों का अंत हो जाता है। बल, बुद्धि तथा विद्या का विकास होता है।

जन्माष्टमी व्रत

भादो माह कृष्ण पक्ष की अष्टमी तिथि को जन्माष्टमी व्रत मनाया जाता है। इस दिन रात्रि में कृष्ण जी के जन्म को उपवास रखकर तथा पूजा-पाठ करके मनाया जाता है। जन्माष्टमी व्रत करने से जैसे देवकी और वासुदेव के तथा मथुरावासियों के सारे कष्टों का अंत हो गया था, उसी तरह जो व्यक्ति इस व्रत को करता है उसके सारे क्लेश दूर हो जाते हैं।

सोमवार व्रत

सोलह सोमवार व्रत करने से पति पर आई सारी शारीरिक बाधाओं का अंत हो

जाता है। दिन भर उपवास रहने के बाद शाम में शिव-गणेश-पार्वती की पूजा की जाती है। सोलह सोमवार तक नियमित रूप से इस व्रत को किया जाता है। इससे पति के स्वास्थ्य में काफी सुधार होता है। वे दीर्घायु होते हैं तथा अपनी बल, बुद्धि तथा विद्या को प्राप्त कर लेतें हैं।

रविवार व्रत

सोलह रविवार को उपवास रहकर खीर से भगवान सूर्य की पूजा करने से शारीरिक बाधाएँ नष्ट हो जाती हैं। घर में सुख-शांति तथा समृद्धि का वास होता है। शारीरिक दुर्बलताएँ बिल्कुल नष्ट हो जाती हैं।

बृहस्पतिवार व्रत

इस व्रत को 16 बृहस्पतिवार तक नियमित रूप से करने से शारीरिक, मानसिक एवं स्वास्थ्य से जुड़ी सारी बाधाओं का अंत हो जाता है। इस दिन बृहस्पति देव की पूजा करके जल को केले की जड़ में डाल दिया जाता है। चना, गुड़ का प्रसाद बांटा जाता है तथा उसके बाद केला, खीर आदि खाकर उपवास तोड़ा जाता है। भक्तों के लिए यह व्रत अनेक तरह से फलदायी है।

शुक्रवार व्रत

यह व्रत 16 शुक्रवार को संतोषी माता के नाम से उपवास रहकर किया जाता है। इस दिन खट्टे पदार्थों का सेवन नहीं किया जाता है। इस व्रत को करने से संतोष की प्राप्ति होती है। जिससे सारे मानसिक क्लेश दूर हो जाते हैं। घर परिवार में सुख-शांति एवं समृद्धि आती है।

इस तरह लोक-समाज में बीमारी से जुड़े, अनेक धार्मिक विश्वास प्रचलित हैं। रोगों के उपचार के लिए अनेक देवी-देवताओं की पूजा की जाती है। उन्हें प्रसन्न कर निरोगी रहने के लिए अनेक व्रत एवं त्यौहार किए जाते हैं। तीर्थाटन करके लोग देवी-देवताओं की पूजा करते हैं तथा आरोग्य प्राप्त करते हैं। पूजा, पाठ, व्रत, त्यौहार के माध्यम से स्वास्थ्य की रक्षा की जाती है, दीर्घायु का आशीष प्राप्त किया जाता है।

7

वैज्ञानिक तथ्यः बीमारी एवं उपचार
(Scientific Facts: Disease and Treatment)

इसमें जरा भी संदेह नहीं है कि हम आज वैज्ञानिक युग में जी रहे हैं। आज हमारे बीच स्वास्थ्य संबंधी बीमारी एवं उपचार की वैज्ञानिक पद्धति एवं उपाय उपलब्ध हैं। हम विभिन्न प्रकार से होने वाली बीमारियों के कारण को वैज्ञानिक ढंग से सोच पाने में सफल हुए हैं। मानव शरीर के एक-एक अंग का सूक्ष्म से सूक्ष्म ढंग से अध्ययन करके उनके उपचार के लिए विशेष चिकित्सा विभागों की स्थापना की गई है। उनके उपचार के लिए आधुनिक से आधुनिकतम तकनीकों का विकास किया गया है तथा रोगी को जल्द से जल्द आराम पहुँचाने व रोग को नियंत्रण में रखने के लिए आधुनिक दवाइयाँ तैयार की गई हैं। इस दिशा में आगे भी अनुसंधान जारी है। वैज्ञानिक अनुसंधान का ही प्रयास है कि आज हैजा, चेचक, प्लेग, टी.बी, निमोनिया, टेटनस, मलेरिया, काला ज्वर, जैसी जानलेवा बीमारियों के उपचार हेतु दवा बना ली गई हैं। एड्स, कैंसर तथा इबोला जैसी बीमारियों के उपचार हेतु बहुत कुछ कारगर दवाइयों को खोज निकाला गया है, तथा आगे की ओर भी हमारी खोज जारी है। लेकिन हम भले ही वैज्ञानिक अवस्था में आ गए हैं, लेकिन अभी भी धार्मिक एवं जादुई परंपराओं से मुक्त नहीं हो पाये हैं। इसके कारण रोगों के होने के पीछे धार्मिक एवं जादुई कारणों को अभी भी हम विशेष महत्त्व दे रहे हैं। रोगों के उपचार हेतु धार्मिक एवं जादुई क्रियाओं का सहारा लिया जा रहा है। कई परिस्थितियाँ ऐसी आती हैं जब हम आधुनिक चिकित्सा एवं दवाओं का उपयोग कर थक जाते हैं, लेकिन रोग पर काबू नहीं पाते हैं। ऐसी स्थिति में हमारी वैज्ञानिक अवधारणा डगमगाने लगती है तथा हम धार्मिक एवं जादुई क्रियाओं के सहयोग से स्वस्थ होने का

प्रयास करने लगते हैं। अत: कहा जा सकता है कि आज के युग में भी स्वास्थ्य के संबंध में विज्ञान, धर्म एवं जादू का सहअस्तित्व बना हुआ है।

धार्मिक विश्वास, बीमारी एवं उपचार तथा जादुई विश्वास, बीमार एवं उपचार के विषय में वर्णन पहले के अध्यायों में किया गया है। यहाँ हम केवल वैज्ञानिक तथ्य, बीमारी एवं उपचार के संबंध में वर्णन प्रस्तुत करने जा रहे हैं।

स्वास्थ्य, बीमारी एवं उपचार से संबंधित निम्नलिखित प्रकार के स्वास्थ्य व्यवहारों के बारे में वैज्ञानिक जानकारी प्रदान की जा रही है–

1. बच्चों की देखभाल की जिम्मेदारी
2. महत्त्वपूर्ण जानकारी
3. जन्म का उपयुक्त समय
4. सुरक्षित मातृत्व
5. स्तनपान
6. बच्चों का विकास
7. टीकाकरण
8. अतिसार या दस्त
9. खांसी और जुकाम
10. स्वास्थ्य और सफाई
11. मलेरिया
12. एड्स
13. तपेदिक
14. कुष्ठ
15. कैंसर

बच्चों की देखरेख की जिम्मेवारी

परंपरागत अवधारणाओं के अनुसार बच्चों की देखभाल एवं लालन-पालन की जिम्मेवारी औरतों पर रहती है, लेकिन आधुनिक अवधारणाओं के अनुसार बच्चों की देखभाल की जिम्मेवारी केवल औरतों की ही नहीं, वरन् पुरुषों की भी है।

ऐसा पाया गया है कि जितने भी विकासशील देश हैं वहाँ खेती-गृहस्थी का अधिकांश काम औरतें ही करती हैं। घर-आंगन तथा चूल्हे की सफाई करती हैं, खाना बनाने तथा पीने का पानी जल स्त्रोतों से ढोकर लाती हैं, खाना बनाती हैं, सदस्यों को खिलाती हैं, बर्तनों तथा कपड़ों को साफ करती हैं। इन घरेलू कामों के अलावा वे जानवरों को चारा देती हैं, खटाल साफ करती हैं, दूध निकालती हैं। जंगल से चारा एवं जलावन लाती हैं, खाद्य संकलन करती हैं, रोपनी (Planted) करती हैं, कटनी (Harvesting) करती हैं, दौनी (Threshing) करती हैं, अनाज खलिहान से घर लाती हैं तथा अनाजों से चावल, आटा, दाल बनाती हैं। बाजार जाकर घरेलू उपयोग का सामान खरीदती हैं। बीमार तथा बुजुर्गों की सेवा करती हैं। इतना काम करने के अलावा वे

बच्चों को जन्म देती हैं तथा लालन-पालन भी करती हैं। इस तरह समाज की औरतों पर बहुत ज्यादा बोझ रहता है। अतः आधुनिक स्वास्थ्य अवधारणाओं के अनुसार महिलाओं को भी अपने को स्वस्थ रखने का उतना ही अधिकार है, जितना पुरुषों का। लेकिन यह तभी संभव है अगर समाज के पुरुष वर्ग इस कार्य में हाथ बटाएं। पुरुष भी बच्चों के जीवन एवं स्वास्थ्य की रक्षा करने में अपना महत्त्वपूर्ण योगदान दें।

महिला और बच्चों के स्वास्थ्य से जुड़ी कुछ महत्त्वपूर्ण जानकारियाँ

स्त्री और बच्चों के स्वास्थ्य से जुड़ी कुछ महत्त्वपूर्ण जानकारियाँ निम्नलिखित हैं–

1. हमारे समाज में महिलाओं तथा शिशुओं के स्वास्थ्य को काफी अच्छा बनाया जा सकता है, अगर बच्चों के जन्म में कम से कम दो से तीन वर्ष का अंतर रखा जाए, 18 वर्ष से पूर्व महिलाएँ गर्भधारण न करें तथा एक महिला से उत्पन्न होने वाले बच्चों की संख्या तीन या उससे कम हो।
2. गर्भावस्था और बच्चों के जन्म के समय होने वाले खतरों से बचने के लिए सभी महिलाओं को गर्भावस्था में जाँच के लिए स्वास्थ्य कार्यकर्त्ता के पास आवश्यक रूप से जाना चाहिए तथा प्रसव भी किसी प्रशिक्षित दाई या स्वास्थ्य कार्यकर्ता की देखरेख में कराना चाहिए।
3. जन्म के प्रारंभिक महीनों में माँ का दूध ही शिशु के लिए सर्वोत्तम आहार है। जब शिशु चार से छः माह का हो जाए तब उसे माँ के दूध के साथ पूरक आहार के तौर पर नरम खाद्य पदार्थ उबालकर देना चाहिए।
4. तीन वर्ष से कम उम्र के बच्चों को दिन में पाँच से छः बार भोजन देना चाहिए। उनके भोजन में मथी हुई सब्जियां तथा थोड़ा घी या तेल भी दिया जाना चाहिए।
5. अतिसार या कै-दस्त की बीमारी से बच्चे के शरीर से बहुत सारा पानी बाहर निकल जाता है जिसके कारण बच्चों की मौत हो सकती है। अतः बच्चा जब पानी जैसा पतला दस्त करे तब निकले हुए पानी

की भरपाई करने के लिए बच्चों को तरल पदार्थ काफी मात्रा में देना चाहिए। जैसे माँ का दूध, दाल का पानी, माँड, लस्सी या जीवन रक्षक घोल (ओ. आर. एस.)। यदि कै-दस्त ज्यादा गंभीर हो तो बच्चे को तुरंत स्वास्थ्य कार्यकर्त्ता के पास ले जाना चाहिए। उसे जीवन रक्षक घोल देते रहना चाहिए। जल्दी स्वस्थ होने के लिए उसे भोजन देते रहना चाहिए।

6. टीके लगाकर बच्चों को कई ऐसी बीमारियों से बचाया जा सकता है, जिनसे बच्चों का विकास ठीक से नहीं हो पाता है या वे अपाहिज हो जाते हैं या उनकी मृत्यु हो जाती है। ये सभी टीके बच्चों को एक वर्ष होने से पहले लगवा देने चाहिए। जब बच्चा डेढ़ वर्ष का हो जाए तब उसको एक-एक बूस्टर खुराक दी जानी चाहिए।
7. प्रत्येक गर्भवती महिला को टेटनस से बचाव के लिए टीका लगवाना चाहिए।
8. आमतौर पर सर्दी, जुकाम अपने आप ठीक हो जाते हैं, लेकिन अगर बच्चा खांसने के साथ-साथ ज्यादा तेजी से सांस ले तब यह समझना चाहिए कि बच्चा गंभीर रूप से बीमार है। इस स्थिति में बच्चे को जल्द से जल्द स्वास्थ्य केंद्र ले जाना चाहिए। बच्चे को भोजन कराते रहना चाहिए। उसे तरल पदार्थ अधिक मात्रा में दिया जाना चाहिए।
9. बहुत सारी बीमारियाँ इसलिए होती हैं कि उनके जीवाणु या रोगाणु हमारे मुँह मार्ग से शरीर में प्रवेश कर जाते हैं। अत: शौच हमें शौचालय में ही करना चाहिए। शौच के बाद तथा भोजन के पहले और बाद में हाथों को साबुन तथा पानी के सहारे अच्छे ढंग से साफ कर लेना चाहिए।
10. अगर पानी सुरक्षित और साफ न हो तब उसे उबाल कर पीना चाहिए।
11. बीमारियों से बच्चों का विकास रुक जाता है, अत: बीमारी के बाद बच्चों को कुछ दिनों तक अतिरिक्त आहार दिया जाना चाहिए, ताकि क्षतिपूर्ति की जा सके।
12. बच्चों को जन्म से तीन वर्ष की उम्र तक लगातार नियमित रूप से वजन कराते रहना चाहिए। पहले वर्ष प्रत्येक माह में, उसके बाद दूसरे तथा तीसरे वर्ष में प्रत्येक दो माह में। अगर दो माह तक वजन

न बढ़े तब समझना चाहिए कि बच्चे के स्वास्थ्य में कुछ गड़बड़ी है तथा डॉक्टर से सलाह लेनी चाहिए।

शिशु जन्म का उपयुक्त समय

समाज के सदस्यों को यह मालूम होना चाहिए कि महिलाओं और माताओं के स्वास्थ्य सुधारने का एक अत्यंत कारगर उपाय दो बच्चों के जन्म में अंतर रखना है। बच्चों की संख्या बहुत ज्यादा हो या वे बहुत जल्दी-जल्दी पैदा हों या माँ बहुत कम या बहुत ज्यादा उम्र की हो, तब उनकी अकाल मृत्यु की संभावना बहुत अधिक बढ़ जाती है। इनकी संख्या विश्व में मरने वाले कुल शिशुओं की लगभग एक-तिहाई है।

शिशु जन्म के उपयुक्त समय के संबंध में कुछ महत्त्वपूर्ण संदेश निम्नलिखित हैं–

1. 18 वर्ष से कम उम्र से पहले तथा 35 वर्ष की उम्र के बाद बच्चा पैदा होने से माँ और बच्चा दोनों के स्वास्थ्य का खतरा बढ़ जाता है।
2. यदि बच्चों के जन्म के बीच का अंतर दो वर्ष से कम हो तो बच्चों की मृत्यु का खतरा लगभग 50 प्रतिशत तक बढ़ जाता है।
3. यदि तीन से अधिक बच्चे हों तो गर्भावस्था और बच्चों के जन्म के समय स्वास्थ्य का खतरा बढ़ जाता है। चौथे गर्भ के बाद तो यह खतरा और बढ़ जाता है।
4. परिवार नियोजन के तरीके अपनाकर पति-पत्नी इस बात का चुनाव कर सकते हैं कि पहला बच्चा कब हो, बच्चों की संख्या कितनी हो, उनके बीच का अंतर कितना हो तथा कब बच्चा पैदा करना बंद किया जाए।
5. दो बच्चों वाले परिवारों में बच्चों की देखभाल अच्छी तरह हो सकती है।

कुछ विशेष जानकारियाँ

जन्म के उपयुक्त समय के संबंध में कुछ विशेष जानकारियाँ इस प्रकार हैं–

1. भारत में प्रत्येक वर्ष सवा लाख महिलाएँ गर्भावस्था और बच्चा पैदा होने की जटिलताओं के कारण मर जाती हैं। इसके कारण डेढ़ लाख से अधिक बच्चे मातृविहीन हो जाते हैं। ठीक समय पर नियोजित ढंग

से गर्भधारण के बारे में आधुनिक जानकारी प्रदान कर ऐसी अधिकांश मौतों को रोका जा सकता है।

2. स्वास्थ्य की दृष्टि से किसी लड़की को अठारह वर्ष की उम्र से पहले गर्भधारण नहीं करना चाहिए। कोई भी लड़की 18 वर्ष से पहले गर्भधारण के योग्य नहीं होती है। इससे कम उम्र की स्त्रियों के बच्चे समय से बहुत पहले तथा कम वजन के पैदा होते हैं। ऐसे शिशु के अपने जीवन के प्रथम वर्ष में ही मर जाने की संभावना बहुत अधिक रहती है। बच्चों के साथ-साथ माँ को भी अपने स्वास्थ्य का खतरा बढ़ जाता है। सभी लड़कियों को माँ बनने से पहले स्त्री बनने का मौका अवश्य मिलना चाहिए। अगर किसी समुदाय में कम उम्र में ही विवाह कर देने का रिवाज है। तब उस समुदाय के दंपत्ति परिवार नियोजन के उपायों को अपनाकर 18 वर्ष से पहले बच्चा पैदा नहीं कर सकते हैं।
3. 35 वर्ष के बाद गर्भधारण करने और बच्चा पैदा होने के समय फिर खतरा बढ़ जाता है। अगर स्त्री की आयु 35 वर्ष से ऊपर हो और वह तीन बार या उससे अधिक बार गर्भवती बन चुकी हो तब एक और गर्भ उसके तथा उसके बच्चे के लिए खतरनाक हो सकता है। चौथे गर्भ के बाद तो यह खतरा और बढ़ जाता है।
4. माँ और बच्चे दोनों के स्वास्थ्य की दृष्टि से जब तक बच्चा दो वर्ष का न हो जाए तब तक माता-पिता को अगले बच्चे के बारे में सोचना भी नहीं चाहिए।
5. जिन बच्चों के बीच जन्म का अंतर दो वर्ष से कम होता है, शारीरिक और मानसिक रूप से उनका विकास कम होता है।
6. दो वर्ष के अंतर के पहले नए बच्चे का ज़न्म पहले बच्चे के स्वास्थ्य एवं वृद्धि को नकारात्मक ढंग से प्रभावित करता है। उन्हें पालन-पोषण तथा देखभाल के लिए माँ काफी समय नहीं निकाल पाती है।
7. एक जन्म के बाद माँ को दूसरे जन्म के लिए शारीरिक रूप से तैयार होने में 2 वर्ष का समय लगता है। अत: अगर अगला बच्चा पहले हो जाए तब माँ के स्वास्थ्य का खतरा बढ़ जाता है।
8. यदि कोई स्त्री अपनी पूरी ताकत और शक्ति प्राप्त करने से पहले गर्भवती हो जाती है तब इस बात की संभावना बढ़ जाती है कि शिशु

का जन्म समय से बहुत पहले हो जाए तथा उसका वजन बहुत कम होगा। उनकी वृद्धि ठीक से नहीं होगी। उन्हें बीमार पड़ने की संभावना बढ़ जाती है तथा जीवन के प्रथम वर्ष में ही उनकी मृत्यु हो जाएगी।

9. तीन बच्चों के जन्म के बाद गर्भवती बनने वाली माँ तथा उससे जन्म लेने वाले बच्चे दोनों के स्वास्थ्य का खतरा बढ़ जाता है। अगर पहले बच्चे का जन्म दो वर्ष पहले नहीं हुआ हो तब बारंबार गर्भवती बनने, बच्चे को जन्म देने, अपना दूध पिलाने तथा छोटे बच्चे की देखभाल में व्यस्त रहने से माँ का शरीर थक जाता है। उसका स्वास्थ्य इस स्थिति में बहुत बिगड़ सकता है।
10. तीन बार बच्चों के जन्म के बाद पुनः गर्भधारण करना माँ के स्वास्थ्य के लिए गंभीर खतरा पैदा करता है। खून पतला हो जाता है तथा प्रसव के समय भारी मात्रा में खून बह जाता है। बच्चा भी अपंग या कम वजन के पैदा होते हैं। चौथे बच्चे के जन्म के समय या माँ की उम्र 35 वर्ष हो जाने पर यह खतरा और अधिक बढ़ जाता है।
11. अधिकांश स्वास्थ्य केंद्रों पर परिवार नियोजन के कई कारगर और सुरक्षित साधन उपलब्ध रहते हैं। दो बच्चों के बीच दो वर्ष के अंतर को बनाए रखने के लिए या बच्चों की संख्या न बढ़ने के लिए परिवार नियोजन के साधनों का उपयोग पति-पत्नी को करना चाहिए। इसके लिए उन्हें प्रशिक्षित स्वास्थ्य अभिकर्त्ता की सहायता लेनी चाहिए।
12. बच्चों के जन्म में दो वर्ष का अंतर रखकर तथा 18 वर्ष के बाद तथा 35 वर्ष से पहले गर्भधारण कर स्वस्थ बच्चा पैदा किया जा सकता है।

सुरक्षित मातृत्व

हमारे देश में प्रतिदिन 400 से अधिक महिलाएँ गर्भावस्था तथा बच्चों के जन्म के समय होने वाली बीमारियों से मर जाती हैं। अतः सुरक्षित मातृत्व के संबंध में मुख्य संदेश को आम जनता तक पहुँचाना युक्तिसंगत लगता है। इस संबंध में कुछ महत्त्वपूर्ण संदेश इस प्रकार हैं:

1. गर्भावस्था में नियमित रूप से स्वास्थ्य कार्यकर्त्ता के पास जाकर जाँच कराने से शिशु जन्म में होने वाले खतरों को कम किया जा सकता है।

2. शिशु जन्म के समय प्रशिक्षित दाई या अन्य कार्यकर्त्ता को बुलाना चाहिए।
3. परिवार के सदस्यों को गर्भावस्था तथा प्रसव में होने वाले खतरों के लक्षणों की जानकारी होनी चाहिए। जानकारी रहने पर सही समय पर उपचार करवाने से उन खतरों से बचा जा सकता है।
4. गर्भावस्था में सभी स्त्रियों को अधिक भोजन की आवश्यकता होती है।
5. गर्भावस्था में सभी महिलाओं को अधिक आराम की आवश्यकता होती है।
6. दो बच्चों के जन्म के बीच कम-से-कम दो या तीन वर्ष का अंतर होना चाहिए।
7. अठारह वर्ष से पहले तथा 35 वर्ष के बाद गर्भधारण नहीं करना चाहिए।
8. जो लड़कियाँ अपने बचपन और किशोरावस्था में अस्वस्थ होती हैं, उन्हें गर्भावस्था तथा शिशु जन्म के समय समस्या आती है।

सुरक्षित मातृत्व से संबंधित कुछ अतिरिक्त जानकारियाँ

बच्चे का जन्म सुरक्षित हो और वह जन्म के समय स्वस्थ हो, ऐसा करने के लिए स्वास्थ्य कार्यकर्त्ता निम्नलिखित कार्य करती हैं–

1. गर्भ के दौरान जाँच की प्रगति तथा संबंधित समस्या आने पर अस्पताल भेजने का काम।
2. रक्तचाप की जाँच, क्योंकि उच्च रक्तचाप माँ और बच्चे दोनों के लिए खतरनाक साबित होता है।
3. खून की कमी से बचने के लिए आयरन की गोलियाँ देने का काम।
4. गर्भवती महिला को दो इंजेक्शन देने का काम जिससे माँ तथा नवजात शिशु दोनों की टेटनेस से रक्षा होती है।
5. बच्चा ठीक से बढ़ रहा है या नहीं इसकी जाँच करना।
6. जरूरत पड़ने पर मलेरिया की गोलियाँ देना।
7. माँ को शिशु जन्म के लिए तैयार करना तथा उसे शिशु को पिलाने तथा उसकी देखभाल का तरीका बतलाना।
8. अगले गर्भ में अंतर रखने की सलाह देना।

9. शिशु जन्म के समय एक प्रशिक्षित दाई या अन्य स्वास्थ्य कार्यकर्त्ता को ही बुलाना चाहिए, क्योंकि उसे सुरक्षित मातृत्व के संबंध में बहुत कुछ जानकारी रहती है।
10. एक प्रशिक्षित दाई या कार्यकर्त्ता को मालूम होता है कि अगर प्रसव पीड़ा 12 घंटे से अधिक से हो रही है तो अस्पताल ले जाना जरूरी है।
11. प्रसव के समय सफाई का ध्यान कैसे रखा जाता है और कैसे संक्रमण से बचा जा सकता है?
12. बच्चे की नाल की सफाई कैसे की जाती है तथा सुरक्षित ढंग से कैसे उसे काटनी चाहिए?
13. यदि शिशु उल्टी या टेढ़ी स्थिति में है तब उस समय क्या करना चाहिए?
14. यदि बहुत अधिक खून निकल रहा हो तब क्या करना चाहिए?
15. सहायता के लिए अनुभवी कार्यकर्त्ता या डॉक्टर को कब बुलाना चाहिए?
16. यदि बच्चा तुरंत सांस लेना शुरू नहीं करता है तब क्या करना चाहिए?
17. जन्म के कितने देर बाद स्तनपान कराना चाहिए तथा स्तनपान के लिए क्या सहायता करनी चाहिए?
18. शिशु के जन्म के बाद सूखा और गर्म रखने के लिए क्या करना चाहिए?
19. अगले गर्भ को रोकने के लिए माँ को क्या सलाह देनी चाहिए।
20. सुरक्षित मातृत्व के लिए परिवार के सदस्यों जैसे–पति, सास, ससुर या अन्य सदस्य को यह मालूम होना चाहिए कि गर्भावस्था तथा प्रसव से जुड़े कौन-कौन से लक्षण खतरों का संकेत देते हैं?

गर्भधारण पूर्व चेतावनी चिह्न

गर्भधारण पूर्व निम्नलिखित चेतावनी चिह्नों पर ध्यान देना चाहिए।

1. पिछले गर्भधारण के बाद दो वर्ष से कम का अंतर होना।
2. माँ का 18 वर्ष से कम या 35 वर्ष से अधिक उम्र का होना।
3. माँ को तीन या उससे अधिक बच्चा होना।

4. माँ के पिछले बच्चे का वजन जन्म के समय 2 किलो से कम का होना।
5. पिछला प्रसव कठिनाई से या ऑपरेशन से होना।
6. पिछला बच्चा समय से पहले होना।
7. पिछली बार गर्भपात होना या मरा हुआ बच्चा होना।
8. गर्भावस्था से पूर्व उस स्त्री का वजन 38 किलो से कम होना।
9. उस स्त्री का कद 145 से.मी. से कम होना।

गर्भावस्था में चेतावनी चिह्न

गर्भावस्था में खतरे के चेतावनी चिन्ह निम्नलिखित हैं:

1. गर्भवती स्त्री के वजन का न बढ़ना खतरे का चिन्ह है, क्योंकि गर्भावस्था के दौरान स्वस्थ स्त्री का वजन 10 किलो ग्राम बढ़ जाना चाहिए।
2. पलकों के अंदर पीलापन का आना खतरे का चिह्न। पलकों के अंदर गुलाबी रंग होना चाहिए।
3. टांगों, बांहों या चेहरे पर असामान्य सूजन का आना खतरे का चिह्न है।

चार लक्षण जिनके दिखते ही तत्काल स्वास्थ्य कार्यकर्त्ता की सहायता लेनी चाहिए, वे निम्नलिखित हैं:

1. गर्भावस्था के दौरान योनि से रक्त स्राव।
2. तेज सिर दर्द (उच्च रक्तचाप)।
3. बहुत ज्यादा उल्टियाँ आना।
4. तेज बुखार।

गर्भावस्था के दौरान सुरक्षा

1. गर्भवती महिला के पति तथा परिवार के अन्य सदस्यों को यह मालूम होना चाहिए कि गर्भावस्था में उसे विशेष भोजन एवं आराम की आवश्यकता होती है।
2. गर्भवती महिला के परिवार वालों को यह मालूम होना चाहिए कि गर्भवती महिला को अनाज के साथ-साथ दूध, फल, साग, सब्जी, दाल आदि नियमित रूप से देना चाहिए।

3. परिवार वालों को जैसे ही मालूम हो कि महिला गर्भवती हो गई है, उसका प्रत्येक महीना नियमित रूप से वजन कराया जाना चाहिए तथा गर्भावस्था के प्रत्येक महीना उसका वजन बढ़े। शिशु जन्म तक उसका वजन 10-12 किलो तक बढ़ जाना चाहिए।
4. परिवार वालों को यह मालूम होना चाहिए कि गर्भावस्था में तंबाकू, शराब या नशीली दवाइयों का सेवन गर्भस्थ शिशु को नुकसान पहुँचाता है।
5. परिवार के सदस्यों को यह मालूम होना चाहिए कि गर्भावस्था के दौरान बगैर स्वास्थ्य कार्यकर्त्ता की सलाह से कोई दवा नहीं देनी चाहिए।
6. परिवार को बच्चे के जन्म के लिए उपयुक्त समय की योजना बनानी चाहिए।
7. किसी भी परिस्थिति में 18 वर्ष से पहले और 35 वर्ष के बाद तथा तीन से अधिक बार शिशु जन्म के संबंध में नहीं सोचना चाहिए।
8. जन्म को रोकने के लिए गैर-कानूनी ढंग से गर्भपात नहीं कराना चाहिए। यह काम गैर-प्रशिक्षित लोगों से भी नहीं कराना चाहिए। हमेशा डॉक्टरों की देखभाल में गर्भपात कराना चाहिए।
9. सफल और सुरक्षित गर्भधारण के लिए माँ का स्वस्थ होना जरूरी है। अतः किशोरियों के स्वास्थ्य, भोजन एवं शिक्षा पर विशेष ध्यान दिया जाना चाहिए।

स्तनपान
(Breast Feeding)

हमारी संस्कृति एवं परंपराओं में स्तनपान से संबंधित अनेक तरह के विश्वास एवं व्यवहार प्रचलित हैं। सभी संस्कृतियों में माँ के दूध को सर्वोत्तम स्थान दिया गया है, लेकिन संस्कृतियों में स्तन के प्रथम दूध की धारों को जमीन पर गिराने की परंपरा है, लेकिन हमारी वैज्ञानिक परंपरा के अनुसार यह ठीक नहीं है। कई माताओं में अपने शिशु को स्तनपान करा सकने के बारे में संशय रहता है। उन्हें स्तनपान कराने के लिए प्रोत्साहित किया जाना चाहिए। इस पावन कर्म में पिताओं, स्वास्थ्य कार्यकर्त्ता, रिश्तेदारों, मित्रों, महिला संगठनों, जन संचार साधनों, मजदूर संघों, तथा मालिकों को सहयोग देना चाहिए।

स्तनपान से जुड़ी महत्त्वपूर्ण सूचनाएँ

स्तनपान से जुड़ी कुछ प्रमुख सूचनाएँ निम्नलिखित हैं:

1. जीवन के पहले चार-छः महीनों में माँ का दूध ही बच्चों का सर्वोत्तम आहार होता है।
2. जन्म के बाद जितना शीघ्र हो सके माँ को अपना दूध बच्चों को पिलाना शुरू कर देना चाहिए।
3. सामान्य परिस्थिति में हर माँ अपना दूध अपने बच्चे को पिला सकती है।
4. उचित मात्रा में दूध उतारने के लिए बार-बार स्तनपान कराना चाहिए।
5. बोतल से दूध पिलाने से बच्चों को कई गंभीर बीमारियों का खतरा बढ़ जाता है तथा मृत्यु भी हो सकती है।
6. माँ को अपना दूध दूसरे वर्ष में भी पिलाना चाहिए तथा जब तक हो उसे पिलाते रहना चाहिए।

स्तनपान से संबंधित अतिरिक्त जानकारियाँ

स्तनपान से जुड़ी उपरोक्त सूचनाओं के अतिरिक्त कुछ अतिरिक्त जानकारियाँ निम्नलिखित हैं:

1. बच्चों को पैदा होने से चार-छः माह तक भोजन तथा पेय के रूप में माँ का दूध ही शिशु का आहार है। यही उनका सर्वोत्तम आहार है। माँ के दूध के स्थान पर बकरी, गाय, भेड़, ऊँट के दूध, दूध पाउडर के घोल आदि माँ के दूध से घटिया होते हैं।
2. गर्म और खुश्क मौसम में भी माँ के दूध में बच्चों की जरूरत के लिए पर्याप्त पानी होता है। अत: इस उम्र के बच्चों की प्यास बुझाने के लिए पानी या शरबत नहीं दिया जाना चाहिए।
3. माँ का दूध बच्चों को सर्दी, जुकाम, दस्त, खांसी तथा अन्य प्रकार की बीमारियों से बचाता है।
4. अगर पहले चार-छः माह तक केवल माँ का दूध पिलाया जाए तब यह सुरक्षात्मक उपाय और भी कारगर होता है।
5. जब बच्चे की उम्र चार-छः माह से अधिक हो जाए तब उसे ऊपरी आहार तथा पेय पदार्थ की आवश्यकता होती है।

6. अगर बच्चे की उम्र 9–10 माह की हो जाए तब उसे ऊपरी आहार देने से पहले माँ का दूध दिया जाना चाहिए।
7. माँ का दूध दूसरे वर्ष में भी दिया जाना चाहिए। माँ को अपने बच्चे को दो वर्ष के हो जाने के बाद भी जब तक संभव हो दूध पिलाते रहना चाहिए।
8. दिन और रात में दूध बार-बार पिलाने से मासिक धर्म देर में शुरू होता है। इसके कारण अगला गर्भधारण में भी देरी होती है।
9. बच्चे को बार-बार स्तनपान कराना ही परिवार नियोजन का विश्वसनीय तरीका नहीं है।
10. जन्म के तुरंत बाद दूध पिलाने से माँ को दूध उतरने में सहायता मिलती है। यदि संभव हो तो जन्म के एक घंटे के अंदर ही दूध पिलाना शुरू कर दिया जाना चाहिए।
11. हमारे देश के कई भागों में यह व्यवहार प्रचलित है कि शुरू के कुछ दिनों तक माँ के स्तन से जो गाढ़ा पीला सा दूध निकलता है उसे नहीं पिलाना चाहिए। वरन् उसे धरती पर गिरा देना चाहिए। यह व्यवहार शिशु एवं मातृ हित में नहीं है, क्योंकि यह पीला सा दूध (खीस) शिशु के लिए अत्यंत लाभकारी होता है। यह बच्चों को आम संक्रामक रोगों से बचाता है। कुछ दिनों बाद सफेद दूध निकलने लगता है।
12. बहुत सी महिलाओं को अपने शिशु को स्तनपान कराने के लिए मार्गदर्शन की आवश्यकता होती है, विशेषकर जब शिशु पहला बच्चा होता है। यह मार्गदर्शन उसे उन अनुभवी महिलाओं से मिल सकता है जो अपने शिशुओं को दूध पिला चुकी हैं। इससे दूध पिलाने संबंधी कई समस्याओं का हल निकाला जा सकता है।
13. लगभग सभी माताओं को पर्याप्त दूध निकलता है अगर निम्न ढंग से दो व्यवहार का अनुसरण किया जाए–

    (अ) शिशु चुचूक को ठीक ढंग से अपने मुँह में पकड़ता है।

    (ब) दिन हो या रात शिशु जब चाहे उसे दूध पिलाया जाए।
14. दूध पिलाते समय बच्चे को सही स्थिति में होना चाहिए।
15. दूध पिलाते समय अगर बच्चे की स्थिति ठीक नहीं होती है, तब चुचूक (स्तन) में घाव हो सकता है। चमड़ा फट सकता है। दूध पूरा नहीं उतर सकता है। बच्चा दूध पीने से मना कर देता है।

16. दूध पिलाते समय बच्चें की ठीक स्थिति के लक्षण निम्नलिखित हैं–
   (अ) बच्चों का सारा शरीर माँ के तरफ मुड़ा होता है।
   (ब) बच्चा लंबा तथा बड़ा-बड़ा घूँट लेता है।
   (स) बच्चा आराम से तथा खुशी-खुशी दूध पीता है।
   (द) माँ को दूध पिलाते समय चुचूक (स्तन) में दर्द नहीं होता है।
17. भारतीय संदर्भ में यह एक संतोषजनक घटना है कि ग्रामीण महिलाओं को दूध पिलाने की समस्या बहुत कम होती है। इसका कारण यह है कि वे अपने घर तथा आसपास में महिलाओं को स्तनपान कराते देखती हैं। उनके लिए स्तनपान कराना एक सामान्य घटना है। वे दूध पिलाने के अतिरिक्त तरीकों के बारे में नहीं सोचती है।
18. बच्चों के रोने का हमेशा मतलब यह नहीं होता है कि उसे ऊपर का दूध चाहिए। उनके रोने का अर्थ यह भी होता है कि उन्हें गोद में लिया जाए, छाती से लगाया जाए तथा पुचकारा जाए। कई बार बच्चे केवल आराम पाने के लिए स्तन चूसते हैं। यदि बच्चा भूखा है तब वह जितना अधिक स्तन चूसेगा उतना ही दूध उतरेगा।
19. जिन माताओं को यह विश्वास नहीं होता कि उन्हें पर्याप्त दूध उतरता है, वे अपने बच्चों को शुरू के महीने में ही ऊपरी दूध देने लगती हैं। इसके कारण बच्चा स्तन को कम चूसता है। कम चूसने के कारण कम दूध निकलता है। अतः इस तरह का व्यवहार गलत है तथा माताओं को पर्याप्त जानकारी दी जानी चाहिए कि उनका दूध ही बच्चे के लिए पर्याप्त है।
20. स्तनपान को प्रोत्साहित करने में पड़ोसियों, सहेलियों, सहयोगियों, स्वास्थ्य कार्यकर्त्ताओं, महिला संगठनों तथा परिवार के सदस्यों को सकारात्मक योगदान देना चाहिए।
21. स्तनपान को समर्थन देने के लिए नियोजकों, मालिकों तथा मजदूर संघों को सकारात्मक योगदान देना चाहिए।
22. घर के बाहर काम करने वाली महिलाओं को प्रसूति या मातृत्व अवकाश मिलना चाहिए। दिन में दूध पिलाने हेतु अवकाश मिलना चाहिए। काम के स्थान पर शिशुशाला की व्यवस्था होनी चाहिए।
23. बच्चों की जरूरत तथा उचित मात्रा में दूध उतारने के लिए बार-बार स्तनपान कराना चाहिए।

24. जन्म के समय से ही जब-जब बच्चों की इच्छा हो उन्हें माँ का दूध मिलना ही चाहिए।
25. बार-बार दूध पिलाने से माँ के स्तनों में सूजन नहीं आती है और दर्द भी नहीं होता है।
26. माँ के दूध के साथ-साथ अगर बकरी, भेड़, ऊँट, गाय या भैंस का दूध बच्चे को दिया जाता है तब वह माँ का दूध पीना कम कर देता है। इससे माँ को दूध उतरने में कठिनाई होती है।
27. यदि बोतल से माँ के दूध के अतिरिक्त अन्य दूध दिया जाता है तो यह संभव है कि बच्चा माँ का दूध पीना ही बंद कर दे।
28. बोतल से दूध पिलाने में बोतल को ठीक ढंग से नित्य साफ करना चाहिए, नहीं तो उसमें बैक्टीरिया या रोगाणुओं का संक्रमण हो जाता है, तथा कई तरह के रोग बच्चों को लग जाते हैं।
29. बोतल से दिए जाने वाले गाय, भैंस, बकरी, भेड़, ऊंट के दूध बच्चों की कै-दस्त, सर्दी, जुकाम, तथा अन्य बीमारियों से रक्षा नहीं कर पाते हैं।
30. जब तक हर बार बोतल और उसके निप्पल को अच्छी तरह उबाले हुए पानी से न धोया जाए तथा दूध का घोल बनाने के लिए उबाले हुए पानी का व्यवहार न किया जाए तब तक उससे कै-दस्त होने का खतरा बना रहता है। बच्चा जितनी बार बीमार पड़ता है वह उतनी बार ही कुपोषण का शिकार होता जाता है।
31. जिन इलाकों या समुदायों में पीने का साफ पानी नहीं होता वहाँ पहले चार-छः महीनों में स्तनपान कराना ज्यादा लाभदायक होता है। ऐसे क्षेत्रों में बोतल से दूध पीने वाले बच्चों को कै-दस्त से मरने का खतरा 25 गुणा अधिक हो जाता है।
32. जो बच्चा स्तनपान किसी कारण से नहीं कर पाता है उसके लिए सर्वोत्तम भोजन माँ के स्तन से निकाला गया दूध ही होता है। अच्छे उबाले हुए पानी से कप तथा चम्मच को धोकर स्तन से निकाले गए दूध को चम्मच के सहारे पिलाना चाहिए।
33. प्याला तथा चम्मच से दूध पिलाना बोतल तथा निप्पल के सहारे दूध पिलाने से अच्छा होता है, क्योंकि उन्हें आसानी से साफ करना संभव होता है।

34. जिन बच्चों को किसी कारणवश अपनी माँ का दूध नहीं मिल सकता है, उनके लिए सर्वोत्तम आहार किसी अन्य माँ का दूध ही होता है।
35. अगर गाय, भैंस, बकरी आदि का दूध देना ही पड़े तो उसे प्याले तथा चम्मच के सहारे दिया जाना चाहिए। पिलाने के बाद तथा पिलाने से पहले चम्मच को अच्छी तरह गरम पानी से धो लेना चाहिए।
36. गाय, भैंस, बकरी, ऊंट तथा भेड़ के दूध में अधिक पानी मिलाकर देना बच्चों के स्वास्थ्य पर बुरा असर डालता है।
37. गाय भैंस के दूध को अगर कमरे के तापक्रम पर रख दिया जाए तब वह कुछ ही घंटों में खराब हो जाता है, लेकिन माँ के दूध को अगर आठ घंटे तक भी कमरे के तापक्रम पर रखा जाए तो वह खराब नहीं होता है।
38. गाय, भैंस, बकरी, भेड़, ऊंट या पाउडर दूध पिलाने पर गरीब परिवार की आय का 25 से 50 प्रतिशत भाग खर्च हो जाता है।
39. माँ का दूध शक्ति और प्रोटीन का एक महत्त्वपूर्ण स्रोत होता है।
40. माँ का दूध दूसरे वर्ष में भी बच्चों को कई संक्रमित बीमारियों से बचाता है।
41. जब बच्चा घुटनों के बल सरकना, चलना तथा खेलना शुरू कर देता है, तब वह बार-बार बीमार भी पड़ता है। ऐसा बच्चा जब बीमार पड़ता है तब उसे माँ के दूध की आवश्यकता होती है। माँ का दूध आसानी से पच भी जाता है।

बच्चों का विकास

हमारे देश में कुपोषण तथा संक्रामक बीमारियों के कारण लाखों-करोड़ों बच्चों का शारीरिक तथा मानसिक विकास नहीं हो पाता है। अत: बच्चों के सही ढंग से विकास के लिए कुछ महत्त्वपूर्ण सूचनाएँ निम्नलिखित हैं–

1. जन्म से लेकर एक वर्ष तक बच्चे का हर महीने वजन लिया जाना चाहिए। दूसरे तथा तीसरे वर्ष में कम से कम तीसरे माह में बच्चों का वजन लिया जाना चाहिए। अगर दो माह तक वजन न बढ़े तो समझना चाहिए कि बच्चे के स्वास्थ्य में कोई गड़बड़ी है।
2. चार से छ: महीने के हो जाने के बाद बच्चे को माँ के दूध के अलावा अन्य भोजन की भी आवश्यकता होती है।

3. तीन वर्ष से छोटे बच्चे को प्रतिदिन पाँच-छः बार भोजन करने की आवश्यकता होती है।
4. तीन वर्ष से छोटे बच्चों को परिवार के सामान्य भोजन को मथकर उसमें थोड़ा अधिक तेल या घी डालकर देना चाहिए।
5. बीमारी के बाद बच्चों को ज्यादा भोजन की आवश्यकता होती है। ताकि बीमारी के कारण हुई क्षति की भरपाई की जाए।
6. सभी बच्चों को ऐसे भोजन की जरूरत होती है जिसमें विटामिनों की अधिक मात्रा हो।
7. बच्चे के शारीरिक तथा मानसिक विकास के लिए यह आवश्यक है कि उसके साथ बातचीत की जाए, उसके साथ खेला जाए तथा उसके संग लाड़-प्यार किया जाए।

बच्चों के विकास संबंधी कुछ अन्य जानकारियाँ

उपरोक्त सूचनाओं के अतिरिक्त बाल विकास संबंधी कुछ महत्त्वपूर्ण जानकारियाँ निम्नलिखित हैं–

1. बच्चों के स्वास्थ्य के विकास का एक सबसे महत्त्वपूर्ण लक्षण यह है कि बच्चों का वजन नियमित रूप से बढ़े। इस संदर्भ में यह महत्त्वपूर्ण नहीं होता है कि दूसरे बच्चों की तुलना में उसका वजन कितना है, वरन् महत्त्वपूर्ण यह होता है कि उसका वजन कितना बढ़ता है।
2. बच्चे का वजन पहले साल के प्रत्येक महीने में लिया जाना चाहिए। अगर दो माह की अवधि में बच्चे का वजन नहीं बढ़ता है तब माता-पिता और स्वास्थ्य कार्यकर्त्ता को उचित कदम उठाकर कारणों का पता लगाना चाहिए। बच्चे का वजन न बढ़ने के कारण बीमारी, कम भोजन या बच्चों पर ध्यान न दिया जाना हो सकता है।
3. बच्चों के जीवन के पहले कुछ महीनों में माँ का दूध उसे कई प्रकार की बीमारियों से रक्षा करता है तथा उसका विकास सुनिश्चित करता है। जीवन के पहले वर्ष में टीके लगवाना भी जरूरी होता है। टीके से उन बीमारियों से बचाव होता है जिनसे बच्चा कुपोषित हो जाता है।
4. जब चार से छः माह की उम्र में बच्चों को माँ के दूध के साथ-साथ अतिरिक्त भोजन दिया जाता है, तब संक्रमण का खतरा भी बढ़ जाता

है। अत: यह जाँच करना और आवश्यक हो जाता है कि बच्चे का वजन नियमित रूप से बढ़ता है या नहीं। अगर तीन वर्ष से कम उम्र के बच्चों का वजन घर में भोजन की कमी न होने के बावजूद नहीं बढ़ता है तब परिवार वालों एवं स्वास्थ्य कार्यकर्त्ता को निम्नलिखित प्रश्नों का उत्तर खोजना चाहिए।

- क्या बच्चा पाँच-छ: बार खाना खाता है?
- क्या बच्चे के भोजन में शक्तिदायक पदार्थों की कमी है?
- बच्चों के भोजन में थोड़ा तेल, और घी अतिरिक्त मात्रा में डालना चाहिए।
- क्या बच्चा बार-बार बीमार पड़ता है। यदि बच्चा बार-बार बीमार पड़ता है तब उसे स्वास्थ्य कार्यकर्त्ता को दिखाना चाहिए।
- अगर बच्चा बीमार पड़ता है तब वह क्या खाने से मना करता है (उस स्थिति में उसे मनपसंद भोजन देना चाहिए। ठीक होने पर उसे और अधिक भोजन दीजिए ताकि वह कसर पूरी कर सके)।
- क्या बच्चों के भोजन में विटामिन पर्याप्त मात्रा में मिल रहा है उसे प्रत्येक दिन गहरे हरे रंग की सब्जियाँ खिलानी चाहिए।
- क्या बच्चे को दूध बोतल से पिलाया जाता है? हो सकता है कि बोतल और पानी साफ नहीं हो। दूध की जगह उसे शरबत आदि पिलाया जाता हो।
- क्या बच्चे का भोजन-पानी साफ रखा जाता है। अगर नहीं तो बच्चा अक्सर बीमार रहेगा।
- क्या बच्चे की टट्टी शौचालय में डाली जाती है या गाड़ दिया जाता है अगर नहीं तो बच्चा अक्सर बीमार रहेगा।
- क्या बच्चे के पेट में कीड़े हो गए हैं? (उसे स्वास्थ्य केंद्र की सलाह से दवाई दें)।
- क्या बच्चा बहुत ज्यादा अकेले रहता है? (उसे अकेले नहीं रहने दिया जाए तथा उसके साथ खेला जाए, बातचीत की जाए तथा खूब लाड़-प्यार किया जाए)।

5. हर बार वजन लेकर बच्चे के विकास चार्ट पर एक बिंदु लगा देना चाहिए। हर बार के वजन के बिंदुओं को मिला देना चाहिए। बिंदुओं को मिलाने से जो रेखा बनती है उससे बच्चे के विकास के बारे में

जानकारी मिलती है। अगर रेखा ऊपर की ओर बढ़ रही है तब इसका अर्थ है कि बच्चे का विकास ठीक ढंग से हो रहा है। यदि रेखा चपटी है तब चिंता का विषय है। अगर लाइन नीचे जा रही है तब बच्चे के स्वास्थ्य में जरूर कुछ गड़बड़ी है।

6. बच्चे के समुचित विकास हेतु आरंभिक चार-छः माह की अवधि तक माँ का दूध ही सर्वोत्तम आहार एवं पेय है। इन प्रारंभिक महीनों में बच्चे के जीवन का कै-दस्त तथा अन्य संक्रामक रोगों से खतरा बढ़ जाता है। इस स्थिति में माँ का दूध ही उसकी रक्षा करता है।
7. माँ का दूध बच्चों के लिए हमेशा सर्वोत्तम आहार है। अगर संभव हो तो माँ का दूध बच्चे को दूसरे वर्ष के जीवन में भी जारी रखा जाना चाहिए। अगर संभव हो तो उसके बाद भी उसे माँ का दूध दिया जाना चाहिए।
8. चार से छः माह की आयु में माँ के दूध के अलावा दूध, दलिया, सूजी, तथा केला को भी शामिल किया जाना चाहिए, लेकिन माँ का दूध बराबर मिलता रहना चाहिए।
9. अतिरिक्त भोजन देने से पहले बच्चे को माँ का दूध दिया जाना चाहिए। इससे माँ को अधिक समय तक दूध आता रहता है।
10. बच्चे के भोजन में प्रतिदिन कम से कम एक बार, पकी हुई तथा मथी हुई सब्जियाँ दी जानी चाहिए।
11. जितना विविध तरह का भोजन बच्चा खाएगा वह उतना ही ठीक रहेगा।
12. बच्चे का पेट बड़े आदमी से छोटा होता है। अतः एक बार में बच्चा उतना नहीं खा सकता, जितना बड़ा आदमी खाता है। पेट की तुलना में उसे ज्यादा शक्तिदायक भोजन की आवश्यकता होती है। इसके लिए बच्चे को पाँच-छः बार खिलाना चाहिए। बच्चे के भोजन में मथी हुई सब्जियाँ और थोड़ा घी या तेल शामिल करना चाहिए।
13. बच्चे का भोजन घंटों तक पड़ा नहीं रहना चाहिए। उसमें रोगाणु पैदा हो सकते हैं जिससे बच्चा बीमार पड़ सकता है, क्योंकि आमतौर पर पाँच-छः बार भोजन पकाना संभव नहीं होता। अतः दो बार के भोजन के बीच फल, डबलरोटी, केला तथा घर की बनी वस्तुएँ देना चाहिए, लेकिन इस बात को हमेशा समझना चाहिए कि माँ का दूध एक ऐसा आहार है जो हमेशा साफ और कीटाणुरहित होता है।

14. बढ़ते हुए बच्चे को विशेष शक्ति की आवश्यकता होती है। इसके लिए उसके भोजन को अधिक शक्तिशाली बनाने की आवश्यकता पड़ती है। अगर शिशु के आहार में मथी हुई सब्जियाँ, दाल के पानी, दलिया, केला, सेब, मेवा के टुकड़े, घी तथा तेल शामिल किया जाए तब बच्चों को शक्तिदायक भोजन की प्राप्ति हो जाती है।
15. माँ का दूध सभी प्रकार के आहार से शक्तिदायक आहार है। अगर संभव हो तो माँ के दूध को दूसरे वर्ष तथा उससे आगे भी दिया जाना चाहिए, क्योंकि यह शुद्ध, पूर्ण पौष्टिक तथा जीवाणु एवं रोगाणुरहित होता है।
16. हमारे देश में प्रत्येक वर्ष साठ हजार बच्चे इसलिए अंधे हो जाते हैं, क्योंकि उनके शरीर में विटामिन 'A' पर्याप्त मात्रा में नहीं होता है। विटामिन 'A' कै-दस्त में भी रक्षा करता है। इसे बच्चों के दैनिक भोजन में शामिल करना चाहिए।
17. विटामिन 'A' माँ के दूध में, गहरी हरी पत्तेदार सब्जियों में, केसरी एवं पीले रंग के फलों में, सब्जियों, केला, पपीता, आम, गाजर आदि में मिलता है।
18. बच्चों को दस्त लग जाने पर उसके शरीर से विटामिन 'A' निकल जाता है। इसकी क्षतिपूर्ति के लिए माँ के दूध को ज्यादा बार पिलाना चाहिए। बच्चों को ज्यादा फल और सब्जी खिलाना चाहिए।
19. माता-पिता को हमेशा सावधान रहना चाहिए ताकि बीमारी के कारण बच्चे का विकास रुक न जाए। दस्त और खसरे की बीमारी में बच्चों की भूख कम हो जाती है। अगर थोड़ा बहुत वह खाता है, शरीर से बाहर निकल जाता है । अगर ऐसा साल में कई बार होता है, तब बच्चे का विकास रुक जाता है।
20. भूख खत्म हो जाने की स्थिति में भोजन के प्रति रुचि उत्पन्न करने के लिए उसे मनपसंद भोजन दिया जाना चाहिए। आमतौर पर भोजन मुलायम तथा मीठा होना चाहिए। उसे थोड़ा-थोड़ा करके कई बार देना चाहिए। बीच-बीच में माँ का दूध भी देते रहना चाहिए।
21. जब बच्चे की बीमारी दूर हो जाए तब बच्चों को अतिरिक्त भोजन दिया जाना चाहिए।
22. बीमारी खत्म हो जाने पर कम-से-कम एक सप्ताह तक उसे एक बार अतिरिक्त भोजन दिया जाना चाहिए।

23. बच्चा पूरी तरह तब तक ठीक नहीं माना जा सकता, जब तक वह बीमारी से पहले वाला वजन नहीं प्राप्त कर लेता, तथा पहले जैसा खेलने, कूदने नहीं लगता।
24. यदि कुछ दिन बीमारी बनी रहे तथा भूख नहीं लगे तब उसे समीपस्थ स्वास्थ्य अभिकर्त्ता के पास ले जाना चाहिए।
25. बच्चे के विकास को बनाए रखने के लिए यह जरूरी है कि उसे बीमार न होने दिया जाए। बच्चा बीमार न पड़े इसके लिए निम्नलिखित कदम उठाना चाहिए–
    – आरंभिक चार-छः माह तक केवल माँ का दूध दिया जाना चाहिए। उसके बाद माँ के दूध के साथ अतिरिक्त भोजन भी दिया जाना चाहिए।
    – एक वर्ष की उम्र तक सभी टीके लगवा दिया जाना चाहिए।
    – हमेशा शौचालय का उपयोग करना चाहिए। हमेशा अपना हाथ, भोजन तथा रसोई को साफ रखना चाहिए।

बच्चों में शारीरिक विकास के साथ-साथ मानसिक विकास की भी आवश्यकता होती है–

1. बच्चों की देखभाल करने वालों के संग बच्चे का भावनात्मक लगाव होना चाहिए।
2. अपने जीवन के प्रथम दिन से ही शिशु प्यार लेना और देना आरंभ कर देता है। भावनात्मक लगाव बच्चों के आंतरिक विकास के लिए जरूरी है। जब वह माता की गोद में होता है, तब वह अपने आपको सुरक्षित महसूस करता है। धीरे-धीरे वह परिवार के अन्य सदस्यों के संग घुल-मिल जाता है।
3. माता-पिता तथा परिवार के अन्य सदस्यों के प्यार भरे शब्दों को सुनकर तथा प्रेमपूर्ण व्यवहार को देख शिशु में सुरक्षा की भावना जागृत होती है।
4. घर के सदस्यों के बीच लड़ाई, झगड़ा, मार-पीट, गाली-गलौज, देख-सुन कर बच्चे के मन में असुरक्षा की भावना उत्पन्न होती है। इसका प्रभाव बच्चों के विकास पर बुरा पड़ता है।
5. बच्चों के विकास हेतु केवल शारीरिक एवं मानसिक आवश्यकताओं की संतुष्टि ही पर्याप्त नहीं है वरन् उन्हें सहायता की भी आवश्यकता

होती है। बच्चों के पूर्ण विकास के लिए भाषा, खेलकूद एवं प्यार की आवश्यकता होती है।

6. बच्चे से परिवार, समाज तथा समुदाय के लोगों को खूब बातचीत करनी चाहिए। उसके साथ खेलना चाहिए तथा उसे खूब प्यार करना चाहिए। उसे देखकर मुस्कुराना चाहिए तथा उसकी आवाज सुननी चाहिए। उसे इस तरह प्रोत्साहित करना चाहिए कि वह प्यार-दुलार का पूर्ण जवाब दे। सभी बच्चे दूसरों के साथ मिलना चाहते हैं। उन्हें छूना चाहते हैं तथा बात करना चाहते हैं।
7. अगर बच्चों के साथ बातचीत, खेलकूद, उत्तर-प्रतिउत्तर न हो तब वह उदास हो जाता है। उसे जीवन में रुचि कम हो जाती है। उसे भूख कम लगती है। इस स्थिति में उसके मस्तिष्क का विकास तथा शरीर का विकास सामान्य ढंग से नहीं हो पाता है।
8. बच्चा जैसे-जैसे बड़ा होता है वह चीजों के बारे में खुद खोज करना चाहता है। वह खुद खेलना चाहता है। उसका खेलना बेकार नहीं होता। यह बड़े होने की प्रक्रिया है। इससे उसकी शारीरिक, मानसिक एवं सामाजिक योग्यताओं का विकास होता है। उसमें समूह तथा समाज के प्रति जागरूकता की भावना उत्पन्न होती है। उसमें बल आता है तथा आत्मविश्वास पैदा होता है। अपने खेलकूद तथा सहपाठियों के साथ वह उन सारी बातों को सीखता है जो उसके भावी जीवन का आधार बनती हैं।
9. बच्चे बड़ों के साथ तो खेलते ही हैं, लेकिन वे अपने साथियों के साथ भी अपने खेल खेलते हैं जो उनके भावी जीवन को आनंदायक बनाते हैं।
10. बच्चों को नए-नए खिलौने और खेल सामग्रियाँ देना चाहिए। यह कोई जरूरी नहीं कि उनकी खेल सामग्री महंगी हो। घरेलू सामान या पारंपरिक खेल भी बच्चों को उतना ही प्रोत्साहित करते हैं।
11. बच्चों की सृजन शक्ति के विकास पर जोर दिया जाना चाहिए। उन्हें समस्याओं को हल करने के लिए चुनौती दी जानी चाहिए। उन्हें फैसला लेने का अवसर दिया जाना चाहिए।
12. गाना गाने, कविताएँ याद करने, तस्वीर बनाने तथा अच्छी-अच्छी नैतिक कहानियों के पढ़ने से बच्चों के मानसिक विकास में सहायता मिलती है।

13. बच्चों के स्वस्थ विकास के लिए जरूरी है कि उनकी प्रशंसा की जाए। उनके प्रयासों की सराहना की जाए।

टीकाकरण

अगर टीका न लगाया जाए तो पैदा होने वाले प्रत्येक 100 बच्चों में से औसतन तीन बच्चों की मृत्यु खसरे से, दो की काली खांसी से तथा एक की टेटनस से हो जाती है। प्रत्येक 200 बच्चों में से एक बच्चा पोलियो का शिकार होकर अपाहिज हो जाता है। बच्चों को टीका दिलवाकर इन बीमारियों से बचाया जा सकता है।

टीकाकरण से जुड़ी हुई प्रमुख सूचनाएँ निम्न हैं–

1. टीका दिलवाने से कई खतरनाक बीमारियों से बचा जा सकता है। जिस बच्चे को टीका नहीं लगाया जाता है उसे कुपोषण के शिकार होने, अपाहिज होने तथा मरने की संभावनाएँ अधिक हो जाती हैं।
2. बच्चे के जन्म के पहले वर्ष में ही सभी प्राथमिक टीके लग जाने चाहिए।
3. बीमार बच्चे को भी टीके लगवाने में कोई खतरा नहीं होता है।
4. 15 और 44 वर्ष के बीच की उम्र की प्रत्येक महिला को टीका अवश्य लगवाना चाहिए।

अतिरिक्त जानकारियाँ

1. टीका लगवाकर बच्चे के बचपन को कई खतरनाक बीमारियों से बचाया जा सकता है। टीके सूई से दिए जाते हैं या मुँह से दवाई पिलाई जाती है। इन टीकों से बच्चों में रोग प्रतिरोधक क्षमता बढ़ती है।
2. अगर टीका लगाने से पहले ही बीमारी हो जाए तब इसका अर्थ है कि टीका बहुत देर से लगाया गया है।
3. जिस बच्चे को टीका नहीं लगवाए जाते हैं उसे खसरा और काली खांसी होने की संभावना बहुत अधिक रहती है। इन बीमारियों से बच्चे की मृत्यु भी हो सकती है।
4. इन बीमारियों के बाद जो बच्चे बच भी जाते हैं वे कुपोषण के शिकार हो जाते हैं तथा अन्य बीमारियों के शिकार हो सकते हैं।
5. कुपोषण और अंधेपन का एक बहुत बड़ा कारण खसरा है।

6. जिन बच्चों को पोलियो की खुराक नहीं पिलाई जाती है, वे निश्चित रूप से पोलियो या वायरल का शिकार हो जाते हैं। ऐसे 200 बच्चों में से एक जीवन भर के लिए अपाहिज हो जाता है।
7. टेटनस के कीटाणु गंदे जख्मों में पलते हैं। अगर बिना टीके लगे शिशु को यह बीमारी हो जाती है तब उनकी मृत्यु हो जाने का खतरा बढ़ जाता है।
8. माँ का दूध कई खतरनाक बीमारियों से बचाने का एक प्राकृतिक प्रतिरोधक है।
9. माँ के दूध से प्रतिरोधक शक्ति बच्चे तक दूध के जरिए पहुँच जाती है।
10. खीस या कोलेस्ट्रोम यानि पहले कुछ दिनों तक आने वाले पीला गाढ़े दूध में यह शक्ति और अधिक होती है।
11. यह बात अत्यंत महत्त्वपूर्ण होती है कि जीवन की शुरुआत में ही बच्चे को सब टीके लग जाने चाहिए। काली खांसी से होने वाली आधी मौतें, पोलियो से होने वाली एक तिहाई मौतें तथा खसरे से होने वाली एक चौथाई मौतें, बच्चे के जन्म के पहले वर्ष में हो जाती हैं।
12. सभी बच्चों को पूरे टीके लगवाना महत्त्वपूर्ण है अन्यथा टीके पूरी तरह असर नहीं करते हैं। कुछ टीके केवल एक बार दिए जाते हैं, अन्य टीके तीन बार देने होते हैं। दो खुराकों के बीच कम-से-कम एक महीने का अंतर होना चाहिए।
13. बच्चे के जन्म के तुरंत बाद या उसके बाद जितनी जल्दी हो सके तपेदिक के बचाव के लिए बी. सी. जी. का टीका लगवाना चाहिए।
14. बच्चे को डेढ़ माह का होने पर उसे गलघोंटू या डिप्थीरिया, काली खांसी और टेटनस (धनुर्वात) से बचाव के लिए टीका लगवाना चाहिए। ये तीनों टीके एक ही इंजेक्शन में दिए जाते हैं जिसे डी.पी.टी. कहा जाता है।
15. जब बच्चा ढाई और साढ़े तीन माह का हो जाए तब उसे डी.पी.टी. का दूसरा और तीसरा टीका लगवाना चाहिए। सही समय पर उसे पोलियो की बूँदें भी दी जानी चाहिए।
16. नौ महीने के बाद जितनी जल्दी हो सके बच्चे को खसरे का टीका लगवाना चाहिए।

17. खसरा बचपन की खतरनाक बीमारियों में से एक है। जीवन के पहले कुछ महीनों में बच्चों को खसरे से कुछ प्राकृतिक संरक्षण मिलता है। यह संरक्षण उसे अपनी माँ के दूध से मिलता है। पर बच्चा जब नौ माह का हो जाता है तब यह प्राकृतिक संरक्षण समाप्त हो जाता है।
18. अब बच्चे को खसरा होने का खतरा बढ़ जाता है। अत: जब बच्चा नौ माह का हो जाए तब उसे खसरे का टीका यथाशीघ्र लगवा देना चाहिए।
19. यदि किसी कारणवश पहले वर्ष में बच्चे को सब टीके नहीं लग पाते हैं तब यह बहुत जरूरी है कि अन्य टीके यथाशीघ्र लगवा लिए जाएँ।
20. बच्चे के डेढ़ वर्ष के हो जाने के बाद उसे डी.पी.टी. और पोलियो की एक-एक बूस्टर खुराक दी जानी चाहिए।
21. जब बच्चा पाँच वर्ष का हो जाए तब उसे डी.टी. (डिप्थीरिया और टेटनस) का एक टीका लगवाना चाहिए।

सारणी 7.1: बच्चों को टीका लगवाने का कार्यक्रम

उम्र	*टीका*	*उन बीमारियों के नाम जिनसे टीका रक्षा करता है*
जन्म	बी.सी.जी.	तपेदिक (टी.बी.)
डेढ़ माह	डीपीटी, पोलियो	डिप्थीरिया, काली खांसी, टेटनस, पोलियो
ढाई माह	डीपीटी, पोलियो	डिप्थीरिया, काली खांसी, टेटनस, पोलियो
साढ़े तीन माह	डीपीटी, पोलियो, खसरा	डिप्थीरिया, काली खांसी, टेटनस, पोलियो,
नौ माह	खसरा	खसरा
डेढ़ वर्ष	डीपीटी, पोलियो	डिप्थीरिया, काली खांसी, टेटनस, पोलियो
पाँच वर्ष	डी.टी.	डिप्थीरिया टेटनस

1. अगर बच्चा बीमार हो तब भी उपरोक्त सारणी का अनुसरण करते हुए टीका अवश्य लगवाना चाहिए।
2. कई बार माता-पिता अपने बच्चे को टीका लगवाने इसलिए नहीं ले जाते हैं, क्योंकि उस दिन बुखार, सर्दी जुकाम, दस्त या ऐसी ही कुछ अन्य बीमारियों से ग्रसित रहता है। यदि मामूली तकलीफ या कुपोषण की स्थिति में माता-पिता टीका लगवाने ले जाते हैं तब स्वास्थ्य कार्यकर्त्ता उन्हें टीका न लगवाने की सलाह दे देते हैं। परंतु यह सलाह गलत होती है। छोटी-मोटी बीमारी की हालत में भी टीका लगवाना चाहिए। खसरे और काली खांसी जैसी खतरनाक बीमारियों से बचना हो तो टीका लगवाने में देर नहीं करनी चाहिए।
3. कभी-कभी टीका लगाने के बाद बच्चा रोता है, उसे बुखार हो जाता है, चमड़ी पर लाल चकत्ते हो जाते हैं, टीके की जगह सूजन हो जाती है, इसमें घबराना नहीं चाहिए। अन्य बीमारियों की तरह बच्चे को पर्याप्त भोजन और पेय देते रहना चाहिए। इस स्थिति में माँ का दूध मिलना अधिक लाभदायक होता है। अगर समस्या गंभीर हो या यही स्थिति तीन दिनों से अधिक समय तक बनी रहे तब बच्चे को स्वास्थ्य केंद्र पर ले जाना चाहिए।
4. बच्चे को बी.सी.जी. का टीका लगवाने के लगभग एक माह बाद टीके के स्थान पर फुंसी हो जाती है। यह दो चार सप्ताह बाद अपने आप ठीक हो जाती है। इसमें किसी इलाज की आवश्यकता नहीं पड़ती है।
5. हमारे देश में कई माताएं अस्वस्थ अवस्था में शिशु को जन्म देती हैं। इससे माँ तथा शिशु दोनों को टेटनस जैसी घातक बीमारी हो सकती है। अगर माँ को टेटनस के टीके नहीं लगे हों तो प्रत्येक 100 में से एक बच्चा इस बीमारी से मर जाता है।
6. गंदे घावों में टेटनस के कीटाणु पलते हैं। उदाहरण के लिए अगर बच्चे की नाल गंदे चाकू से कट जाए या कोई गंदी चीज नाल काटने के स्थान पर रख दी जाए तब टेटनस जैसी बीमारी हो सकती है। नाल हमेशा ब्लेड से काटना ठीक होता है या उबलते पानी में चाकू को साफ कर नाल काटना उचित है।
7. यदि टेटनस के कीटाणु माँ के शरीर में घुस जाएं तथा माँ को टेटनस के टीके नहीं लगे हो तब माँ का जीवन भी खतरे में पड़ जाता है।

8. माताएँ अगर गर्भावस्था के पहले या उसके दौरान टेटनस के टीके लगवा लें, तब वे अपनी तथा नवजात शिशु की टेटनस से रक्षा कर सकती हैं।
9. अतः बच्चा पैदा करने की उम्र की सभी महिलाओं को टेटनस का टीका लगवा लेना चाहिए।
10. अगर किसी स्त्री को टेटनस के टीके नहीं लगे हों तब उसे जैसे ही गर्भवती होने का पता चले उसे टेटनस टीके लगवाना चाहिए। दूसरा टीका पहले टीके के एक घंटा बाद लगवा लेना चाहिए। यह टीका गर्भावस्था के अंतिम एक माह के पहले लगवा लेना चाहिए।
11. सभी नवजात शिशुओं को भी जन्म के पहले वर्ष में टेटनस के तीन टीके लगवा देने चाहिए। यह डीपीटी में शामिल होता है। फिर डेढ़ और पाँच वर्ष की अवस्था में इस टीके की एक-एक बूस्टर खुराक और दिलवानी चाहिए।

अतिसार या दस्त

दस्त को अतिसार या अतिसार को दस्त भी कहा जाता है। इसमें पतले दस्त होते रहने से शरीर का पानी घट जाता है। शरीर में पानी की कमी के कारण हमारे देशों में प्रत्येक साल 10 लाख बच्चों की मृत्यु हो जाती है। दस्त बच्चों को कुपोषित होने का एक मुख्य कारण है।

अतिसार संबंधी मुख्य सूचनाएँ

माता-पिता एवं समाज को अतिसार संबंधी मुख्य सूचनाओं की जानकारी होनी चाहिए। ये मुख्य सूचनाएँ निम्नलिखित हैं–

1. दस्त या अतिसार की बीमारी होने पर बच्चों के शरीर से बहुत अधिक पानी निकल जाता है। इसके कारण बच्चों की मृत्यु हो जाने की संभावना बढ़ जाती है, अतः यह अत्यंत जरूरी है कि दस्त लगने पर बच्चे को पेय पदार्थ काफी मात्रा में दिए जाएं।
2. यदि माँ का दूध पीने वाले बच्चों को यह बीमारी लग जाती है तो यह बहुत जरूरी हो जाता है कि माँ उसे अपना दूध पिलाती रहे।
3. दस्त पीड़ित बच्चों को भोजन की भी जरूरत होती है।
4. यदि समस्या सामान्य दस्तों से भी गंभीर हो जाए तब प्रशिक्षित कार्यकर्त्ता की सहायता लेनी चाहिए।

5. जो बच्चा दस्तों के बाद ठीक हो रहा है उसे कुछ दिन या कम से कम एक सप्ताह तक प्रतिदिन सामान्य से अधिक भोजन देना चाहिए।
6. बिना डॉक्टर की सलाह के दस्त लगने पर दवाइयाँ नहीं देनी चाहिए।
7. दस्त को रोकने के लिए निम्नलिखित कदम उठाने चाहिए:
   (अ) माँ को दूध पिलाते रहना चाहिए।
   (ब) सभी बच्चों को खसरे का टीका लगाया जाए।
   (स) शौचालय का उपयोग किया जाए।
   (द) भोजन और पानी को साफ रखा जाए।
   (य) भोजन को छूने से पहले हाथ को साबुन से साफ कर लेना चाहिए।

अतिसार या दस्त से संबंधित कुछ अन्य जानकारियाँ

अतिसार से जुड़ी हुई कुछ अन्य जानकारियाँ निम्नलिखित हैं:

1. दस्त या अतिसार खतरनाक होते हैं। इससे पीड़ित 200 बच्चों में से एक की मृत्यु हो जाती है।
2. दस्त में मृत्यु का कारण शरीर से बहुत सारा पानी निकलना है। अत: जैसे ही बच्चा दस्त की शुरुआत करे, उसे अधिक पेय पदार्थ देना आरंभ कर दिया जाना चाहिए ताकि शरीर से निकले हुए पानी की भरपाई हो सके।
3. दस्त से निकलने वाले पानी की भरपाई के लिए निम्नलिखित पेय पदार्थ दिए जा सकते हैं:
   - माँ का दूध
   - दाल का पानी
   - खिचड़ी से निकाला हुआ पानी
   - छाछ या शिकंजी जिसमें हल्का नमक मिला हो।
4. लगभग सभी देशों में दस्त से पीड़ित बच्चों के लिए जीवन रक्षक घोल (ओ. आर. एस.) दवा दुकानों, आम दुकानों तथा स्वास्थ्य केंद्रों पर उपलब्ध रहते हैं। आमतौर पर यह पाउडर ओरल रिहाइड्रेशन साल्ट (ओ.आर.एस.) के पैकेट के रूप में उपलब्ध होते हैं। इसे निश्चित मात्रा में साफ पानी में घोलकर बच्चों को पिलाया जाता है।
5. ओ. आर. एस. को दूध, सूप या लेमन सोडा आदि पेय पदार्थों में नहीं मिलाया जाना चाहिए।

6. जीवन रक्षक घोल को घर में भी बनाया जा सकता है। इसके लिए एक लीटर पानी में आठ चम्मच चीनी तथा एक चम्मच नमक मिलाएं या 200 मि.ली. पानी में एक चम्मच चीनी और दो अंगुलियों की चुटकी भर नमक मिलाएं।
7. अगर इनमें से कुछ भी न मिले तो हल्की चाय या हरे नारियल का पानी दिया जाना चाहिए।
8. अगर ये भी नहीं उपलब्ध हो तो सबसे साफ जगह का पानी लेकर बच्चों को देना चाहिए।
9. बच्चे के शरीर में पानी की कमी रोकने के लिए जब भी बच्चा पतला दस्त करे, उसे इनमें से कोई भी पेय को निम्नलिखित मात्रा में दिया जाए:
   - दो वर्ष से कम उम्र के बच्चों को बड़ा चौथाई से आधा कप।
   - बड़े बच्चों के लिए आधा या पूरा कप।
10. पेय पदार्थों को प्याले या चम्मच से पिलाना चाहिए, क्योंकि दूध वाली बोतल को साफ करने में दिक्कत होती है।
11. यदि बच्चा उल्टी कर दे तब दस मिनट इंतजार करने के बाद इस घोल को फिर से धीरे-धीरे, घूँट-घूँट भर देना शुरू करें।
12. जब तक दस्त रुक न जाए पेय पदार्थ देते रहना चाहिए।
13. बच्चे को ठीक होने में तीन दिन से पाँच दिन तक का समय लग जाता है।
14. ओ.आर.एस. यानि जीवन रक्षक घोल बनाने के लिए पैकेट के ऊपर पानी की जितनी मात्रा लिखी रहती है उसमें सारा पैकेट घोल दिया जाता है। अगर पानी की मात्रा कम हो जाती है तब दस्त और भी बढ़ जाता है। अगर पानी की मात्रा अधिक हो जाती है तब घोल कम प्रभावशाली होता है।
15. ओ. आर. एस. को उचित साफ पानी की मात्रा में मिलाकर हिलाना चाहिए ताकि ठीक से घोल बन जाए। जीवन रक्षक घोल को कप या चम्मच से पिलाना चाहिए।
16. घोल को 12 घंटे से ज्यादा नहीं रखना चाहिए।
17. अगर घोल 12 घंटे से ज्यादा का हो जाता है तब उसे फेंक देना चाहिए तथा नया घोल बना लेना चाहिए।

18. यदि माँ के दूध पीने वाले बच्चे को दस्त लग जाएं तब भी माँ को उसे अपना दूध पिलाते रहना चाहिए।
19. यदि बच्चा माँ का दूध पीना छोड़ देता है तब सर्वोत्तम यही होगा कि माँ के दूध को साफ कप में भरकर चम्मच के सहारे पिलाया जाए।
20. यदि बच्चे को पाउडर दूध या गाय-भैंस का दूध दिया जा रहा हो, तब दस्त की स्थिति में भी उसे जारी रखना चाहिए। लेकिन उसमें सामान्य से दुगुना साफ पानी मिला देना चाहिए ताकि बच्चे को अधिक पेय पदार्थ मिल सके। दस्त जैसे ही ठीक हो जाए पतला दूध देना बंद कर देना चाहिए।
21. आमतौर पर यह कहा जाता है कि जब तक दस्त होता रहता है तब तक दस्त पीड़ित शिशु को खाने-पीने के लिए नहीं देना चाहिए। लोगों की धारणा है कि खाना-पीना देने से दस्त और बढ़ जाता है, लेकिन यह धारणा गलत है। यदि माता-पिता दस्त के दौरान तथा बीमारी के बाद बच्चे को खिलाने का विशेष प्रयास नहीं करते हैं तब बच्चों में कुपोषण की गंभीर समस्या पैदा हो जाती है। भोजन देते रहने से दस्त रोकने में मदद मिलती है।
22. जिस बच्चे को दस्त की बीमारी लग जाती है, उसे भूख कम हो जाती है। अत: दस्त लगने की प्रारंभिक स्थिति में उसे खिलाना मुश्किल हो सकता है, लेकिन इस अवस्था में भी बच्चों को बार-बार खाने के लिए प्रेरित करते रहना चाहिए। उसे मनपसंद की चीजें थोड़ी-थोड़ी करके खाने को देते रहना चाहिए।
23. ठोस आहार लेने वाले बच्चों को दलिया, दाल, चावल, खिचड़ी, सब्जी आदि मुलायम और सुपाच्य आहार मसल-मसल कर थोड़ी-थोड़ी मात्रा में बार-बार देना चाहिए।
24. उसके भोजन में एक या दो चम्मच घी या तेल भी मिलाना चाहिए।
25. बच्चे को दही, फल, केला, आम, पपीता आदि भी दिया जाना चाहिए।
26. भोजन हमेशा ताजा दिया जाना चाहिए।
27. पहले के बने खाना को गर्म करके देना चाहिए।
28. खाना दिन में पाँच-छ: बार दिया जाना चाहिए।
29. यदि समस्या सामान्य से गंभीर हो जाए तो माता-पिता को शीघ्रातिशीघ्र बच्चे को डॉक्टर के पास ले जाना चाहिए।

शरीर में पानी कम होने की पहचान निम्नलिखित हैं:

1. धंसी हुई आँखें।
2. बहुत अधिक प्यास लगना।
3. रोने पर आँखों में आंसू न आना।
4. सिर का तलुआ नीचे हो जाना।
5. बुखार हो जाना।
6. न भोजन करना और न पेय पदार्थ पीना।
7. एक-दो घंटे में कई बार पानी जैसा दस्त करना।
8. ट्टटी में खून आना यह पेचिश का एक लक्षण है।
9. बच्चों में दस्त के दौरान अगर ये लक्षण दिखाई दें तो उन्हें तुरंत अस्पताल ले जाना चाहिए। अस्पताल ले जाने के क्रम में उसे पेय पदार्थ देते रहना चाहिए।
10. दस्त रुकने के बाद बच्चे को अतिरिक्त भोजन देना पूर्णरूपेण सही है। इस समय बच्चे को भूख अधिक लगती है तथा एक सप्ताह तक उसे कम-से-कम रोज पहले से एक बार अधिक भोजन देना चाहिए।
11. बीमारी में जो भोजन की कमी होती है उसे वह इस तरह प्राप्त कर लेता है।
12. दस्त के बाद बच्चे को तभी स्वस्थ माना जा सकता है जब वह पहले जैसा वजन प्राप्त कर ले और उछल-कूद एवं खेलकूद करने लगे।
13. माँ का दूध भी अधिक बार देने से बच्चा जल्दी स्वस्थ हो सकता है।
14. दस्त की अधिकांश दवाइयाँ या तो बेकार होती हैं या हानिकारक होती हैं। दस्त अपने आप ही कुछ दिनों में ठीक हो जाते हैं।
15. असली खतरा दस्त होने से नहीं होता है, वरन् दस्त के कारण शरीर में पानी निकल जाने के कारण होता है।
16. जब तक कोई प्रशिक्षित कार्यकर्त्ता नहीं कहे तब तक बच्चे को कोई गोलियाँ या दवाइयाँ नहीं देना चाहिए।

दस्त के रोकथाम के उपाय

दस्त के रोकथाम के लिए निम्नलिखित उपाय अपनाए जा सकते हैं:

(A) दस्त के कीटाणु मल या टट्टी में होते हैं। ये कीटाणु मुँह के जरिए शरीर में प्रवेश करते हैं। ये कीटाणु पानी, भोजन, हाथों, खाने-पीने के बर्तनों, मक्खियों के पैरों एवं नाखूनों की मैल में पड़े रहते हैं। दस्त को रोकने के लिए यह जरूरी है कि ये कीटाणु बच्चे के मुँह में प्रवेश न कर पाएं।

(B) कई परिवारों में दस्त से बचना इसलिए मुश्किल लगता है कि वे गरीब हैं और उनके पास पीने का साफ पानी उपलब्ध नहीं है। परंतु इस स्थिति में दस्त से बचने के लिए निम्नलिखित कदम उठाए जा सकते हैं:

1. बच्चे को पहले चार-छ: माह तक केवल माँ का दूध देना चाहिए। माँ का दूध बच्चों को दस्त एवं अन्य बीमारियों से बचाता है।
2. चार-छ: माह के हो जाने पर बच्चे को माँ के दूध के अलावा साफ, सुथरा, पौष्टिक, मसला हुआ अच्छा ठोस आहार दें।
3. यदि बच्चे को पाउडर वाला या पशु का दूध देना ही पड़ता है तो उसे बोतल की जगह कप या चम्मच से देना चाहिए।
4. पीने के लिए सबसे साफ पानी का इस्तेमाल किया जाना चाहिए।
5. अगर तालाबों, कुँओं या नदियों के पानी को इस्तेमाल करना पड़ता है तब पानी को 5 मिनट तक उबालकर तथा ठंडा करके पीना चाहिए।
6. शौच जाने के लिए शौचालय का उपयोग किया जाना चाहिए।
7. बच्चों की टट्टी को शौचालय में ही डालना चाहिए।
8. अगर शौचालय नहीं हो तो बच्चे के पैखाना को जमीन में गाड़ देना चाहिए।
9. बच्चों का पैखाना बड़ों के पैखाना से ज्यादा खतरनाक होता है।
10. शौच जाने के तुरंत बाद हाथ को साबुन से खूब अच्छे ढंग से साफ कर लेना चाहिए।
11. खाना बनाने और खाने से पहले हाथ को साबुन से धो लेना चाहिए।
12. कीटाणुओं से बचने के लिए भोजन को और पीने के पानी को ढक कर रखना चाहिए।
13. जहाँ तक संभव हो खाना खाने के समय ही भोजन बनाएँ और खाएँ।

14. पहले पका कर रखे भोजन में कीटाणु प्रवेश कर सकते हैं, इसलिए पहले से पका हुआ खाना को फिर से गर्म करके खाना चाहिए।
15. मक्खियों को बीमारी फैलाने से रोकने के लिए कूड़े को जला देना चाहिए या गाड़ देना चाहिए।
16. खसरे से गंभीर रूप से दस्त लग जाते हैं। अगर बच्चे को खसरे का टीका लगवा दिया जाए तब खसरे की वजह से दस्त नहीं लगेंगे। साधारण दस्तों से बचने का कोई टीका नहीं होता है।

खांसी और जुकाम

खांसी और जुकाम बिगड़कर निमोनिया का रूप धारण कर लेते हैं। हमारे देश में निमोनिया से प्रतिवर्ष छः लाख बच्चे मर जाते हैं। इसमें खसरे के कारण होने वाले निमोनिया की मौतें भी शामिल हैं। सभी माता-पिता को तथा समाज के सदस्यों को यह जानकारी होनी चाहिए कि खांसी-जुकाम होने पर क्या किया जाना चाहिए। खांसी-जुकाम कब निमोनिया का रूप धारण कर लेता है तथा किन् परिस्थितियों में अविलंब डॉक्टर की सलाह लेनी चाहिए।

खांसी जुकाम से संबंधित मुख्य सूचनाएँ

खांसी-जुकाम से संबंधित मुख्य सूचनाएँ परिवार तथा समाज के लिए निम्नलिखित हैं:

1. यदि किसी बच्चे को खांसी हो तथा उसकी सांस सामान्य की अपेक्षा बहुत तेजी से चल रही हो तब समझना चाहिए कि बच्चे के स्वास्थ्य को खतरा है। इस स्थिति में उसे यथाशीघ्र स्वास्थ्य केंद्र पर ले जाना चाहिए।
2. परिवार अपने बच्चों को निमोनिया से बचा सकते हैं। इसके लिए शिशु जन्म से छः माह की अवधि तक माँ का दूध आवश्यक रूप से दिया जाना चाहिए एवं बच्चे को सभी टीके लगवाने चाहिए ताकि बच्चे का पोषण सही ढंग से हो।
3. जिस व्यक्ति को खांसी हो उसे खाना खाने तथा पर्याप्त मात्रा में पेय पदार्थ पीने के लिए प्रेरित करना चाहिए।
4. खांसी या जुकाम से पीड़ित बच्चे को थोड़ा गर्म रखना चाहिए। लेकिन बहुत गर्म नहीं।

5. बच्चे को साफ तथा धुआँरहित वातावरण में रखना चाहिए, ताकि वह स्वच्छ हवा में सांस ले सके।
6. सामान्यत: खांसी, जुकाम, खराब गला और नाक का बहना अपने आप ठीक हो जाता है, लेकिन कभी-कभी वह बिगड़कर निमोनिया हो जाता है। निमोनिया होने पर बच्चे का जीवन खतरे में पड़ जाता है। अत: निमोनिया से होने वाली मौतों के बारे में माता-पिता को निम्नलिखित जानकारियाँ होनी चाहिए:
   (अ) खांसी जुकाम जब बिगड़कर गंभीर संक्रमण का रूप ले लेता है तब तुरंत डॉक्टर के पास जाना चाहिए।
   (ब) डॉक्टरी सहायता तथा दवाइयाँ कहाँ उपलब्ध हैं।
   (स) माता-पिता को यह मालूम होना चाहिए कि खांसी से पीड़ित बच्चे को तब डाँक्टर के पास अविलंब ले जाना चाहिए जब बच्चा सामान्य से बहुत तेज गति से सांस ले रहा हो (एक मिनट में 50 बार)।
   (द) जब बच्चे की पसली चल रही हो।
   (य) जब बच्चा माँ का दूध एवं अन्य पेय पदार्थ पीने में असमर्थ हो।
7. अगर बच्चा सामान्य गति से सांस ले रहा हो तब उसकी खांसी, जुकाम तथा बहती नाक का उपचार घर पर बिना दवाई के किया जा सकता है। सर्दी जुकाम के लिए बाजार में मिलने वाली अधिकांश दवाइयाँ बेकार होती हैं या हानिकारक होती हैं।
8. निमोनिया से बच्चों को बचाने के लिए जन्म के बाद पहले चार-छ: माह तक उसे केवल माँ का दूध दिया जाना चाहिए।
9. माँ के स्तनपान करने वाले बच्चे की तुलना में बोतल से दूध पीने वाले निमोनिया के दुगने शिकार होते हैं।
10. किसी भी बच्चे को जिसे भरपूर भोजन मिलता है उसे गंभीर रूप से बीमार पड़ने और निमोनिया से मरने की संभावना कम होती है।
11. विटामिन 'A' निमोनिया से रक्षा करता है। केसरी तथा पीले रंग के फल, गाजर तथा हरे रंग की पत्तेदार सब्जियाँ बच्चों को मल कर देने से उसे विटामिन (A) की प्राप्ति होती है।
12. एक वर्ष के उम्र के पहले ही बच्चों को सा़रे प्राथमिक टीके लगवा दिया जाना चाहिए। इन टीकों से बच्चा सांस की कई गंभीर संक्रामक

बीमारियों से बच सकता है जैसे काली खांसी, तपेदिक और खसरा।

13. घर में ज्यादा लोग होने से खांसी-जुकाम फैलता है जो बच्चे माँ का दूध पीते हैं, वे माँ के साथ सो सकते हैं, लेकिन बड़े बच्चों को अलग सोने के लिए उत्प्रेरित किया जाना चाहिए।
14. बच्चों का घर में इलाज करते समय निम्नलिखित बातों पर विशेष ध्यान देना चाहिए:
    - माँ को बार-बार दूध पिलाने की कोशिश करनी चाहिए।
    - जो बच्चे दूध नहीं पीते उन्हें बार-बार भोजन देना चाहिए।
    - बीमारी खत्म होने पर बच्चे को एक सप्ताह तक पहले से कम से कम एक बार अधिक भोजन दिया जाना चाहिए।
    - इसे तब तक जारी रखना चाहिए जब तक बच्चा अपना वजन न प्राप्त कर ले तथा खेलने-कूदने न लग जाए।
15. खांसी-जुकाम से पीड़ित बच्चों को थोड़ा गर्म रखना चाहिए। बच्चों को ऐसी जगह रखना चाहिए जहाँ वह साफ तथा धुएँ रहित हवा में सांस ले सके।
16. बच्चे की नाक को बार-बार साफ करना चाहिए।
17. जो बच्चे धुआँ युक्त वातावरण में रहते हैं, उन्हें निमोनिया होने का खतरा ज्यादा होता है।
18. सर्दी-जुकाम से पीड़ित लोगों को ठीक होने तक बच्चों से अलग रहना चाहिए।

स्वास्थ्य एवं सफाई

सभी लोगों को यह पता होना चाहिए कि बच्चों की आधी से अधिक बीमारियाँ और मौतें उन रोगाणुओं से होती हैं जो बच्चों के मुँह में खाने और पानी के जरिए चले जाते हैं। इन रोगाणुओं को पनपने तथा फैलने से रोका जा सकता है तथा बच्चों की मौतों को कम किया जा सकता है। ऐसा पाया गया है कि जिन समुदायों के पास शौचालय, पीने का पानी तथा मल-मूत्र विसर्जित करने की सुविधा नहीं है, उन समुदायों में रोगाणुओं को फैलने से रोकना बहुत ही कठिन है। इसलिए स्वास्थ्य एवं सफाई के बारे में उन्हें प्रशिक्षित करना चाहिए तथा सरकार की ओर से सामग्री तथा तकनीकी सहयोग प्रदान किया जाना चाहिए। अगर पीने के साफ पानी, शौचालय तथा हवादार घर की व्यवस्था हो जाए तब रोगाणुओं को फैलने से रोका जा सकता है।

स्वास्थ्य एवं सफाई के संबंध में महत्त्वपूर्ण जानकारियाँ

स्वास्थ्य एवं सफाई के लिए निम्नलिखित महत्त्वपूर्ण बातों की जानकारी सभी को होनी चाहिए:

1. शौच जाने के बाद और खाना छूने से पहले हाथों को साबुन से अच्छी तरह धो लेना चाहिए।
2. शौचालय का इस्तेमाल करने से बीमारियों की रोकथाम की जा सकती है।
3. साफ पीने के पानी का उपयोग कर बीमारियों को रोका जा सकता है।
4. अगर जल स्रोत सुरक्षित नहीं हो तो पानी को 5 मिनट उबाल कर पीना चाहिए।
5. भोजन को ढककर रखने से बीमारियों को रोका जा सकता है।
6. घर के कूड़े को जला देने से या गाड़ देने से बीमारियों को रोका जा सकता है।

स्वास्थ्य एवं सफाई के बारे में अन्य जानकारियाँ

उपरोक्त जानकारियों के अतिरिक्त स्वास्थ्य एवं सफाई के संबंध में कुछ अन्य जानकारियाँ निम्नलिखित हैं:

1. हाथों पर जीवाणु तथा रोगाणु अक्सर बैठ जाते हैं। नाखूनों में भी जीवाणु तथा रोगाणु घुस जाते हैं। जब हम साबुन से हाथ साफ किए बिना भोजन छू लेते हैं तथा भोजन करने लगते हैं तब वे जीवाणु और रोगाणु हमारे शरीर के अंदर मुँह द्वारा पहुँच जाते हैं। जब हम अपने हाथों को साबुन और पानी से अच्छी तरह साफ कर लेते हैं तब हमारे हाथों पर स्थित जीवाणु नष्ट हो जाते हैं। भोजन छूने या भोजन करते समय जीवाणु हमारे शरीर के अंदर नहीं पहुँच पाते हैं।
2. परिवार के सभी सदस्यों को हाथ धोने के लिए साबुन और पानी हर समय आवश्यक रूप से मिलना चाहिए।
3. शौच जाने के बाद, भोजन छूने से पहले, शिशु के पैखाने की जगह तथा मल-मूत्र साफ करने के बाद साबुन तथा पानी से हाथों को आवश्यक रूप से धोना चाहिए।

4. बच्चों को यह आदत हो जाती है कि वे अपने हाथ मुँह में डालते रहते हैं। इसलिए जरूरी है कि बच्चों के हाथ बार-बार साफ किए जाएं। विशेष रूप से भोजन देने से पहले।
5. बच्चे का चेहरा कम से कम दिन में दो बार अवश्य धोना चाहिए। इससे उसकी आँखों पर मक्खियाँ नहीं बैठती हैं तथा आँखों में संक्रमण नहीं होता है। साबुन से धोना अच्छा होता है, लेकिन साबुन न भी प्रयोग किया जाए तो भी भीगे कपड़ों से उसे साफ कर देना चाहिए।
6. रोगाणुओं को फैलने से रोकने हेतु परिवार का सबसे महत्त्वपूर्ण काम शौच को सुरक्षापूर्वक विसर्जित कर देना है। कई बीमारियाँ विशेषकर दस्त मानव मल में पाए जाने वाले रोगाणुओं से होते हैं। अगर ये जीवाणु हमारे पीने के पानी, भोजन या भोजन को पकाने और खाने के स्थान में हो जाएँ तब ये मुख से होते हुए आदमी के शरीर में चले जाते हैं।
7. रोगाणुओं को फैलने से रोकने के लिए शौचालय का प्रयोग करें।
8. यदि शौचालय का उपयोग करना संभव नहीं हो तब उस हालत में मल-मूत्र का त्याग घरों, गलियों, नालियों, रास्तों, पेयजल स्रोतों, सार्वजनिक उठने-बैठने वाले स्थानों/खेल-कूद के स्थानों आदि से दूर किया जाना चाहिए।
9. शौच करने के बाद उस पर मिट्टी डाल देना चाहिए।
10. यह आम धारणा बिल्कुल गलत है कि शिशुओं और बच्चों के शौच से कोई खतरा नहीं होता है। सच्चाई में वह बड़े व्यक्तियों के शौच से ज्यादा खतरनाक होता है। अत: छोटे बच्चों को भी शौचालय का उपयोग सिखाना चाहिए। अगर शौचालय की व्यवस्था न हो तो शौच को मिट्टी से ढक देना चाहिए।
11. शौचालय को नियमित रूप से साफ रखना चाहिए और उसे ढककर बंद रखना चाहिए।
12. पशुओं का मल-मूत्र भी घरों तथा जल स्रोतों से दूर रखना चाहिए।
13. जिन परिवारों के यहाँ साफ पानी नालों से, नलकूपों से या गहरे हैंड पंपों से पर्याप्त मात्रा में आता है और जो उसका उपयोग करना जानते हैं, उन्हें अपेक्षाकृत कम बीमारियाँ होती हैं।

14. जिन परिवारों में सुरक्षित और साफ पानी की व्यवस्था नहीं है, वे लोग निम्नलिखित तरीकों से पानी को रोग मुक्त रखकर बीमारियों को कम कर सकते हैं–
    - कुँओं को ढककर रखा जाए।
    - जल स्रोत को मलमूत्र, शौचालय वाला गंदा पानी, खाना पकाने और बर्तन धोने वाले तथा नहाने-धोने के पानी से दूर रखें।
    - पानी खींचने वाली रस्सी, बाल्टी तथा पानी जमा करके रखने वाले बर्तनों जैसे घड़े, बाल्टी, इत्यादि को यथासंभव साफ-सुथरा रखें।
15. जानवरों को पीने के स्रोत से दूर रखें।
16. जल स्रोत में जूता, चप्पल, प्लास्टिक न फेंकें और जानवरों को न धोएँ।
17. जानवरों को घर से बाहर रखें।
18. बरतन से पानी निकालने के लिए साफ लंबी डंडी वाले लोटे या प्याली का उपयोग करें।
19. बरतन में हाथ न डालें और न ही बरतन से सीधे पानी दें।
20. यह आवश्यक नहीं कि साफ दिखाई देने वाला पानी रोगमुक्त हो। सुरक्षित पीने का पानी या तो पाइप का होता है या नलकूप का या गहरे हैंड पंप का। अन्य स्रोतों से मिलने वाले पानी में रोगाणु होने की संभावना अधिक होती है।
21. पानी उबलने से रोगाणु मर जाते हैं। इसलिए तालों, तालाबों, झरनों, कुँओं आदि के पानी को पीने से पहले पाँच मिनट तक उबालकर तथा उसके बाद ठंडा करके पीना चाहिए।
22. शिशुओं और बच्चों की रोग प्रतिरोधक क्षमता कम होती है। अत: उन्हें दिए जाने वाले पानी को उबालकर ठंडा कर लेना चाहिए।
23. यदि उबालना संभव न हो तो पानी को प्लास्टिक या शीशे के साफ ढक्कनदार बरतनों में डालकर दो दिन धूप में रखकर फिर इस्तेमाल करना चाहिए।
24. भोजन में पड़े रोगाणु मनुष्य के शरीर में प्रवेश करके बीमारी पैदा कर सकते हैं। अत: भोजन को सुरक्षित रखना चाहिए।
25. माँस और मुर्गों को अच्छी तरह पकाना चाहिए।

26. भोजन पकाने के बाद उसे जल्द ही खा लेना चाहिए ताकि भोजन खराब न हो जाए।
27. यदि भोजन को पाँच घंटे से अधिक समय तक रखना हो तो उसे या तो गर्म रखना चाहिए या ठंडा।
28. पहले का पका हुआ भोजन अगर बच जाए तो उसको उपयोग करने से पहले उसे दुबारा अच्छी तरह से गर्म कर लेना चाहिए।
29. कच्चे माँस और मुर्गियों में आमतौर पर रोगाणु रहते हैं। अतः उसे पके हुए माँस के साथ नहीं रखना चाहिए।
30. खाना पकाने तथा पका खाना रखने के स्थान को साफ सुथरा रखना चाहिए।
31. भोजन को हमेशा ढककर रखना चाहिए ताकि वहाँ तक चूहा, गिरगिट, तिलचट्टा, बिल्ली आदि न पहुँच पाएं।
32. मक्खियाँ रोगाणु फैला सकती हैं और वे घर के कूड़े-भोजन के बेकार अंशों तथा फल-सब्जियों के छिलकों पर बैठकर अंडा देती हैं। बरतन मलने के स्थानों पर गिरे पानी, घर से निकलने वाले गंदे पानी के स्थानों, मवेशियों के मल-मूत्रों के पास अंडा देती हैं। अतः सभी प्रकार के कूड़ों को नित्य जला देना चाहिए या गाड़ देना चाहिए।

मलेरिया

मलेरिया एक प्रकार के मच्छरों के काटने से फैलने वाली बीमारी है। मलेरिया से प्रत्येक वर्ष हजारों बच्चे मौत के मुँह में चले जाते हैं। हमारे देश में प्रतिवर्ष एक करोड़ लोग मलेरिया के शिकार होते हैं। अतः परिवार, समाज तथा समुदाय को मलेरिया के विषय में निश्चित रूप से समझना अति आवश्यक है। यहाँ मलेरिया होने के कारण तथा उसके रोकथाम के उपायों की चर्चा की जा रही है।

मलेरिया संबंधी मुख्य सूचनाएँ

लोगों को मलेरिया से जुड़े हुई विभिन्न पहलुओं के संबंध में मुख्य जानकारी प्रदान करने का प्रयास किया गया है। इससे जुड़ी हुई प्रमुख सूचनाएँ निम्नलिखित हैं:

1. छोटे बच्चे को मच्छर के काटने से बचाना चाहिए। विशेषकर रात में तो जरूर बचाना चाहिए।
2. हर परिवार तथा समुदाय को मच्छर के लारवा को नष्ट कर देने तथा मच्छरों को पैदा नहीं होने देने में मदद करनी चाहिए।

3. मलेरिया से पीड़ित क्षेत्रों में गर्भवती महिलाओं को पूरे गर्भकाल में मलेरिया की गोलियाँ देनी चाहिए।
4. जहाँ मलेरिया आमतौर से होता है वहाँ किसी बच्चे को बुखार हो तो उसे स्वास्थ्य कार्यकर्ता के पास ले जाना चाहिए।
5. अगर बुखार मलेरिया से हो तो बच्चे को मलेरिया की दवाई का पूरा कोर्स देना चाहिए।
6. जिस बच्चे को बुखार हो उसे ठंडी जगह पर रखना चाहिए, लेकिन अधिक ठंडक में कदापि नहीं।
7. जो बच्चा मलेरिया के बाद ठीक हो रहा हो उसे पेय पदार्थ और भोजन पर्याप्त मात्रा में दिया जाना चाहिए।

मलेरिया से सम्बन्धित कुछ अन्य जानकारियाँ

मलेरिया के संबंध में कुछ महत्त्वपूर्ण अन्य जानकारियाँ निम्नलिखित हैं–

1. मलेरिया मच्छर काटने के कारण फैलता है। इस बात की भरपूर कोशिश करनी चाहिए कि मच्छर बच्चों से दूर रहें। मच्छर से दूर रहने के लिए निम्नलिखित उपाय करना चाहिए–
   – मच्छरदानी का उपयोग।
   – मच्छर भगाने वाली टिकिया या क्वायल का उपयोग।
   – घर की खिड़कियों एवं दरवाजों पर जाली लगवाना।
   – घर के मच्छरों को मारना।
2. समुदाय के सभी सदस्यों को मच्छर के काटने से बचाना चाहिए।
3. मच्छर एक रोगी से दूसरे स्वस्थ व्यक्ति तक मलेरिया फैला सकते हैं।
4. मच्छर हमेशा जमे हुए साफ पानी या ठहरे हुए पानी में पैदा होते हैं। जैसे नालियों में, गड्ढों में, तालाबों में, कूलरों की टंकियों में, शौचालयों के पैन एवं टंकी में, बाहर बिना ढके घड़े के पानी में, डिब्बे या टीन में रखे पानी में इत्यादि। जहाँ कहीं गड्ढे में जमा पानी हो, उसे बहा देने, सुखा देने, ढक देने, भर देने या मिट्टी के तेल डाल देने से मच्छर के लारवा नष्ट हो जाते हैं।
5. पास-पड़ोस में नियमित रूप से सफाई करने से मच्छर कम हो जाते हैं।

6. गर्भवती महिलाओं को मलेरिया होने का खतरा दो गुना होता है।
7. गर्भावस्था के दौरान यह बीमारी अधिक खतरनाक साबित होती है।
8. इस बीमारी के हो जाने से गर्भवती महिलाओं में खून की कमी हो जाती है।
9. खून के पतला हो जाने से गर्भपात का खतरा बढ़ जाता है।
10. बच्चा समय से पहले पैदा हो सकता है या मरा हुआ पैदा हो सकता है।
11. मलेरिया पीड़ित महिलाओं के बच्चे कम वजन के तथा कमजोर हो सकते हैं। उन्हें संक्रमण होने का खतरा अधिक रहता है।
12. गर्भवती महिलाएँ अगर पूरी गर्भावस्था के दौरान मलेरिया की गोलियाँ नियमित रूप से लेती रहें तब उन्हें प्रभावकारी ढंग से मलेरिया से बचाया जा सकता है।
13. मलेरिया रोकने वाली दवाइयाँ हमेशा दवाखाने या स्वास्थ्य कार्यकर्त्ता से ही लेनी चाहिए। ऐसा इसलिए क्योंकि गर्भावस्था में मलेरिया की सभी दवाइयाँ लेना सुरक्षित नहीं है।
14. मलेरिया की जाँच अंगुली से एक बूँद खून लेकर की जा सकती है। स्वास्थ्य कार्यकर्त्ता को जाँच करने का प्रशिक्षण दिया जाता है।
15. अगर बुखार मलेरिया लगे तब उसे मलेरियारोधी गोलियों का पूरा कोर्स दिया जाना चाहिए।
16. मलेरियारोधी कोर्स एक दिन से दस दिन का होता है।
17. छोटे शिशुओं को मलेरियारोधी शरबत दिया जाना चाहिए।
18. यदि मलेरिया बुखार जल्द भी उतर जाए तब भी बच्चे को इलाज का पूरा कोर्स देना चाहिए।
19. जिन स्थानों पर मलेरिया अधिक होता है उन स्थानों पर जिन बच्चों को मलेरिया नहीं है उन्हें मलेरियारोधी दवाइयाँ नहीं देनी चाहिए। अन्यथा उनकी स्वाभाविक सुरक्षा नहीं बन पाती है।
20. जिन बच्चों को मलेरिया बुखार बहुत चढ़ जाए उन्हें बुखार उतारने के लिए निम्नलिखित उपायों का प्रयोग किया जा सकता है–
    - बुखार उतारने की दवाइयाँ जैसे पैरासिटामॉल
    - हल्के ठंडे पानी से पोंछना या स्पंज करना।
    - बच्चों को बहुत ज्यादा कपड़ा नहीं पहनाना।

- जिस समय बुखार चढ़ने से कंपकंपी हो उस समय चादर या कंबल ओढ़ाना।

21. मलेरिया होने पर बच्चे की शक्ति बहुत कम हो जाती है। पसीना निकलने से उसमें पानी की भी कमी आ जाती है। जितनी जल्दी हो इस कमी को पूरा करना चाहिए।
22. मलेरिया से ठीक हो रहे बच्चे को पर्याप्त मात्रा में भोजन और पेय पदार्थ देना चाहिए। इससे कुपोषण और पानी की कमी को रोका जा सकता है।

एड्स

एड्स की बीमारी एक वैश्विक समस्या बन गई है। विश्व के सभी देशों को इससे खतरा बढ़ गया है। विश्व में करोड़ों लोग एड्स विषाणु या वायरस के शिकार हो रहे हैं। इस रोग के रोगी के शरीर में अन्य रोगों से लड़ने की क्षमता नष्ट हो जाती है जिससे रोगी की मृत्यु हो जाती है। अभी तक इस रोग का कारगर इलाज नहीं मिल पाया है। अब तो अनेक नवजात बच्चों के शरीर में भी एड्स के विषाणु पाए जा रहे हैं। भविष्य में इस बीमारी के कारण लाखों बच्चे अनाथ हो जाएंगे। अत: हमारे परिवार, समाज तथा समुदाय को एड्स की बीमारी तथा उससे बचने के उपायों की समुचित जानकारी आवश्यक रूप से होनी चाहिए।

एड्स से संबंधित मुख्य सूचनाएँ

लोगों के लिए एड्स से संबंधित कुछ मुख्य सूचनाएँ निम्नलिखित हैं–

1. एड्स एक लाइलाज बीमारी है।
2. यह यौन संबंधों से तथा संक्रमित रक्त किसी अन्य व्यक्ति को देने से फैलती है। यह किसी संक्रमित व्यक्ति के प्रयोग में लाए गए सूई या ब्लेड के प्रयोग से भी फैलता है।
3. संक्रमित माताओं के गर्भस्थ शिशुओं और नवजात शिशुओं को भी यह बीमारी हो सकती है।
4. सुरक्षित यौन संबंध से एड्स से बचा जा सकता है। सुरक्षित यौन संबंध का तात्पर्य पति-पत्नी दोनों में से कोई एड्स से पीड़ित न हो। दोनों एक-दूसरे से ही यौन संबंध रखें। संदेह होने पर निरोध या कंडोम का इस्तेमाल करें।

5. जीवाणुरहित न की गई (अनस्टेरलाइज्ड) सूई या सिरिंज से दिया गया कोई भी इंजेक्शन खतरनाक साबित हो सकता है।
6. जिन स्त्रियों में एड्स के विषाणु हैं उन्हें गर्भधारण नहीं करना चाहिए।
7. माता-पिता को चाहिए कि वे अपने बच्चों को एड्स से बचने के उपाय बतलाएँ।

एड्स से संबंधित कुछ अन्य जानकारियाँ

एड्स से संबंधित कुछ अतिरिक्त जानकारियाँ निम्नलिखित हैं–

1. एड्स एक ऐसे विषाणु (वायरस) से फैलता है जो शरीर की रोग प्रतिरोधक प्रणाली को हानि पहुँचाता है। एड्स पीड़ित इसलिए मर जाते हैं, क्योंकि उनके शरीर में गंभीर बीमारियों से लड़ने लायक प्रतिरोधक शक्ति नहीं होती है।
2. यह जरूरी नहीं कि जिस व्यक्ति के शरीर में एड्स के विषाणु हैं उन्हें एड्स की बीमारी हो गई है, परंतु एड्स की बीमारी वाला व्यक्ति अन्य व्यक्ति को संक्रमित कर सकता है।
3. इस बात के कोई निश्चित लक्षण नहीं होते कि किस व्यक्ति में एड्स के विषाणु हैं। वह बिल्कुल स्वस्थ और सामान्य दिखाई देता है।
4. यदि किसी व्यक्ति को यह संदेह हो जाए कि उसमें एड्स के विषाणु हैं, तो उसे एड्स जाँच केंद्र में जाकर अपनी जाँच करानी चाहिए।
5. जिन लोगों में एड्स की बीमारी है उनको यह सलाह लेना और सीखना जरूरी है कि किस तरह वे अपना विषाणु दूसरों तक न पहुँचाएं।
6. एड्स के विषाणु एक व्यक्ति से दूसरे व्यक्ति तक कुछ सीमित तरीकों से ही जा सकते हैं। ये तरीके निम्नलिखित हैं–
   - किसी संक्रमित व्यक्ति के रक्त से, वीर्य से या योनि से निकले स्राव से, ये विषाणु एक व्यक्ति के शरीर से दूसरे व्यक्ति के शरीर तक पहुँच जाते हैं। इस तरह एड्स की बीमारी यौन संबंधों से फैल सकती है।
   - एड्स विषाणु पुरुषों से स्त्रियों में, स्त्रियों से पुरुषों में, या पुरुषों से पुरुषों में यौन संबंध द्वारा पहुँच सकते हैं।
   - नशीली दवाओं के इंजेक्शन खुद लगाने से। ऐसा देखा जाता है कि नशीली दवाइयों को लेने वाले अपना इंजेक्शन खुद लगाते

हैं। वे सूइयों तथा सिरींज को जीवाणुरहित नहीं बनाते हैं। जीवाणुरहित न की गई सूई तथा सिरींज से इंजेक्शन लगाने से एड्स के विषाणु फैलते हैं।

- दूसरे व्यक्ति का रक्त लेने से एड्स विषाणु फैलते हैं। यदि खून देने वाले व्यक्ति के खून की जाँच न की गई हो तथा उसका रक्त संक्रमित हो तो एड्स विषाणु उस व्यक्ति के रक्त में प्रवेश कर जाता है जो उसका रक्त लेते हैं।
- संक्रमित स्त्री द्वारा उसके गर्भस्थ तथा नवजात शिशु तक यह रोग फैल सकता है।
- दूसरे का टूथब्रश तथा सेफ्टी रेजर का प्रयोग करना भी सुरक्षित नहीं है। हालांकि इस तरह का मामला प्रकाश में नहीं आया है।
- कान छिदवाने, शरीर गुदवाने, चेहरे पर चित्र बनवाने या एक्यूपंक्चर करवाने के लिए जीवाणुरहित न की गई सूई या सिरींज आदि का उपयोग करना सुरक्षित नहीं है।

7. एड्स के विषाणु वाली माताएँ अपने शिशु को स्तनपान करा सकती हैं। स्तनपान के जरिए एड्स के विषाणु फैलने का खतरा बहुत कम होता है, लेकिन बोतल से दूध पिलाने से खतरा ज्यादा होता है।
8. एड्स वायरस वाले व्यक्ति के पास आने-जाने, छूने से एड्स के विषाणु नहीं फैलते हैं।
9. एड्स वायरस वाले व्यक्ति को गले लगाने, हाथ मिलाने, चूमने, खांसने या छींकने से यह बीमारी नहीं फैलती है।
10. एड्स पीड़ित द्वारा शौचालय सीट, टेलीफोन, प्लेट, कप, गिलास, चम्मच, तौलिया, बिस्तर, चादर, तरणतालों एवं सार्वजनिक स्नानागारों के उपयोग से भी एड्स के विषाणु एक व्यक्ति से दूसरे व्यक्ति को नहीं लगते हैं।
11. राष्ट्रीय बाल टीकाकरण कार्यक्रम में टीका लगाने की सूइयों को पहले ही जीवाणुरहित कर दिया जाता है। अत: उन सूइयों से कोई खतरा नहीं होता है। सभी शिशुओं को जीवन के पहले वर्ष में पूरे टीके लगवा देना चाहिए।
12. कई उपयोगी दवाइयाँ मुँह से ली जाती हैं, अत: इंजेक्शन लेना अनिवार्य नहीं होता। अगर इंजेक्शन लगवाना जरूरी हो तो प्रशिक्षित स्वास्थ्य कार्यकर्त्ता से ही लगवाना चाहिए।

13. एड्स से बचने के लिए सुरक्षित यौन संबंधों के मार्गदर्शक नियमों का पालन करना चाहिए। सुरक्षित यौन संबंधों के मार्गदर्शक नियम निम्नलिखित हैं–
    - एड्स से बचने का सर्वोत्तम तरीका यह है कि केवल ऐसे साथी से यौन संबंध रखिए जिसमें एड्स के विषाणु नहीं हों तथा उसके प्रति वफादार रहें।
    - आप जितने अधिक व्यक्तियों से यौन संबंध रखेंगे उतनी ही इस बात की संभावना बढ़ जाएगी कि शायद उनमें से कोई एड्स पीड़ित हो।
    - आपका साथी जितने अधिक व्यक्तियों से यौन संबंध रखता है आपको एड्स होने का खतरा उतना ही बढ़ जाता है।
    - जब तक आप और आपका साथी केवल एक-दूसरे से ही यौन संबंध नहीं रखते और जब तक आप इस बारे में निश्चित नहीं हैं कि आप दोनों को एड्स नहीं है तब तक कंडोम या निरोध का इस्तेमाल करें।
14. निम्नलिखित प्रकार के यौन संबंध अन्य यौन संबंधों की अपेक्षा अधिक खतरनाक होते हैं–
    - गुदा मैथुन
    - ऐसी यौन क्रिया जिसमें थोड़ा सा भी खून निकले
    - पुरुष या महिला वैश्याओं से यौन संबंध
    - ऐसे व्यक्तियों से यौन संबंध जो नशीली दवाइयों को इंजेक्शन से लेते हैं।
15. एक ही सूई या सिरींज के बिना जीवाणुरहित किए एक व्यक्ति से दूसरे व्यक्ति को इंजेक्शन देना एड्स विषाणु की दृष्टि से खतरनाक होता है। जिस व्यक्ति को पहले इंजेक्शन दिया जाता है उसके खून के कुछ अंश सूई तथा सिरींज में आ जाते हैं। अगर वही इंजेक्शन बिना जीवाणुरहित किए दूसरे व्यक्ति को दिया जाए तब एड्स के विषाणु एक व्यक्ति के शरीर से दूसरे व्यक्ति के शरीर में प्रवेश कर जाते हैं।
16. नशीली दवाओं का इंजेक्शन अपने शरीर में खुद लगाना वैसे भी खतरनाक होता है। एड्स के दृष्टिकोण से अपनी सूई और सिरींज किसी दूसरे को न तो इस्तेमाल के लिए देना चाहिए और न ही किसी दूसरे के सूई तथा सिरींज को इस्तेमाल के लिए लेना चाहिए।

17. जो लोग नशीली दवाओं का इंजेक्शन लेते हैं उन्हें एड्स होने का खतरा बढ़ जाता है। जो लोग नशीली दवाइयाँ लेने वाले व्यक्तियों से यौन संबंध रखते हैं उन्हें भी एड्स होने का खतरा बढ़ जाता है।
18. जिन महिलाओं में एड्स के विषाणु हों उनमें इस बात की 50 प्रतिशत संभावना अधिक होती है कि उनके होने वाले बच्चे में भी एड्स के विषाणु होंगे। इन विषाणुयुक्त बच्चों की मौत तीन वर्ष की आयु प्राप्त करने से पहले हो जाती है।
19. जिन महिलाओं को पता हो कि वे एड्स विषाणु से ग्रसित हैं या जिन्हें संदेह है कि उनके शरीर में एड्स विषाणु हैं, उन्हें गर्भधारण से बचना चाहिए।
20. जिन महिलाओं को एड्स जीवाणु के विषय में संदेह हो उन्हें इसकी जाँच करा लेनी चाहिए तथा उसके बाद ही गर्भधारण करना चाहिए।
21. ऐसी जाँच उन क्षेत्र की महिलाओं को अवश्य करा लेनी चाहिए जहाँ एड्स के शिकार बहुत लोग रहते हैं।
22. अपने तथा अपने साथी को एड्स से बचाने के अतिरिक्त माता-पिता तथा समाज तथा बच्चों को भी बताना चाहिए कि एड्स क्या है तथा इससे कैसे बचा जा सकता है और कैसे इसे फैलने से रोका जा सकता है।
23. एड्स से जुड़े इस विश्वव्यापी प्रयास में हर व्यक्ति को अपना सकारात्मक योगदान देना चाहिए ताकि नयी पीढ़ी को एड्स के विषाणुओं से बचाया जा सके और इसे फैलने से रोका जा सके।

तपेदिक (Tuberculosis)

तपेदिक को यक्ष्मा या टी.बी. के रूप में भी जाना जाता है। यह रोग एक कीटाणु के जरिए फैलता है। जब इस रोग से संक्रमित व्यक्ति खांसते हैं, थूकते हैं, तथा अन्य व्यक्तियों के निकट रहकर सांस लेते हैं तब यह बीमारी एक व्यक्ति से दूसरे व्यक्ति तक फैलती है। हमारे देश में टी.बी. एक बड़ी समस्या बनी हुई है। यह रोग हर उम्र के व्यक्ति को होता है। हमारे देश में प्रत्येक पाँच वर्ष से कम उम्र से कम एक लाख बच्चों को टी.बी. हो जाती है। अत: परिवार, समाज तथा समुदाय को यह जानना आवश्यक हो जाता है कि टी.बी. क्या है, कैसे फैलती है तथा इसकी रोकथाम कैसे की जा सकती है। यहाँ पर टी.बी. के संबंध में सारी प्रमुख एवं अन्य जानकारियों को एक-एक करके प्रस्तुत किया जा रहा है।

टी.बी. के संबंध में प्रमुख जानकारियाँ

टी.बी. के संबंध में प्रमुख जानकारियाँ निम्नलिखित हैं–

1. टी. बी. एक ऐसा रोग है जो बच्चों और बड़ों सबको कष्ट देता है तथा मौत का कारण भी बनता है।
2. टी.बी. से बचाव संभव है। पाँच वर्ष से कम उम्र के बच्चों को यह विशेष रूप से प्रभावित करता है।
3. बी.सी.जी. का टीका लगाकर बच्चों को टी.बी. से बचाया जा सकता है। यह टीका बच्चे के पैदा होते ही यथाशीघ्र लगा देना चाहिए।
4. पौष्टिक भोजन करने वाले बच्चे टी.बी. का प्रतिरोध अच्छी तरह कर सकते हैं।
5. जब टी.बी. के व्यस्क या बड़े मरीज खांसते हैं तब उनमें से टी.बी. के कीटाणु मुँह के जरिए बच्चों या अन्य सदस्यों के बीच पहुँच जाता है। इस तरह यह एक संक्रामक बीमारी है।
6. बच्चों को टी.बी. ग्रस्त व्यक्तियों से दूर रखना चाहिए।
7. टी.बी. रोगियों को समुचित इलाज की व्यवस्था करनी चाहिए।
8. टी.बी. रोगियों को छोटे बच्चों के निकट खांसना या थूकना नहीं चाहिए।
9. बच्चों को टी.बी. जिन खतरनाक रूपों में हो सकता है उनमें एक है दिमाग की टी.बी.। इसे मेनिनजाइटिस के रूप में जाना जाता है। इसमें आमतौर पर रोगी की मृत्यु हो जाती है। जो बच जाते हैं वे मानसिक रूप से अपाहिज हो जाते हैं।
10. टी.बी. फेफड़ा, हड्डियों और गिल्टियों को बुरे ढंग से प्रभावित करता है।
11. टी.बी. का इलाज हो सकता है।
12. अगर रोगी का ठीक से इलाज किया जाए तब टी.बी. खतरनाक नहीं होती तथा ठीक हो जाती है।

टी.बी. से संबंधित अन्य जानकारियाँ

टी.बी. से संबंधित प्रमुख जानकारियों को प्रस्तुत करने के पश्चात् इसके बारे में अन्य जानकारियों का विवरण देना युक्तिसंगत लगता है। ये अन्य जानकारियाँ निम्नलिखित हैं–

1. टी.बी. हमारे देश में दस जानलेवा बीमारियों में से एक है।
2. टी.बी. गाँव एवं शहर सभी जगह रहने वालों को होती है।
3. टी.बी. उस स्थान पर बहुत अधिक होती है जहाँ साफ-सफाई का उचित प्रबंध नहीं रहता है तथा बहुत अधिक लोग साथ-साथ रहते हैं।
4. जब टी.बी. से संक्रमित व्यक्ति खांसता और थूकता है तब टी.बी. के रोगाणु हवा में फैल जाते हैं और अन्य लोगों, विशेषकर बच्चों को संक्रमित कर देते हैं। इस तरह यह एक छुआछूत की बीमारी है।
5. यदि किसी व्यस्क व्यक्ति को एक महीने से अधिक समय से खांसी आ रही हो तो उसे टी.बी. संबंधी जाँच करवानी चाहिए।
6. जो बच्चा बिना किसी कारण के सुस्त लगता है तथा कुपोषित और कमजोर लगता हो उसे टी.बी. की जाँच करवा देनी चाहिए।
7. टी.बी. का इलाज महंगा होता है। इसलिए इससे बचने का हर संभव प्रयास हमें करना चाहिए।
8. टी.बी. से बच्चों की रक्षा हेतु बी.सी.जी. का टीका हर अस्पताल और स्वास्थ्य केंद्र में लगता है।
9. जिन बच्चों का पैदायशी वजन कम हो या वह कुपोषित हो तो इसका यह मतलब नहीं कि उन्हें बी.सी.जी. का टीका नहीं लगाया जा सकता है। उन्हे बी.सी.जी. का टीका यथाशीघ्र लगवा देना चाहिए, क्योंकि ऐसे बच्चों को टी.बी. होने की संभावना और भी अधिक होती है।
10. बी.सी.जी. के टीका के स्थान पर जो फुंसी पनप जाती है वह चार-छः सप्ताह में स्वयं ठीक हो जाती है। अतः माता-पिता को इसके लिए चिंता नहीं करनी चाहिए।
11. टी.बी. को रोकने के लिए पौष्टिक आहार बहुत जरूरी होता है। अच्छे स्वास्थ्य और पोषण के लिए माँ को चाहिए कि वह बच्चा पैदा होते ही उसे अपना दूध पिलाना शुरू कर दे।
12. जब बच्चा चार-छः माह का हो जाए तब उसे घर में बनी हुई खाने की वस्तुएँ जैसे दाल का पानी, खिचड़ी, उबाली तथा मली हुई हरी सब्जियों के रस इत्यादि देना शुरू कर देना चाहिए।
13. बीमारी की अवस्था में भी माँ को अपना दूध पिलाते रहना चाहिए तथा अतिरिक्त आहार भी खिलाते रहना चाहिए।

14. पहले वर्ष हर महीने तथा उसके बाद हर दूसरे महीने बच्चे का वजन लेते रहना चाहिए ताकि पता चल जाए कि बच्चे का विकास ठीक ढंग से हो रहा है या नहीं।
15. व्यस्क रोगियों का समुचित इलाज शीघ्रतापूर्वक करने से उन्हें टी.बी. के रोगाणु फैलाने से रोका जा सकता है।
16. उनका उपचार डॉक्टर की सलाह से तब तक चलना चाहिए जब तक डॉक्टर कहे।
17. टी.बी. संक्रमित व्यक्ति को खांसते तथा थूकते समय मुँह तथा नाक के आगे अपना हाथ या रूमाल या छोटी तौली रखना चाहिए। उसे खुले स्थानों पर नहीं थूकना चाहिए।
18. रोगी को किसी पात्र या थूकदान में थूकना चाहिए तथा उसे गाड़ देना या जला देना चाहिए।
19. अगर परिवार में किसी व्यक्ति को तपेदिक या टी.बी. हो जाए तो बाकी सभी सदस्यों को भी टी.बी. संबंधी जाँच करवा लेनी चाहिए। ताकि भ्रम दूर हो जाए।
20. दिमाग का टी.बी. (मेनिनजाइटिस) का असर दिमाग पर पड़ता है तथा यह एक गंभीर बीमारी होती है। इस बीमारी से बहुत से बच्चों की मृत्यु हो जाती है।
21. मेनिनजाइटिस से जो बच्चे बच जाते हैं उनमें से बहुत से बच्चे मानसिक रूप से अपाहिज हो जाते हैं।
22. फेफड़े का तपेदिक बहुत खतरनाक होता है। बच्चे खांसते नहीं हैं, परंतु उन्हें बुखार रहता है तथा वे सुस्त एवं कुपोषित लगते हैं।
23. टी.बी. का असर हड्डियों पर भी पड़ता है। अगर उसका असर रीढ़ की हड्डियों पर पड़ता है तब उसे पीठ में कुबड़ा हो जाता है।
24. टी.बी. का असर गिल्टियों पर भी पड़ता है। गिल्टियों का आकार बढ़ जाता है तथा उसमें जख्म हो जाता है।
25. टी.बी. के गंभीर दुष्परिणामों का इलाज कराने से बेहतर है कि उसकी रोकथाम की जाए।
26. तपेदिक का उपचार कई महीनों तक चलता है। इसका उपचार तब तक चलता रहना चाहिए जब तक डॉक्टर कहे। इस रोग से बच्चा सदा के लिए अपाहिज हो सकता है तथा उसमें विकृति आ सकती है।

27. टी.बी. के इलाज के लिए कई दवाइयाँ होती हैं तथा संक्रमित व्यक्ति या रोगी पूरी तरह से ठीक हो सकता है।
28. यह बात बहुत जरूरी है कि जब तक डाँक्टर कहे तब तक इलाज चलते रहना चाहिए।
29. इलाज जैसे ही शुरू हो जाता है रोगी के थूक तथा खखार (बलगम) में कीटाणु नष्ट हो जाते हैं। तथा दूसरे व्यक्ति को छूत लगने का खतरा नहीं रहता है।
30. यह अत्यंत महत्त्वपूर्ण है कि जैसे ही रोग का पता चल जाए उसका उपचार शुरू करवा देना चाहिए। जब तक डॉक्टर कहे तब तक उपचार आवश्यक रूप से जारी रहना चाहिए।

कुष्ठ रोग (Leprosy)

कुष्ठ रोग एक रोगाणु से होना वाला संचारी रोग है। कोई भी व्यक्ति कुष्ठ रोग का शिकार हो सकता है। अमीर-गरीब, स्त्री-पुरुष, बालक-वृद्ध, शिक्षित-अशिक्षित कोई भी इस रोग का शिकार हो सकता है। कुष्ठ रोग का इलाज हो सकता है, इसलिए इसका इलाज जल्द से जल्द शुरू कर देना चाहिए। इलाज शुरू हो जाने से रोगी से यह रोग दूसरों तक नहीं फैल पाता है। केवल 15-20 प्रतिशत रोगी संक्रामक होते हैं। भारत में 40 लाख लोग कुष्ठ रोग से पीड़ित हैं। इनमें आठ लाख 15 साल से कम उम्र के हैं। यह बीमारी तो हमारे देश के प्रत्येक राज्यों से प्रतिवेदित की गई है, लेकिन आंध्र प्रदेश, तमिलनाडु, उड़ीसा और पश्चिम बंगाल में यह बीमारी ज्यादा फैली हुई है। अगर रोग का जल्दी पता चल जाए और उसका उपचार शुरू कर दिया जाए तब इस रोग से होने वाली शारीरिक विकृतियों को दूर किया जा सकता है। सरकार ने इस रोग के निदान और उपचार की व्यवस्था की है, लेकिन और पर्याप्त व्यवस्था करने की आवश्यकता है। यह रोग नाक, ओंठ, हाथ-पैर की अंगुलियों में शारीरिक विकृतियाँ उत्पन्न कर देता है। जो लोग इस रोग से पीड़ित होकर अपाहिज हो जाते हैं उनके लिए व्यावसायिक प्रशिक्षण की व्यवस्था की जानी चाहिए। सरकार को कुष्ठ रोगियों तथा उनके परिवार के साथ होने वाले भेदभाव को रोकने का हरसंभव प्रयास करना चाहिए।

अत: कुष्ठ रोग के संबंध में तथ्यों को यहाँ प्रस्तुत करना और जन-जन तक पहुँचाने के लिए परिवार, समाज तथा समुदाय को सरकार को हर तरह का सहयोग करना चाहिए।

कुष्ठ रोग के विषय में मुख्य जानकारियाँ

कुष्ठ रोग के संबंध में प्रमुख जानकारियाँ निम्नलिखित हैं:

1. कुष्ठ रोग एक रोगाणु से होने वाला संचारी रोग है।
2. अगर रोग का निदान और उपचार जल्द शुरू कर दिया जाए तब यह बीमारी दूसरों को नहीं लगती है।
3. कुष्ठ रोग पूरी तरह ठीक हो सकता है।
4. शीघ्र निदान और उपचार से कुष्ठ रोग से होने वाली शारीरिक विकृतियों से बचा जा सकता है।
5. कुष्ठ रोगियों को परिवार और समाज से अलग नहीं करना चाहिए, वरन् उन्हें परिवार और समाज में ही रखना चाहिए।
6. परिवार और समाज के सहयोग से ही कुष्ठ रोगियों का पुनर्वास किया जा सकता है।
7. कुष्ठ रोग के निदान और उपचार की पर्याप्त व्यवस्था की जानी चाहिए।
8. जो रोगी अपाहिज हो जाते हैं उनके लिए प्रशिक्षण की आवश्यकता है।

कुष्ठ रोग के संबंध में कुछ अन्य जानकारियाँ

कुष्ठ रोग के विषय में कुछ अन्य जानकारियाँ निम्नलिखित हैं:

1. यह बिल्कुल गलत धारणा है कि कुष्ठ रोग भग (श्राप) का अभिशाप है। यह भी गलत विश्वास है कि यह रोग पांपों का फल होता है।
2. कई अन्य बीमारियों की तरह कुष्ठ रोग भी एक प्रकार के जीवाणु से फैलने वाला रोग है।
3. कुष्ठ रोग पुश्तैनी या विरासत में मिलने वाला रोग नहीं होता है।
4. कई कुष्ठ रोगियों के बच्चे बिल्कुल ठीक और स्वस्थ होते हैं।
5. कुष्ठ रोगी शादी कर सकते हैं और सुखी जीवन व्यतीत कर सकते हैं।
6. कुष्ठ रोग अमीर-गरीब, महिला-पुरुष, बालक-वृद्ध तथा शिक्षित-अशिक्षित किसी भी व्यक्ति को हो सकता है।
7. 8-15 वर्ष की उम्र में यह बीमारी बच्चों को विशेष रूप से प्रभावित करती है।

8. कुष्ठ के सभी रोगियों से यह रोग नहीं फैलता है। केवल 15-20 प्रतिशत रोगी ऐसे होते हैं जो संक्रामक होते हैं।
9. अगर संक्रामक कुष्ठ रोगियों के साथ लंबे समय तक संपर्क में रहा जाए तब यह रोग अन्य व्यक्तियों को भी हो सकता है।
10. कुष्ठ रोग के रोगाणु खांसने, छींकने, थूकने आदि से फैलते हैं।
11. कुष्ठ रोगियों को चाहिए कि वे जगह-जगह नहीं थूकें और खांसते समय अपना मुँह जरूर ढक लिया करें।

कुष्ठ रोग की पहचान

कुष्ठ रोग की पहचान निम्नलिखित लक्षणों के आधार पर की जा सकती है:

1. शरीर की चमड़ी पर सफेद या लाल रंग के दाग।
2. उभरा हुआ समतल दाग तथा सूखी या चिकनी चमड़ी।
3. कोई भी ऐसा दाग जहाँ न तो छूने पर पता चले और न वहाँ दर्द का पता चले।
4. शरीर के कुछ ऐसे भाग जहाँ छूने का या ठंडे गर्म का पता नहीं चले।
5. यह कोई आवश्यक नहीं कि चमड़ी पर होने वाले सभी दाग कुष्ठ रोग ही हों। अत: डॉक्टर से मिलकर शीघ्रातिशीघ्र निदान एवं उपचार शुरू कर देना चाहिए।
6. कुष्ठ रोग से बचाव का अब तक कोई टीका नहीं निकला है इसलिए रोकथाम के अन्य उपायों को अपनाना और भी जरूरी हो जाता है।

कुष्ठ रोग पूरी तरह ठीक हो सकता है

ऐसी धारणा बिल्कुल गलत है कि कुष्ठ रोग ठीक नहीं होता तथा रोगियों को परिवार, समाज तथा समुदाय से अलग कर देना चाहिए, बल्कि कुष्ठ रोग पूरी तरह ठीक हो सकता है। कुष्ठ रोग को ठीक करने के लिए निम्नलिखित कदम उठाने चाहिए:

1. अब दवाखानों में ऐसी प्रभावकारी दवाइयाँ मिलती हैं जिनसे कुष्ठ रोग पूरी तरह ठीक हो सकता है।
2. यदि उपचार जल्दी शुरू कर दिया जाए तथा जब तक डॉक्टर कहे तब तक चलता रहे तब इसके रोगी ठीक भी हो सकते हैं। शारीरिक विकृतियों से बच भी जाते हैं।

3. शीघ्र उपचार शुरू करने से यह रोग दूसरों तक नहीं फैलता है।
4. जो रोगी नियमित उपचार कराता है, वह दूसरों के लिए संक्रामक नहीं रहता है।
5. कुष्ठ रोग कुछ तंत्रिकाओं को नुकसान पहुँचाता है। इसके कारण कुछ लोगों के हाथ की अंगुलियाँ मुड़ जाती हैं तथा पैर टेढ़े हो जाते हैं जिससे चलने फिरने में तकलीफ होती है।
6. कुष्ठ रोगियों के नाक, ओंठ, ललाट, कान आदि में भी विकृतियाँ आ जाती हैं।
7. जो रोगी जल्दी उपचार नहीं कराते उनके शरीर में विकृतियाँ निश्चित रूप से आ जाती हैं, लेकिन जो जल्दी निदान कराकर नियमित उपचार शुरू कर देते हैं, वे विकृतियों के शिकार नहीं होते हैं।
8. जो विकृतियाँ प्रारंभिक अवस्था में होती हैं उनका इलाज नियमित रूप से मालिश, व्यायाम तथा खपचियाँ आदि बाँधने से किया जा सकता है।
9. कुछ विकृतियों का इलाज शल्य चिकित्सा से किया जाता है।
10. शारीरिक विकृतियों से बचने का सबसे अच्छा तरीका यह है कि इलाज जल्दी शुरू किया जाए, नियिमत रूप से किया जाए और पूरा किया जाए।
11. कुष्ठ रोगाणुओं से घाव नहीं होते, क्योंकि इस रोग का असर तंत्रिकाओं पर पड़ता है। इसलिए व्यक्ति सर्दी, गर्मी या दर्द का अनुभव नहीं करता है।
12. कभी-कभी जल जाने, लोहा, शीशा या लकड़ी गड़ जाने के कारण घाव हो जाता है।

परिवार और समाज का सहयोग

ऐसा देखा जाता है कि कुष्ठरोगियों को समाज और परिवार से अलग-थलग कर दिया जाता है। लेकिन ऐसा व्यवहार उचित नहीं है। वरन् कुष्ठ-रोगियों को समाज और परिवार के सहयोग की पूर्ण आवश्यकता होती है। परिवार, समाज और सरकार के सहयोग से ही कुष्ठ-रोगियों का पुनर्वास संभव है। इस दिशा में निम्नलिखित प्रयास किए जा सकते हैं:

1. समाज और परिवार के सदस्यों को यह समझाया जा सकता है कि सभी कुष्ठ रोगी संक्रामक नहीं होते हैं। जो संक्रामक होते हैं उन्हें

शीघ्रातिशीघ्र इलाज शुरू करवाना चाहिए तथा डॉक्टर के परामर्श अनुसार इलाज को आगे जारी रखना चाहिए।

2. कुष्ठ-रोगियों का सामूहिक बहिष्कार नहीं करें वरन् सही ढंग से सही समय पर तथा सही अवधि तक उनका उपचार कराएं।
3. जिन रोगियों का उपचार सही समय पर तथा नियमित रूप से डॉक्टर की सलाह के अनुसार होता रहता है, वे परिवार के साथ रह सकते हैं। विवाह रचाकर वे सामान्य पारिवारिक जीवन बिता सकते हैं। वे अपना रोजगार या व्यवसाय जारी रख सकते हैं।
4. परिवार तथा समाज को कुष्ठरोगियों को स्वीकार करना चाहिए तथा उनके पुनर्वास में पूर्ण योगदान देना चाहिए।
5. कुष्ठरोगियों के बच्चों को स्कूल भेजना चाहिए तथा स्कूल पदाधिकारियों को अन्य बच्चों को समझाना चाहिए कि इन बच्चों से किसी दूसरे बच्चों में कुष्ठ रोग की बीमारियाँ नहीं फैलती हैं।
6. कुष्ठरोगियों को शिक्षा, रोजगार, विवाह इत्यादि में समान अवसर मिलना चाहिए। जो व्यक्ति ठीक हो जाता है वह बिल्कुल सामान्य व्यक्ति जैसा जीवन व्यतीत कर सकता है।

कुष्ठ रोग के निदान एवं उपचार व्यवस्था

कुष्ठरोगियों के निदान एवं उपचार की पर्याप्त व्यवस्था की जानी चाहिए। इसके संबंध में कुछ सूचनाएँ निम्नलिखित हैं:

1. शहरी और ग्रामीण दोनों क्षेत्रों में कुष्ठ नियंत्रण इकाइयों का जाल बिछा हुआ है। इन इकाइयों पर कुष्ठरोगियों का मुफ्त उपचार किया जाता है। कुष्ठ प्रभावित क्षेत्रों में मल्टी ड्रग थैरेपी की व्यवस्था की गई है।
2. परिवार, समुदाय तथा समाज को इस बारे में पता होना चाहिए कि उपचार की सुविधा कहाँ-कहाँ मिलती है तथा यह उपचार कितना लंबा चल सकता है।
3. स्वास्थ्य कार्यकर्त्ताओं, स्कूल अध्यापकों, तथा समाज एवं समुदाय को कुष्ठरोगियों का पता लगाने में, उसे उपचार कराने एवं पुनर्वास कराने में अपना महत्त्वपूर्ण योगदान देना चाहिए।

8

बीमारियों का लोक-वर्गीकरण एवं लोक-उपचार

(Folk Classification and Folk Treatment of Diseases)

लोक-समाज की यह विशेषता होती है कि वह अपने आसपास तथा अपने शरीर में घटित होने वाली घटनाओं का अपने ढंग से श्रेणीकरण या वर्गीकरण करता आया है। ऐसी बात नहीं है कि उसका वर्गीकरण आधारहीन होता है, वरन् उनके वर्गीकरण में मानवजाति का ज्ञान निहित रहता है, जो पीढ़ी-दर-पीढ़ी होते हुए आज भी लोक-समाज में अपना महत्त्वपूर्ण स्थान बनाए हुए है। मानव ने आंरभ से ही अस्वस्थ कर देने वाली बीमारियों को झेला है, अनुभव किया है तथा अपने अनुभवों को ज्ञान के रूप में पीढ़ी-दर-पीढ़ी संजो कर रखा है। उसकी अभिव्यक्ति उसकी भाषा में व्यक्त श्रेणियों या वर्गों से होती है। बीमारी के लिए भाषा में व्यक्त श्रेणियाँ उस समाज के रोग संबंधी ज्ञान को प्रकाश में लाती हैं। ज्यों ही समाज के सदस्य उन श्रेणियों को व्यवहार में लाते हैं भाषायी समुदाय के सदस्य संज्ञान ले लेते हैं। इस तरह संज्ञान की दृष्टि से बीमारियों का लोक-वर्गीकरण विशेष महत्त्वपूर्ण स्थान रखता है।

लोक-समाज में बीमारियों के वर्गीकरण के आधार निम्नलिखित हैं:

1. आयु के आधार पर बीमारियों का वर्गीकरण

लोक-समाज अपनी बीमारियों का वर्गीकरण आयु के आधार पर करते हैं, जैसे शिशु, बालक एवं वृद्धों की बीमारियाँ।

2. लिंग के आधार पर बीमारियों का वर्गीकरण

लोक-समाज में बीमारियों का वर्गीकरण लिंग के आधार पर किया जाता है, जैसे पुरुष की बीमारियाँ, स्त्री की बीमारियाँ।

3. सामान्य बीमारियाँ

लोक-समाज के सदस्य कुछ बीमारियों को आयु एवं लिंग वर्ग के ऊपर मानते हैं। तथा उन्हें सामान्य वर्ग के अंतर्गत रखते हैं। यह बीमारी किसी भी आयु वर्ग या लिंग वर्ग को प्रभावित करती है। जैसे सर्दी, खांसी, बुखार, लू इत्यादि।

लोक-समाज में बीमारियों का वर्गीकरण शरीर के अंगों को ध्यान में रखकर किया जाता है। उदाहरण के लिए सिर, आँख, नाक, कान, मुँह, जीभ, गला, गर्दन, उदर, जननांग, उत्सर्जनांग, लीवर, हृदय, फेफड़ा, जांघ, पैर, घुटने इत्यादि की बीमारियाँ।

मौसम के अनुसार बीमारियों का वर्गीकरण

लोक-समाज के सदस्य मौसम के अनुसार बीमारियों का वर्गीकरण करते हैं। जैसे जाड़े (सर्दी) की बीमारियाँ, गर्मी की बीमारियाँ, बरसात की बीमारियाँ, बसंत की बीमारियाँ, जब एक मौसम का अंत और दूसरे की शुरुआत होती है, उस समय बीमार पड़ने का खतरा हर आयु तथा वर्ग के लोगों को हो जाता है।

छुआछूत के आधार पर

लोक-समाज के सदस्य बीमारियों का वर्गीकरण छूआछूत के आधार पर करते हैं। उदाहरण के लिए सर्दी, खांसी, टी.बी., कुष्ठ, हैजा, डायरिया इत्यादि।

दैवीय प्रकोप के आधार पर

लोक-समाज के सदस्य बीमारियों का वर्गीकरण दैवीय अभिशाप के आधार पर करते हैं। उदाहरण के लिए अंधापन, लंगड़ापन, चेचक, कोढ़, बांझपन, संतानहीनता इत्यादि।

दुर्घटनाग्रस्त बीमारियाँ

जैसे कमर टूटना, हाथ पैर टूटना, चोट और सूजन तथा जलना इत्यादि।

विभिन्न प्रकार के रोग एवं लोक-उपचार

लोक-समाज के सदस्य विभिन्न प्रकार के रोगों का उपचार घरेलू दवाइयों, जड़ी-बूटियों, टोटका एवं झाड़ फूंक द्वारा करते हैं। वे आधुनिक चिकित्सा पद्धति के माध्यम से भी रोगों का उपचार करवाते हैं। यहाँ विभिन्न प्रकार के रोग एवं उनके घरेलू उपचार के बारे में विवरण दिया जा रहा है। आधुनिक वैज्ञानिक उपचार विधि, पूजा पाठ उपचार विधि एवं झाड़-फूंक उपचार विधि का विवरण पहले ही दिया जा चुका है। यहाँ पर लोक-समाज में प्रचलित रोगों की घरेलू उपचार विधि का वर्णन प्रस्तुत किया जा रहा है।

शिशुओं के रोग एवं उपचार

कुछ रोग ऐसे हैं जो केवल शिशुओं को विशेष रूप से प्रभावित करते हैं उन रोगों का उपचार लोक-समाज में घरेलू नुसखों से भी किया जाता है। शिशु रोग तथा उनके उपचार की लोकविधि निम्नलिखित है:

1. सर्दी: सर्दी लगना शिशुओं के लिए आम बात है। सर्दी लगने की स्थिति में शिशु पर विशेष ध्यान दिया जाता है। माँ को अपने शिशु को बार-बार दूध पिलाने को कहा जाता है। सरसों तेल में लहसुन डालकर तथा हल्का गर्म कर शिशु के बदन में तीन से चार बार लगाया जाता है। चार से छः माह वाले बच्चों को माँ के दूध के अलावा और कुछ नहीं दिया जाता है। जिन बच्चों को किसी कारणवश माँ का दूध नहीं मिल पाता है उन्हें गाय, भैंस, बकरी, ऊंटनी आदि के दूध दिए जाते हैं। ऐसा करने से एक सप्ताह के अंदर सर्दी खुद खत्म हो जाती है। बच्चों की सर्दी दूर करने के लिए माँ को भी खानपान संबंधी निषेधों का पालन करने के लिए बाध्य किया जाता है। उसे ज्यादा खट्टे फलों, पदार्थों आदि को नहीं खाने दिया जाता है। माँ को गर्म दूध में हल्दी पाउडर डालकर खाने को कहा जाता है।

2. खांसी: खांसी एक बीमारी है जो बच्चों को जल्द प्रभावित करती है। इसमें बच्चा हमेशा खांसता रहता है। जब भी मौसम में बदलाव होता है, तब बच्चों को सर्दी एवं खांसी हो जाने का भय बना रहता है। घर में अगर किसी बड़े को सर्दी-खांसी होती है तब उससे छोटे बच्चों को भी हो जाती है। सर्दी-खांसी को संक्रामक रोग माना जाता है। सर्दी-खांसी से ग्रसित बड़े लोगों को छोटे बच्चों से अलग रहने की सलाह दी जाती है। केवल माँ को छोड़कर अन्य सभी लोगों को सर्दी खत्म न होने की अवधि तक बच्चों से अलग रहने

का सुझाव दिया जाता है। शिशु को करूआ (सरसों) तेल से कम से कम तीन बार शरीर पोंछने को कहा जाता है। सर्दी खांसी से ग्रसित बच्चे को माँ का दूध बार-बार पिलाया जाता है। अगर बच्चे की उम्र चार-छ: माह से अधिक है तब उसे सरसों के तेल में जायफल घिसकर चार-पाँच बूंद पिलाया जाता है । उसे गाय के पुराना घी को हल्का गर्म करके छाती पर लगाया जाता है। प्याज के रस, लहसुन रस तथा अदरक रस को गर्म करके सरसों तेल में मिलाकर शिशु को दिया जाता है। सीज, एक प्रकार का कांटेदार पौधे, की पत्तियों को तवे पर गर्म करके तथा उसके रस को निचोड़कर बच्चे को पिलाया जाता है।

कुकुर खांसी: जब बच्चे का खांसते खांसते सांस फूलने लगता है, मुँह लाल हो जाता है तथा कफ नहीं निकलता है तब समझा जाता है कि बच्चे को कुकुर खांसी हो गई है। इस हालत में अगर खांसी दो सप्ताह से अधिक रह जाती है तब उसे डॉक्टर के पास ले जाना आवश्यक समझा जाता है। अगर बच्चा 4-6 माह से कम आयु का है तब उसे बार-बार माँ का दूध पिलाने को कहा जाता है। माँ के खानपान संबंधी विशेष निषेध का पालन करने को कहा जाता है। शिशु की छाती के ऊपर हल्का गर्म गाय के पुराने घी का लेप लगाया जाता है। आग के पास रखकर उसके शरीर को हल्का गर्म किया जाता है। सर्दी-खांसी से संक्रमित व्यक्ति को उसके पास जाने नहीं दिया जाता है। माँ को सरसों तेल एवं जाफर की तीन चार बूँदें चार-पाँच बार लेने को कहा जाता है। माँ को तब तक ज्यादा से ज्यादा समय अपने बच्चों के पास बिताने तथा सर्दी-खांसी में वर्जित आहार लेने या न लेने को कहा जाता है।

अगर बच्चे की आयु चार-छ: माह से अधिक हो जाती है तब उसे हल्का गर्म सरसों तेल में जायफल घिसकर दिया जाता है। आदी (अदरक), प्याज और लहसून के रस को निचोड़कर तथा सरसों तेल में गर्म करके कुछ बूँदें तीन-चार बार बच्चे को देने को कहा जाता है। तुलसी पत्ता के रस को गर्म कर शिशु को दिया जाता है। सीज की पत्तियों को तवा पर गर्म करके तथा उसका रस निचोड़कर शिशु को पिलाया जाता है। पुरानी गाय के घी को गरम कर उसकी छाती पर लगाया जाता है। शिशु के माँ को गर्म दूध में हल्दी पाउडर मिलाकर रात में खाने के बाद पीने को कहा जाता है। अगर ये उपचार कारगर नहीं होते तो शिशु का झाड़-फूंक उपचार तथा आधुनिक डॉक्टर के पास उपचार कराया जाता है।

निमोनिया: जब शिशु का गला एवं छाती कफ एवं ठंड से घिर जाता है तथा बच्चे को सांस लेने में असहज महसूस होता है तब समझा जाता है कि

शिशु निमोनिया से ग्रसित हो गया है तथा उसे अविलंब डॉक्टरी इलाज की आवश्यकता है। कुछ लोग इस रोग की प्रारंभिक अवस्था में घरेलू उपचार आरंभ कर देते हैं। गाय का पुराना घी बच्चे को दो-चार बूँद देना, पुरानी गाय के घी को गरम कर छाती पर लगाना, प्याज, लहसून तथा अदरक के रस को सरसों के तेल में गर्म करके बच्चे को थोड़ा-थोड़ा देना, तुलसी पत्ते का रस गर्म करके देना जैसे उपचार किए जाए हैं। अगर बच्चा बहुत ज्यादा प्रभावित हो गया है, तब उसे झाड़-फूंक उपचार एवं डॉक्टरी उपचार भी कराया जाता है। इसे स्थानीय भाषा में छाती को कफ घेर लेने की बीमारी के रूप में जाना जाता है।

गलाघोंटूः इस बीमारी को अंग्रेजी में टेटनस कहा जाता है। स्थानीय भाषा में इसे गलाघोंटू कहा जाता है, क्योंकि, यह शिशु की गलाघोंट कर मार देती है। इसे धनुष टंकार भी कहा जाता है, क्योंकि इसमें शरीर धनुष के समान तन जाता है। शिशु में यह बीमारी गंदे ब्लेड या हंसिया से नाल काट देने से हो जाती है। लोक-समाज में इस रोग का उपचार महुआ बीज के तेल को गरम करके कटे स्थान पर नीम पत्ती पीसकर लगाकर किया जाता है, लेकिन ज्यों ही पता चल जाता है कि यह गलाघोंटू बीमारी है, लोग शीघ्रातिशीघ्र अस्पताल ले जाकर शिशु का उपचार करवाते हैं। कुछ लोग डॉक्टरी उपचार के साथ-साथ झाड़-फूंक उपचार एवं पूजा पाठ उपचार भी करवाते हैं।

शिशु का वजन कम होना–शिशु का वजन कम होना कुपोषण का प्रमुख लक्षण है, लेकिन यह जानना और आवश्यक है कि कुपोषण भोजन की कमी से हो रहा है, या किसी उदर की बीमारी से। अगर भोजन की कमी से कुपोषण हो गया हो तो उसे भोजन की मात्रा बढ़ा कर दूर किया जाता है, लेकिन अगर शिशु के वजन में कमी जौंडिस जैसी बीमारियों से हो तब उसका इलाज आधुनिक चिकित्सा द्वारा किया जाता है। दूध पर पलने वाले बच्चों को तेल पाउडर लगाकर धूप में रखने को कहा जाता है। इससे शरीर का पीलापन ठीक होने लगता है। माँ के खानपान संबंधी कुछ निषेधों का पालन करने के लिए कहा जाता है। माँ के दूध को बार-बार पिलाने को कहा जाता है। बच्चा अगर छः माह से ऊपर का है तब उसे मधु चटाया जाता है।

हिचकी आना–शिशु को जब हिचकी खूब आती है तब समझा जाता है कि माँ को दूध जरूर धीरे-धीरे पिलाते रहना चाहिए। इससे हिचकी बंद हो जाती है। छः माह के ऊपर शिशु को अन्य आहार दिया जाता है।

गैस बनना–कभी-कभी शिशु को गैस बनने की शिकायत होती है। ऐसा समझा जाता है कि माँ खान-पान में संयम नहीं बरत रही है जिसके

कारण उसके दूध पीने से शिशु को गैस बनने लगती है। माँ को सुपाच्य भोजन करने की सलाह दी जाती है। माँ को अजवाइन के पानी या अजवाइन, काला नमक तथा गुड़ की गोलियों के सेवन करने के लिए कहा जाता है। अगर बच्चा छः माह से अधिक उम्र का है तब उसे भी अजवाइन के पानी, डाबर जन्म घुट्टी, जाफर सरसों तेल की घुट्टी आदि दिए जाते हैं। साथ ही साथ माँ को भी भोजन संबंधी निषधों का पालन करने का सुझाव दिया जाता है।

कै-दस्त या डायरिया—लोक-समाज के सदस्य डायरिया को बच्चों के लिए एक गंभीर बीमारी मानते हैं। डायरिया सर्दी, गर्मी एवं बरसात सभी मौसमों में हो सकता है। कै-दस्त के बार-बार होने से बच्चे के शरीर का पानी कम हो जाता है। अतः माँ को बराबर दूध पिलाते रहने को कहा जाता है तथा आधुनिक उपचार के लिए डॉक्टर के पास ले जाया जाता है। अगर बच्चा छः माह से ऊपर का होता है तो उसे ओ. आर. एस. का घोल पिलाया जाता है। अगर ओ.आर.एस. का घोल नहीं संभव हो पाता है तब 1/4 गिलास पानी में 2 चम्मच चीनी और एक चुटकी नमक मिलाकर शिशु को बार-बार पिलाया जाता है। इससे अस्पताल ले जाने का पूरा अवसर मिल जाता है।

दूध न पीना—बच्चा जब किसी कारणवश असहज महसूस करता है तब वह माँ का दूध नहीं पीता है। इस स्थिति में माता-पिता यह जानने का प्रयास करते हैं कि बच्चा क्यों दूध नहीं पी रहा है। उसे सर्दी है, जुकाम है, बुखार है, पेट दर्द है, गैस बन रहा है या डर गया है। कारण को जानकर उसका उपचार आरंभ किया जाता है तथा किसी झाड़-फूंक विशेषज्ञ से उसे झाड़-फूंक करवाया जाता है। अगर इसके बाद भी वह दूध पीना शुरू नहीं करता है तब उसे डॉक्टर के पास ले जाया जाता है।

डर जाना—कभी-कभी शिशु किसी भयानक आवाज को सुनकर डर जाता है, डर जाने की स्थिति में वह रोने लगता है, हांफने लगता है तथा सोते-सोते बीच-बीच में डर कर उठ जाता है। ऐसी स्थिति में माँ उसे सीने से लगाकर स्तनपान कराती है तथा उसके पास सदा होने का एहसास कराती है। इससे शिशु का डर खत्म हो जाता है। इससे भी अगर शिशु ठीक नहीं होता तब उसे झाड़-फूंक का उपचार करवाया जाता है।

वृद्धजन के रोग—वृद्धावस्था एक ऐसी अवस्था है जिसमें एक व्यक्ति को अनेक प्रकार के रोगों का सामना करना पड़ता है। जैसे आँख से न दिखाई देना, कान से न सुनाई देना, दाँत टूट जाना, पैर में दर्द होना, चल-फिर नहीं पाना,

पाचन शक्ति कम हो जाना। ये सब ऐसे रोग हैं जिनका उपचार घरेलू दवाइयों से संभव नहीं है। अतः इन सभी रोगों का उपचार संबंधित विशेषज्ञ डॉक्टर से कराया जाता है। बूढ़े व्यक्ति के खानपान पर विशेष ध्यान दिया जाता है। उन्हें नियंत्रित तथा संतुलित आहार दिए जाते हैं जिसे आसानी से उनके पाचन तंत्र पचा सकें।

पुरुष के रोग

लोक-समाज में पुरुषों से संबंधित कुछ प्रमुख रोग एवं उसके उपचार निम्नलिखित हैं–

1. स्वप्न दोष–यह एक ऐसी बीमारी है जिसमें एक पुरुष का वीर्य रात्रि में सोते समय स्खलित हो जाता है। कभी-कभी वह स्वप्न में किसी के साथ सहवास करते हुए भी अपने आप को पाता है। जब उसकी नींद खुलती है तब वह अपने वीर्य को स्खलित पाता है। जिस पुरुष को यह रोग लग जाता है वह वीर्य स्खलन के चलते कुपोषित दिखने लगता है। उसकी मनःस्थिति भी ठीक नहीं लगती है। कभी-कभी वह सोचता है कि गंभीर बीमारी का शिकार हो गया है। जब वह अपने मित्रों से इसके संबंध में लुके-छिपे चर्चा करता है तब उसे पता चलता है कि उसे रोग हो गया है। जब बातों-बातों में उसके परिवार के सदस्यों को मालूम होता है तब उसे खट्टा तथा गर्म खाने को मना किया जाता है। उसे अकेले नहीं सोने का सुझाव दिया जाता है। उसे रात्रि में खाने के आधा घंटा पश्चात् एक गिलास दूध लेने को कहा जाता है। नित्य सुबह उसे त्रिफला चूर्ण हल्का गर्म पानी के साथ दिया जाता है। अजवाइन रस काला नमक के साथ दिया जाता है। मधु तथा पीपर के चूर्ण नित्य सुबह उठकर मुँह धोने के बाद खाने को कहा जाता है। अगर अविवाहित है तो उसका जल्द विवाह करा दिया जाता है। ऐसा माना जाता है कि खान-पान की अनियमितता तथा तामसी भोजन करने एवं अश्लील साहित्य को पढ़ने तथा चलचित्रों को देखने से पुरुष इस रोग से पीड़ित हो जाते हैं। अतः उनसे दूर रहने की सलाह दी जाती है।

नपुंसकता–इस बीमारी को पुरुष के पुरुषत्व पर धब्बा माना जाता है। यह बीमारी कुपोषण, अति हस्त मैथुन, या अति गुदा मैथुन के कारण होती है। इसके लिए पुरुष स्वयं जिम्मेदार होते हैं। जो पुरुष कुपोषण के शिकार होते-होते अति दुर्बल हो जाते हैं वे भी नपुंसकता के शिकार हो जाते हैं। जो व्यक्ति मानसिक रूप से विक्षिप्त हो जाते हैं या तनाव की स्थिति का लगातार

सामना करते हैं उन्हें भी यह रोग लग जाता है। हृदय रोग पीड़ित, चीनी रोग पीड़ित तथा रक्तचाप की बीमारी से पीड़ित पुरुष नपुंसकता के शिकार बन जाते हैं। नपुंसकता रोग से ग्रसित पुरुष अपनी पत्नी संग सहवास नहीं कर पाता तथा संतानोत्पत्ति न होने के कारण अपने पुरुषत्व पर प्रश्न चिन्ह लगाने वाला के रूप में जाना जाने लगता है। लोग बात-बात में उस पर अंगुली उठाते हुए नपुंसक कहकर गाली देते हैं।

नपुंसकता रोग को दूर करने के लिए संतुलित पोषाहार लेने का सुझाव दिया जाता है। तामसी भोजन करने का परामर्श दिया जाता है। तामसी प्रकृति के भोजन में माँस, मछली, अंडा, मुर्गा, प्याज, लहसुन आदि, लाल मिर्च, गर्म मसाला शामिल रहते हैं। गाय का दूध एवं घी तथा घी से बनी वस्तुओं के सेवन पर जोर दिया जाता है। ड्राई फ्रूट्स एवं ताजे फल-सब्जियों के खाने पर जोर दिया जाता है। मानसिक रोग से पीड़ित व्यक्तियों को पहले मनःस्थिति में सुधार लाने के लिए उसे भूख लगने एवं नींद आने वाले भोजन एवं पेय पदार्थ दिए जाते हैं। भूख और नींद दुरुस्त हो जाने पर मानसिक स्थिति में सुधार होना आरंभ हो जाता है। जैसे ही मनःस्थिति में सुधार होने लगता है, वह सहवास में अभिरुचि लेना शुरू कर देता है। चीनी-रोग, हृदय रोग एवं रक्तचाप से पीड़ित व्यक्तियों को उन रोगों को नियंत्रण में लाकर ही नपुंसकता समाप्त करने का प्रयास किया जा सकता है। संतुलित आहार, तामसी आहार, स्वस्थ मनःस्थिति तथा रोगों को नियंत्रण में लाकर ही नपुंसकता को खत्म किया जा सकता है।

जननांग रोगः पुरुष के जननांग में भी कई बीमारियाँ लग जाती हैं। जननांग में बीमारी हो जाने के कारण वह न केवल सहवास से वंचित हो जाता है, वरन् वह अपने जीवन से भी हाथ धो बैठता है। पुरुष जननांग से संबंधित बीमारियों में जननांग का गर्म हो जाना, जननांग में सूजन आ जाना, जननांग में घाव उत्पन्न हो जाना तथा जननांग से बदबू निकलने लगना हैं। जननांग में उत्पन्न रोग ऐसे होते हैं जिनकी पुरुष आरंभ में न तो चर्चा करते हैं और न ही किसी को दिखलाते हैं। अगर विवाहित हैं तब वे अपनी पत्नी से छिपाते हैं। लेकिन ऐसा करने से उनकी बीमारी ठीक नहीं होती। इन बीमारियों में देहाती उपचार के रूप में नीम की ताड़ी पीना, नीम की पत्ती पीस कर चबाना, नीम की पत्ती उबाल कर धोना, करंज तेल को लगाना, बराबर गर्म पानी में डेटॉल डालकर धोना शामिल है। इस दौरान सहवास तो बिल्कुल वर्जित किया गया है।

अगर इन घरेलू उपचार से लिंग संबंधी बीमारी दूर नहीं होती है तब लोग अविलंब डॉक्टर के पास जाकर इलाज करवाते हैं।

स्त्री रोग

कुछ रोग स्त्रियों से संबंधित हैं। स्त्री संबंधी रोग उनके स्त्रीत्व पर निशान लगाते हैं। उन रोगों के बारे में विवरण निम्नलिखित रूप में दिया जा रहा है।

बांझपनः स्त्री के लिए यह सबसे खराब रोग माना जाता है। इस रोग से पीड़ित स्त्री संतान उत्पन्न नहीं कर पाती है, इसलिए उसे बांझ कहकर पुकारा जाता है। यह रोग भी कुपोषण, अनियमित मासिक धर्म, मानसिक असंतुलन, तथा गर्भाशय संबंधी रोगों के कारण होता है। ऐसी बात नहीं है कि केवल स्त्री रोग के कारण ही बांझपन की स्थिति आ जाती है। कभी-कभी पुरुष के वीर्य दूषित हो जाने के कारण या स्पर्म नहीं बनने के कारण भी स्त्रियों को इस स्थिति का सामना करना पड़ता है। घरेलू उपचार के तहत ऐसी महिलाओं को खजूर की ताड़ी नित्य सेवन करने, संतुलित आहार नित्य लेने, मेवा के साथ गाय दूध का सेवन करने की सलाह दी जाती है। इसके अतिरिक्त पूजा-पाठ, उपचार तथा झाड़-फूंक उपचार भी कराया जाता है। जब ये सारे उपचार काम नहीं आते हैं तब डॉक्टर के पास जाकर आधुनिक विधि से उपचार करवाया जाता है।

गर्भाशय संबंधी रोगः कई महिलाओं का गर्भाशय प्रदूषित हो जाता है। उसे लगातार श्वेत द्रव का बहाव जारी रहता है। बच्चेदानी के मुँह पर सूजन आ जाती है तथा यह रोग धीरे-धीरे गर्भाशय कैंसर का रूप धारण कर लेता है। इसके बाद इसका इलाज ऑपरेशन ही रह जाता है। घरेलू उपचार के तहत नीम का तेल गर्भाशय के मुख पर डालने, करंज का तेल सोते समय डालने, नीम की पत्तियों को उबाल कर योनि मार्ग को साफ करने, चिरौता के पानी को उबालकर पीने आदि की सलाह दी जाती है, लेकिन जब बीमारी नियंत्रण में नहीं रहती है तब आधुनिक डॉक्टरी इलाज द्वारा उसका ऑपरेशन करवा दिया जाता है।

हिस्टेरियाः हिस्टेरिया एक प्रकार की बीमारी है। जो अविवाहित या जो विवाहित महिलाएँ हैं किन्तु जिन्हें कोई संतान नहीं हुई है, उन्हें प्रभावित करती है। इस बीमारी से ग्रसित महिलाएँ जो बकना शुरू कर देती हैं उसे लगातार बकते जाती हैं। इस बीमारी से मुक्ति यौन संतुष्टि ही प्रदान कर सकती है। इसलिए अविवाहितों को शीघ्रातिशीघ्र विवाह कर लेने का सुझाव दिया जाता है।

जो विवाहित हैं उन्हें शीघ्रातिशीघ्र ही माँ बन जाने का सुझाव दिया जाता है। इसके लिए झाड़-फूंक उपचार भी करवाए जाते हैं।

स्तन संबंधीः महिलाओं को स्तन संबंधी रोग भी हो जाते हैं इसमें स्तन में घाव हो जाते हैं जिन्हें थनइल कहा जाता है। इस रोग को ककहा (बाल झारने वाले लकड़ी के बने उपकरण) से झाड़-फूंक किया जाता है। स्तन की गांठ को स्तन कैंसर कहा जाता है। जिसमें स्तन को ऑपरेशन करके अलग कर दिया जाता है।

दूध न उतरने पर उपचारः कभी-कभी महिलाओं को ऐसी स्थिति का सामना करना पड़ता है जिसमें वे शिशु को जन्म तो सफलतापूर्वक दे देती हैं, लेकिन दूध नहीं उतरने के कारण उन्हें स्तनपान कराने में काफी असुविधा का सामना करना पड़ता है। सबसे पहले उन माताओं का घरेलू उपचार किया जाता है जिसके तहत उन्हें बार-बार शिशु को स्तनपान कराने का सुझाव दिया जाता है। उन्हें गुड़ तथा हल्दी को गाय के घी में हलुआ बनाकर दिया जाता है, जिससे दूध उतरने लगता है। उसे नियमित रूप से गाय का दूध दिया जाता है। प्रारंभ में उसे मसूर दाल या मूंग दाल की बनी खिचड़ी खाने को दी जाती है। इससे दूध उतरने में सहायता मिलती है। उसे हरी सब्जियों को उबालकर खाने को कहा जाता है। इन सारे घरेलू व्यवहारों से माँ का दूध उतर जाता है तथा वह अपने शिशु को स्तनपान कराने लगती है।

गर्भधारण के लिए उपचारः गर्भधारण न करना या गर्भ बीच में ही नष्ट हो जाना भी एक प्रकार का रोग माना जाता है। गर्भ नहीं ठहर पाने तथा समय से पूर्व गर्भपात हो जाना स्त्रियों के लिए ठीक नहीं माना जाता है। गर्भ न धारण करने का सबसे प्रबल कारण नियमित मासिक धर्म का न होना है। इस स्थिति में मासिक धर्म को नियमित करने पर जोर दिया जाता है। इसके लिए स्त्रियों को संतुलित एवं पौष्टिक आहार लेने पर जोर दिया जाता है। पौष्टिक आहार में दूध, फल, हरी-सब्जियाँ आदि शामिल हैं। अगर पौष्टिक आहार से भी गर्भ नहीं धारण कर पाती हैं तब उन्हें पूजा-पाठ तथा झाड़-फूंक के माध्यम से उपचार कराया जाता है। अगर ये सारे घरेलू उपचार असफल हो जाते हैं तब उन्हें स्त्री रोग विशेषज्ञ के पास ले जाकर आधुनिक पद्धति से उपचार कराया जाता है।

गर्भ नष्ट न होने के लिए उपचारः कभी-कभी गर्भवती महिलाओं का गर्भ तीन माह, छः माह, आठ माह या नौवें माह में नष्ट हो जाता है। इस हालात में वे शिशु को जन्म नहीं दे पाती या देती भी हैं तो मृत शिशु को जन्म देती हैं। इसे भी गर्भावस्था की एक भयंकर बीमारी माना जाता है। इस स्थिति से

निपटने के लिए गर्भधारण करने के माह से ही संभावित माँ के स्वास्थ्य पर विशेष ध्यान दिया जाता है। उसे पौष्टिक आहार दिया जाने लगता है। उसे सर्दी, गर्मी तथा बरसात से बचाया जाता है। उसे कम लेकिन बार-बार आहार लेने का सुझाव दिया जाता है, उसे भारी काम नहीं करने दिया जाता है जैसे पानी खींचना, पानी भरी बाल्टी लाना, बोझा ढोना, बोरा ढोना इत्यादि। उसे कहीं अकेले नहीं जाने दिया जाता है। अगर उसके साथ इस तरह की घटनाएँ घटित हो गई हैं तब उसे पूजा-पाठ तथा झाड़-फूंक उपचार कराया जाता है। उसे विशेष भोजन के साथ-साथ आराम भी करने को कहा जाता है। उसे डॉक्टर के उपचार के अधीन रखा जाता है। शिशु जन्म के समय उसे अस्पताल में भर्ती कराया जाता है। इस तरह का हर संभव प्रयास किया जाता है जिससे उसका गर्भ या गर्भस्थ शिशु को हानि नहीं पहुँच सके तथा शिशु जन्म सफलतापूर्वक हो जाए। उसके गर्भ एवं गर्भस्थ शिशु को बचाने के लिए टोटका का सहारा भी लिया जाता है। उसे साईं, फकीर, बाबा, साधु, संत आदि द्वारा दिया गया ताबीज उसकी कमर में पहनाया जाता है ताकि कोई जादुई शक्ति उसके गर्भ को नुकसान नहीं पहुँचा पाए।

शिशु जन्म के समय उपचारः सफलतापूर्वक शिशु जन्म देना एक उपचार से भरी हुई प्रक्रिया है। शिशु जन्म देते समय माँ तो बिल्कुल असहाय रहती है। वह प्रसव वेदना से तड़पती रहती है। उस समय परिवार समाज की अनुभवी महिलाएँ एवं पारंपरिक स्वास्थ्य अभिकर्त्ता, विशेषकर चमइन या डगरिन शिशु जन्म देने वाली महिला के आसपास रहती है तथा सहायता करती है। कभी-कभी तो शिशु जन्म आसानी से हो जाता है, लेकिन कभी-कभी जटिलता भी आ जाती है विशेषकर उस समय जब बच्चा पलट जाता है या योनिमार्ग संकीर्ण रहता है जो शिशु को बाहर निकलने में बाधा उत्पन्न करता है। उस स्थिति में उसे अविलंब अस्पताल ले जाया जाता है। अस्पताल में ऑपरेशन के द्वारा शिशु जन्म कराया जाता है, लेकिन अगर जटिलता नहीं आती है तब लोक-समाज में अभी भी शिशु जन्म घर पर ही कराया जाता है। चमयिन या डगरिन या कुसराइन सहायता करती है। अब प्रशिक्षित दाई का सहयोग भी लिया जाने लगा है। शिशु जन्म के समय माँ और शिशु दोनों के स्वास्थ्य एवं जान का खतरा होता है। अतः सुगमतापूर्वक शिशु जन्म हो जाए इसके लिए कुलदेवी-कुल-देवता, ग्राम-देवी-देवता को मनौती की जाती है तथा सफलतापूर्वक प्रसव होने जाने के बाद उनकी विशेष पूजा की जाती है। इस अवसर पर झाड़-फूंक का सहयोग भी लिया जाता है। शिशु जन्म हो जाने के बाद माँ एवं

शिशु दोनों को उपचार की आवश्यकता होती है। इस अवसर पर माँ को सादा एवं सुपाच्य पौष्टिक आहार दिए जाते हैं। गर्म दूध में हल्दी पाउडर मिलाकर पिलाया जाता है। खिचड़ी बनाकर खिलाई जाती है। प्रसव घर में आग हमेशा माँ और शिशु के पास रखी जाती है। माँ के बिस्तर के पास एक चाकू तथा संपूर्ण रात दीपक को जलते हुए रखा जाता है। गृह के द्वार पर सिंज (एक प्रकार के कांटेदार पौधा) की डाल रख दी जाती है। ये सारे व्यवहार शिशु तथा माता की नजर तथा डायन क्रिया से रक्षा करते हैं। जन्म लेने के एक घंटे के अंदर शिशु को स्तनपान कराना प्रारंभ कर दिया जाता है। माँ को हल्दी का हलुआ खाने को दिया जाता है। उसे कुछ ऐसे आहार नहीं दिए जाते हैं जो कफ, पित्त, वायु उत्पन्न करें तथा शिशु के स्तनपान में विघ्न उत्पन्न करें। उसके भोजन में मसूर या मूंग की दाल तथा दूध अवश्य दिया जाता है। प्रसव गृह को हमेशा साफ रखा जाता है। शिशु की आँख, ललाट, हाथ, पैर में काजल से टीका कर दिया जाता है। उसके कमर, हाथ तथा पैर में काले कपड़े बांध दिए जाते हैं। इससे नजर लगने से रक्षा की जाती है। जैसे-जैसे बच्चा बड़ा होने लगता है उसके स्वास्थ्य पर ध्यान देना माता-पिता एवं परिवार के सदस्यों का मुख्य दायित्व हो जाता है। माता को स्वयं अपने स्वास्थ्य पर भी ध्यान देना पड़ता है।

सामान्य बीमारियाँ

सामान्य बीमारियों के अंतर्गत उन सारी बीमारियों को रखा जाता है जो प्रत्येक आयु एवं लिंग समूह को प्रभावित करती हैं। कुछ प्रमुख सामान्य बीमारियाँ तथा लोक उपचार के तरीकों का विवरण नीचे दिया जा रहा है।

सर्दी: यह किसी भी आयु एवं लिंग वर्ग को प्रभावित करने वाली बीमारी है। इसका मुख्य कारण एलर्जी बतलाया जाता है, लेकिन लोक-समाज की धारणा के अनुसार यह सर्द एवं गर्म के प्रभाव से होता है। वैज्ञानिक इसे संपर्कात्मक बीमारी मानते हैं, क्योंकि इसके रोगाणु एक व्यक्ति से दूसरे व्यक्ति तक पहुँचते हैं। पेट में जाकर एलर्जी उत्पन्न कर देते हैं। सर्दी में नाक एवं गले में जलन होने लगती है तथा नाक से लगातार पानी गिरने लगता है। इस रोग को लोग बहुत ज्यादा जटिल रोग नहीं मानते। लोगों का मानना है कि खान-पान के परहेज से इस रोग को अपने आप ठीक किया जा सकता है। सर्दी हो जाने पर उपचार के लिए लोक-समाज के सदस्य कुछ विशेष प्रकार के आहार एवं

पेय पदार्थ का सेवन करते हैं। कुछ विशेष आहार एवं पेय पदार्थ का विवरण नीचे दिया जा रहा है:

1. मट्ठा से झोर (तरी) बनाकर गर्म-गर्म धीरे-धीरे पीना।
2 तुलसी पत्तियों, अदरक, लहसुन एवं प्याज के रस को निचोड़कर तथा गर्म करके मधु के साथ लेना।
3. ताल मिसरी एवं गोल मिर्च पाउडर को गाय के घी में पका कर लेना।
4. प्याज, लहसुन आदि की भुजिया खाना।
5. घी एवं लिट्टी का रात्रि में सेवन करना।
6. सिज की पत्तियों को तवा पर सेंककर तथा रस निचोड़ कर रात्रि में भोजन पश्चात् दो चम्मच लेना।
7. माँस, मुर्गा, कच्चा अंडा या पका अंडा खाना।
8. गर्म दूध में हल्दी पाउडर डालकर रात्रि में खाने के आधा घंटा बाद में पीना।
9. रात्रि में उपवास करना।

खांसी: ऐसा माना जाता हैं कि जिसे सर्दी हो गई है उसे खांसी भी होगी अगर खांसी नहीं होगी तो इसका प्रतिकूल प्रभाव उस व्यक्ति के फेफड़े एवं हृदय पर पड़ता है। इसलिए सर्दी होने के बाद खांसी होती है तथा उसके माध्यम से फेफड़ा में जमा हुआ कफ बाहर निकल जाता है। खांसी में गला खस-खस करने लगता है तथा सरसराते रहता है। कुछ दिन तो उसे छोड़ दिया जाता है तथा जो सर्दी में इलाज चलता है वही इलाज इसमें भी जारी रखा जाता है जब तक कि खांसी बंद न हो जाए। आजकल लोक-समाज के सदस्य खांसी हो जाने पर तथा दो सप्ताह तक ठीक नहीं होने पर च्यवनप्राश का गर्म पानी या दूध के साथ सेवन करते हैं। गला खस-खस करते रहने पर अदरक को मुँह में रख कर चूसा जाता है। हर्र को पकाकर मुँह में चूसने से खस-खस ठीक होता है। रात्रि में पुराना गुड़ थोड़ा सा खाकर बिना पानी पिए सो जाने से सुबह में खस-खस बिल्कुल ठीक हो जाता है। इन सभी उपचारों से अगर खांसी नहीं ठीक होती है तब झाड़-फूंक उपचार कराया जाता है। जब झाड़-फूंक उपचार भी बेअसर हो जाता है तब समझा जाता है कि खांसी ने जटिल रूप धारण कर लिया है। खांसी के जटिल रूप धारण कर लेने की स्थिति में लोग डॉक्टर के पास जाते हैं तथा आगे उन्हीं के परामर्श अनुसार उपचार कराते हैं।

बुखारः सर्दी एवं खांसी के साथ-साथ शरीर का तापक्रम भी बढ़ जाता है। इसे बुखार लगना कहा जाता है। बुखार लगने पर शरीर में शक्ति कम हो जाती है, प्यास अधिक लगती है तथा भूख कम हो जाती है। कभी-कभी तो तापक्रम 103° तक पहुँच जाता है। कभी जाड़ा भी लगता है, कभी गर्मी बहुत लगती है। बुखार में लोक-समाज के लोगों द्वारा उपचार हेतु अपनाए जाने वाले तरीकों का विवरण नीचे दिया जा रहा है:

1. बुखार हो जाने पर उपवास करने को कहा जाता है।
2. गर्म पानी तथा गर्म दूध या झोर पीने को कहा जाता है।
3. जाड़ा लगने पर शरीर को ढका जाता है।
4. गर्मी लगने पर केवल पहना हुआ कपड़ा शरीर पर रहने दिया जाता है।
5. शरीर का तापक्रम अधिक हो जाने पर गाय का दूध, बकरी का दूध या पानी की पट्टी ललाट एवं नाभी के पास लगाई जाती है।
6. चेहरे को भी ठंडे पानी से पोंछ दिया जाता है।
7. गर्मी में सिर पर ठंडा तेल जैसे तिल का तेल और जाड़े में सरसों का तेल लगाया जाता है।
8. पैर के तलवा में कपड़ा रगड़ा जाता है।
9. चिरैता के सूखे पौधे या पत्तियों को पानी में डालकर पीने के लिए कहा जाता है।
10. सुबह में मुँह धोने के बाद मधु और पीपर चूर्ण कर दिया जाता है।

अगर इन सभी घरेलू उपचारों से बुखार नहीं उतरता है और नहीं खत्म होता है, तब बुखार खत्म होने के लिए झाड़-फूंक भी कराया जाता है। इसके बाद भी बुखार अगर नहीं खत्म होता है तब उसे डॉक्टर के पास उपचार के लिए ले जाया जाता है।

मियादी बुखारः यह बुखार का एक जटिल रूप है जो एक निश्चित अवधि के बाद ही खत्म हो जाता है। इसमें सुबह में बुखार नहीं रहता है, लेकिन कुछ खाने-पीने के बाद बुखार बढ़ने लगता है। दोपहर तक सबसे अधिक हो जाता है। इसके बाद शाम में घटने लगता है तथा रात भर ठीक रहता है। इस तरह बुखार का यही क्रम चलता रहता है तथा 15 दिन, 21 दिन, 28 दिन, 35 दिन या 42 दिन बाद खुद ठीक हो जाता है मियादी बुखार चढ़ते-उतरते रहता है तथा अपनी मियाद पर चला जाता है। मियादी बुखार होने

पर भी वही घरेलू उपचार जारी रखा जाता है जिसका विवरण ऊपर दिया गया है। प्रत्येक दिन की शुरुआत मधु एवं पीपर से किया जाता है तथा समय-समय पर हल्का आहार दिया जाता है तथा चिरैता पानी बांरबार पिलाया जाता है।

मलेरिया: मलेरिया मच्छर के काटने से होने वाला एक बुखार है। यह बुखार जाड़ा देकर चढ़ता है तथा काफी तापक्रम तक पहुँचता है। इसके बाद धीरे-धीरे पसीना देकर छूट जाता है। इसे लोक-समाज के लोग थरथरी या हुमहुमवा बुखार भी कहते हैं। इस बुखार की पहचान जाड़ा देकर बुखार तथा शरीर में थरथरी होने से की जाती है।

मलेरिया हो जाने पर देहाती उपचार निम्नलिखित ढंग से किया जाता है:

1. रोगी के पास आग जला कर रखा जाता है।
2. गर्म पानी, चाय तथा झोर (सूप) या करी पीने के लिए दिया जाता है।
3. सुबह मधु तथा पीपर को चूर्ण करके पिलाया जाता है।
4. खाने के पहले चिरैता का पानी गर्म करके दिया जाता है।
5. नीम की पत्तियों को चबाने को कहा जाता है।
6. लहसुन, प्याज आदि को भूंज (भून) कर खिलाया जाता है।

अगर इन सभी उपचारों से ठीक नहीं होता है तो झाड़-फूंक उपचार कराया जाता है तथा उससे भी नहीं ठीक होने पर आधुनिक उपचार कराया जाता है।

डायरिया: डायरिया सभी आयु वर्ग एवं लिंग वर्ग को होने वाला एक रोग है। यह कभी भी किसी को हो जाता है। इसमें पानी जैसा पतला पैखाना होने लगता है। पैखाना के साथ-साथ कै भी होने लगता है। इससे शरीर का पानी मुँह से कै करते समय तथा पैखाना के रास्ते दस्त के रूप में निकल जाता है। इतना अधिक पानी निकल जाने की स्थिति में अगर पानी की मात्रा को संतुलित नहीं किया जाए तब व्यक्ति की मृत्यु डिहाइड्रेशन के कारण हो सकती है। शिशुओं एवं बच्चों के लिए यह घातक बीमारी है ही, अन्य आयु समूह के लोगों की भी उपचार के अभाव में यह बीमारी अपने आगोश में ले लेती है। लोक-समाज के सदस्यों के बीच इस बीमारी का इतना खौफ है कि हर घर में ओ. आर. एस. का पैकेट रखा मिल जाता है। गाँवों की दुकानों में भी ओ.आर.एस. का पैकेट उपलब्ध रहता है। इसकी बिक्री साल भर होती है, क्योंकि यह बीमारी कभी भी किसी को लग सकती है। वैसे इस बीमारी की स्थिति में देहाती उपचार भी जारी रखा जाता है। इस रोग के कुछ देहाती उपचार निम्नलिखित हैं:

1. रोगी को नींबू की नीमकी तथा पुराना गुड़ खाने को दिया जाता है।
2. रोगी को पुदीन हरा की गोली या रस तीन से चार बार दिया जाता है।
3. रोगी को चाय या दूध दिया जाता है।
4. रोगी को नींबू रस के साथ काला नमक और चीनी दिया जाता है।
5. गर्मी के दिन में जला हुआ जीरा का पाउडर एवं मठ्ठा काला नमक के साथ दिया जाता है।
6. अजवाइन, काला गुड़ एवं काला नमक की गोली गर्म पानी के साथ दी जाती है।
7. आंवला का नमकीन अचार गुड़ के साथ चाटने को दिया जाता है।
8. गर्मी के दिन में आमझोरा नमक और चीनी मिलाकर पिलाया जाता है।
9. रोगी को हींग चूसने के लिए दिया जाता है।

अगर उपरोक्त घरेलू उपचारों से रोगी को राहत नहीं मिलती है तब उसे अस्पताल ले जाकर डॉक्टर के परामर्श के अनुसार अंग्रेजी दवाई दी जाती है।

लहरः गर्मी के दिनों में लहर या लू लगने की आम शिकायत होती है। लहर लगने से शरीर का तापक्रम चढ़ जाता है। प्यास लगती रहती है। प्यास बुझती नहीं है तथा पैखाना बंद हो जाता है या पतला पैखाना शुरू हो जाता है। लोक-समाज के सदस्य लू-लहर लग जाने पर निम्नलिखित ढंग से इलाज करते हैं:

1. शरीर का तापक्रम बहुत अधिक चढ़ जाता है, तब शरीर में आमझोरा का लेप लगाया जाता है। इससे शरीर का तापक्रम घट जाता है।
2. अगर आमझोरा नहीं बन पाता है तब ठंडे पानी की पट्टी ललाट, नाभि एवं हाथ पैर पर लगाई जाती है। इससे शरीर का तापक्रम घट जाता है।
3. गाय या बकरी के दूध को कपड़े में भिगो कर ललाट, नाभि एवं हाथ-पैर में पट्टी लगाई जाती है। इससे भी लहर निकल जाता है तथा शरीर का तापक्रम घट जाता है।
4. कच्चे आम को उबाल कर आमझोरा बना लिया जाता है तथा उसमें थोड़ा काला नमक एवं चीनी मिलाकर पीने से लहर ठीक हो जाता है।
5. बेल का शर्बत बनाकर तथा उसमें काला नमक एवं चीनी मिलाकर रोगी को पिलाया जाता है।

6. रोगी के बदन एवं सिर पर कद्दू बीज का तेल या तिल का तेल की मालिश की जाती है।
7. जीरा या धनिया को तवा पर भूंज (भून) कर तथा पाउडर बनाकर छाछ या मट्ठा के साथ तथा हल्का काला नमक मिलाकर दिया जाता है।
8. अजवाइन को काला नमक एवं गुड़ के साथ खाने को दिया जाता है।
9. पॉकेट में उजला प्याज छिलका के साथ रखा जाता है।
10. दही या मठ्ठा के साथ चावल खाने को दिया जाता है।
11. ईख का रस काला नमक एवं नींबू का रस मिला कर दिया जाता है।

अगर कुछ खाने की इच्छा न हो तब आमझोरा या नींबू रस या ओ. आर. एस. पीने को दिया जाता है।

अगर उपरोक्त सभी तरह के उपचारों के बाद भी लहर नहीं ठीक होता है तब डॉक्टर के पास ले जाकर उपचार करवाया जाता है।

ठंड लगना: जाड़े के मौसम में ठंड लगने की बीमारी लग जाती है। ठंड लगने पर जोरों का बुखार हो जाता है तथा पतला पैखाना होता है या पैखाना नहीं होता है। कभी-कभी कै भी शुरू हो जाता है। ठंड लगने के कारण कई बीमारियाँ एक साथ धर दबाती हैं। ठंड लगने की स्थिति में सबसे पहले रोगी के शरीर को गर्म करने का प्रयास किया जाता है। इसके लिए घर में आग जलाई जाती है तथा रोगी के शरीर में महुआ का तेल लगाकर आग के सामने मालिश की जाती है। रोगी को गर्म दूध, गर्म पानी तथा गर्म-गर्म खाने-पीने का सामान दिया जाता है। पैखाना होने पर पुदीन हरा की गोली या रस दिया जाता है। अगर पैखाना नहीं होता है तो उसे त्रिफला चूर्ण यानि आंवला, हर्र, बहेरा के चूर्ण को काला नमक के साथ गर्म पानी में मिलाकर पिलाया जाता है। कै-दस्त होने पर उसे ओ. आर. एस. घोल को गर्म पानी में घोलकर पीने को दिया जाता है। अगर इन सभी उपचारों से रोगी सहज नहीं महसूस करता है तब उसे समीपस्थ अस्पताल में ले जा करके डॉक्टर से इलाज करवाया जाता है। लिट्टी तथा घी का सेवन विशेष लाभदायक होता है।

कब्ज: पैखाना ठीक से न होना तथा गैस से पेट को फुलाए रखना कब्ज नामक बीमारी के नाम से जाना जाता है। यह आम बीमारी है जो सभी आयु तथा लिंग वर्ग के लोगों को होती है। इस रोग में व्यक्ति काफी असहज महसूस करता है। पेट हमेशा भारी रहता है। किसी काम में मन नहीं लगता है। शौच

लगने का आभास होता है, लेकिन जाने पर पेट साफ नहीं होता है। ऐसी स्थिति में लोक-समाज के सदस्य घरेलू उपचार से कब्ज को ठीक करना चाहते हैं। कब्ज का घरेलू उपचार निम्नलिखित ढंग से किया जाता है–

1. रात में खाने के बाद इसबगोल की भूसी गरम पानी में मिलाकर या गरम दूध के साथ दिया जाता है।
2. खाना खाने के बाद सोने से आधे घंटे पहले एक गिलास गरम दूध का नियमित सेवन।
3. तेल मसाले रहित भोजन का नियमित सेवन।
4. सुबह मुँह हाथ धोकर ठंडे या गरम पानी के साथ त्रिफला चूर्ण का सेवन।
5. नियमित ढंग से आधे घंटे तक घूमना-फिरना।
6. माँस मदिरा का सेवन कम करना या नहीं करना।

गैस बनना–गैस बनना भी एक सामान्य बीमारी है जो सभी आयु एवं लिंग वर्ग के व्यक्ति को प्रभावित करती है। इसमें पेट में गैस भर जाती है तथा जल्द निकलती नहीं है। इसके कारण पेट फूल जाता है तथा लोग असहज महसूस करते हैं। इस रोग को लोक-समाज के सदस्य घरेलू उपचार के माध्यम से ठीक करते हैं। गैस रोग को दूर करने के लिए निम्नलिखित घरेलू उपचार करते हैं–

1. बिल्कुल सादा भोजन।
2. तेल, घी तथा मसाले का कम-से-कम उपयोग।
3. खीरा, ककड़ी, अमरूद, सेब आदि फलों का नियमित सेवन।
4. मधु एवं पीपल का सेवन।
5. खाने से आधा घंटा पहले या आधा घंटा बाद पानी पीना।
6. न ज्यादा ठंडा और न ज्यादा गरम पानी पीना।
7. थोड़ा-थोड़ा हमेशा कुछ-न-कुछ खाते रहना।
8. हींग, काला नमक तथा अजवाइन को मिलाकर चूसना।
9. त्रिफला चूर्ण का नियमित सेवन करना।
10. मुख्य भोजन के बीच में भुंजा का उपयोग करना।
11. चाय, कोका सोडा आदि का सेवन न करना।
12. सवेरे उठकर चने की सत्तू का घोल का सेवन करना।

अनपच–यह एक ऐसी बीमारी है जिसमें जो हम खाते हैं वह ठीक से पचता नहीं है और भोजन के प्रति अरुचि उत्पन्न हो जाती है। धीरे-धीरे भूख खत्म हो जाती है। इसमें धीरे-धीरे भूख के प्रति रुचि उत्पन्न की जाती है ताकि भूख प्राकृतिक रूप से लगने लगे। अनपच एवं भूख के प्रति अरुचि को खत्म करके रुचि उत्पन्न करने के लिए निम्नलिखित घरेलू उपचार किए जाते हैं–

1. उपवास रखा जाता है।
2. हल्का तरल आहार लिया जाता है जैसे दूध, मठ्ठा, छाछ, झोर या सूप।
3. फल का सेवन किया जाता है तथा फल का रस लिया जाता है।
4. नींबू को काटकर उसके ऊपर काला नमक और जीरा पाउडर डालकर धीरे-धीरे चूसा जाता है।
5. काला नमक तथा गुड़ और अजवाइन की गोली दो-तीन बार गरम पानी के साथ लिया जाता है।
6. त्रिफला चूर्ण गरम पानी के साथ लिया जाता है।
7. नींबू या आंवला की निमकी (Salty pickle) गुड़ के साथ खाया जाता है।

हिचकी–यह एक सामान्य बीमारी है, जिसमें उदर की वायु रह-रहकर हिच-हिच आवाज के साथ निकलती है। इसलिए इसे हिचकी कहा जाता है। उदर में वायु उत्पन्न होने के कारण हिच-हिच कर निकलती है। इस रोग को घरेलू उपचार द्वारा ठीक किया जाता है। घरेलू उपचार के अंतर्गत निम्नलिखित तरह के खान-पान संबंधी व्यवहार किए जाते हैं–

1. तुरंत पानी पीने को कहा जाता है ताकि पेट भर जाए।
2. थोड़ा काला नमक और गुड़ चाटने के लिए कहा जाता है।
3. कोई तरल भोज्य पदार्थ पीने को कहा जाता है।
4. नाक के दोनों छिद्रों को कुछ समय के लिए बंद करने को कहा जाता है।
5. कहा जाता है कि किसी का नमक तो नहीं चुराए हो।

देह में दर्द–देह में कभी-कभी दर्द होता है। दर्द के घरेलू उपचार लोक-समाज में प्रचलित हैं। संपूर्ण देह के दर्द को नष्ट करने के लिए घरेलू उपचार के रूप में तेल मालिश का प्रयोग किया जाता है। सरसों तेल या महुआ बीज के तेल को हल्का लहसुन के साथ गर्म करके सिर को छोड़ संपूर्ण शरीर पर मालिश करने से देह का दर्द खत्म हो जाता है।

मौसम के अनुसार बीमारी

जाड़ा (सर्दी), गरमी, बरसात–ये तीन प्रकार के मुख्य मौसम हैं जिनसे लोक-समाज के सदस्य पूर्ण रूप से परिचित हैं। जब भी एक मौसम का अंत तथा दूसरे मौसम की शुरुआत होती है, कुछ सामान्य बीमारियाँ होने का खतरा बढ़ जाता है। शिशु, कुपोषित तथा वृद्धजन मौसमी बीमारियों का जल्द शिकार बन जाते हैं। जाड़ा, गर्मी तथा बरसात में होने वाली कुछ सामान्य बीमारियाँ निम्नलिखित हैं–

1. सर्दी,
2. खांसी
3. कफ
4. निमोनिया
5. कै-दस्त
6. बुखार
7. चेचक

चेचक को छोड़कर उपरोक्त सभी बीमारियों के बारे में घरेलू उपचारों का वर्णन पहले किया गया है। अत: उनकी पुनरावृत्ति यहाँ नहीं की जा रही है। चेचक के बारे में जानकारी अभिशापित बीमारी के अंतर्गत प्रदान की जाएगी।

शरीर के अंगों के अनुसार बीमारी तथा लोक उपचार

शरीर के अंगों के अनुसार बीमारियाँ एवं लोक उपचार के घरेलू तरीकों का विवरण निम्नलिखित ढंग से किया जा सकता है:

सिर की बीमारी–लोक-समाज के सदस्य सिर की बीमारियों को निम्नलिखित ढंग से वर्गीकृत करते हैं:

1. **कपाल दर्द**–कपाल या सिर दर्द में व्यक्ति कपाल दर्द से परेशान हो जाता है। उसका किसी काम में मन नहीं लगता है। जब तक सिरदर्द शांत नहीं होता वह परेशान रहता है। सिर दर्द के कई कारण होते हैं, जैसे ठंड लगना, लू लगना, गर्मी का असर होना, ब्लड प्रेशर बढ़ना या घटना आदि। महिलाओं में सिर दर्द मासिक धर्म के समय होता है। उनमें सिर दर्द मासिक धर्म की आयु खत्म होने की अवस्था में होता है। जब मस्तिष्क ही बीमार हो जाए, दर्द ग्रसित हो जाए, दर्द पीड़ित हो जाए, तब व्यक्ति कैसे सुख-चैन से रह सकता है। लोक-समाज के सदस्य सिर दर्द के घरेलू उपचार निम्नलिखित ढंग से करते हैं–

   1. गर्मी के दिनों में कद्दू तेल (Pumpkin), अरंडी तेल या तिल के तेल से मालिश करना।

2. आंवला तेल या आंवला को पीसकर ललाट पर चढ़ाना।
3. चंदन की लकड़ी घिसकर सिर पर चढ़ाना।
4. तेल लगाकर कपाल को धीरे-धीरे सहलाते रहना।
5. जाड़े के दिनों में सरसों तेल लगाकर सिर में मालिश करना।
6. महुआ तेल को गरम करके ललाट पर मालिश करना।
7. अग्नि के सहारे धीरे-धीरे कपाल को सेंकना।
8. कपाल में कपड़े के सहारे पट्टी बांधना।

2. **अर्ध कपाल दर्द**–कभी-कभी कपाल के आधे हिस्से में दर्द होता है तथा आधा भाग ठीक रहता है। इसे अर्ध कपाल दर्द के नाम से जाना जाता है। इस रोग के घरेलू उपचारों में ऊपर वर्णित सभी प्रकार के उपाय किए जाते हैं। साथ-ही-साथ इस रोग से मुक्ति पाने के लिए झाड़-फूंक भी कराया जाता है।
3. **किरण वाह**–यह एक प्रकार का कपाल दर्द है जो सुबह के समय आरंभ होता है तथा किरण फूटने के बाद स्वत: ही ठीक हो जाता है। इस रोग के घरेलू उपचार के लिए ऊपर वर्णित सभी उपायों को व्यवहार में लाते हैं तथा झाड़-फूंक भी करवाते हैं।

आँख की बीमारी–आँख की बीमारी में आँख आना, आँख सूज जाना, आँख लाल होना तथा आँख में जलन होना भी शामिल है। इन सभी आँख की बीमारियों का लोक-समाज के सदस्य घरेलू उपचार करते हैं। आँख के ऊपर वर्णित रोग को दूर करने के लिए लोक-समाज में निम्नलिखित घरेलू उपाय करते हैं–

1. आँख को हल्के गरम पानी से साफ करना।
2. आँख में माँ, गाय या बकरी का दूध डालना।
3. आँख को गरम पानी में कपड़ा भिगोकर तथा गारकर सेंकना।
4. आँख को गरम भात कपड़ा में बांध कर सेंकना।
5. आँख में गुलाब जल डालना।
6. आँख का झाड़-फूंक करवाना।
7. अगर उपरोक्त घरेलू उपचार से आँख ठीक नहीं होती है तब उसकी डॉक्टरी इलाज करवाना तथा आँख में पिच लगाना या ड्राप डालना।

नाक की बीमारी–नाक की बीमारी में नाक जाम हो जाना, नाक से साँस न लिया जाना, सोते समय नाक से आवाज आना, नकड़ा होना आदि

शामिल हैं। इन रोगों का उपचार लोक-समाज के सदस्य घरेलू उपायों से करते हैं। नाक के रोगों के इलाज हेतु सुबह उठते ही नाक को अच्छी तरह साफ किया जाता है। नाक के बालों को काटा नहीं जाता है। नाक में अंगुली नहीं डाली जाती है। सुबह नाक में सरसों का तेल डाला जाता है। सोते समय भी सरसों तेल डाला जाता है। इससे बंद नाक खुल जाती है, नकड़ा रोग से मुक्ति मिलती है।

कान की बीमारी–कान की बीमारियों में कान दर्द होना, कान जाम हो जाना, कान में मैल भर जाना, कान से कम सुनाई देना आदि शामिल हैं। लोक-समाज के लोग कान में दर्द या कान की अन्य बीमारियों का इलाज घरेलू उपायों से करते हैं। कान को कभी भी अंगुली या लकड़ी के सहारे खोदना नहीं चाहिए। कान दर्द तथा मैल को खत्म करने के लिए लोक-समाज के सदस्य निम्नलिखित उपाय करते हैं–

1. करू तेल में लहसुन पकाकर कान में डाला जाता है।
2. प्याज के रस को हल्का गर्म करके कान में डाला जाता है।
3. मोरब्बा की पत्ती को हल्का गर्म करके कान में सटाया जाता है।
4. धतूरा की पत्ती को सेंक करके कान के पास रखा जाता है।
5. नित्य कान में सरसों तेल डाला जाता है।

दाँत दर्द–दाँत दर्द दाँतों में सड़न या सूजन के कारण होता है। लोक-समाज के सदस्य दाँत दर्द को अपने घरेलू उपचार से ठीक करने का प्रयास करते हैं। दाँत दर्द में वे निम्नलिखित उपाय अपनाते हैं–

1. दाँत एवं मसूड़ों पर नमक तथा तेल से मालिश करना।
2. ताजी नीम, बैर या बघरेड़ा की दातुन करना।
3. गरम पानी से कुल्ला करना।
4. दाँत दर्द के स्थान पर लवंग चूर्ण को रखना।
5. दाँत दर्द के स्थान पर फिटकरी पाउडर रखना।
6. दाँत दर्द को झाड़-फूंक करवाना।

मुँह फलना–मुँह में छाले पड़ने पर कुछ भी खाने में दर्द होता है। जीभ पर दाने निकल जाते हैं जिसे मुँह फलना नाम की बीमारी से जाना जाता है। मुंह में छाले पड़ने तथा मुँह फट जाने की स्थिति में लोक-समाज के लोग निम्नलिखित घरेलू उपचार करते हैं–

1. कम नमक एवं मिर्च डाले हुए भोजन करना।
2. हल्का गरम पेय पदार्थों को धीरे-धीरे पीना।
3. जीभ के ऊपर सोते समय गाय का पुराना घी लगाना।
4. जीभ एवं गलफरा में भेड़ी का घी लगाकर सोना।
5. मुँह को झाड़-फूंक करवाना।

गले की बीमारी–लोक-समाज के सदस्य गले रोग का इलाज घरेलू उपायों से करते हैं। गले की बीमारी में गले की घंटी बढ़ जाना, गला खस-खस करना तथा गला दर्द करना आदि शामिल है। गले के इन रोगों का इलाज लोक-समाज के सदस्य निम्नलिखित ढंग से करते हैं–

1. गरम पानी में नमक डालकर गरारा करना।
2. गरम या गुनगुने पानी का सेवन करना।
3. सेंधा नमक, महुआ तेल, अजवाइन तथा चोकर की पोटली बनाकर तथा आग पर गरम करके सेंकना।
4. महुआ बीज के तेल को हल्का गरम कर गले की घंटी पर लगा करके गमछा या तौलिया को लपेट करके सोना।

पेट की बीमारी–पेट की बीमारी में कब्ज, गैस, अनपच, पेट दर्द, आदि शामिल हैं। लोक-समाज के सदस्य पेट दर्द को अपने घरेलू उपचार से ठीक करते हैं। जिनका विवरण पहले ही सामान्य बीमारी के अंतर्गत किया गया है। अतः उसकी पुनरावृत्ति यहाँ नहीं की जा रही है। डायरिया, कै-दस्त आदि बीमारियाँ भी पेट की बीमारियों में आते हैं। उनके घरेलू विधि से उपचार के विषय में जानकारी पहले सामान्य बीमारी के अंतर्गत दी गई है।

गर्दन एवं कंधा दर्द–मौसम बदलने के समय गर्दन दर्द एवं कंधा दर्द हो जाता है। लोग गर्दन एवं कंधा को इधर-उधर नहीं घुमा पाते हैं। ऐसी स्थिति में लोक-समाज के सदस्य कुछ घरेलू उपचार करते हैं। उन घरेलू उपचार से संबंधित व्यवहार निम्नलिखित हैं–

1. गर्दन एवं कंधा पर सरसों तेल में लहसुन एवं प्याज गरम करके ठंडा हो जाने पर धीरे-धीरे मालिश करते हैं।
2. तकिया का व्यवहार नहीं करते हैं।
3. महुआ के तेल को गरम करके कंधा और गर्दन पर लगाया जाता है।
4. महुआ पत्ती या धतूरा पत्ती को हल्का गरम करके गर्दन एवं कंधा पर कपड़े के सहारे बाँध दिया है।

5. मोरब्बा की पत्ती को गरम करके लपेट दिया जाता है।
6. झाड़-फूंक उन लोगों से करवाया जाता है जिनका जन्म पैर की तरफ से हुआ है।
7. अगर इन प्राथमिक उपचारों से लाभ नहीं मिलता तब अस्पताल ले जाकर डॉक्टर से इलाज करवाया जाता है।

हाथ में सूजन एवं दर्द–कभी-कभी कोहुनी, गट्टा या अंगुली की जोड़ों में दर्द होने लगता है। यह दर्द गिर जाने एवं चोट लग जाने के कारण होता है। ऐसी हालत में दर्द एवं सूजन को कम करने के लिए ग्राम तथा लोक-समाज के लोग कुछ घरेलू उपाय करते हैं, जिसके बारे में वर्णन नीचे दिया जा रहा है:

1. दर्द वाले स्थान पर हल्दी को पीसकर उसमें चूना मिलाकर तथा हल्का गर्म करके सूजन एवं दर्द वाले स्थान पर रात्रि में लगाया जाता है।
2. गरम पानी में सेंधा नमक डालकर कपड़ा भिगो करके तथा गार करके सेंका जाता है।
3. सूखा महुआ फूल, आटा का चोकर तथा अजवाइन को मिलाकर पोटली बना लिया जाता है। पोटली को गर्म करके धीरे-धीरे दर्द एवं सूजन वाले स्थान को सेंका जाता है।
4. पोटली से सेंकने से पहले महुआ बीज का तेल लगाया जाता है।

पैर तरफ से पैदा हुए (उल्टा पैदा) व्यक्तियों से झाड़-फूँक करवाया जाता है।

पीठ एवं कमर दर्द–पीठ एवं कमर दर्द भी एक बीमारी है जो लोगों को चलने-फिरने से लाचार बना देती है। इस बीमारी के हो जाने पर ग्राम समाज तथा लोक-समाज के लोग कुछ घरेलू उपचार करते हैं जिसे प्राथमिक उपचार भी कहते हैं। प्राथमिक उपचार के तौर पर लोग निम्नलिखित कदम उठाते हैं:

1. रोगी को पतला बिछावन पर तकिया के सहारे आराम करने को कहा जाता है।
2. सरसों तेल में लहसुन एवं प्याज पकाकर मालिश किया जाता है।
3. महुआ तेल एवं सेंधा नमक लगाकर पोटली से सिकाई की जाती है।
4. सिकाई के बाद कंबल ओढ़कर सोने को कहा जाता है।
5. झाड़-फूंक कराया जाता है।
6. अगर इन प्राथमिक उपचारों का सकारात्मक असर नहीं होता है तब उपचार के लिए अस्पताल में डॉक्टर के पास ले जाते हैं।

जांघ, घुटना एवं पैर दर्द–कभी-कभी किसी व्यक्ति को चोट लगने या अन्य कारण से जांघ, घुटना एवं पैर में दर्द होने लगता है। इस स्थिति में लोक एवं ग्राम समाज के लोग घरेलू विधि से प्राथमिक उपचार करते हैं जो निम्नलिखित हैं–

1. जांघ, घुटना एवं पैर में सरसों तेल को लहसुन एवं प्याज के साथ गरम करके सुबह जगने से लेकर रात में सोने तक चार-पाँच बार मालिश किया जाता है।
2. बीच-बीच में गरम पानी से सेंका जाता है।
3. महुआ तेल एवं सेंधा नमक की मालिश की जाती है तथा महुआ तेल आटा चोकर, अजवाइन की पोटली बनाकर सिकाई की जाती है।
4. सिकाई के बाद कंबल ओढ़ाकर सुला दिया जाता है।
5. झाड़-फूंक भी कराया जाता है।
6. अगर प्राथमिक उपचारों से रोगी को आराम नहीं मिलता है तब द्वितीयक इलाज के लिए डॉक्टर के पास ले जाया जाता है।

अभिशापित बीमारियाँ

कई बीमारियाँ ऐसी हैं जिन्हें लोक-समाज के सदस्य अभिशापित बीमारी की श्रेणी में रखते हैं। लोक-समाज में प्रचलित विश्वासों के अनुसार जब जगतज्जनी जगदंबा, भोले नाथ तथा सूर्य भगवान किसी व्यक्ति के व्यवहार से अप्रसन्न हो जाते हैं, तब उन्हें अभिशाप देकर बीमार बना देते हैं। चेचक, हैजा, जौंडिस तथा कुष्ठ जैसी बीमारियाँ को अभिशापित बीमारियों की श्रेणी में रखते हैं। ऐसी बीमारी हो जाने पर लोक-समाज तथा ग्राम समाज के सदस्य घरेलू विधि से प्राथमिक उपचार करते हैं। अब उन बीमारियों के प्राथमिक उपचार के संबंध में जानकारी नीचे दी जा रही है–

हैजा–यह बरसात के मौसम में होने वाली बीमारी है। इस बीमारी में सूखा कब्ज या कै-दस्त या खूनी पैखाना होने लगता है। इसलिए इस बीमारी को बड़ा खतरनाक माना जाता है। ऐसा माना जाता है कि ग्राम के देवी-देवता जब अप्रसन्न हो जाते हैं तब यह बीमारी होती है। यह एक संक्रामक बीमारी है। यह बीमारी एक व्यक्ति से दूसरे व्यक्ति तक संपर्क से फैलती है तथा पूरे गाँव, या आसपास के गाँवों में फैल जाती है। इसे देखरेख करने वाले व्यक्ति को भी विशेष सावधानी बरतनी पड़ती है:

1. रोगी तथा परिवार के सभी सदस्यों को गरम पानी पिलाया जाता है।
2. रोगी के कपड़ों एवं बिछावन को गरम पानी में उबालकर सर्फ या सोडा से धोया जाता है।
3. रोगी को गरम पेय पदार्थ दिया जाता है।
4. काला नमक, अजवाइन एवं गुड़ की गोली बनाकर दी जाती है।
5. थोड़ा हींग खाने के लिए दिया जाता है।
6. पुदीन हरा पिलाया जाता है।
7. ग्राम देवी-देवताओं की पूजा की जाती है।
8. अगर प्राथमिक उपचार से ठीक नहीं होता है तब रोगी को डॉक्टर के पास ले जाया जाता है।

चेचक–चेचक को लोक-समाज के सदस्य एक अभिशापित बीमारी के रूप में जानते हैं। इसके दो रूप होते हैं, जिसे स्थानीय शब्दों में बड़ी माता और छोटी माता कहकर पुकारते हैं। ऐसा विश्वास किया जाता है कि अगर कोई व्यक्ति माँ जगदंबे द्वारा स्थापित मूल्यों का उल्लंघन करता है तब माता उसे याद दिलाने के लिए उसके घर पधारती हैं। इसलिए यह बीमारी होने पर माता की पूजा आरंभ की जाती है। इस बीमारी के होने पर प्राथमिक उपचार के रूप में निम्नलिखित घरेलू व्यवहार किए जाते हैं:

1. रोगी को अलग कमरे में रखा जाता है।
2. देवी माई के मंदिर में जाकर मनौती मानी जाती है कि जल्द से बीमारी ठीक होने पर उनकी विशेष पूजा की जाएगी।
3. रोगी की देख-रेख करने वाला व्यक्ति अपने नाक-मुँह कपड़े से ढककर जाता है तथा उसके कपड़ों को बदलवाता है।
4. रोगी की चारपाई पर नीम की पत्तियाँ बिछा दी जाती हैं तथा रोगी को उस पर सोने को कहा जाता है।
5. पानी में नीम की पत्ती को उबालकर रोगी के शरीर को पोंछा जाता है।
6. रोगी को सादा भोजन तथा पेय पदार्थ दिया जाता है।
7. आजकल रोगी के वस्त्र, बिछावन को सर्फ एवं गरम पानी में धोने के बाद गरम पानी में डेटॉल मिलाकर धोया जाता है।
8. इसे एक संक्रामक बीमारी माना जाता है।
9. आधुनिक उपचार प्रारंभ करने से पहले देवी माई के नाम से रुपया रोगी से स्पर्श कराकर पूजा के लिए रखा जाता है।

10. रोग ठीक हो जाने पर देवी माई की पूजा करके मनौती उतारी जाती है।
11. सारे आंगन की सफाई अच्छे ढंग से की जाती है।

कुष्ठ रोग–कुष्ठ रोग को एक शापित बीमारी माना जाता है। लोक-समाज के लोग कुष्ठ को एक संक्रामक बीमारी मानते हैं। हालांकि वैज्ञानिक तथ्यों के आधार पर यह साबित किया जा चुका है कि सभी कुष्ठ रोग संक्रामक नहीं हैं। संक्रामक रोग होने के कारण लोक-समाज के लोग रोगी से दूरी बनाते हुए व्यवहार करते हैं। हालांकि सभी लोक-समाज के सदस्य भी इस तथ्य से परिचित हो गए हैं कि कुष्ठ रोग का अब इलाज संभव है तथा इलाज शुरू हो जाने पर यह रोग संक्रामक नहीं रह जाता है। इस रोग के हो जाने पर देवी माई तथा सूर्य भगवान की पूजा विशेष रूप से की जाती है तथा आधुनिक उपचार भी कराए जाते हैं। कुष्ठ रोग में लोक-समाज द्वारा कुछ प्राथमिक उपचार किए जाते हैं, जो निम्नलिखित हैं–

1. कुष्ठ रोगी को अलग कमरे में रखा जाता है।
2. कुष्ठ रोगी को सरल खाना दिया जाता है।
3. कुष्ठ रोगी को नीम की ताड़ी पीने तथा करंज तेल लगाने को कहा जाता है।
4. कुष्ठ रोगी को सूर्य भगवान की नित्य पूजा करने को कहा जाता है।
5. कुष्ठ रोगी को देवी माँ के चरणों में नित्य शीश झुकाने तथा आशीर्वाद प्राप्त करने को कहा जाता है।
6. कुष्ठ रोगी के खाने-पीने के बर्तन अलग कर दिए जाते हैं।
7. कुष्ठ रोगी की सेवा करने वाले सदस्य मुँह, नाक, बंद करके उनकी सेवा करते हैं।
8. कुष्ठ रोगी की सेवा करने वाले सदस्य अपना विशेष ध्यान रखते हैं।
9. यथाशीघ्र कुष्ठरोगी को कुष्ठ इलाज केंद्र पर ले जाकर उपचार कराया जाता है।
10. दवा और इलाज तब तक कराया जाता है जब तक डॉक्टर कहते हैं।

जौंडिस–जौंडिस रोग को कमला रोग या पीलिया रोग के नाम से भी जाना जाता है। इस रोग में शरीर का रंग पीला हो जाता है। पहनने वाले कपड़े तथा बिछावन के चादर का रंग पीला हो जाता है। रोगी का पेशाब भी पीला हो जाता है। लोक-समाज के सदस्यों का मानना है कि यह रोग लिवर के

गर्म हो जाने के कारण होता है। इस रोग को सूर्य भगवान के अभिशाप के रूप में माना जाता है। इसलिए इस रोग के रोगी उपचार के साथ-साथ सूर्य भगवान की पूजा भी नित्य करते हैं। साथ-ही-साथ लिवर को धीरे-धीरे ठंडा करने के लिए घरेलू प्राथमिक उपचार जारी रखते हैं। जौंडिस रोग को ठीक करने के लिए आजकल आधुनिक उपचार कराते हैं, लेकिन खानपान में निषेधों का पालन घरेलू उपचार के रूप में करते हैं। जौंडिस रोगियों का घरेलू उपचार लोक-समाज द्वारा व्यवहार में लाए गए निम्नलिखित ढंग से किया जाता है–

1. जौंडिस रोगियों को रोटी एवं दाल खाने के लिए नहीं दिया जाता है।
2. रोगियों को गीला भात गाढ़ी या पतली दही के साथ खाने को दिया जाता है।
3. रोगियों को गन्ने का रस पिलाया जाता है।
4. रोगियों को खीरा, ककड़ी, नींबू, मूली आदि खाने को कहा जाता है।
5. रोगी को संतरा एवं सेब खाने को कहा जाता है।
6. रोगी को ज्यादा खट्टा एवं तीखा खाने को नहीं कहा जाता है।
7. रोगी को पेय पदार्थ जैसे छाली (मलाई) निकालकर दूध, मट्ठा, दही, शरबत, फल का जूस आदि का विशेष सेवन करने को कहा जाता है।
8. गरम मसाला, माँस, अंडा, मछली का सेवन वर्जित किया जाता है।

दुर्घटना एवं मारपीट के कारण उत्पन्न बीमारियाँ–दुर्घटना एवं लड़ाई-झगड़ों के कारण कई तरह की बीमारी उत्पन्न हो जाती हैं। दुर्घटना एवं मारपीट हो जाने पर प्राथमिक घरेलू उपचार बड़ा कारगर होता है, क्योंकि यह रोगी को अस्पताल पहुँचाने तक का अवसर प्रदान करता है। कुछ दुर्घटना के कारण उत्पन्न बीमारियाँ एवं उनके घरेलू उपचार का वर्णन नीचे दिया जा रहा है।

हाथ-पैर टूटना–दुर्घटना या मारपीट की स्थिति में हाथ-पैर टूट जाते हैं। हाथ-पैर की हड्डियां टूट जाने के कारण मरीज चलने-फिरने से लाचार हो जाता है। अगर परिवार के सदस्य सही ढंग से उसकी देख-रेख नहीं करें तो उसका अस्तित्व संकट में आ जाता है। हड्डियों के टूट जाने पर लोक-समाज के सदस्य कुछ घरेलू उपचार करते हैं, जो निम्नलिखित हैं–

1. अगर कोई व्यक्ति दुर्घटनाग्रस्त हो गया है और उसके शरीर की हड्डियों में सरल या विषम टूट हो गया है तब सबसे पहले हाथ-पैर को सीधा करके लकड़ी की खपच्ची से सीधे बाँध दिया जाता है।

2. टूटे हुए स्थान पर हल्दी को पीसकर तथा चूना मिलाकर गर्म करके लगाया जाता है।
3. चोट सज्जी को पीस करके टूटे हुए स्थान पर लगाया जाता है।
4. हाड़ जोड़वा पौधा को पीसकर चढ़ाया जाता है।
5. इन सब प्राथमिक उपचारों के बाद रोगी को द्वितीयक इलाज कराने के लिए अस्पताल ले जाया जाता है तथा आधुनिक विधि से उपचार कराया जाता है।

जल जाना–खाना बनाते समय या जाड़े के दिनों में आग लग जाने पर जलने की घटना प्रकाश में आती है। जले हुए अंगों का लोक-समाज के सदस्य घरेलू उपचार करते हैं, जो निम्नलिखित हैं–

1. फोड़ा पर पानी नहीं डालना।
2. आलू पीसकर जले स्थान पर चढ़ाना।

7. कट जाना–चोट लगने से, सब्जी काटते समय चाकू से तथा दुर्घटना में एवं मार-पीट में कट जाने की घटना सामने आती है। कट जाने की घटना घटित हो जाने पर लोक-समाज के लोक प्राथमिक उपचार करते हैं, ताकि व्यक्ति को अस्पताल ले जाने का वक्त मिल जाए। इस तरह की घटना घट जाने पर निम्नलिखित प्राथमिक उपचार किए जाते हैं–

1. सबसे पहले कटे हुए स्थान को साफ करके कपड़ा बाँध दिया जाता है ताकि खून का बहना बंद हो जाए तथा रोगी को अस्पताल ले जाने का वक्त मिल जाए।
2. छोटी-मोटी कटने की घटना हो जाने पर उस पर मकड़ी के घर को उखाड़कर उजला कागज समान परदा को चोट के ऊपर लपेटा जाता है।
3. कटे स्थान पर तुरंत पेशाब करने को कहा जाता है।
4. कटे स्थान पर गेंदा फूल की पत्तियों या नीम की पत्तियों को मल करके उसके रस को चढ़ाया जाता है।
5. रूआ या कपड़ा देकर उसे बाँध दिया जाता है।
6. प्राथमिक उपचार के बाद अस्पताल ले जाया जाता है।

चर्म रोग–शरीर के चमड़े को प्रभावित करने वाली कई सामान्य बीमारियाँ लोक-समाज के सदस्यों को शिकार बनाती हैं। चर्म रोग हो जाने पर

लोक-समाज के सदस्य घरेलू उपाय का प्रयोग कर ठीक करने का प्रयास करते हैं। कुछ चर्म रोग तथा उनके घरेलू उपचार के संबंध में वर्णन नीचे दिया जा रहा है:

1. जुड़पिती–यह ठंडा-गरम से उत्पन्न होने वाली बीमारी है जिसमें शरीर के सभी हिस्सों में लाल चकत्ते निकल जाते हैं तथा खुजली लगती है। लोक-समाज के सदस्य इस रोग के उपचार हेतु सरसों तेल में सिंदूर मिलाकर सारे देह में लगा देते हैं तथा कंबल ओढ़कर सोने को कहते हैं। शरीर में पसीना निकल जाने पर रोग स्वत: ही ठीक हो जाता है।

2. कल-कल या खुजली–यह एक ऐसी बीमारी है जिसमें शरीर में खुजली लगती है। विशेषकर हाथ-पैर की अंगुलियों, जांघों, कांखों तथा पेट में खुजली होती है। खुजली इतनी जोर से होती है कि लोग खुजलाते-खुजलाते परेशान हो जाते हैं। खुजलाते समय खूब आनंद आता है। लेकिन खुजलाने के बाद जलन शुरू हो जाती है। इस रोग के हो जाने पर लोक-समाज के लोग निम्नलिखित घरेलू उपचारों को उपयोग में लाते हैं–

1. सारे शरीर में दुधिया मिट्टी लगाकर कुछ देर धूप में सूखने के लिए छोड़ देते हैं। जब शरीर में लगाई गई मिट्टी सूख जाती है, तब शरीर को खूब मल करके बहते पानी में नहलाया जाता है।
2. नहाने के बाद शरीर में नीम का तेल या करंज का तेल कपूर के साथ मिलाकर लगाया जाता है।
3. प्रत्येक दिन सुबह में नीम की ताड़ी पीना लाभदायक होता है।
4. चिरैता का पानी पीना भी लाभदायक होता है।
5. साफी का सेवन नित्य करना लाभप्रद होता है।
6. अगर उपरोक्त उपचारों से रोग ठीक नहीं होता है तब डॉक्टर के पास इलाज के लिए ले जाया जाता है।

दिनाय: दिनाय एक प्रकार का चर्म रोग है जो कांख, गर्दन, जांघ या गांसा में होता है। यह भी खूब खुजली देने वाली बीमारी है। इसमें गोलाकार चकत्ता हो जाता है। खुजलाने पर पानी बहने लगता है। लोक-समाज के सदस्य दिनाय का उपचार घरेलू विधि से भी करते हैं, जो निम्नलिखित हैं:

1. दिनाय को दूधिया मिट्टी से धोकर साफ किया जाता है।
2. गोले के तेल में कपूर मिलाकर उस पर लगाया जाता है।

3. खुजली या कल-कल में उपयोग में लाई जाने वाले अन्य साधनों का उपयोग इस रोग में भी किया जाता है।

बाल झरना–सिर के बाल झर जाना एक बीमारी है। इस बीमारी का उपचार लोक-समाज के सदस्य घरेलू विधि से करते हैं, जो निम्नलिखित हैं–

1. बाल में कम-से-कम साबुन का प्रयोग करना।
2. बाल को गरम पानी से नहीं धोना।
3. बाल को आंवला पानी से धोना।
4. बाल मे नारियल या सरसों तेल को नित्य लगाना।
5. बाल को बेसन से धोना।

जीवन जीने के तरीकों में बदलाव के कारण बीमारियाँ–ग्रामीण जीवन शैली को त्यागकर आधुनिक नगरीय जीवन शैली अपनाने के कारण हम कई तरह की बीमारियों का शिकार हो रहे हैं। उन बीमारियों में चीनी, ब्लड प्रेशर तथा हृदय रोग विशेष स्थान रखता है। ग्राम एवं लोक-समाज के सदस्य भी ऐसी बीमारियों के शिकार हो रहे हैं। लोक-समाज के सदस्य इन बीमारियों को ठीक करने के लिए देहाती उपचार को अपनाते हैं। अब इन बीमारियों तथा घरेलू उपचार के बारे में वर्णन नीचे दिया जा रहा है।

चीनी रोग–इस रोग में शरीर के खून में चीनी की मात्रा बढ़ जाती है। अगर इस रोग को नियंत्रण में न रखा जाए तब यह कई अन्य रोगों को जन्म देता है। जैसे हृदय रोग, मस्तिष्क रोग, नेत्र रोग, किडनी रोग, स्नायु रोग एवं चर्म रोग। अत: ज्योंहि इस रोग के बारे में पता चलता है रोगी के परिवार वाले घरेलू उपचार से इस बीमारी को नियंत्रण में लाने का प्रयास करते हैं। इस रोग में अपनाए जाने वाले घरेलू उपचार निम्नलिखित हैं:

1. चीनी रोगी को भात नहीं खाने दिया जाता है।
2. चीनी रोगी को एक बार में खूब ज्यादा खाने नहीं दिया जाता है।
3. चीनी रोगी को थोड़ा-थोड़ा करके सुबह जगने से सोने तक 5 से 6 बार खाना चाहिए।
4. अगर संभव हो तो गेहूँ, जौ, बाजरा, मकई तथा महुआ के मिश्रित आटा की रोटी खानी चाहिए।
5. रोगी को मसूर दाल, अरहर दाल तथा मूंग दाल का उपयोग करना चाहिए।

6. हरी सब्जी तथा पत्तियाँ (साग) खूब खाना चाहिए।
7. करेला को उबाल कर पानी पीना चाहिए।
8. जामुन के बीज को पाउडर बनाकर खाने से पहले लेना चाहिए।
9. गुड़मार की पत्तियों को सुखाकर तथा पाउडर बनाकर खाने के पहले एक-एक चम्मच लेना चाहिए।
10. अमरूद की पत्तियों को रात में पानी में डालकर सुबह पानी पीना चाहिए।
11. बेल पत्तियों के अग्रभाग को खाली पेट मुँह में लेकर चबाना चाहिए।
12. चीनी रोगियों को घूमना-टहलना बंद नहीं करना चाहिए।

रक्तचाप—रक्तचाप ने आज एक भयंकर बीमारी का रूप धारण कर लिया है। यह दो प्रकार की होती हैं—निम्न रक्तचाप तथा उच्च रक्तचाप। निम्न रक्तचाप को पौष्टिक खान-पान द्वारा ठीक कर लिया जाता है। लेकिन उच्च रक्तचाप मानसिक, लिवर तथा किडनी जैसे रोग उत्पन्न कर देता है। इसलिए उच्च रक्तचाप के रोगियों को रक्तचाप के नियंत्रण में रहने की दवा दी जाती है। दवा के अतिरिक्त रोगियों को खान-पान संबंधी परहेज पर भी ध्यान दिया जाता है। लोक-समाज के सदस्य रक्तचाप की बीमारी को नियंत्रण में रखने के लिए निम्नलिखित घरेलू उपचार करते हैं:

1. उबला हुआ भोजन करना।
2. भोजन में नमक का प्रयोग बहुत कम करना।
3. केवल सरसों या तीसी (अलसी) तेल का हल्का प्रयोग करना।
4. मौसमी फलों का सेवन एवं साग-सब्जियों को उबालकर खाना।
5. करेला का सेवन करना।

अगर इस सभी उपचारों से रोग नियंत्रित नहीं रहता है तब आधुनिक चिकित्सा पद्धति से दवाइयों का सेवन किया जाता है तथा उनके परामर्श अनुसार व्यवहार किया जाता है।

हृदय रोग—आजकल हृदय रोग ने भी भयंकर रूप धारण कर लिया है। हृदय रोग में हृदय तक रक्त पहुँचाने वाली धमनियाँ सिकुड़ कर जाम हो जाती हैं तथा रोगी असहज महसूस करता है। हृदय रोग की जानकारी हो जाने पर लोक-समाज के सदस्य घरेलू उपचार शुरू करते हैं। ये उपचार आधुनिक दवाइयों के साथ भी चलते रहते हैं। हृदय रोग संबंधी घरेलू उपचार निम्नलिखित हैं:

1. साग-सब्जी में कम-से-कम नमक का प्रयोग।
2. उबाले हुए साग-सब्जियों का प्रयोग।
3. सरसों तेल या तीसी (अलसी) तेल से बनी साग-सब्जियों का प्रयोग।
4. अर्जुन के छाल को पानी में डालकर प्रयोग।
5. नींबू का प्रयोग।
6. नींबू रस, लहसुन रस एवं अदरक रस को गर्म करके तथा उसमें मधु मिलाकर प्रातः काल में एक चम्मच प्रतिदिन नियमित सेवन करना।

उपरोक्त घरेलू उपचारों के अतिरिक्त आधुनिक चिकित्सा भी जारी रखी जाती है।

9

स्वास्थ्य के व्यवधान
(Impediments to Health)

जैसा कि पहले वर्णन किया जा चुका है कि इस पृथ्वी का सबसे बड़ा सुख निरोगी काया है। दूसरे शब्दों में कहा जा सकता है कि स्वास्थ्य ही सबसे बड़ा धन है। यही कारण है कि हम स्वस्थ रहना चाहते हैं तथा स्वस्थ रहने के लिए तरह-तरह के व्यवहारों को अपनाते हैं। जैसे भोजन व्यवहार, शयन व्यवहार, कर्म व्यवहार, आराम व्यवहार, प्राणायाम व्यवहार, योगा व्यवहार, देहाती चिकित्सा व्यवहार, आधुनिक चिकित्सा व्यवहार, सवेरे भ्रमण व्यवहार, प्राणवायु सेवन व्यवहार, विभिन्न मौसम में विभिन्न प्रकार की बीमारियों से बचने के व्यवहार आदि। इन व्यवहारों को अपनाकर हम स्वस्थ रहना चाहते हैं। स्वस्थ रहकर हम अपने जीवन को दीर्घायु बनाना चाहते हैं। स्वस्थ रहना हमारे मानवाधिकारों से जुड़ गया है। अपने नागरिकों को स्वस्थ रखना सरकार का दायित्व है। लेकिन हम लोगों को भी सकारात्मक ढंग से भागीदारी निभानी पड़ती है। हमारी अपनी सामाजिक-सांस्कृतिक व्यवस्थाओं, सरकारी व्यवस्थाओं, गैर-सरकारी व्यवस्थाओं तथा अंतर्राष्ट्रीय व्यवस्थाओं के बावजूद स्वास्थ्य के मानक में हम काफी पीछे चल रहे हैं। शिशु, महिलाओं, वृद्धजनों, अनुसूचित जातियों, अनुसूचित जनजातियों तथा अन्य पिछड़ी जातियों में तो स्थिति और गंभीर है। इससे स्पष्ट पता चलता है कि स्वास्थ्य को व्यवधान का सामना करना पड़ रहा है। स्वास्थ्य प्राप्ति में व्यवधान उपस्थित करने वाले कारक निम्नलिखित हैं:

1. व्यक्तिगत कारक
2. सामाजिक कारक
3. सांस्कृतिक कारक
4. आर्थिक कारक
5. राजनीतिक कारक
6. भौगोलिक कारक

7. प्राकृतिक कारक
8. शैक्षणिक कारक
9. शारीरिक कारक
10. पोषकीय कारक
11. मनोवैज्ञानिक कारक
12. प्रशासनिक कारक
13. औद्योगिक कारक
14. प्रवसनजनित कारक
15. संप्रेषणात्मक कारक
16. आदत संबंधी कारक
17. भ्रष्टाचार संबंधी कारक
18. अनुवंशिक कारक
19. लैंगिक कारक
20. धार्मिक कारक
21. जादूई कारक
22. विकासात्मक कारक

अब यहाँ उपरोक्त सभी कारकों के संबंध में व्याख्या एवं वर्णन बारी-बारी से किया जा रहा है–

1. व्यक्तिगत कारक

व्यक्तिगत कारक स्वास्थ्य में व्यवधान उपस्थित करते हैं। यह सत्य है कि स्वास्थ्य समाज एवं समुदाय से जुड़ा हुआ है, लेकिन सामजिक और सामुदायिक स्वास्थ्य को व्यक्ति प्रभावित करते हैं। कई व्यक्ति समाज या समुदाय के ऐसे होते हैं जिनका आचरण सामाजिक और सामुदायिक स्वास्थ्य के विपरीत होता है। वे अपने गलत अथवा स्वास्थ्य विरोधी आचरण के कारण अपने स्वास्थ्य को बर्बाद कर लेते हैं तथा सामाजिक एवं सामुदायिक स्वास्थ्य को नकारात्मक ढंग से प्रभावित करते हैं। इस तरह व्यक्तिगत कारक स्वास्थ्य को बनाए रखने में विघ्न उत्पन्न करते हैं।

2. सामाजिक कारक

भारतीय समाज में स्तरीकरण पाया जाता है। निचले स्थान वाली जातियों को कई तरह के निषेधों का पालन करना पड़ता है। उन्हें जूठा, बासी तथा संक्रमित भोजन करने को दिया जाता है। ऐसे सामाजिक विभेद के कारण कई जातियों को स्वास्थ्य संबंधी समस्याओं का सामना करना पड़ता है। हमारे समाज में लड़का-लड़की के पोषण में भी विभेद पाया जाता है। लड़के को ज्यादा पोषक भोजन दिया जाता है, जबकि लड़कियों को कम पोषक भोजन दिए जाते हैं। ऐसे सामाजिक व्यवहार के कारण लड़कियां, लड़कों की तुलना में अधिक कुपोषित रह जाती हैं। लड़कियों में कुपोषण का कारण सामाजिक व्यवहार है। समाज में ऐसी धारणा प्रचलित है कि लड़कियाँ कम भोजन में भी अपना

अस्तित्व बनाए रख सकती हैं, जबकि लड़कों को अस्तित्व में बने रहने के लिए अधिक पोषक तत्त्व की आवश्यकता होती है। इस तरह के सामाजिक भेदभाव केवल खान-पान तक ही नहीं वरन् बीमार पड़ने पर इलाज में भी देखा जाता है। लड़कों को बीमार पड़ने पर शीघ्र डॉक्टर के पास इलाज के लिए ले जाया जाता है। जबकि लड़कियों को इलाज के लिए कई दिनों तक मात्र देहाती उपचार एवं झाड़-फूंक पर छोड़ दिया जाता है। इस तरह हम देखते हैं कि समाज में प्रचलित भेदभाव से जुड़ा व्यवहार स्वास्थ्य को बनाए रखने में विघ्न उत्पन्न करते हैं।

3. सांस्कृतिक कारक

सांस्कृतिक रीति-रिवाज एवं प्रथाएँ भी स्वास्थ्य को बनाए रखने में विघ्न उपस्थित करती हैं। भारतीय समाज में प्रचलित रीति-रिवाज के अनुसार महिलाएँ परिवार की पोषक एवं डॉक्टर होती है। स्वच्छ ढंग से पोषक आहार तैयार कर सभी सदस्यों को पोषित करने की जिम्मेवारी उन्हीं पर रहती है। महिलाएँ परिवार के सदस्यों के लिए डॉक्टर का काम भी करती हैं। सभी बीमार सदस्यों को समय पर उनके स्वास्थ्य के अनुरूप भोजन और समय पर दवा देने की जिम्मेदारी भी उन पर रहती है। महिलाएँ रोगों के घरेलू उपचार से परिचित रहती हैं तथा देहाती दवा तैयार कर परिवार के सदस्यों के स्वास्थ्य पर सदा ध्यान देती रहती हैं, लेकिन सांस्कृतिक रिवाज के अनुसार उन्हें सबसे अंत में भोजन करने दिया जाता है। भोजन तैयार हो जाने के बाद सबसे पहले बच्चों और बूढ़ों को दिया जाता है। उसके बाद परिवार के पुरुष सदस्यों एवं अतिथियों को भोजन कराया जाता है। घर की महिलाएँ सबसे अंत में भोजन ग्रहण करती हैं। कभी-कभी उनके खाने में चावल, दाल, सब्जी में से कोई चीज घट जाती है। वे फिर से बनाना नहीं चाहती हैं, वरन् जो कुछ भी बच जाता है उसे ही खाकर सो जाती हैं। इस सांस्कृतिक रिवाज के कारण महिलाएँ कुपोषण का शिकार हो जाती हैं। कुपोषण उन्हें अस्वस्थ बना देता है।

4. आर्थिक कारक

यह सत्य है कि स्वास्थ्य ही सबसे बड़ा धन है, लेकिन यह भी उतना ही सत्य है कि अच्छे स्वास्थ्य के लिए धन का होना जरूरी है। हमारे समाज में आर्थिक संसाधनों का वितरण समान रूप से नहीं है। हमारे समाज में घोर आर्थिक

विषमता व्याप्त है। गरीबी रेखा से नीचे जीवनयापन करने वाले परिवारों की संख्या करोड़ों में है। करोड़ों लोग बिना खाए सो जाते हैं। धन के असमान वितरण के कारण गरीब परिवारों के सदस्य कुपोषण के शिकार हो जाते हैं। उन्हें तरह-तरह की बीमारी पकड़ लेती हैं और उन्हें अस्वस्थ बनाकर श्मशान या कब्रगाह में भेज देती हैं।

अमीर लोग पैसे के बल पर देश या विदेशों में स्थित अच्छे मेडिकल संस्थानों एवं डॉक्टरों से अपनी बीमारी का इलाज कराकर स्वस्थ हो जाते हैं या नियमित रूप से विशेषज्ञों के अनुसार आधुनिक दवाओं का सेवन कर स्वस्थ जीवन व्यतीत करते हैं। गरीब लोग दवा के अभाव में अपने स्वास्थ्य की रक्षा नहीं कर पाते तथा समय से काफी पहले काल के गाल में समा जाते हैं।

अमीर लोग स्वच्छ वातावरण में रहते हैं। उनके घर साफ-सुथरे तथा हवादार होते हैं, उनके घरों में कीमती तथा आधुनिक सुविधायुक्त शौचालय होते हैं। उनके पेय जल स्रोत अच्छे होते हैं। वे संतुलित आहार लेते हैं, यही कारण है कि वे स्वस्थ जीवन व्यतीत करते हैं तथा लंबी अवधि तक जीवित रहते हैं। गरीबों के घर साफ-सुथरे नहीं होते, उनके घरों में हवा और रोशनी का प्रवेश नहीं होता, उनके घर में शौचालय, किचन तथा नाली नहीं होते हैं, उनके पेय जल स्रोत भी गंदे होते हैं। यही कारण है कि गरीब लोग बीमारी के शिकार होकर अपना स्वास्थ्य बिगाड़ लेते हैं तथा समय से पहले मृत्यु को प्राप्त कर लेते हैं। इस तरह हम पाते हैं कि हमारे समाज में प्रचलित आर्थिक विषमता हमारे स्वास्थ्य को बनाए रखने में विघ्न उत्पन्न करती है।

5. राजनीतिक कारक

राजनीतिक कारक भी स्वास्थ्य में विघ्न उत्पन्न करते हैं। आजकल स्वास्थ्य मानवाधिकार से जुड़ गया है। स्वस्थ रहना हर नागरिक का अधिकार है। नागरिकों के स्वास्थ्य की देखरेख करना सरकार का दायित्व होता है, लेकिन राजनीतिक इच्छा शक्ति के अभाव में आम जनता के स्वास्थ्य की देखभाल अच्छे ढंग से नहीं हो पाती है। गरीबी रेखा से नीचे जीवनयापन करने वालों के स्वास्थ्य की रक्षा हेतु सरकार द्वारा कई योजनाएँ चलाई जा रही हैं। असाध्य बीमारी के इलाज हेतु सहायता प्रदान की जाती है, लेकिन राजनीतिक इच्छा शक्ति के अभाव में उन योजनाओं का लाभ सही व्यक्ति तक नहीं पहुँच पाता है। बी.पी.एल. कार्ड वैसे लोग भी बनवा लेते हैं जो गरीबी रेखा से काफी ऊपर

हैं। लाभकर्त्ताओं के चयन में भी इच्छा शक्ति का अभाव देखा जाता है। वार्ड सदस्य, ग्रामसभा तथा मुखिया लाभकर्त्ता के रूप में अपने-अपने आदमियों के नाम दे देते हैं, तथा सही व्यक्ति लाभ पाने से काफी दूर रह जाता है। इस तरह राजनीतिक कारक स्वास्थ्य विकास में विघ्न उत्पन्न करते हैं।

6. भौगोलिक कारक

भौगोलिक कारक भी स्वास्थ्य विकास में विघ्न उत्पन्न करते हैं। मानव के वास स्थान विभिन्न भौगोलिक क्षेत्रों में हुआ करते हैं, जैसे जंगल, पहाड़, पठार, समतल, नदी तट, समुद्र तट, द्वीप समूह, मरुस्थल आदि। इन सभी वास-स्थानों का पर्यावरण भिन्न होता है, जिनके कारण भिन्न-भिन्न तरह के जीवाणु आक्रमण करके रोग उत्पन्न कर देते हैं। विभिन्न क्षेत्रों की भौगोलिक परिस्थितियाँ स्वास्थ्य सेवाओं की आपूर्ति में विघ्न उत्पन्न करती है। भौगोलिक परिस्थितियाँ आवागमन में विघ्न उत्पन्न करती हैं जिसके कारण रोगियों को स्वास्थ्य सेवा का लाभ समय पर नहीं मिल पाता है। नगर एवं महानगरवासियों को स्वास्थ्य सेवा का लाभ आसानी से मिल जाता है, लेकिन सुदूर ग्रामीण क्षेत्रों, जंगली क्षेत्रों, पठारी क्षेत्रों, तटवर्तीय क्षेत्रों के लोगों को स्वास्थ्य सेवाएँ आसानी से नहीं उपलब्ध हो पातीं। इस तरह भौगोलिक परिस्थितियाँ स्वास्थ्य विकास में बाधा उत्पन्न करती हैं।

7. प्राकृतिक कारक

प्राकृतिक कारक स्वास्थ्य को बनाए रखने तथा स्वास्थ्य विकास को लागू करने में बाधा डालते हैं। बाढ़, भूकंप, अकाल जैसी घटनाएं हमारे भोजन, पानी, दवा, वास स्थान, साफ-सफाई, चिकित्सा व्यवस्था को ध्वस्त कर देती हैं। इसके कारण महामारी फैल जाती है, प्रदूषित जल, भोजन, वासस्थान, दवाई एवं भ्रष्ट चिकित्सा व्यवस्था लोगों के स्वास्थ्य की रक्षा नहीं कर पाती और अधिक संख्या में जानमाल की क्षति हो जाती है। सरकारी व्यवस्था बहाल करने में काफी समय लग जाता है। अचानक बाढ़, भूंकप, तथा अकाल की घटनाएँ घटित होती हैं तथा मानव जीवन एवं उनके वासस्थानों को तहस-नहस कर देती हैं। उन स्थानों के मानव की स्वास्थ्य व्यवस्था धराशायी हो जाती है। नए-नए जीवाणु उत्पन्न हो जाते हैं तथा नए-नए रोग उत्पन्न होकर स्वास्थ्य को खराब कर देते हैं। समय पर तथा समुचित इलाज के न हो पाने के कारण अधिकाधिक संख्या में लोग काल कवलित हो जाते हैं।

8. शैक्षणिक कारक

हमारे देश में अभी भी बहुत ज्यादा लोग अशिक्षित हैं। अशिक्षित होने के कारण लोग स्वास्थ्य संबंधी जानकारियों से वंचित रह जाते हैं। उन तक स्वास्थ्य सेवाओं का लाभ नहीं पहुँच पाता है। अगर आधे-अधूरे पहुँचता भी है तो लोग उसमें अपनी भागीदारी नहीं निभाते हैं। लोग अभी भी प्रसव अपने घर पर करवाते हैं बच्चों को टीका नहीं लगवाते, गर्भवती की स्वास्थ्य जाँच नहीं करवाते, और यौन संबंधी एवं प्रजनन संबंधी महत्त्वपूर्ण सरकारी संदेशों की अनदेखी करते हैं। डॉक्टर से इलाज कराने के बजाए रोगी को घर के अंदर रखना, किसी से मिलने नहीं देना, ओझा गुणी से इलाज कराना पसंद करते हैं। यौन तथा प्रजनन संबंधी बीमारियों के बारे में स्वास्थ्यकर्मियों संग बातचीत करने में शरमाते हैं। इस तरह अशिक्षा स्वास्थ्य को बनाए रखने में विघ्न उत्पन्न करती है।

9. शारीरिक कारक

हमारे समाज में बहुत सारे ऐसे व्यक्ति भी हैं जो जन्म से अंधे, गूंगे, बहरे, अपंग हैं। वे लोग अपने स्वास्थ्य एवं जीवन के लिए परिवार समाज पर निर्भर रहते हैं। सरकार की ओर से अपंग व्यक्तियों के लिए कई योजनाएँ चलाई जा रही हैं। उन योजनाओं का संबंध शारीरिक रूप से अपंग व्यक्तियों को शिक्षित, स्वस्थ एवं सम्मानपूर्वक जीने लायक बनाने से है, लेकिन योजनाओं के सही कार्यान्वयन, अनुश्रवण, मूल्यांकन तथा अनुसरण के अभाव में वे अपंग रह जाते हैं तथा मृत्यु को गले लगा लेते हैं।

10. पोषकीय कारक

हमारे स्वास्थ्य का सीधा संबंध पोषण से है। हम स्वस्थ रहने के लिए अपने शरीर का पोषण करते हैं। बच्चों का पोषण माँ करती हैं। बूढ़ों का पोषण परिवार के सदस्य करते हैं। इसके लिए हम सुबह से रात तक सोने से पहले नियमित रूप से समय-समय पर भोजन एवं जल ग्रहण करते हैं। पोषण प्रक्रिया में भोजन संयम एवं संतुलित आहार पर विशेष ध्यान दिया जाता है। शरीर के पोषण के लिए संतुलित आहार का होना अनिवार्य है। इसके लिए कार्बोहाइड्रेट, प्रोटीन, वसा, विटामिन, तथा खनिज लवणों को संतुलित मात्रा में लेना आवश्यक होता है। हमारे पोषण में अन्न के अतिरिक्त फल, दूध, सब्जी, माँस,

अंडा, तेल, एवं घी भी शामिल हैं। संतुलित पोषाहार के अतिरिक्त पोषण प्रक्रिया में भोजन संयम पर भी ध्यान केंद्रित करना पड़ता है। हमें न तो बहुत ज्यादा और न ही बहुत कम खाना चाहिए। हमें संयमित ढंग से थोड़ा-थोड़ा कई बार खाना चाहिए।

हमारे देश में गरीबी तथा अशिक्षा व्याप्त है जिसके कारण करोड़ों लोगों का संतुलित ढंग से पोषण नहीं हो पाता है। लोग कुपोषित हो जाते हैं तथा उनका स्वास्थ्य खराब हो जाता है। अशिक्षित होने के कारण लोग संतुलित आहार का अर्थ नहीं समझ पाते हैं। नगरीय तथा महानगरीय समाज में लोग होटलों तथा भोजनलायों पर आश्रित रहते हैं। फास्ट फूड का सेवन ज्यादा कर रहे हैं। कुछ-कुछ अंतराल पर कुछ खाने के बजाए चाय, कॉफी, कोका कोला आदि का सेवन धड़ल्ले से कर रहे हैं। पार्टियों में लोग ऐसे खाते हैं मानों उन्हें कभी खाना मिला ही नहीं हो या अब कल से खाना नही खाना है। पोषण तथा खानपान से संबंधित ऐसा व्यवहार हमारे स्वास्थ्य को नकारात्मक ढंग से प्रभावित कर रहा है। दूध, घी, सरसों तेल, आदि की जगह लोग डालडा तथा रिफाइन्ड का सेवन कर रहे हैं। लोग ऐसे पोषकीय व्यवहारों के चलते ब्लड प्रेशर, शुगर, अनिद्रा, कब्ज, भूख की कमी आदि के शिकार हो रहे हैं। इस तरह हम पाते हैं कि पोषकीय कारक हमारे स्वास्थ्य को नकारात्मक ढंग से प्रभावित कर रहे हैं तथा स्वास्थ्य को बनाए रखने में विघ्न उत्पन्न कर रहे हैं।

11. मनोवैज्ञानिक कारक

आज का युग बाजारवाद, उपभोगवाद एवं व्यापारवाद का युग है। हर चीज का उत्पादन बाजार एवं व्यापार को देखकर किया जा रहा है। वैश्विक स्तर के व्यापारी घराने अस्तित्व में आ गए हैं। वे नई-नई उपभोग की वस्तुओं का उत्पादन कर बाजार में ला रहे हैं तथा लोगों को खरीदने के लिए विवश कर रहे हैं। विश्वपरियों के माध्यम से विज्ञापन करवाकर वे घटिया से घटिया सामान को भी खरीदने के लिए लोगों को विवश कर देते हैं। इस अर्थप्रधान युग में संतुष्टि या संतोष की अवधारणा खत्म हो गई है। हर कोई ज्यादा से ज्यादा धन अर्जित करने के लिए अपने आपको या अपनी सेवा को बेच रहा है। लोगों में सामान खरीदने की होड़ लग गई है। सामान खरीदने के लिए धड़ल्ले से बैंकों द्वारा कर्ज दिये जा रहे हैं तथा लोग कर्ज पर कर्ज लेकर ऋण भार से मुक्त नहीं हो पा रहे हैं। लोगों में ईर्ष्या, डाह, असंतोष, अपराध तथा कुंठा का विकास हो रहा है। लोग ज्यादा तकलीफ में इसलिए हैं कि उनका पड़ोसी क्यों सुख-चैन

से जी रहा है। कुछ लोग ऋण भार से तंग होकर अपनी जीवन लीला ही आत्महत्या द्वारा समाप्त कर रहे हैं। कुछ लोग अपराधी बन रहे हैं तो कुछ लोग मानसिक रोगी बन रहे हैं। इन सभी मनोवैज्ञानिक कारकों का प्रभाव नकारात्मक ढंग से हमारे स्वास्थ्य पर पड़ रहा है। हम दिनोंदिन मानसिक रोगों से अस्वस्थ हो रहे हैं। मानसिक अस्वस्थता के कारण हम पारिवारिक, सामाजिक एवं राष्ट्रीय कर्तव्यों का निर्वहन नहीं कर पा रहे हैं।

12. प्रशासनिक कारक

प्रशासनिक कारक भी हमारे स्वास्थ्य को बनाए रखने में विघ्न उपस्थित कर रहे हैं। किसी भी राष्ट्र या देश की सरकार प्रशासनिक व्यवस्था पर टिकी हुई है। स्वास्थ्य विकास योजनाओं के सूत्रीकरण, क्रियान्वयन, अनुश्रवण तथा अनुसरण का दायित्व प्रशासनिक पदाधिकारियों पर रहता है। प्रशासन तंत्र में व्याप्त भ्रष्टाचार के कारण स्वास्थ्य सेवाएँ आम जनता तक समुचित ढंग से नहीं पहुँच पा रही हैं। स्वास्थ्य संस्थाओं के प्रशासन में व्याप्त भ्रष्टाचार के कारण स्वास्थ्य विकास योजनाएँ जन-जन तक तथा उचित लाभुकों तक नहीं पहुँच रही है। रोगियों के भोजन, बिछावन, दवा तथा अन्य सामग्रियों से संबंधित अनेक घोटाले उजागर हो चुके हैं। एक्सपायर्ड दवाइयाँ वितरण हेतु स्वास्थ्य केंद्रों तथा उपकेंद्रों तक भेजी जाती हैं। सही दवाइयाँ बाजार की दुकानों में चली जाती हैं। कई असाध्य रोगों के लिए सरकार द्वारा सहायता राशि दी जाती है, लेकिन राशि सही व्यक्तियों तक नहीं पहुँच पाती है। गलत लाभुक तथा बिल को दिखाकर सहायता राशि ग्रहण की जाती है। इस तरह हम पाते हैं कि प्रशासनिक कारक हमारे स्वास्थ्य को बनाए रखने में विघ्न उपस्थित कर रहे हैं। प्रशासन में इच्छाशक्ति का अभाव स्वास्थ्य बाधा का कारण बन जाता है।

13. औद्योगिक कारक

हमारे देश में विकास के नाम पर चारों तरफ उद्योगों के जाल बिछ गए हैं तथा और भी बिछ रहे हैं। ज्यादातर उद्योग नगरों या महानगरों के आसपास हैं। वे नदी तट पर स्थित हैं या उनका मलबा पास स्थित जल स्रोतों में गिरता है। नए-नए उद्योगों की स्थापना स्वास्थ्य संबंधी कई समस्याओं को जन्म दे रही है। हमारे सामने जल प्रदूषण, भूमि प्रदूषण, वायु प्रदूषण तथा ध्वनि प्रदूषण की समस्या उत्पन्न हो रही है जो हमारे स्वास्थ्य को नकारात्मक ढंग से प्रभावित कर रही है। हम चर्म रोग, आँख रोग, कान रोग, पेट रोग, श्वास रोग के शिकार

हो रहे हैं। इस तरह हम पाते हैं कि औद्योगिक कारक हमें स्वस्थ बनाए रखने में बाधा उत्पन्न करते हैं।

14. प्रवसन जनित कारक

आज काम की खोज में लोग नगर तथा महानगर की ओर प्रवासित हो रहे हैं। कुछ लोग विदेशों में भी जा रहे हैं। प्रवासित होने वालों में पढ़े-लिखे नौकरी करने वाले लोग ही नहीं हैं, वरन् श्रमिक तथा कारीगर वर्ग के लोग भी अच्छी संख्या में शामिल हैं। मजदूर तथा कारीगर वर्ग के लोगों की कमाई उतनी ज्यादा नहीं होती है कि वे अच्छे घर में रह सकें, अच्छा पानी पी सकें, शौचालय में शौच कर सकें, अच्छा वस्त्र पहन सकें, अच्छा खाना बना सकें। वे गंदी बस्तियों में किसी तरह जीवनयापन करते हैं। गंदी बस्तियों में उन्हें न तो स्वच्छ घर, स्वच्छ पानी, प्रकाश, शौचालय, स्वच्छ भोजन तथा साफ कपड़े नसीब होते हैं, लेकिन वे वहाँ रहने के लिए विवश हैं। वे अस्वस्थ वातावरण में रहते हुए अनेक रोगों के शिकार हो जाते हैं तथा उचित स्वास्थ्य सेवा के अभाव में अपना स्वास्थ्य खोकर परलोक चले जाते हैं।

15. संप्रेषणात्मक कारक

सरकार की ओर से कई स्वास्थ्य संबंधी योजनाएँ ग्रामीण तथा नगरीय क्षेत्रों में चलाई जा रही हैं। कई असाध्य तथा संक्रमित रोगों के बारे में तथा उनके उपचार के संबंध में जनसंप्रेषण तकनीकों द्वारा लोगों को संदेश भेजा जा रहा है। स्थानीय संप्रेषक जैसे शिक्षक, आंगनवाड़ी केंद्रों के कर्मचारीगण, स्वास्थ्य केंद्रों तथा स्वास्थ्य उपकेंद्रों के कर्मचारीगण स्थानीय जनता से अंतर-वैयक्तिक ढंग से संप्रेषण करके स्वास्थ्य संबंधी संवादों को जनता तक पहुँचाते हैं। जनसंचार माध्यमों जैसे–समाचार-पत्रों, पत्रिकाओं, रेडियो, टी.वी., सोशल मीडिया के माध्यमों से नेता, मंत्री, नौकरशाह तथा विभिन्न संगठनों के प्रमुख स्वास्थ्य संबंधी सेवाओं की जानकारी जनता तक लगातार पहुँचा रहे हैं, लेकिन संप्रेषण से संबंधित इन सारे प्रयासों के बावजूद स्वास्थ्य विकास अपना लक्ष्य हासिल नहीं कर पा रहा है। आम जनता की भागीदारी उतनी नहीं हो पा रही है जितनी अपेक्षित थी। इससे साफ पता चलता है कि संप्रेषण में कमी रह गई है। संप्रेषण की क्षति हो रही है। विकास संप्रेषण को स्थानीय भाषाओं तथा अभिकर्ताओं द्वारा परंपरागत मीडिया का उपयोग करते हुए जन-जन तक पहुँचाने का प्रयास किया जाना चाहिए। इस तरह सही संप्रेषण का अभाव स्वास्थ्य को बनाए रखने में विघ्न उत्पन्न करता है।

16. आदत संबंधी कारक

कहा जाता है हमारी आदत द्वितीय स्वभाव की होती है। एक बार जो आदत लग जाती है हम उसी के वशीभूत हो जाते हैं। शराब, तंबाकू, खैनी, बीड़ी, सिगरेट, अफीम, पान जरदा, गुटका तथा ड्रग हमारी आदते हैं। हम आदत के वशीभूत होकर उनका सेवन करते जाते हैं। इन सभी पदार्थों का आदतवश लगातार सेवन हमारे स्वास्थ्य पर प्रतिकूल असर डालता है। हम अस्थमा, टी.बी., कैंसर जैसे असाध्य रोगों का शिकार बन जाते हैं। हम अपने बहुमूल्य धन स्वास्थ्य को खो देते हैं। इस तरह गंदी आदतें हमारे स्वास्थ्य को बनाए रखने में बाधा उत्पन्न करती हैं।

17. भ्रष्टाचार संबंधी कारक

हमारे देश में खाद्य पदार्थों की गुणवत्ता हेतु कुछ मानक हैं जिनका पालन करना उत्पादनकर्त्ताओं तथा व्यवसायियों के लिए आवश्यक है, लेकिन सरकारी विभाग में प्रभावित भ्रष्टाचार के कारण क़ालाबाजारी तथा नकली खाद्य पदार्थों के सेवन के कारण हमारा स्वास्थ्य नकारात्मक ढंग से प्रभावित होता है। हम कई बीमारियों के शिकार होकर अपना स्वास्थ्यरूपी बहुमूल्य धन खो बैठते हैं। इस तरह मिलावटी खाद्य पदार्थों की आपूर्ति हमारे स्वास्थ्य को नकारात्मक ढंग से प्रभावित करती है। हमारे सामने स्वास्थ्य को बनाए रखने में विघ्न उत्पन्न करती है।

18. आनुवंशिक कारक

कई स्वास्थ्य बाधाएँ ऐसी हैं जो हमें अपने माता-पिता के जीन से उपहार स्वरूप मिल जाती हैं। आनुवंशिक कारक के चलते लोग अपंग, बौने, स्थूल, अंधे, बहरे, काने, क्रास जेंडर हो जाते हैं। इस तरह आनुवंशिक कारक हमारे स्वास्थ्य को प्रभावित करता है।

19. लैंगिक कारक

समलैंगिकता तथा वेश्यावृत्ति जैसे लैंगिक कारकों के कारण लोग कई तरह के रोगों के शिकार बन जाते हैं। असुरक्षित यौन संबंध से एड्स के रोगी बन जाते हैं। इस तरह लैंगिक कारक हमारे स्वास्थ्य को नकारात्मक ढंग से प्रभावित कर स्वास्थ्य को बनाए रखने में विघ्न उत्पन्न करते हैं। अति कामुकता हमारे स्वास्थ्य को नष्ट कर देती है। संयमित यौन व्यवहार स्वास्थ्य को बनाए रखने में मददगार होता है।

20. धार्मिक कारक

धार्मिक कारक भी हमारे स्वास्थ्य को बनाए रखने में बाधा उत्पन्न करते हैं। हमारे समाज में महामारी, बांझपन, नपुंसकता तथा असाध्य रोगों को ईश्वर तथा देवी-देवता का अभिशाप माना जाता है। टी.बी., पोलियो, पीलिया, हैजा, चेचक, प्लेग, एवं कुष्ठ आदि बीमारियों को ईश्वर का अभिशाप माना जाता है। जिन व्यक्तियों को ऐसी बीमारी हो जाती है उन्हें देवी-देवताओं से अभिशप्त माना जाता है। उन्हें कई तरह के निषेधों का पालन करना पड़ता है। उन्हें घर तथा समाज से अलग-थलग होना पड़ता है। वैसे व्यक्तियों से या उनके परिवार के सदस्यों से लोग शादी-विवाह नहीं करना चाहते हैं। कितने लोग घर-परिवार त्याग कर भिखारी का जीवन जीने लगते हैं। कुछ लोग घर से काफी दूर जा कर देहत्याग देते हैं। कुछ लोग घर-परिवार में कुपोषित होकर धीरे-धीरे मर जाते हैं। ऐसे लोगों का धार्मिक विश्वास के कारण समुचित इलाज नहीं कराया जाता है। उसके स्थान पर देवी-देवताओं की पूजा-पाठ कराया जाता है। भगवत भजन करते हुए संसार से विदा लेने या जल समाधि के लिए बाध्य किया जाता है। सच्चाई यह है कि वैसे रोगियों का अगर समुचित इलाज कराया जाए तब वे ठीक हो जाते हैं तथा स्वस्थ सामाजिक जीवन जी सकते हैं। इस तरह हम देखते हैं कि धार्मिक विश्वास स्वास्थ्य को बनाए रखने में विघ्न उत्पन्न करता है।

हमारे समाज में वैधव्य को ईश्वरीय अभिशाप माना जाता है। उन्हें अच्छा खाना, अच्छे वस्त्र पहनना, खुली हवा में टहलना, हँस-हँस कर बातें करना, बीमारी का डॉक्टरी इलाज कराना वर्जित रहता है। उन्हें भगवत भजन में लीन होते हुए अपना जीवन त्यागने को कहा जाता है। उन्हें घर-द्वार छोड़कर कहीं या वृंदावन के विधवा आश्रम में जाने को मजबूर किया जाता है। ऐसे विश्वास के कारण विधवा नारियों को अपने स्वास्थ्य को बनाए रखने में विघ्न उत्पन्न होता है।

21. जादुई कारक

हमारे समाज में जादू में विश्वास प्रचलित है। हमारे विश्वास के अनुसार, जादू एक ऐसी क्रिया है जिसमें एक व्यक्ति किसी आत्मा को अपने वश में करके उससे इच्छित कार्य करवाता है। ऐसी क्रिया को जादू तथा ऐसी क्रिया करने वालों को जादूगर कहा जाता है। जादुई क्रियाएँ भलाई या बुराई दोनों के लिए की जाती हैं। जब जादुई क्रियाएं किसी की भलाई जैसे अस्वस्थ को स्वस्थ

करने के लिए की जाती हैं, तब इसे सफेद जादू (White magic) कहा जाता है। लेकिन अगर जादुई क्रियाएँ किसी का बुरा करने के लिए की जाती हैं, तब उन्हें काला जादू (Black magic) कहा जाता है। इसका उदाहरण डायन है जो काले जादू द्वारा अपने दुश्मन को बीमार, लाचार या मृतक बना डालती है। वह साँप, बिच्छू, तथा खपड़ बिच्छा से कटवाकर मौत के घाट उतरवा देती है। गर्भवती का गर्भपात करा देती है। शिशु का प्राण हर लेती है। नवविवाहिता को बांझ बना देती है। हरे-भरे पेड़-पौधों को सुखा डालती है। दूध पिलाने वाली माता का दूध सुखा डालती है। पशुधन को हानि पहुँचाती है। गाँव-घर में बीमारी फैलाती है। इस तरह हमारे समाज में बीमारी का कारण जादुई क्रिया को भी माना जाता है। जादुई क्रिया के चलते बीमार व्यक्ति को ओझा गुणी के पास लाया जाता है। ओझा-गुणी अपनी जादुई क्रियाओं से काला जादू को असरहीन बना देता है। रोगी के स्वास्थ्य में सुधार लाता है। ओझा गुणी तथा डायन में विश्वास के चलते कई रोगों का समय पर उचित इलाज नहीं हो पाता है तथा रोगी और अस्वस्थ हो जाते हैं। इस तरह जादुई कारक स्वास्थ्य को बनाए रखने में विघ्न उत्पन्न करते हैं।

22. विकासात्मक कारक

हालांकि विकास एक मूल्य आधारित अवधारणा है, लेकिन इसका प्रभाव सकारात्मक एवं नकारात्मक दोनों प्रकार का होता है। आज हम विकसित राष्ट्र के रूप में स्थान पाने के लिए नए-नए आविष्कार पर आविष्कार करते जा रहे हैं। हम विकसित एवं शक्तिशाली बनने के लिए आणविक परीक्षण एक के बाद एक करते जा रहे हैं। इसका नकारात्मक प्रभाव हमारे स्वास्थ्य पर पड़ रहा है। ऐसे परीक्षणों के कारण वातावरण में व्यापक बदलाव आ जाते हैं और नए-नए रोगों का जन्म होता है। नए-नए रोग हमारे स्वास्थ्य को नष्ट कर रहे हैं। आज भी हिरोशिमा और नागाशाकी में अंधे, लूले, लंगड़े, चर्म रोग पीड़ित बच्चे पैदा हो रहे हैं।

आज हम विकास की दौड़ में रासायनिक खाद, पैटेंट बीज, कीटनाशक दवाई, घासनाशक दवा बनाकर अधिक से अधिक अन्न, सब्जी तथा फल का उत्पादन ले रहे हैं। आधुनिक खाद, बीज, कीटनाशक तथा घासनाशक के प्रयोग से उत्पादित हमारे अन्न, साग, सब्जी तथा फल हमारे स्वास्थ्य पर प्रतिकूल असर डाल रहे हैं। हम स्वस्थ होने के स्थान पर और अस्वस्थ होते जा रहे हैं। इस प्रकार विकासात्मक कारक भी हमारे स्वास्थ्य को बनाए रखने में विघ्न उत्पन्न कर रहे हैं।

उपरोक्त प्रस्तुत वर्णन, विवरण, व्याख्या एवं विश्लेषण से यह स्पष्ट होता है कि सुंदर, वीर, धनवान, बलवान, विद्वान तथा दीर्घायु होने के लिए हमें स्वस्थ रहना जरूरी है। बगैर स्वास्थ्य के हम कुछ प्राप्त नहीं कर सकते। अस्वस्थ व्यक्ति के लिए यह वसुंधरा नहीं वन ही है, क्योंकि अस्वस्थ व्यक्ति इस वसुंधरा के सुखों को नहीं भोग सकते हैं। इस वसुंधरा के सुखों का भोग करने के लिए स्वस्थ होना अनिवार्य है, लेकिन इस वसुंधरा पर कई कारक ऐसे हैं जो हमें स्वस्थ नहीं रहने देते, लेकिन हम अच्छी आदतों, संयमित जीवन, संयमित भोजन, उचित उपचार के द्वारा अपने स्वास्थ्य को बनाए रखने में सफल हो सकते हैं।

10

स्वास्थ्य अभिकर्त्ता
(Health Agents)

मानव जब से इस पृथ्वी पर अवतरित हुआ है उसी समय से वह अपने शरीर, स्वास्थ्य, बीमारी एवं उपचार को जानने, समझने एवं प्रचार-प्रसार करने के लिए प्रयासरत है। मानव ने जिन व्यक्तियों को समाज में स्वास्थ्य, बीमारी एवं उपचार के संबंध में सूचनाओं को जनता तक पहुँचाने का दायित्व सौंपा है, उनको स्वास्थ्य अभिकर्त्ता के नाम से जाना जाता है। स्वास्थ्य अभिकर्त्ताओं का मुख्य कार्य लोगों को स्वास्थ्य के प्रति सजग करना, स्वास्थ्य को प्रभावित करने वाली बीमारियों के बारे में जानकारी देना, बीमारियों के लक्षण के संबंध में सूचना प्रदान करना, लोगों को उपचार के बारे में बतलाना, उपचार केंद्रों की जानकारी देना, उपचार करना एवं करवाना, दवा-दुकानों की जानकारी देना तथा स्वस्थ रहने के तरीकों से अवगत कराना रहा है। इसलिए स्वास्थ्य अभिकर्त्ता को स्वास्थ्य संप्रेषक (Health communicator) के रूप में भी जाना जाता है। अध्ययन की सुविधा हेतु स्वास्थ्य अभिकर्त्ताओं को निम्नलिखित समूहों में विभाजित किया जा सकता है:

1. परंपरागत स्वास्थ्य अभिकर्त्ता (Traditional Health Agents)
2. आधुनिक स्वास्थ्य अभिकर्त्ता (Modern Health Agents)
3. वैश्विक स्वास्थ्य अभिकर्त्ता (Global Health Agents)

1. परंपरागत स्वास्थ्य अभिकर्त्ता

हमारे समाज में कुछ ऐसे व्यक्ति हैं या कुछ ऐसी संस्थाएँ हैं जो परंपरा से स्वास्थ्य अभिकर्त्ता के रूप में काम करते आ रहे हैं। समाज ने उन पर लोगों

को स्वस्थ रखने तथा अस्वस्थ हो जाने की स्थिति में उनको सेवा करने तथा मार्गदर्शक बनने की जिम्मेवारी सौंपी है। अतः उन पारंपरिक स्वास्थ्य अभिकर्त्ताओं के संबंध में संक्षिप्त में जानकारी यहाँ प्रदान करना युक्तिसंगत लगता है। उनके संबंध में जानकारी नीचे प्रदान की जा रही है।

परिवार

परिवार स्वास्थ्य से संबंधित क्रियाकलापों का केंद्र-बिंदु होता है। परिवार के सभी सदस्यों को स्वस्थ रखने की जिम्मेदारी परिवार की होती है। कहा जाता है कि माँ परिवाररूपी संस्था का स्वास्थ्य अभिकर्त्ता होती है। वह गर्भवती होती है, शिशु को जन्म देती है, शिशु का लालन-पालन करती है, खाना बनाती है, परिवार के सभी सदस्यों को खाना खिलाती है, घर-आंगन की सफाई करती है, परिवार के सदस्यों के अंग वस्त्रों को साफ करती है, ओढ़ना-बिछावन को साफ रखती है, बच्चों की आदतों का विकास करती है तथा परिवार के सभी सदस्यों के स्वास्थ्य का ध्यान रखती है। परिवार के सदस्यों के अस्वस्थ हो जाने पर उनका उपचार करती है। पंडित, ओझा, गुणी, वैद्य, डॉक्टर आदि के पास ले जाकर उपचार कराती है। बीमार सदस्य जल्द-से-जल्द स्वस्थ हों इसके लिए देवी-देवता की मनौती मानती है, पूजा-पाठ कराती है तथा उपवास एवं व्रत करके परिवार के सदस्यों को स्वस्थ रखने का हर संभव प्रयास करती है। विशेषरूप से माँ परिवाररूपी संस्था की डॉक्टर होती है। इसलिए परिवार को सामान्य रूप से एवं माता को विशेषरूप से स्वास्थ्य अभिकर्ता के रूप में चिह्नित किया जा सकता है।

पास-पड़ोस के वरीय सदस्य

पास-पड़ोस की वरीय महिलाओं एवं पुरुषों को स्वास्थ्य, बीमारी एवं उपचार से संबंधित लंबा अनुभव होता है। वे अपने ज्ञान को युवा पीढ़ी के साथ साझा करते हैं। उनका अनुभव एवं ज्ञान स्वास्थ्य को बनाए रखने में मार्गदर्शन प्रदान करता है। पास-पड़ोस के सदस्य किसी व्यक्ति के बीमार पड़ने पर उसे घरेलू उपचार, खान-पान एवं निषेधों के संबंध में बतलाते हैं। उनके अनुभव का लाभ हमेशा युवा पीढ़ी को प्राप्त होता है। इस तरह पास-पड़ोस के वरीय सदस्य पारंपरिक स्वास्थ्य अभिकर्त्ता की भूमिका निभाते हैं।

चिकित्सा मानव

जनजातीय समाजों में स्वास्थ्य, बीमारी एवं उपचार की जानकारी रखने वाले व्यक्ति को चिकित्सा मानव के नाम से जाना जाता है। चिकित्सा मानव को शरीर के रोगों की जानकारी रहती है। वह बीमार व्यक्ति की चाल, चेहरा, आँख, जिस्म, नाखून, नब्ज आदि देखकर बीमारी का पता लगा लेता है तथा आसपास के पर्यावरण में पाए जाने वाले पेड़-पौधों की जड़, छाल, पत्तियाँ, फूल, फल, बीज आदि से दवा तैयार कर रोगी व्यक्ति का उपचार करता है। चूँकि वह समाज के लोगों की बीमारी का इलाज करके स्वस्थ बनाता है इसलिए उसे पारंपरिक स्वास्थ्य अभिकर्त्ता में प्रमुख स्थान प्राप्त है। चिकित्सा मानव का पद वंशानुगत होता है। पिता के बाद यह पद सबसे बड़े लड़के को प्राप्त होता है। अगर बड़ा लड़का किसी कारणवश इस पद को धारण करने से इनकार करता है, तब यह पद उसके छोटे भाई के पास जाता है। अगर चिकित्सा मानव को केवल लड़की रहती है, तब यह पद उसके पति को जा सकता है अगर वह अपने ससुर के साथ रहकर चिकित्सा मानव का कार्य सीखने को तैयार हो। चिकित्सा मानव अपने ज्ञान को सार्वजनिक नहीं करते हैं, क्योंकि उन्हें बराबर यह भय रहता है कि सार्वजनिक हो जाने पर चिकित्सा से जुड़ी जड़ी-बूटियों का दुरुपयोग आरंभ हो जाएगा। उनका अस्तित्व ही संकट में पड़ जाएगा। जनजातीय समाजों में आज भी चिकित्सा मानव अपनी स्वास्थ्य सेवाएँ अपने तथा आसपास के अन्य समाजों को प्रदान कर रहे हैं। अतः चिकित्सा मानव पारंपरिक स्वास्थ्य सेवाओं को प्रदान करने में अपनी महत्त्वपूर्ण भूमिका निभा रहे हैं।

कुसराईन, डगरिन या चमईन

लोक तथा ग्राम समाजों में प्रसव में सहायता कर शिशु जन्म दिलवाने वाली महिला को स्थानीय भाषा में कुसराईन, डगरिन या चमईन के नाम से जाना जाता है। आजकल सरकार ने उन्हें प्रशिक्षण प्रदान करके प्रशिक्षित दाई के रूप में मान्यता दिलवाई है। कुसराईन का मुख्य कार्य प्रसव वेदना से पीड़ित महिला को सहायता प्रदान कर कुशलतापूर्वक शिशु जन्म कराना, शिशु के नाल को काटना, शिशु के शरीर को साफ करना, माता के शरीर को साफ करना तथा छठी तक शिशु एवं महिला के साथ प्रसव घर में रहकर हर तरह का ध्यान रखना होता है। इन कार्यों के लिए शिशु के माता-पिता या दादा-दादी उन्हें अच्छी मात्रा में उपहार देते हैं। उपहार में अन्न, रुपया, वस्त्र तथा आभूषण रहते हैं। इन्हें अच्छा इनाम भी मिलता है। समाज उन्हें प्रसव विशेषज्ञ के रूप में

जानता है तथा प्रसव संबंधी समस्याओं के समाधान हेतु उनसे स्थानीय लोग सुझाव प्राप्त करते हैं।

मालिश करने वाला

लोक तथा ग्रामीण समाजों में स्वास्थ्य अभिकर्त्ता के रूप में मालिश करने वाले विशेषज्ञ को भी शामिल किया जाता है। मालिश विशेषज्ञ नस की बीमारी तथा हड्डी की बीमारी से पीड़ित व्यक्ति को मालिश करके शरीर में या शरीर के विभिन्न भागों में हो रही पीड़ा का उपचार मालिश के माध्यम से करते हैं। मालिश के लिए सरसों के तेल, नीम तेल, महुआ बीज के तेल का प्रयोग किया जाता है। आवश्यकतानुसार उसमें नमक, हल्दी चूर्ण, बेसन, लहसुन इत्यादि को भी मिलाया जाता है। मालिश तेल को हल्का गर्म करके किया जाता है। मालिश नित्य, एक सप्ताह, 15 दिन, एक माह, डेढ़ माह या दो माह तक नियमित रूप से किया जाता है। मालिश विशेषज्ञ मालिश करने स्वयं रोगी के घर जाता है या रोगी चलने लायक है तो चलकर उसके पास आता है। मालिश के लिए तेल तथा अन्य पदार्थों का खर्च रोगी को वहन करना पड़ता है। रोगी को मालिश के लिए जड़ी-बूटी की व्यवस्था मालिश करने वाला करता है। मालिश करने वाला अपना मेहनताना प्रत्येक दिन की दर से रोगी से लेता है। शरीर पीड़ा, गर्दन पीड़ा, कमर दर्द, हाथ दर्द, पैर दर्द इत्यादि से पीड़ित व्यक्तियों को मालिश करने वाले मालिश के माध्यम से उपचार करते हैं। इस तरह मालिश करने वाले पारंपरिक स्वास्थ्य कार्यकर्त्ता की भूमिका निभाते हैं।

हड्डी सेट करने वाले

लोक तथा ग्रामीण समाजों में कुछ व्यक्ति हड्डी के विशेषज्ञ के रूप में गिने जाते हैं। वे हड्डियों के टूट-फूट का उपचार करते हैं। जब स्वयं गिर जाने, फिसल जाने, दुर्घटनाग्रस्त हो जाने या लड़ाई-झगड़ा में हाथ, पैर, कंधे, कमर इत्यादि की हड्डियाँ टूट जाती हैं या अपने उचित स्थान से विचलित हो जाती हैं, तब उस अवस्था में हड्डी सेट करने वाले व्यक्ति की आवश्यकता पड़ती है। कुछ तो आधुनिक विधि से हड्डी के टूट-फूट के उपचार कराने वाले व्यक्ति भी उनके पास आकर उपचार कराते हैं। हड्डी सेट करने वालों को हड्डी के स्थान, उसे सेट करने के तरीकों तथा सेट करने के बाद कपड़ा से बाँधने एवं उस पर पट्टी लगाने का ज्ञान होता है। ये लोग हड्डी विशेषज्ञ के रूप में गिने जाते हैं। यह पद भी वंशानुगत होता है। बाप के बाद उसका बड़ा बेटा इस कार्य को करने लगता है।

सर्पदंश झाड़ने वाला

लोक एवं ग्रामीण समाजों में साँप काटने की घटना एक आम घटना है। विषैले साँपों के काटने से मृत्यु हो जाती है। समाज के कुछ लोग सर्पदंश को झाड़ करके ठीक करते हैं। एक जनजाति सपेरा होती है जिसका काम लोगों को साँप दिखाना, साँप का खेल करवाना, घरों से साँप को जिंदा निकाल कर बाहर करना, घर में साँपों की उपस्थिति को बतलाना, साँप काटने पर जहरीला है या नहीं इसे बतलाना, साँप जहरीला होने पर झाड़-फूंक करना तथा जड़ी-बूटी देकर लोगों की जान बचाना रहता है। कुछ लोग इस जाति को बेरिहकवा कहते हैं। लोग साँप काटने पर इनके पास जाते हैं या इनको बुलाकर लाते हैं।

बिच्छू डंक झाड़ने वाला

लोक एवं ग्रामीण समाजों में कुछ लोग बिच्छू दंश का इलाज झाड़-फूंक एवं जड़ी-बूटी से करते हैं। जंगल के आसपास या ग्राम समाज में बिच्छू दंश एक आम घटना है। बिच्छू के डंक मार देने पर लोग इन विशेषज्ञों को बुलाकर लाते हैं तथा झाड़-फूंक एवं जड़ी-बूटी से उपचार करवाते हैं। ये लोग भी अपनी सेवा से समाज के सदस्यों को लाभ पहुँचाते हैं। इनकी भी पारंपरिक स्वास्थ्य अभिकर्त्ता के रूप में पहचान बनी हुई है। यह पद भी सामान्यत: वंशानुगत होता है। पिता के बाद यह पद पुत्र को प्राप्त होता है। अगर कोई भी पुत्र इसमें अभिरुचि नहीं दर्शाता है तब विशेषज्ञ अपनी इस विद्या को किसी भी व्यक्ति को सिखा कर प्रशिक्षित कर देता है ताकि उसके बाद इस विद्या के द्वारा वह समाज के लोगों की सेवा करता रहें।

कुकुर/सियार दंश झाड़ने वाला

लोक तथा ग्रामीण समाज में कुकुर या सियार दंश की घटना घटती रहती है। इस घटना के शिकार लोगों को उपचार प्रदान करने के लिए विशेषज्ञ के रूप में झाड़ने वाले होते हैं। ये लोग मंत्र, तंत्र, यंत्र एवं जड़ी-बूटी के माध्यम से लोगों का उपचार करते हैं। इनको भी समाज में पारंपरिक स्वास्थ्य अभिकर्त्ता के रूप में जाना जाता है।

नेवला दंश एवं बंदर दंश झाड़ने वाला

जंगल के आसपास के गाँवों में नेवला दंश एवं बंदर दंश की घटना भी आम है। इस घटना के शिकार लोगों को उपचार प्रदान करने के लिए समाज में कुछ

लोग विशेषज्ञ के रूप में काम करते हैं। ये विशेषज्ञ नेवला दंश एवं बंदर दंश का उपचार तंत्र, मंत्र, यंत्र एवं जड़ी-बूटी के द्वारा करते हैं। समाज में इनकी पहचान पारंपरिक स्वास्थ्य अभिकर्त्ता के रूप में बनी हुई है।

दाँत दर्द झाड़ने वाला

समाज में कुछ व्यक्ति दाँत दर्द का इलाज झाड़-फूंक द्वारा करते हैं। झाड़-फूंक विधि से उपचार में तंत्र, मंत्र, यंत्र एवं जड़ी-बूटी शामिल रहती है। झाड़-फूंक के बाद रोगी को आराम मिलता है।

सिर दर्द झाड़ने वाला

समाज में कुछ व्यक्ति सिर दर्द को झाड़-फूंक द्वारा ठीक करते हैं। वे सिर दर्द से पीड़ित व्यक्ति के घर जाकर या रोगी को अपने घर बुलाकर झाड़-फूंक विधि से उपचार करते हैं। झाड़-फूंक विधि में तंत्र, मंत्र, यंत्र एवं जड़ी-बूटी से उपचार किया जाता है। झाड़-फूंक के बाद पीड़ित व्यक्ति को आराम मिलता है तथा सिर दर्द ठीक हो जाता है। समाज इनको पारंपरिक स्वास्थ्य अभिकर्त्ता के रूप में जानता है।

संपूर्ण शरीर दर्द झाड़ने वाला

समाज में कुछ व्यक्ति संपूर्ण शरीर में हुए दर्द को झाड़-फूंक विधि से उपचार करते हैं। लोग इनके पास शरीर दर्द के उपचार हेतु जाते हैं। ये लोग झाड़-फूंक तंत्र, मंत्र, यंत्र एवं जड़ी-बूटी के माध्यम से करते हैं तथा शरीर के विभिन्न भागों जैसे गर्दन, कंधा, पीठ, कमर, जांघ, घुटना तथा पैर में होने वाले दर्द को ठीक करते हैं। आधुनिक उपचार से थके-हारे लोग भी इनके पास झाड़-फूंक करवाने आते हैं।

पाहन

जनजातीय समाज में धार्मिक विशेषज्ञ को पाहन कहा जाता है। कहीं-कहीं उनको बैगा पुजारी भी कहा जाता है। यह पद वंशानुगत होता है। पिता के बाद यह पद पुत्र को प्राप्त होता है। अगर पाहन या बैगा पुत्रहीन होता है तब यह पद उसके बाद उसके भाई के बड़े लड़के को जाता है। पाहन धार्मिक विशेषज्ञ के साथ-साथ झाड़-फूंक विधि से उपचार भी करता है। वह देवी-देवताओं की

पूजा करता है। साथ ही-साथ झाड़-फूंक द्वारा उपचार भी करता है। पाहन या बैगा पुजारी को पारंपरिक स्वास्थ्य अभिकर्त्ता के रूप में जाना जाता है।

पुजारी

ग्राम पुजारी या पंडित को भी पारंपरिक स्वास्थ्य अभिकर्त्ता के रूप में जाना जाता है। ग्राम पुजारी ग्रामवासियों को स्वस्थ रहने के लिए देवी-देवताओं की पूजा करता है। साथ-ही-साथ वह झाड़-फूंक करके रोगी को लाभ पहुँचाता है। पुजारी तंत्र, मंत्र एवं यंत्र तथा पूजा पाठ के सहारे रोगियों का उपचार कराता है।

साधु या संत

समाज में कई साधु-संत होते हैं जिन्होंने अपना जीवन समाज सेवा के लिए समर्पित कर दिया है। ये लोग समाज में घूम-घूम कर प्रवचन करते रहते हैं। ये लोग अपने हस्तस्पर्श एवं आशीष से कष्ट पीड़ितों के कष्टों का निदान करते हैं।

योगी एवं फकीर

समाज में कई व्यक्ति योगी या फकीर बन जाते हैं। ऐसे लोग अपना जीवन समाज को सौंप देते हैं। पारिवारिक बंधन से अपने आप को मुक्त कर वैरागी बनकर घूमते-फिरते माँग-माँग कर खाते चलते हैं। योगी फकीर का आशीर्वाद एवं झाड़-फूंक बीमार व्यक्तियों को बीमारी से मुक्ति दिलाता है। ये लोग निःशुल्क झाड़-फूंक करते हैं तथा आशीर्वाद देते हैं।

भगतीन या साध्वी

लोक एवं ग्रामीण समाजों में कुछ महिला भक्त या साधु होती हैं। उन्हें स्थानीय भाषा में भगतीन या साध्वी कहा जाता है। ये पीड़ित एवं बीमार व्यक्तियों का झाड़-फूंक तथा आशीर्वाद के माध्यम से उपचार करती हैं। ये किसी देवस्थल या सिद्ध स्थान पर बैठकर नित्य पीड़ितों की सेवा झाड़-फूंक द्वारा करती हैं। इन्हें भी पारंपरिक स्वास्थ्य अभिकर्त्ता के रूप में जाना जाता है, क्योंकि ये पारंपरिक ढंग से रोगों का उपचार करती हैं।

ओझा-गुणी

ओझा-गुणी अपने तंत्र, मंत्र तथा यंत्र के माध्यम से डायन प्रकोप से ग्रस्त रोगों का उपचार पूजा-पाठ तथा झाड़-फूंक द्वारा करते हैं। ये लोग दुष्टात्माओं से ग्रसित रोगियों का उपचार भी तंत्र, मंत्र एवं यंत्र से करते हैं। साथ-ही-साथ ये झाड़-फूंक द्वारा दुष्टात्माओं को रोगी के शरीर से बाहर खदेड़ कर रोगियों के रोग को दूर करते हैं। ये लोग झाड़-फूंक में बलि का भी प्रयोग करते हैं। बलि में बकरा, मुर्गा, भेड़, भैंसा, अंडा, भतुआ, नारियल आदि का प्रयोग किया जाता है।

मौलवी

लोक तथा ग्राम समाजों में कुछ मौलवी होते हैं जो मानसिक एवं शारीरिक रोगों से ग्रस्त व्यक्तियों का इलाज नमक पढ़कर, चावल पढ़कर तथा सरसों पढ़कर करते हैं तथा झाड़-फूंक करते हैं। ये लोग झाड़-फूंक के बाद ताबीज देते हैं। ताबीज धारण के बाद ताबीज में कैद अलौकिक शक्ति रोगी की हर तरह से रक्षा करके रोग मुक्त रखती है।

चर्च धर्माधिकारी

गाँवों में स्थित चर्च के अधिकारी जैसे चर्च पिता, चर्च बहन, चर्च मदर तथा अन्य प्रकार के धर्माधिकारी प्रार्थना, झाड़-फूंक तथा आशीर्वाद के माध्यम से समाज के पीड़ित व्यक्तियों का इलाज करके उनके कष्टों को दूर करते हैं। ये लोग प्रारंभिक स्वास्थ्य अभिकर्त्ता की श्रेणी में आते हैं।

वैद्य

लोक एवं ग्रामीण समाज में वैद्य पाए जाते हैं, जो परंपरागत आयुर्वेदिक दवाइयों से रोगों का उपचार करते हैं। ये आयुर्वेदिक दवाइयाँ स्वयं बनाकर रोगी को देते हैं। वैद्य पारंपरिक स्वास्थ्य अभिकर्त्ता होते हैं।

आयुर्वेदिक डॉक्टर

आजकल आयुर्वेदिक डॉक्टर भी पढ़ाई करके आयुर्वेदिक दवाइयों से उपचार करते हैं। आज तो आयुर्वेद की कीमती दवाइयाँ उपलब्ध हैं।

होम्योपैथिक डॉक्टर

होम्योपैथिक डॉक्टर होम्योपैथिक दवाइयों से उपचार करता है।

योग एवं प्राणायाम चिकित्सा केंद्र

ये भी स्वास्थ्य के पारंपरिक अभिकर्त्ता हैं।

ज्योतिषशास्त्र विशेषज्ञ

ये भी स्वास्थ्य के पारंपरिक अभिकर्त्ता हैं जो ग्रह रत्नों के अनुसार उपचार करते हैं।

2. आधुनिक स्वास्थ्य अभिकर्त्ता

आधुनिक चिकित्सा पद्धति के अस्तित्व में आने के बाद समाज के सदस्यों को स्वास्थ्य की जानकारी देने, बीमारी के कारणों को बतलाने तथा बीमारियों को आधुनिक विधि एवं दवाइयों से ठीक करने के लिए आधुनिक संस्थाएँ अस्तित्व में आ गई हैं। इन संस्थाओं से जुड़े व्यक्ति स्वास्थ्य अभिकर्त्ता के रूप में काम करते हैं। उन्हें आधुनिक स्वास्थ्य अभिकर्त्ता के नाम से जाना जाता है। अब यहाँ उन आधुनिक स्वास्थ्य अभिकर्त्ताओं की जानकारी एक-एक करके दी जा रही है।

ग्राम स्कूल शिक्षक

गाँव के स्कूलों में स्थापित शिक्षक अपने छात्र-छात्राओं को स्वास्थ्य, बीमारी तथा उपचार के बारे में बतलाते हैं। वे उन्हें स्वास्थ्य एवं सफाई के बारे में पढ़ाते हैं। बच्चों में स्वस्थ आदतों की जानकारी देते हैं। शिक्षक स्वास्थ्य शिक्षा के महत्त्व से केवल बच्चे ही नहीं वरन् उनके माता-पिता या अन्य अभिभावकों को भी परिचित कराते हैं। इस तरह स्वास्थ्य के आधुनिक ज्ञान के प्रसार-प्रचार में ग्राम शिक्षक महत्त्वपूर्ण भूमिका निभाते हैं।

आंगनवाड़ी केंद्र

गर्भवती महिलाओं, धात्री महिलाओं एवं नवजात तथा छोटे शिशु के स्वास्थ्य में सकारात्मक सुधार हेतु गाँवों में आंगनवाड़ी केंद्रों की स्थापना की गई है। इन केंद्रों पर आंगनवाड़ी सेविका, आंगनवाड़ी सहायिका एवं दाई रहती हैं। यहाँ गर्भवती महिलाओं, धात्री महिलाओं तथा छोटे बच्चों के स्वास्थ्य की देखरेख

की जाती है। गर्भवती महिलाओं को आयरन की गोली, वजन जाँच, टेटनस की सूई तथा पौष्टिक आहार दिए जाते हैं। आंगनवाड़ी केंद्र के कार्यकर्त्ता महिलाओं के बीच घूम-घूम कर मातृत्व मृत्यु, गर्भ नष्ट, मृत शिशु का जन्म, सफलतापूर्वक शिशु जन्म आदि के संबंध में महत्त्वपूर्ण जानकारी देते हैं। गर्भवती महिला की स्वास्थ्य जाँच, आयरन की गोली के महत्त्व, प्रोटीन-युक्त पौष्टिक आहार, शिशुओं को स्तनपान, प्रशिक्षित दाई के अधीन शिशु जन्म, शिशु का टीकाकरण, तथा जानलेवा बीमारियों से बचाव के बारे में जानकारी देकर महिलाओं तथा परिवार वालों को जागरूक बनाते हैं।

स्वास्थ्य उपकेंद्र

सरकार द्वारा बीमारियों का आधुनिक विधि से उपचार हेतु कई पंचायतों को जोड़कर स्वास्थ्य उपकेंद्रों की व्यवस्था की गई है। इन केंद्रों पर डॉक्टर, नर्स, प्रशिक्षित दाई तथा स्वास्थ्य सेवकों तथा कार्यकर्त्ताओं की नियुक्ति की गई है। स्वास्थ्य उपकेंद्रों के माध्यम से लोगों को स्वास्थ्य, सफाई, बीमारी, कारण, उपचार तथा स्वास्थ्य विकास कार्यक्रमों की जानकारी प्रदान की जाती है। इस तरह स्वास्थ्य उपकेंद्र एक आधुनिक स्वास्थ्य की अवधारणा को बढ़ाने वाली संस्था है तथा इस संस्था से जुड़े हुए डॉक्टर, कंपाउंडर, नर्स, दाई तथा स्वास्थ्य सेवक सब के सब आधुनिक स्वास्थ्य अभिकर्त्ता के रूप में कार्य करते हैं।

प्राथमिक स्वास्थ्य केंद्र

प्रत्येक प्रखंड मुख्यालय स्थित प्राथमिक स्वास्थ्य केंद्र पर चार चिकित्सा पदाधिकारी के पद होते हैं। चिकित्सा पदाधिकारी के अतिरिक्त नर्स, दाई, स्वास्थ्यकर्मी की नियुक्ति की जाती है। प्राथमिक स्वास्थ्य केंद्र एक संस्था के रूप में कार्य करता है तथा इससे जुड़े हुए सभी व्यक्ति आधुनिक स्वास्थ्य अभिकर्त्ता के रूप में कार्य करते हैं।

अतिरिक्त प्राथमिक तथा सबसिडियरी स्वास्थ्य केंद्र

20,000 से 30,000 की आबादी पर स्थापित अतिरिक्त स्वास्थ्य केंद्रों में चिकित्सा पदाधिकारी के दो पद हैं। इसके अतिरिक्त कंपाउंडर, नर्स, दाई तथा स्वास्थ्यकर्मी भी रहते हैं। ये सभी पदाधिकारी तथा कर्मी स्वास्थ्य के आधुनिक अभिकर्त्ता के रूप में कार्य करते हैं।

रेफरल अस्पताल

प्रत्येक रेफरल अस्पताल में चार विशेषज्ञ डॉक्टर के पद पाए जाते हैं। इनमें एक शिशु रोग, एक महिला रोग, एक शल्य चिकित्सा एवं एक औषधि विशेषज्ञ होते हैं। रेफरल अस्पताल एक स्वास्थ्य से जुड़ी हुई आधुनिक संस्था है जिससे जुड़े हुए सभी चिकित्सा पदाधिकारी, नर्स, दाई, कंपाउंडर, स्वास्थ्य कर्मी एवं सफाई कर्मचारी स्वास्थ्य के आधुनिक अभिकर्त्ता के रूप में कार्य करते हैं।

सदर अस्पताल

प्रत्येक जिले में एक सदर अस्पताल की स्थापना की गई है। यहाँ एक प्रधान चिकित्सा पदाधिकारी तथा रोगों से संबंधित अनेक विभागों के विशेषज्ञ चिकित्सा पदाधिकारी के रूप में रहते हैं। साथ-ही-साथ स्टाफ के रूप में अन्य कर्मचारी जैसे कंपाउंडर, नर्स, दाई, स्वास्थ्यकर्मी तथा सफाई कर्मचारी रहते हैं। यह एक स्वास्थ्य से जुड़ी हुई आधुनिक संस्था है। इस संस्था से संबंधित सभी अधिकारी एवं कर्मी आधुनिक स्वास्थ्य अभिकर्त्ता के रूप में काम करते हैं।

सरकारी मेडिकल कॉलेज एवं अस्पताल

सरकार द्वारा प्रत्येक राज्य में कई मेडिकल कॉलेजों एवं अस्पतालों की स्थापना की गई है, जिनमें विभिन्न प्रकार के रोगों के विशेषज्ञ डॉक्टरों की नियुक्ति आधुनिक चिकित्सा शिक्षा को बढ़ावा देने तथा अस्पताल में भर्ती किए गए मरीजों का उपचार आधुनिक तकनीक तथा दवाइयों से करने के लिए की जाती है। यह आधुनिक चिकित्सा शिक्षा एवं आधुनिक दवाइयों से उपचार की एक संस्था है तथा इससे जुड़े सभी विशेषज्ञ डॉक्टर एवं स्टाफ स्वास्थ्य के आधुनिक अभिकर्त्ता हैं।

निजी मेडिकल कॉलेज एवं अस्पताल

प्रत्येक राज्य में सरकार के नियम के अंतर्गत कई निजी मेडिकल कॉलेजों एवं अस्पतालों की स्थापना की गई है। इन निजी मेडिकल कॉलेजों एवं अस्पतालों का भी लक्ष्य वही है जो सरकारी मेडिकल कॉलेजों एवं अस्पतालों का है। ये भी स्वास्थ्य के आधुनिक अभिकर्त्ता के रूप में काम करते हैं।

निजी नर्सिंग होम

आजकल निजी नर्सिंग होम बहुत अधिक संख्या में मिलते हैं। शहर में इनकी

संख्या देहातों एवं उपनगरों की तुलना में बहुत कम है। यहाँ पर विशेषज्ञ निजी डॉक्टरों द्वारा आधुनिक विधि एवं आधुनिकतम तकनीक और दवाइयों द्वारा उपचार किए जाते हैं। ये भी स्वास्थ्य के आधुनिक अभिकर्त्ता के रूप में कार्य करते हैं।

एक्यूप्रेशर केंद्र

इन केंद्रों पर अंगुली के सहारे शरीर के विभिन्न भागों में स्थित बिंदुओं पर दबाव डालकर तनाव एवं दर्द दूर किए जाते हैं। ये भी आधुनिक स्वास्थ्य अभिकर्त्ता के रूप में कार्य करते हैं।

इलेक्ट्रोपैथी केंद्र

इन केंद्रों पर विभिन्न प्रकार की विद्युत धाराओं के माध्यम से दर्द एवं अन्य प्रकार के रोगों का उपचार किया जाता है।

शिशु महिला स्वास्थ्य मंत्रालय

यह मंत्रालय स्वास्थ्य अभिकर्ता केंद्र के रूप में काम करता है।

3. वैश्विक स्वास्थ्य अभिकर्त्ता

स्वास्थ्य एवं बीमारी एक परिवार, समाज तथा राष्ट्र की सीमा तक सीमित नहीं है वरन् इसका विस्तार वैश्विक स्तर पर है। कैंसर तथा एड्स जैसी बीमारियाँ पूरे विश्व समुदाय के लिए खतरा बनी हुई हैं। बाढ़, भूकंप, सूनामी, अकाल जैसी समस्या पूरे विश्व समुदाय को झेलनी पड़ती है। बाढ़, भूकंप, सूनामी तथा अकाल की स्थिति में महामारी फैलने की संभावना प्रबल हो जाती है। इस तरह वैश्विक आपदाओं से निपटने के लिए विश्व समुदाय द्वारा कुछ वैश्विक स्तर की संस्थाओं का विकास किया गया है। वैश्विक स्तर की संस्थाएँ वैश्विक स्वास्थ्य को बनाए रखने में अपना महत्त्वपूर्ण योगदान देती हैं। प्रमुख वैश्विक संस्थाएँ जो वैश्विक स्वास्थ्य अभिकर्ता के रूप में कार्य करती हैं, वे निम्नलिखित हैं–

1. यूनिसेफ
2. विश्व स्वास्थ्य संगठन
3. रेड-क्रॉस
4. केयर

संयुक्त राष्ट्र बालकोष (यूनिसेफ)

यह एक स्वास्थ्य का अंतर्राष्ट्रीय अभिकर्त्ता है जो शिशु स्वास्थ्य को बनाए रखने के लिए विश्व स्तर पर कार्य कर रहा है। इसका नियंत्रण एक अंतर्राष्ट्रीय परिषद करती है। यह अभिकर्त्ता विकासशील देशों में बाल स्वास्थ्य विकास परियोजनाओं के संचालन में महत्त्वपूर्ण भूमिका निभाता है। यह बाल स्वास्थ्य एवं शिक्षा विकास हेतु राशि उपलब्ध कराती है। यह विकासशील देशों की सरकारों पर बाल विकास योजनाओं को गैर-सरकारी संगठनों के माध्यम से लागू कराने पर बल देता है। इसके द्वारा परामर्श सेवा, प्रशिक्षण सेवा, उपकरण आपूर्ति, अनुसंधान तथा मूल्यांकन कार्य में सहायता प्रदान की जाती है। समेकित बाल विकास योजना के अंतर्गत यूनिसेफ द्वारा बच्चों को तौलने की मशीन, चलचित्र, प्रोजेक्टर, टाइपराइटर, डुप्लीकेटर, ट्रांजिस्टर, बेबी स्केल, खिलौने इत्यादि आंगनवाड़ी केंद्रों को प्रदान किए जाते हैं। लाभुकों को यह स्वास्थ्य कार्ड प्रदान करता है।

विश्व स्वास्थ्य संगठन

यह एक अंतर्राष्ट्रीय संस्था है जो वैश्विक स्तर के स्वास्थ्य अभिकर्त्ता के रूप में कार्य करती है। विश्व स्वास्थ्य संगठन का नियंत्रण संयुक्त राष्ट्र आर्थिक एवं सामाजिक परिषद द्वारा किया जाता है। इसके द्वारा अंतर्राष्ट्रीय समुदाय के स्वास्थ्य की देखरेख में महत्त्वपूर्ण भूमिका निभाई जा रही है। भारत में डायरिया उन्मूलन, मलेरिया उन्मूलन, चेचक उन्मूलन, एड्स उन्मूलन, काला जार उन्मूलन, कैंसर की रोकथाम में विश्व बैंक महत्वपूर्ण भूमिका निभाता रहा है। जहाँ-जहाँ विश्व स्वास्थ्य संगठन द्वारा स्वास्थ्य योजनाओं को चलाया जा रहा है, वहाँ-वहाँ विश्व स्वास्थ्य संगठन द्वारा जीप, ट्रेलर, छिड़काव मशीन, पोस्टर तथा बैनर के लिए कागज का खर्च वहन किया जाता है। अकाल, तूफान, बाढ़, भूकंप, महामारी से पीड़ित मानवों को स्वास्थ्य सेवाएँ इस संस्था द्वारा उपलब्ध कराई जाती हैं।

रेडक्रॉस सोसायटी

यह महिलाओं के स्वास्थ्य विकास को बढ़ावा देने वाली एक अंतर्राष्ट्रीय संस्था है। सभी विकासशील देशों में इस अंतर्राष्ट्रीय संस्था का कार्यालय है। भारत में इसे रेडक्रॉस सोसायटी ऑफ इंडिया के नाम से जाना जाता है। हमारे देश के

सभी राज्यों में इसका कार्यालय है। गरीब तथा निर्धन महिलाओं को स्वास्थ्य के प्रति सचेत करना तथा स्वस्थ आदतों का विकास करना तथा अपने स्वास्थ्य की खुद देखरेख करने लायक बनाना इसका मुख्य कार्य है। इस संस्था के पास अपनी गाड़ी, डॉक्टर, नर्स तथा अन्य स्टाफ होते हैं। इसके डॉक्टर, नर्स एवं अन्य स्टाफ गाड़ी से गाँव-गाँव जाकर तथा शिविर लगाकर महिलाओं को जागृत करते हैं। उनके स्वास्थ्य की जाँच करते हैं तथा उपचार के लिए मुफ्त में दवा का वितरण करते हैं। ऑपरेशन की आवश्यकता होने पर यह संस्था शिविर लगाकर ऑपरेशन का कार्य करती है तथा सारा खर्च स्वयं वहन करती है। रोगियों के बीच भोजन, वस्त्र तथा कंबल का वितरण यह संस्था स्वयं करती है। इस तरह महिला स्वास्थ्य विकास में रेडक्रास सोसायटी महत्त्वपूर्ण योगदान सभी विकासशील देशों में दे रही है। बाढ़, भूकंप, महामारी, अकाल जैसी प्राकृतिक आपदा की स्थिति उत्पन्न हो जाने पर यह संस्था अपना महत्त्वपूर्ण योगदान देती है।

केयर

यह भी शिशु एवं महिला विकास से संबंधित एक अंतर्राष्ट्रीय संस्था है। प्रत्येक देश के मुख्यालय में इसका कार्यालय होता है, जो उस देश के नाम से जुड़ जाता है। उदाहरण के लिए भारत में इसे केयर इंडिया के नाम से जाना जाता है। हमारे देश के प्रत्येक राज्य में इसे स्थानीय राज्य के नाम से जोड़कर पहचाना जाता है। जैसे केयर झारखंड, केयर बिहार इत्यादि। इस संगठन द्वारा बाल विकास एवं मातृत्व स्वास्थ्य के क्षेत्र में विशेष योगदान दिया जाता है। इस संगठन के माध्यम से आई.सी.डी.एस. (समेकित बाल विकास परियोजनाएं) के संचालन में योगदान दिया जा रहा है।

केयर विश्व स्तर के बड़े स्वयंसेवी संगठनों में से एक है। यह एक निजी स्वैच्छिक, लाभरहित, धर्मनिरपेक्ष, सहायता एवं विकास से जुड़ा हुआ एक अंतर्राष्ट्रीय संगठन है। इस संगठन का मुख्य लक्ष्य साधनहीन मानवों को आकस्मिक सहायता प्रदान करना तथा लंबी अवधि तक विकासात्मक सहायता प्रदान करते रहना है। यह संगठन शोषित, वंचित, उपेक्षित, साधनहीन, शक्तिहीन एवं आपदा-पीड़ित मानवों के स्वास्थ्य की रक्षा करता है तथा उसे सम्मानपूर्वक जिंदगी जीने योग्य बनाता है। इसीलिए यह संगठन शिशु स्वास्थ्य, मातृत्व स्वास्थ्य, प्रजनन स्वास्थ्य, सामुदायिक स्वास्थ्य एवं स्वास्थ्य सांख्यिकी पर अपना विशेष ध्यान केंद्रित करता है। केयर को-आपरेटिव फार असिस्टेंस एंड

रिलिफ एवरीवेयर को संक्षिप्त में केयर कहा जाता है। इसकी स्थापना 1948 ई. में की गई थी। सन् 1986 से ही केयर भारत में मातृत्व, शिशु, प्रजनन एवं सामुदायिक स्वास्थ्य कार्यक्रमों में अपना योगदान देता रहा है। इसके माध्यम से 'किशोरी ऊर्जा' योजना का भी संचालन किया जा रहा है।

11

जंगल एवं जड़ी-बूटी औषधि
(Forest and Herbal Medicine)

आरंभ से ही जंगल और मानव जाति के बीच घनिष्ठ संबंध रहा है। जब मानव ने कृषि कर्म का आविष्कार नहीं किया था तब उसकी समस्त आवश्यकताओं– भोजन, वस्त्र एवं आवास–की पूर्ति जंगल से ही होती थी। जंगल ही मानव का भरण एवं पोषण लाखों वर्षों तक करता रहा। अत: यह बिल्कुल स्वाभाविक है कि जंगल और मानव एक दूसरे के पूरक बन गए। यह संबंध आज भी बना हुआ है। बहुत सारी मानव जातियों के जीवन का आधार आज भी जंगल ही है। मानव ने जंगल से खाद्य संकलन, शिकार, कृषि कर्म, पशुपालन, चारा तथा ईंधन का ही ज्ञान नहीं अर्जित किया वरन् उसने जंगल के पेड़-पौधों के औषधीय गुणों को भी पहचाना तथा उनका उपयोग अपनी बीमारियों को दूर करने के लिए किया। आज भी जंगल में पाए जाने वाले पेड़-पौधों की जड़ों, छालों, पत्तियों, फूलों, फलों एवं बीजों का उपयोग जड़ी-बूटी के रूप में करता है। आज भी जनजातीय समाजों में चिकित्सा मानव पाए जाते हैं जो जंगलों में उपलब्ध जड़ी-बूटी औषधि से समाज के सदस्यों के रोगों का उपचार करते हैं। ये लोग जड़ी-बूटी से दवा तैयार कर रोगी को देते हैं। कुछ जड़ी-बूटी को कच्चा ही दवा के रूप में खाया जाता है, कुछ जड़ी-बूटी को सुखाकर तथा पानी में रात भर डालकर उसके रस का उपयोग किया जाता है। कुछ जड़ी-बूटियों के रसों का मिश्रण तैयार कर रोग के उपचार हेतु प्रयोग में लाया जाता है। कुछ जड़ी-बूटियों को कूट-पीसकर तेल या घी में पकाकर काला नमक, गुड़ या चीनी के साथ सेवन किया जाता है। कुछ से मलहम बनाकर लगाया जाता है।

हमारे वनों में उपलब्ध पेड़-पौधों के औषधीय गुणों को केवल स्थानीय

मानव जातियों ने ही नहीं परखा तथा व्यवहार में लिया, वरन् इसके औषधीय गुणों को आर्य हिंदुओं ने भी समझा तथा व्यवहार में लिया। इस संबंध में हमें पूर्ण जानकारी आयुर्वेद में मिलती है। आर्य हिंदू ऋषि-मुनियों एवं आचार्यों ने वनों के उत्पाद से विविध प्रकार के रोगों के उपचार हेतु दवाइयों का निर्माण किया। आज भी हमारे देश में आयुर्वेदिक चिकित्सा पद्धति प्रचलित है, जहाँ आयुर्वेदिक डॉक्टर द्वारा आयुर्वेदिक औषधि से रोगों का इलाज किया जाता है। इस दिशा में और वैज्ञानिक ढंग से पेड़-पौधों के औषधीय गुणों का अध्ययन करने की आवश्यकता है।

अब यहाँ हमारे जंगलों में पाए जाने वाले उन औषधीय महत्त्व के पौधों के संबंध में जानकारी संक्षिप्त में दी जा रही है। हमारे देश के जंगल औषधीय संपदाओं से संपन्न अतीत काल से ही रहे हैं। औषधीय पौधों, लताओं, वृक्षों की जड़, छाल, पत्ती, फूल, फल तथा बीज का उपयोग रोगों के उपचार में किया जाता है। कभी-कभी तो संपूर्ण पौधे का उपयोग दवा के रूप में किया जाता है, तो कभी-कभी उसके विशेष भाग जैसे जड़, छाल, पत्ती, फूल, फल या बीज का उपयोग विशेष प्रकार की बीमारी को दूर करने के लिए किया जाता है। अब यहाँ उन कुछ प्रमुख औषधीय महत्त्व के पौधों का विवरण प्रस्तुत किया जा रहा है जिनके अलग-अलग भागों का उपयोग औषधि के रूप में किया जाता है।

जड़—सर्पगंधा, मुलैठी, चिकौड़ी इत्यादि।
तना—हल्दी, अदरक, प्याज, अमरलता इत्यादि।
छाल—अर्जुन, अशोक, कचनार इत्यादि।
पत्ता—तुलसी, नीम, घृतकुमारी, ब्राह्मणी, करीपत्ता इत्यादि।
फूल—उड़हुल, गुलाल, हरसिंगार इत्यादि।
फल—बेल, आंवला, अमलतास, केला, सेब, आम इत्यादि।
काष्ठ—चंदन, खैर, पाइन इत्यादि।
बीज—नीम, जामुन, इसबगोल, करंज, इमली इत्यादि।
गुठली—आम, जामुन इत्यादि।
गूदा—केला, बेल, शरीफा, आम इत्यादि।
संपूर्ण पौधा—चिरैता, ब्राह्मणी, इत्यादि।

अब यहाँ कुछ अन्य औषधीय गुण वाले पौधों का वर्णन प्रस्तुत किया जा रहा है।

अर्जून (टर्मिनेलिया अर्जूना)–यह एक विशाल सदाबहार वृक्ष होता है। इसे कुकुम या नदी सरजा भी कहा जाता है। यह नदी, नाले या तालाब के किनारे पाया जाता है। इसके छाल को औंटकर (उबालकर) प्रतिदिन खाली पेट सुबह पीने से हृदय रोग की बीमारी ठीक होती है। इसकी छाल स्तंभक होती है। ज्वर, हड्डी टूटने तथा अंदरूनी चोट में इसकी छाल लाभदायक होती है।

अड़ूसा (एडेटोडावासिक्)–इसकी पत्तियों एवं जड़ों का प्रयोग औषधि के रूप में किया जाता है। दमा-खांसी जैसी बीमारी में इसका सेवन करने से लाभ मिलता है। इसकी पत्तियों को छाया में सुखाकर चूर्ण करके तथा जड़ को पीसकर गोली बनाकर गोल मिर्च के साथ खाने से खांसी-दमा ठीक होता है।

अशोक (सराका इंडिका)–यह एक औषधि गुण संपन्न वृक्ष है। इसकी छाल, फूल एवं बीज का उपयोग औषधि के रूप में किया जाता है। इसकी छाल को पानी में उबालकर पीने से मासिक चक्र की अनियमितताएँ समाप्त होती हैं। इसका फूल खूनी अतिसार में लाभदायक होता है। इसके बीज मधुमेह में लाभदायक होते हैं। इसकी छाल को जलाकर तथा प्राप्त राख को गरी तेल में मिलाकर लगाने से जला हुआ घाव ठीक हो जाता है।

अमरलता (कास्सिका फिस्टुला)–इसकी जड़ एवं फल का उपयोग औषधि के रूप में किया जाता है। इसकी पत्तियाँ और फल कब्ज के पुराने रोगियों के लिए लाभदायक होते हैं। इसकी जड़ों को दूध में उबालकर पीने से टी.बी. की बीमारी ठीक हो जाती है। इसकी जड़ को घिसकर दाद, खाद, खुजली पर लगाने से आराम मिलता है। इसके काढ़े के नियमित सेवन से विषम ज्वर ठीक हो जाता है। पत्तियों को पीसकर लगाने से अल्प जलन पीड़ा ठीक होती है। इसके फल को मधु के साथ लेने से चीनी रोग ठीक रहता है।

अश्वगंधा (विदानिया सोम्नीफेरा)–इसकी जड़ तथा फलों का उपयोग औषधि के रूप में किया जाता है। इसकी जड़ें क्षय रोग, दुर्बलता एवं गठिया रोग में उपयोगी होती हैं। इसका फल पाचन संबंधी रोग तथा जिगर के विकारों को दूर करता है।

आंवला (अंबालिका आफिसिनालिस)–आंवला के फल, फूल, जड़, छाल सभी में औषधीय गुण होता है। त्रिफला में पड़ने वाले तीन फलों में एक आंवला भी है। यह रेचक है। इसके फल का सेवन करने से जिगर, उदर, बवासीर तथा नेत्र रोग में लाभ मिलता है। इसके फल से तैयार सिरका अपच को ठीक करता है तथा रक्तक्षीणता की स्थिति में लाभदायक होता है। आंवला

में विटामिन सी प्रचुर मात्रा में पाया जाता है। इसके सूखे फल अतिसार एवं पेचिश में लाभदायक होते हैं। यह धात एवं श्वेत प्रदर की बीमारी में भी लाभदायक होता है।

अमर बेल (करकुटारिफ्लेक्सा)–इसके पौधों से तैयार लेप चोट या मोच में लगाने से लाभ मिलता है। इसका काढ़ा मसूड़े के दर्द में आराम पहुँचाता है। इसका काढ़ा बालों को पोषक तत्त्व प्रदान करता है।

आसन (टर्मिनेलिया टोमेंटोसा)–आसन के ताजे कोमल पत्ते से तैयार लेई उल्टी तथा दस्त में लाभ पहुँचाती है। इसकी छाल को जलाकर तिल तेल में मिलाकर लगाने से दाद, खाज, खुजली में लाभ मिलता है। इसके पत्ते के रस को हल्का गर्म कर कान में डालने से कान दर्द ठीक होता है।

अकवन (कैलोट्रोपिस गिगांटीआ)–इसकी जड़ की छाल हाथी पांव रोग में लाभ पहुँचाती है। जड़ एवं पत्तियों का लेप माँसपेशियों के दर्द को ठीक करता है। इसके फूलों का चूर्ण खांसी, दमा, अनपच को ठीक करता है। अकवन फूल का चूर्ण त्रिफला एवं पुराना गुड़ के साथ लेने से मासिक संबंधी अनियमितताएँ ठीक होती हैं। अकवन का दूध पागल कुत्ता काटने पर लाभदायक होता है। इसकी पीली पत्तियों को गरम सरसों तेल में छानकर पैर के तलवे में बांधने से मिर्गी रोग ठीक होता है। गठिया रोग में अकवन की पत्तियों को सरसों तेल लगाकर तथा आग में सेंक करके गठिया वाले स्थान पर बाँध देने से आराम मिलता है।

अरंडी (रिसिनस कोंमुनिस्)–इसके बीजों के तेल में औषधीय गुण पाए जाते हैं। लू लगने पर इस तेल का उपयोग आराम पहुँचाता है। इसका तेल गर्भ निरोधक भी होता है। इसकी पत्तियों को दही के साथ लेने से पीलिया रोग ठीक हो जाता है।

अनंतमूल (हेमिडेमनस इंडिकस्)–इसकी जड़ औषधीय गुणों से परिपूर्ण होती है। इसकी जड़ को छाया में सुखाकर तथा चूर्ण तैयार कर लेने से ज्वर ठीक होता है। इसका चूर्ण अनपच, भूख की कमी, मूत्र रोग, श्वेत प्रदर, गठिया रोग तथा त्वचा रोग में लाभदायक होता है। इसकी जड़ से बच्चों के पीलिया रोग में झाड़-फूंक की जाती है।

अजवाइन–यह बहुवर्षी सुगंधित पौधा है। इसकी पत्ती, फूल तथा फल का प्रयोग औषधि के रूप में किया जाता है। यह थ्रेड वर्म तथा राउंड वर्म में विशेष उपयोगी है। यह ज्वर तथा जलोदर में भी उपयोगी है। यह गैस दूर करती है तथा पाचन शक्ति बढ़ाती है।

आम (मॉंगीफेरा इंडिका)–आम के फल एवं बीज में औषधीय गुण पाए जाते हैं। अमझोरा, कच्चे आम को आग में पकाकर या पानी में उबालकर उसका रस पीने से या लगाने से लहर-लू में फायदा होता है। आम की पत्तियों को छाया में सुखाकर, जलाकर तथा चूर्ण बनाकर उससे मुँह धोने से पायरिया रोग ठीक होता है। आम की गुठली का चूर्ण पेचिश, डायरिया तथा मधुमेह रोग में आराम पहुँचाता है।

इमली (टमरिंडस इंडिका)–इमली का गुदा, बीज एवं पत्तियों में औषधीय गुण पाया जाता है। इस वृक्ष की छाल पीसकर लगाने से एग्जिमा रोग ठीक होता है। इसके फल को पानी में घोलकर पीने से लू-ज्वर ठीक होता है। इसकी पत्तियों के चूर्ण को काला नमक के साथ खाने से पाचन शक्ति ठीक हो जाती है। इसके बीज के चूर्ण का सेवन करने से श्वेत प्रदर नामक बीमारी ठीक होती है। इमली खाने से भांग का नशा ठीक हो जाता है। इसके बीज को थोड़ा घिस करके बिच्छू दंश वाले स्थान पर लगाने से आराम मिलता है।

ईशरमूल या ईश्वरी (अरिसटोलोचिया इंडिका)–इसकी जड़ दाँत दर्द को ठीक करती है। इसकी जड़ एवं शाखाओं का चूर्ण पाचन क्रिया बढ़ाता है, मासिक धर्म ठीक करता है, रक्तचाप को नियंत्रण में रखता है तथा ज्वर ठीक होता है, लेकिन अधिक मात्रा में लेने से वमन होता है तथा गर्भवती महिलाओं को गर्भपात भी हो जाता है।

इलायची–इसका बीज औषधीय गुण संपन्न होता है। इसको लौंग, अदरक तथा जीरा के साथ खाने से बदहजमी दूर हो जाती है। इलायची दाना एवं जीरा के साथ सेवन करने से अनपच दूर होता है। टेटनस की बीमारी में इलायची दाना तथा लौंग को सरसों तेल में पकाकर गले तथा सिर में लगाया जाता है।

ईसबगोल (प्लांटागो ओबाटा)–इसबगोल के बीज औषधि के रूप में काम आते हैं। इसके सेवन से पुरानी पेचिश तथा कब्ज की बीमारी ठीक होती है। इसे पानी में डालकर या दूध में फुलाकर सेवन किया जाता है।

उड़द (फेसिओलस गंगा)–उड़द और सौंफ का काढ़ा पीने से लकवा की बीमारी में लाभ मिलता है।

उड़हुल (हिबिसकस रोशासाइनेनसिस)–यह एक औषधिय गुण संपन्न पौधा है। इसकी कली का रस प्रतिदिन सुबह में खाली पेट सेवन करने से दुर्बलता एवं नपुंसकता की बीमारी में लाभ मिलता है। इसकी छाल मूत्र रोग में लाभदायक होती है। इसके सूखे हुए फूल के चूर्ण को गुड़ के साथ खाने से

मासिक धर्म ठीक होता है। इसके फूल को चबाने से मुख के छाले ठीक होते हैं। इसकी जड़ का काढ़ा खांसी में लाभदायक होता है।

कचनार (बउहीनिया भारीगाटा)–इसकी कली का चूर्ण पेचिश एवं बवासीर में लाभ पहुँचाता है। इसकी जड़, छाल एवं फूल के साथ पीसकर नित्य घाव पर लगाने से घाव ठीक होता है। इसकी जड़ का काढ़ा पेट फूलने एवं अनपच रोग को ठीक करता है।

करंज (पोगामिया पिनाटा)–इसकी डाली से दातुन करने से पायरिया रोग ठीक होता है। इसके बीजों का तेल चर्म रोग में लाभदायक होता है। इसकी छाल का चूर्ण खूनी बवासीर में लाभ पहुँचाता है। इसकी जड़ का चूर्ण नारियल तेल, दूध एवं नींबू के साथ सेवन करने से सुजाक ठीक होता है। सिंदवार, ईशमूल, ब्राह्मी जड़ के चूर्ण को करंज तेल में मिलाकर लगाने से सफेद कुष्ठ रोग दूर होता है। इसका तेल गर्भ निरोधक के रूप में उपयोग में लाया जाता है।

कुसुम (द सेचली चेरा ओलेओसा)–इसकी छाल का चूर्ण दस्त रोकने में लाभदायक होता है। इसका तेल कलकल, खुजली, सुकड़ एवं पाकड़ जैसे चर्म रोग को ठीक करता है। इसका तेल बालों को पोषक तत्त्व प्रदान करता है।

कुनैन (सिकोना ओफिसीनेलीस)–इसकी छाल के चूर्ण को औषधि के रूप में व्यवहार किया जाता है। यह मलेरिया ज्वरनाशक होता है। इससे निमोनिया, अमीबा पेचिश तथा नेत्र रोग में लाभ मिलता है। इसका तेल या मलहम गठिया रोग में आराम पहुँचाता है।

कामराज (सीडा एक्यूटा)–कामराज की जड़ को पीसकर तथा सरसों तेल में गरम कर कान में डालने से तथा कान के आसपास लगाने से दर्द ठीक होता है। इसको लगाने से कमर तथा अन्य जोड़ों का दर्द भी ठीक होता है।

कदम (एंथोसीफेसिस कदंबा)–इसकी छाल का चूर्ण या अर्क ज्वर कम करता है। इसके फूलों एवं फलों का सेवन पौष्टिक तत्त्व प्रदान करता है तथा पेट रोग को ठीक करता है।

कुटुमार (सोलेनम इंडिकम)–इसका प्रयोग दाद, दमा, त्वचा रोग, मूत्र रोग, प्यास, पेचिश, उदर रोग एवं गैस्ट्रिक में किया जाता है।

काला बूटी–यह एक प्रकार का कंद होता है। इसे कामराज, भोगराज तथा तेजराज के साथ मिलाकर तथा सेवन करने से टी.बी की बीमारी ठीक होती है।

केला (मुसपाराडिसि आका)–दस्त रोकने में पका हुआ केला लाभदायक होता है। कच्चा केला उबाल कर चोखा के रूप में खाने से कब्ज ठीक होता

है तथा मधुमेह रोग नियंत्रण में रहता है। रक्त में लौह की कमी होने पर केला खाना लाभदायक होता है। दही केला साथ-साथ नहीं लेना चाहिए। इससे हाथी पैर नामक रोग हो जाता है।

करेला (मेमोराडिका चिरेसियार)–करेला की पत्तियों तथा फलों का चूर्ण या काढ़ा मधुमेह एवं रक्तचाप की बीमारी को नियंत्रण में रखता है। इसका रस पीने से रक्त की शुद्धि होती है। इसकी जड़ बिच्छू दंश में देह स्थान पर रगड़ने से लाभ मिलता है।

कौडी–इसका रस कान दर्द में लाभदायक होता है।

कसगो–इसकी लता बुखार में लाभदायक होती है।

कनेल (थमेसिया पेरूभियाना)– इसकी पत्तियों को पीसकर तथा चर्मरोग में लगाने से कल-कल, सुकड़, पक्कड़, एक्गिमा, दाद आदि ठीक होता है।

कुलिंजन (अलविनिया गलंगा)–इसके कंद से तेल निकालकर बालों में लगाने से बालों को पोषण मिलता है तथा सिर दर्द ठीक होता है।

कुटुम (कोक सिनिया कोर्डिफोलिया)–इसके फल के ऊपरी भाग का चूर्ण पेट दर्द तथा कब्ज में लाभ पहुँचाता है। फल का सेवन गैस्ट्रिक की बीमारी ठीक करता है।

काली–इसकी छाल से निर्मित गोली श्वेत प्रदर की बीमारी में लाभ पहुँचाती है।

कौचला (स्ट्राइकनस बोमिका)–इसके बीज को बच्चों की कमर में बाँधा जाता है, जिससे बच्चों को नजर नहीं लगती है।

कौच (मुकुना पुटीटा)–इसके बीज को पीसकर घाव पर लगाने से या तो घाव बैठकर ठीक हो जाता है, या पीप बहकर बाहर आ जाता है तथा घाव ठीक हो जाता है। इसके जड़ की गोली मलेरिया बीमारी में लाभ पहुँचाती है।

करीर–इसकी साग खाने से आँख की बीमारी ठीक होती है।

कोहड़ा (कुकुरबिटा मोसकाटा)–इसकी मुलायम पत्तियों की साग बनाकर खाने से गैस की बीमारी ठीक होती है।

करम (एडिना कोर्डिफोलिया)–इसकी छाल से बना मलहम त्वचा के घाव को ठीक करता है। इसका रस गर्भ निरोधक का काम करता है। इसकी पत्तियों को आग में सेंककर घाव पर बाँधने से घाव ठीक हो जाता है।

खैर या कत्था (एकेसिया केटेचु)–इसकी जड़ से तैयार मलहम गठिया दर्द एवं रोग में लाभ पहुँचाता है। इससे बुखार भी दूर किया जाता है। इसका

उपयोग अधिक रक्तचाप दूर करने में भी किया जाता है।

खैनी/तंबाकू (निकोटियाना टेवेकम)–खैनी पत्ता को तेल लगाकर तथा आग पर सेंककर गाँठ पर बाँधने से गठिया रोग ठीक हो जाता है। इसके डंठल को सरसों तेल में पकाकर कान में डालने से कान दर्द में आराम मिलता है। तंबाकू की राख तथा नारियल तेल से खाज एवं खुजली ठीक होती है। तंबाकू के डंठल को गर्म कर दाँत दर्द वाले स्थान पर रखने से दाँत दर्द में आराम पहुँचता है।

खीरा (कुकुमिस सेटिमस)–खीरा बीज का चूर्ण हैजा रोग में लाभदायक होता है। यह पथरी की बीमारी में भी लाभदायक होता है।

खपरा साग (ट्री अंथेमा पोरटुलाकास्टम)–इसकी पत्तियाँ दवाई के रूप में काम आती हैं। यह मूत्र रोग एवं जलोदर में लाभदायक होता है। जिगर तथा गुर्दे रोग में भी यह लाभदायक होता है। गर्भाशय की बीमारी में भी यह लाभ पहुँचाता है। इसका उपयोग काला ज्वर ठीक करने के लिए किया जाता है।

गम्हार (गमेलिया अर्बोरिया)–इसकी पत्तियों का रस साँप काटने, बिच्छू काटने, कृमि नाश करने तथा सुजाक की बीमारी ठीक करने में लाभदायक होता है। पेशाब रुकने की स्थिति में इसका उपयोग अत्यंत लाभदायक होता है।

गंधपूर्णा (गाउलथेरिया फ्रेग रेटिमा)–इसके तेल का प्रयोग दवा के रूप में होता है। इसका तेल पाचन क्रिया ठीक करता है, पेट के कृमि को भगाता है, जलन दूर करता है तथा उत्तेजना उत्पन्न करता है।

ग्वार पाठा (एलोएवीरा)–इसका उपयोग यकृत की बीमारी ठीक करने के लिए किया जाता है। इसकी पत्तियों को पीस कर लगातार सुबह में खाली पेट पीने से लिवर की बीमारी ठीक होती है।

गन्ना (सेकेरम आफिसीनेरम)–इसके रस का उपयोग जौंडिस की बीमारी में लाभदायक होता है। इसके रस को दूध, मटठा या दही के साथ लेने से कब्ज ठीक हो जाता है तथा पेट साफ रहता है। ईख से गुड़ बनता है जिसका उपयोग काला नमक एवं अजवाइन के साथ करने से बदहजमी, कब्ज तथा कफ का नाश होता है। रात में खाना खाकर तथा पानी पीने के आधा घंटा बाद गुड़ खाकर सो जाने से खांसी, खस-खस में काफी आराम मिलता है।

गिलोय (टिबोस्मोरा कार्डिलिया)–यह पित्त दूर करता है। गर्भवती महिला के स्वास्थ्य को ठीक करता है। पेचिश तथा अतिसार में लाभदायक होता है। इसके बीज का उपयोग वमन कराने हेतु किया जाता है।

गूलर (फिकस ग्लोमिराटा)–यह मासिक धर्म को ठीक करता है, पेट की गड़बड़ी को ठीक करता है, दूध पिलाने वाली महिलाओं का दूध बढ़ाता है। गर्भावस्था में उल्टी रोकता है। इसका पका फल रक्त स्राव को रोकता है।

गाजर (डाउकस करोटा)–गाजर का रस बच्चों के दूध के दाँतों के निकालने में लाभदायक होता है। बच्चों के शरीर का अच्छे ढंग से विकास करता है। हृदय की कमजोरी दूर करता है तथा चर्म रोग में लाभप्रद होता है।

गांजा (केमेबिस सेटिवा)–इसकी पत्तियों का चूर्ण भूखवर्धक होता है। इसका सेवन नशा के रूप में किया जाता है।

गेंदा फूल (टेगेटस इरेक्टा)–इसकी पत्तियों के रस या पत्तियों को पीसकर तैयार किया गया मलहम घाव पर लगाने से घाव ठीक होता है।

गुंज पेड़ (एबरस प्रिक्टोरियस)–इसका उपयोग बेहोश व्यक्ति को होश में लाने के लिए किया जाता है। यह मूर्च्छा दूर करता है।

घोड़वच (एकोरस क्लेमस)–इसके कंद को सुखाकर दवा के रूप में उपयोग किया जाता है। इसका सेवन करने से गैस की बीमारी ठीक होती है, भूख बढ़ती है, दमा, पेचिश तथा अतिसार में लाभदायक होता है। यह कृमि का नाश करता है तथा मासिक धर्म की गड़बड़ी को ठीक करता है। इसके चूर्ण को मधु के साथ लेने से मिर्गी रोग ठीक होता है।

घृतकुमारी (एलोय बार्बेडेनसिस)–इसकी पत्तियों का रस पेट के कीड़ों का नाश करता है। जलने पर इसकी पत्तियों को जले भाग पर लगाया जाता है। इसका रस गर्भनिरोधक का भी काम करता है। अनपच के समय पत्तियों को चूसने से भूख लगती है।

घुमासाग–इसका उपयोग कैंसर, एड्स एवं टी.बी. की दवा के रूप में किया जाता है।

चिरचिरी (एकेरेंथस एसपेरा)–इसकी जड़ का प्रयोग औषधि के रूप में किया जाता है। इसकी जड़ का रस दाँत दर्द में लाभदायक होता है। सर्प दंश एवं बिच्छू दंश में भी इसकी जड़ का प्रयोग विष उतारने तथा झाड़ने-फूँकने के लिए किया जाता है। पेट दर्द एवं बवासीर में भी लाभदायक होता है। मलेरिया बुखार में भी यह लाभदायक होता है।

चीड़ (पाइनस राक्स बरघी)–इससे तारपीन तेल निकाला जाता है। तारपीन तेल दर्द में सहायता पहुँचाता है। इसको लगाने से त्वचा में उत्तेजना आ जाती है। इससे पुरानी खांसी को ठीक किया जाता है। पेट में ऐंठन भी इससे ठीक हो जाती है। नाक और मसूढ़े से खून आने पर इसका उपयोग किया जाता है।

चंदन (सांटालुम अल्यूम)–चंदन के हीर (बीच भाग) की लकड़ी से तैयार किया गया तेल औषधि का काम करता है। इससे मूत्राशय एवं मूत्र नली की सूजन ठीक होती है। चंदन की लकड़ी को पानी में घिस कर सिर पर लगाने से सिर दर्द ठीक हो जाता है। इससे लू का बुखार भी ठीक होता है। चंदन के बीज का तेल त्वचा रोग को ठीक करता है।

चिरायता (स्वेटिया चिराटा)–इसका संपूर्ण पौधा ही औषधि का कार्य करता है। यह पाचक, ज्वरनाशक तथा कृमियों का नाश करने वाला होता है। इसका उपयोग अतिसार, दुर्बलता एवं दूषित रक्त की बीमारी ठीक करने के लिए किया जाता है। इसका काढ़ा मलेरिया, विषम ज्वर तथा काला ज्वर को ठीक करता है।

चकोड़ साग (केसिया टोरा)–चकोड़ साग तथा कुरथी दाल के सेवन से पेट की पथरी का रोग ठीक होता है। चकोड़ की जड़ को योनिमार्ग पर रखने से प्रसव होने में देरी नहीं लगती है।

चौलाई साग (एमेरेंथस लीटम)–यह साग नेत्ररोग के लिए अति लाभदायक होता है। इसकी जड़ को दूध के साथ पीसकर आँख पर लगाने से आँख की बीमारी ठीक हो जाती है।

चावल कंदा–यह यौनशक्तिवर्धक होता है। इसके काढ़ा को खाली पेट 15 दिनों तक लगातार सेवन करने से पुरुष की यौन शक्ति बढ़ जाती है।

चरई गोड़वा (भीटेकस प्रेड़न कुलेरिस)–इसकी जड़ को पानी में उबाल कर पीड़ित व्यक्ति को देने से हृदय रोग ठीक होता है। इसकी छाल को सर्प दंश के स्थान पर रगड़ने से लाभ मिलता है। छाल का काढ़ा सर्प दंश से पीड़ित व्यक्ति को पिलाया जाता है। इसे सीमजंगा भी कहा जाता है। इसके चूर्ण को सेवन करने से मलेरिया रोग ठीक होता है। इसके काढ़े को पीने से दूषित रक्त ठीक होता है। यह जॉडिंस में भी लाभ पहुँचाता है। रक्तचाप को भी नियंत्रित करता है।

चिलबिलिया (होलोटेलिया इंटेगरीफोलिया)–इसकी पत्तियों का रस सफेद दाग मिटाने में सहायक होता है। इसका रस दिनाय की बीमारी भी ठीक करता है। इसकी छाल पीसकर ललाट पर लेप करने से सिर दर्द ठीक होता है।

छातीन (अल्सटोनिया स्कोला रिस)–इसकी छाल के चूर्ण से पुराना अतिसार, पेचिश एवं मलेरिया बुखार ठीक होता है। रक्तचाप को नियंत्रित रखने में भी इसका उपयोग किया जाता है।

जामुन (सिजिणिअम क्यूमिनी)–जामुन के फल खाना जिगर की बीमारी में लाभ पहुँचाता है। काला नमक के साथ जला हुआ जामुन का चूर्ण खाने से पाचन शक्ति ठीक होती है। जामुन का चूर्ण, मट्ठा तथा काला नमक लू लगने पर दवा के रूप में काम करता है। इसकी गुठली का सत्तु मधुमेह रोग में दवा के रूप में प्रयोग किया जाता है।

जंगली प्याज (अरजिनिया इंडिका)–यह हृदय रोग, खांसी, श्वास नली की सूजन तथा मूत्र विरेचक में लाभप्रद होता है। इससे बनाया गया मलहम फोड़ों तथा जले जख्मों में लगाया जाता है।

जीरा (क्यूमिनम सायमिनम)–यह वमन, दूध वृद्धि तथा अम्लपित्त में सहायक होता है। जीरा और काला नमक पाचन शक्ति को ठीक करता है। जीरा चूर्ण, मट्ठा तथा नमक लू लगने पर फायदा पहुँचाता है।

टमाटर (लायकोन पसिर्कम स्कूलेनटम)–इसकी पत्तियों को पीस कर लगाने से फोड़ा-फुंसी ठीक होता है। टमाटर के फल को काला नमक संग खाने से पेट के कीड़े मर जाते हैं।

तुलसी (अकिमन सेंकटम)–तुलसी का संपूर्ण पौधा ही औषधि के रूप में व्यवहार लाया जाता है। इसकी पत्ती, जड़, धड़, फूल, फल, बीज का उपयोग दवा के रूप में किया जाता है। पत्तों का काढ़ा सर्दी, खांसी, जुकाम तथा अनपच में लाभदायक होता है। तुलसी पत्ता, काली मिर्च, मिसरी तथा घी से कुकर खांसी ठीक होती है। तुलसी पत्ता तथा मधु का सेवन रक्तचाप में लाभ पहुँचाता है। मिसरी और तुलसी पत्ता का घी के साथ सेवन कफ को ठीक करता है। तुलसी पत्ता और अदरक का सेवन सर्दी, बुखार तथा मलेरिया को ठीक करता है।

ताल मखाना (हिग्रोफिलाआडरी कुलाटा)–इसके संपूर्ण पौधे में औषधीय गुण पाया जाता है। इसके व्यवहार से मूत्र रोग, जलोदर, पीलिया, गठिया, एवं जननेंद्रियों के रोग ठीक हो जाते हैं।

दूब घास (साइनोडोन टेक्साइलोन)–दूब घास तथा मिस्त्री को पीसकर खाली पेट सुबह पीने से धातु रोग ठीक हो जाता है। इस घास की लेई सिर दर्द एवं खुजली में लाभदायक होती है। दूब घास तथा मोथा घास का रस धातृ माताओं को देने से दूध बढ़ता है।

धनिया (कोरिएंड्रम सेंटिमम)–सूखा तथा भुंजा हुआ धनिया चूर्ण को शहद या गुड़ के साथ खाने से अनपच ठीक होता है तथा सभी प्रकार के बुखार में लाभ पहुँचाता है।

धतूरा (धतूरा फेस्टुओसा)–धतूरा की पत्ती को सरसों तेल में भिगोकर तथा आग में सेक करके प्रभावित स्थान पर रखकर बाँध देने से अंडवृद्धि की बीमारी तथा गठिया की बीमारी में आराम मिलता है। धतूरा की पत्तियों का रस पेट के जोंक को ठीक करता है।

धवई (उड़फौर्डिया फुटीकोसा)–धवई फूल का उपयोग टी.बी. तथा पाचन की बीमारी में लाभदायक होता है।

नीम (एजेडिराक्टा इंडिका)–नीम की पत्तियों, छाल तथा तेल का व्यवहार दवा के रूप में होता है। नीम की कोमल पत्तियों को सवेरे खाली पेट खाने से पेट के कृमि खत्म हो जाते हैं। इसकी पत्तियों को पीसकर लगाने से घाव ठीक होता है। इसकी पत्तियों का रस पीने से मधुमेह ठीक होता है। पत्तियों को गर्म पानी में उबाल कर स्नान करने से चर्म रोग ठीक होता है। इसकी ताड़ी पीने से रक्त का विकार दूर हो जाता है। इसका तेल लगाने से कलकल की बीमारी ठीक होती है। इसके तेल का उपयोग गर्भनाशक के रूप में भी किया जाता है। इसकी सूखी पत्तियों का उपयोग अन्न को बरसात के दिनों में कीड़ा से बचाने के लिए किया जाता है। इसका दातुन करना दाँत मुँह के लिए लाभदायक होता है। नीम का पत्ता और छाल पीसकर लगाने से घाव ठीक होता है। चेचक से प्रभावित व्यक्ति को नीम की पत्तियों के बिछावन पर सुलाया जाता है तथा पत्तियों को गर्म पानी में उबाल कर स्नान कराया जाता है। गर्म लगने पर पत्तियों को ही बेना या पंखा की तरह उपयोग किया जाता है। इसका उपयोग साबुन निर्माण में भी होता है।

नींबू (साइट्रस आउरेंटी फोलिया)–इसका उपयोग कब्ज निवारण के रूप में खूब किया जाता है। नींबू को काटकर तथा उसके ऊपर काला नमक रखकर चूसने से पाचन तंत्र ठीक होता है। नींबू पानी का सुबह में खाली पेट नियमित सेवन करने से मोटापा कम होता है। नींबू रस को गरी तेल में मिलाकर सिर में लगाने से रूसी ठीक होती है। इसका रस पेट दर्द एवं वमन में भी उपयोग में लाया जाता है।

नागफनी (ओपुनसिया पाइलोक्लेड)–इसका मलहम चर्म रोग में लाभदायक होता है। इसका रस कान दर्द में लाभदायक होता है।

पत्थर चट्टा (ब्रायोफाइलम पीनेटम)–इसकी पत्तियों का रस पीने से पेट की पथरी गल जाती है। इसका रस डायरिया में भी लाभदायक होता है।

पलास (ब्यूटियामोनो स्पर्मा)–इसकी छाल का रस पेचिश में लाभदायक होता है। इसकी छाल को पीसकर टूटे हुए भाग पर लगाने से हड्डी शीघ्र जुड़

जाती है। इसका गोंद खांसी ठीक करता है। खांसी के समय इसे गले पर मालिश किया जाता है। मिसरी के साथ इसके फूल के रस का शर्बत पीने से रुका हुआ पेशाब ठीक हो जाता है।

पालक (स्पाइनेसिया ओलेरेसिया)–पालक साग का सेवन आँख की रोशनी को बनाए रखता है।

पेचकी (कोलोकेसिया एसकुलांटा)–इसके कंद को पीसकर तथा करुआ तेल में पका कर लगाने से टूटी हड्डी जुड़ जाती है। यह चोट के कारण आई सूजन भी ठीक करता है।

पीपर (पीपर लंगम)–इसके फल के चूर्ण को मिसरी या मधु के साथ खाने से बवासीर ठीक होती है। यह अनपच, कफ, सर्दी, खांसी इत्यादि में लाभदायक होता है। इसका उपयोग ओछवानी, मधुवानी, च्यवनप्राश तथा शीतोपलाद के निर्माण में किया जाता है।

पुतरी (क्रोटोनराक्सबरघी)–इसका दूध आँख रोग एवं मोतियाबिंद को दूर करने में सहायक होता है।

पुदीना (मेंथालोंगिफोलिया)–इसका रस कै, दस्त, लू, गैस इत्यादि को दूर करने में सहायक होता है।

पीपल (फिकसरेलिजियोसा)–इसके फल को गुड़ के साथ खाने से प्रदर की बीमारी ठीक होती है। इसकी कोमल पत्तियों को काली मिर्च के साथ खाने से पेट की पथरी ठीक हो जाती है।

पाताल बुटी–इसके कंद को तेजराज, भोगराज एवं कामराज की जड़ के साथ पीस कर खाली पेट खाने से टी.बी. की बीमारी ठीक हो जाती है।

प्याज (एलियुम सेपा)–प्याज का रस सर्दी, खांसी, जुकाम, लू, कै, दस्त जैसी बीमारियों में लाभदायक होता है। प्याज को पीसकर तथा गर्म करके लगाने से सूजन ठीक होती है तथा घाव भी जल्द ठीक हो जाता है।

पृश्नीपर्णी (यूरेरिया पिटक)–इसके बीज के चूर्ण को सरसों तेल तथा बकरी दूध के साथ मिलाकर मालिश करने से वात रोग ठीक होता है। इसका उपयोग हड्डी जोड़ने के लिए भी किया जाता है।

परही–इसकी पत्तियों को आग में सेंककर बवासीर पर लगाने से आराम मिलता है।

पितौंजी (पुतान जीवा शेक्बर्धी)–जुड़पित्ती होने पर इसके बीज की माला पहनना लाभदायक होता है।

फुटकल (फिकस इंफेक्टोरिया)–इसकी कोमल पत्तियों को माड़ के

साथ सेवन करने से पेट की गर्मी ठीक हो जाती है। यह पेचिश की बीमारी में भी लाभदायक होता है।

बेल (एग्ल मार्मेलस)–इसका फल हृदय रोग में लाभदायक होता है। इसका शर्बत लू लगने, कै, दस्त होने, पेचिश होने पर लाभदायक होता है। इसकी कोमल पत्तियों को प्रत्येक दिन खाली पेट खाने से मधुमेह एवं हृदय रोग ठीक होता है। इसके बीज का चूर्ण कब्जनाशक होता है। इसकी जड़ और पत्तियों में रोगरोधक क्षमता पाई जाती है।

बबूल (एकेशिया एरेबिका)–इसके फल को चीनी के साथ खाने से कमजोरी दूर होती है। इसका दातुन दंत रोग को ठीक करता है। इसकी छाल हड्डी टूटने तथा सूजन के लिए लाभप्रद होती है। इसकी गोंद को घी में भुंजकर खाने से सुखी खांसी ठीक होती है तथा वीर्य की दुर्बलता दूर होती है।

बहेड़ा (टर्मिनेषिया बेलीरीका)–इसका चूर्ण कृमि रोग, मुख रोग, पेट रोग, सर्दी, खांसी, कब्ज दूर करने में सहायक होता है। इसके चूर्ण का उपयोग त्रिफला, मधुवानी तथा च्यवनप्राश के निर्माण में होता है। यह मस्तिष्क रोग, बवासीर, कुष्ठ रोग एवं ज्वर में उपयोगी होता है।

बेंग साग, ब्राह्मणी (सेंटिला एसिआसिका)–यह पेट रोग, चीनी रोग, जौंडिस, गैस्ट्रिक आदि रोगों को दूर करता है। यह संपूर्ण पौधा ही औषधि गुणों से परिपूर्ण है। इसका साग बनाकर खाने से व्यक्ति स्वस्थ रहता है।

बरगद (फिकस इलास्टिका)–इसकी छाल का काढ़ा बहुमूत्र में विशेष लाभ पहुँचाता है। इसका पका फल अतिसार में अधिक लाभदायक होता है।

बेर (जिजिकस माउरिटिना)–इसका चूर्ण श्वेत प्रदर को ठीक करता है। दूध के साथ इसके चूर्ण के सेवन से निर्बलता दूर होती है। कुत्ता काटने पर इसकी जड़ का काढ़ा लाभ पहुँचाता है। इसकी पत्तियों का लेप ज्वर उतारने के काम आता है।

बादाम गिरी–इसका सेवन कब्ज एवं मूत्र रोग में लाभ पहुँचाता है।

बाबला कंदा–बाबला कंदा तथा महाकल कंदा को पीसकर लकवाग्रस्त क्षेत्र पर लगाने से लाभ पहुँचता है।

बेलजन (कोर्डिया मिक्स)–इसकी छाल वात की बीमारी एवं मासिक धर्म की गड़बड़ी में सहायक होती है।

भ्रम आंवला–इसकी जड़ को पीसकर घोल बनाया जाता है तथा इस घोल को खाली पेट लेने से धातु की बीमारी ठीक होती है।

भूमि जाम (प्रेमना हर्वेसिया)–इसकी जड़ का प्रयोग दवा के रूप में होता है। इसकी जड़ को करंज तेल या महुआ तेल में पकाकर लगाने से वात की बीमारी ठीक होती है।

भूखला कांटा–यह घाव तथा एग्जिमा में लाभदायक होता है। इसकी जड़ को पीसकर लगाने से एग्जिमा तथा घाव ठीक होता है।

भेलवा (सिमिकारापस एनाकार्डियम)–यह कैंसर एवं गठिया रोग में लाभ पहुँचाता है। इसके चूर्ण का सेवन दूध के साथ किया जाता है। इसके बीज का तेल गठिया रोग में लाभ पहुँचाता है।

मैदा (लिटसिया पोलिएंथा)–इसकी छाल को पीसकर हड्डी टूटने में लगाया जाता है। यह टूटी हुई हड्डी को जल्द जोड़ने में सहायक होता है।

महुआ (मधुका ब्यूटी)–महुआ के फूल एवं पत्ती आग पर सेक कर लगाने से सूजन, दर्द, वात दर्द में लाभ पहुँचता है। इसका फूल श्वास नली की सूजन को ठीक करता है। महुआ बीज का तेल दर्द, खांसी, सूजन, निमोनिया में लाभदायक होता है। इसकी छाल का रस भी सर्दी-खांसी ठीक करता है।

मुनगा (मोरिनजा ओलिफेरा)–इसकी जड़, पत्ती, फूल, फल, बीज का प्रयोग दवा के लिए किया जाता है। इसकी पत्ती का साग रक्तचाप ठीक करता है। इसके फूल एवं फल रतौंधी एवं हृदय रोग में लाभ पहुँचाते हैं। इसकी छाल का रस फीता कृमि का नाश करता है। इसके बीज के रस के सेवन से चेचक की बीमारी नहीं होती है।

महाकाल–इसकी जड़ को महुआ तेल में पकाकर लगाने से दर्द ठीक होता है। इसकी जड़ विषैली होती है।

मयूर चूंदिया (एलिफैटाप सइसकेवर)–इसकी जड़ का प्रयोग गर्भपात कराने में किया जाता है।

मर्दराज–इसके कंद के सेवन से पौरुष बल वापस आ जाता है।

भोगराज (प्यूसीडेनम धाना)–इसकी जड़ का रस सर्प विष का नाश करता है।

तेजराज (पायनोसायकलग्लायका)–इसकी जड़ का प्रयोग औषधि के रूप में किया जाता है। इससे मर्दानगी वापस आ जाती है।

मूली (रेफेनस सेटीभस)–इसकी पत्तियों का रस कर्णशूल बीमारी में लाभदायक होता है। मूली गैस्ट्रिक की बीमारी को दूर करती है।

मेंहदी (लावसोनिया इनरमीस)–इसकी पत्तियों का रस मूत्र मार्ग की जलन को ठीक करता है। यह पीलिया बीमारी में भी लाभदायक होता है।

इसकी पत्ती को पीसकर लगाने से रूसी ठीक होती है। इसका नियमित प्रयोग बालों में निखार ला देता है।

मकचूंद (चूक्लीपटा अल्बा)–इसके फूल का रस पेट की गर्मी को ठीक करता है। यह धात की बीमारी को भी ठीक करता है।

यूकैलिप्टस (यूकैलिप्टस ग्लोबुल्स)–इसकी पत्तियों का रस पेट दर्द को ठीक करता है। इसकी छाल का रस सर्दी, खांसी तथा जुकाम में लाभ पहुँचाता है। इसका तेल सिरदर्द ठीक करता है।

रेंगनी (आर्मिमौन मैक्सिना)–इसकी जड़ का चूर्ण गोल मिर्च के चूर्ण के साथ गरम पानी संग लेने में अंडवृद्धि की बीमारी में लाभ पहुँचाता है। इसके बीज का चूर्ण दंत रोग में लाभ पहुँचाता है।

रम पावन–इसका तना धात की बीमारी में लाभदायक होता है।

लहसुन (एलियुम सेटिमम्)–लहसुन को सरसों तेल में पकाकर फिर ठंडा करके कान में डालने से कर्ण दर्द ठीक हो जाता है। लहसुन का एक दाना नित्य खाली पेट लेने से पेट की बीमारी ठीक होती है। इससे गठिया रोग में भी लाभ मिलता है। लहसुन का पका हुआ तेल बदन में लगाने से बदन दर्द ठीक हो जाता है।

लरंग लता–इसके लता (Creeper) को पीस करके लगाने से दर्द में आराम मिलता है।

लाल दूधी (यूफेरबिया हिटा)–यह एकवर्षीय पौधा होता है। संपूर्ण पौधे को सुखाकर औषधि के रूप में व्यवहार किया जाता है। इसका उपयोग क्षय रोग, हृदय रोग, उदर रोग, दमा तथा खांसी में किया जाता है। इसकी जड़ का रस वमन रोकता है।

लाजवंती (छुईमुई)–इसका उपयोग सर्पदंश, बिच्छूदंश तथा कान दर्द में किया जाता है।

सर्पगंधा (राउलफिया सर्पेंटिना)–इसका बीज पेट दर्द, सर्पदंश तथा बिच्छू डंक में दवा के रूप में काम आता है। इसकी जड़ मलेरिया को ठीक करती है। इसके चूर्ण को शक्तिदायक तथा यौवनदायक के रूप में प्रयोग किया जाता है।

संजीवन बूटी (लाइकोपोडियम कलवेटम)–इसके सेवन से रतौंधी तथा चक्कर की बीमारी ठीक होती है। कान दर्द, दाँत दर्द में इसका उपयोग होता है। बहुमूत्र की यह अचूक दवा है। संधिवात में संजीवनी तेल की मालिश लाभदायक होती है।

सूर्यमुखी (हेलिएंबस एलम)–इसके तेल का सेवन कोलेस्ट्रोल की मात्रा को घटाता है।

सदाबहार (मिनका रेजिया)–इसकी पत्ती एवं फूल मधुमेह रोग की अचूक दवा है। इससे सन्निपात ज्वर में भी लाभ मिलता है।

सिंदबार (मिटेक्स निगंडो)–इसकी पत्तियों को पीसकर गुड़ के साथ खाने से बुखार ठीक होता है। अंडवृद्धि में इसकी पत्तियों का रस लाभ पहुँचाता है। करंज तेल के साथ इसकी पत्तियों का लेप चर्म रोग को ठीक करता है। यह पेट की कृमि को दूर करता है।

सालगस–इसकी छाल का मलहम घाव को ठीक करता है।

सेमल (बोंबेक्स सेइबा)–सेमल के छोटे पौधे का कंद बांझपन की बीमारी को ठीक करता है। यह धात की बीमारी में भी लाभदायक होता है।

सुकदर्शन (क्रीनमडेफिक्सम)–इसके बीज के चूर्ण को गुड़ या चीनी के साथ खाने से यौवन शक्ति प्राप्त होती है। इसकी पत्तियो का रस कर्ण रोग एवं चर्म रोग में लाभदायक होता है।

सनय–इसके बीज को पीसकर शहद के साथ खाने से लकवा रोग ठीक होता है।

समसेहार–यह गैस्ट्रिक एवं बुखार की अचूक दवा है। इसकी पत्तियों की चाय पीने से बुखार ठीक होता है।

सौंठ (जिंजिबर ओकिसीनेला)–यह हिचकी, दस्त तथा सर्दी-खांसी की दवा है।

शहद (मधु)–मधु सर्दी, बुखार, दिल की बीमारी, नपुंसकता, मधुमेह, जैसी बीमारियों में विशेष लाभ पहुँचाता है।

शीशम (डलबरजिया सिस्ड)–इसकी पत्तियों को रात भर पानी में डालकर पीने से पेट रोग खत्म होता है तथा पौरुष शक्ति का विकास होता है।

शरीफा (एनोना स्कवामोसा)–इसके फल, फूल, बीज तथा पत्ती का सेवन जूं को मारने के लिए किया जाता है। यह कृमिनाशक होता है।

हरश्रृंगार (निकटेंथस अरबर ट्रिस-ट्रिस)–इसका उपयोग बुखार, गठिया तथा चीनी रोग में किया जाता है। इसकी पत्तियों का रस सर्प विष को खत्म करता है। इसके फूल के रस को नारियल के तेल के साथ लगाने से बाल का झड़ना ठीक हो जाता है।

हरजोड़ (सीजन पिलोस पारिएसस)–इसका प्रयोग हड्डी की टूट में जोड़ने की दवा के रूप में किया जाता है। इसकी लताओं को पीसकर लेई जैसा

बना लिया जाता है तथा महुआ तेल में पका कर टूटे हुए भाग पर लगाया जाता है। इससे टूटी हुई हड्डियाँ शीघ्र जुड़ जाती हैं।

हल्दी (कुरकुमा डोमिस्टिका)—हल्दी का प्रयोग गर्भ निरोधक के रूप में किया जाता है। गर्म हल्दी तथा चूना का लेप चोट तथा सूजन में आराम पहुँचाता है। दूध के साथ हल्दी चूर्ण को पीने से सर्दी खांसी में लाभ मिलता है। हल्दी का उबटन सौंदर्य निखार के लिए लगाया जाता है। हल्दी तथा बेसन की लेई लगाकर नित्य स्नान करने से सौंदर्य निखर जाता है।

हर्रे (टर्मिनालिया छेबुला)—इसको आग में पकाकर चूसने से सर्दी, खांसी, गैस, अनपच, अनिद्रा जैसी बीमारी ठीक होती है। इसका प्रयोग त्रिफला चूर्ण में भी किया जाता है।

जंगली पशु-पक्षी और देहाती दवा—जंगलों में उपलब्ध पशुओं के सींग, पंख, अस्थि, दाँत, चर्बी तथा माँस का उपयोग लोक समाज के सदस्य दवा के रूप में करते आ रहे हैं। उनके बारे में वर्णन नीचे दिया जा रहा है।

भौरी कीड़ा—यह जल में तैरने वाला काले रंग का कीड़ा है। इसे गुड़ के साथ खाने से मिरगी (Epilepsy) ठीक होती है।

केंचुआ—इसे भी गुड़ के साथ खाने से मिरगी (epilepsy) ठीक होती है।

कबूतर—कबूतर के माँस को खाने से पथरी की बीमारी ठीक होती है।

कुत्ता—कुत्ते का माँस खाना टी०बी० में लाभदायक होता है।

बगेरी—बगेरी खाने से नपुंसकता दूर होती है।

हारिल—इसका माँस सर्दी, खांसी तथा दमा में लाभदायक होता है।

वनमुर्गी—सर्दी-खांसी तथा जुकाम में इसका माँस लाभ पहुँचाता है।

चमगादड़—इसका माँस रतौंधी तथा दमा की बीमारी ठीक करता है।

साँप का तेल—यह कुष्ठ रोग या सोन बहरी रोग को ठीक करता है।

रेशम का कीड़ा—इसको गुड़ संग खाने से मिरगी रोग में लाभ मिलता है।

साहिल—इसकी अतड़ी का मांस खाने से मिरगी रोग में लाभ मिलता है।

सियार का खून—यह अपरस की बीमारी को ठीक करता है।

हिरण सींग—हिरण सींग को पथर पर घिसकर लगाने से बवासीर ठीक होता है।

हाथी दाँत—हाथी दाँत को रगड़कर लगाने से बवासीर ठीक होता है।

12

स्वास्थ्य जनसांख्यिकी
(Health Demography)

हमारे देश में सन् 2002 में राष्ट्रीय स्वास्थ्य नीति का सूत्रीकरण किया गया था। इस नीति में इस तथ्य पर विशेष बल दिया गया है कि हमारे देश में जन स्वास्थ्य व्यवस्था की पहुँच तथा इससे होने वाले लाभ में विभिन्न वर्गों के बीच समानता नहीं है। जहाँ जनस्वास्थ्य सेवाओं की पहुँच संपन्न वर्गों में अच्छी है जिसके कारण स्वास्थ्य सेवाओं का लाभ वे अच्छे ढंग से उठा पाने में सफल होते हैं, वहीं इसकी पहुँच विपन्न तथा अति संवेदनशील वर्गों में निराशाजनक स्थिति में है, जिसके कारण गरीब इसके लाभ से वंचित हो जाते हैं। राष्ट्रीय स्वास्थ्य नीति 2002 में वैसे उद्देश्यों के सूत्रीकरण पर विशेष बल दिया गया है, जिनके द्वारा स्वास्थ्य सेवाओं की असमानता को खत्म किया जा सके तथा अति संवेदनशील समूहों तक स्वास्थ्य सेवाओं की पहुँच को विशेष पृथक् कार्यक्रम के द्वारा बढ़ाया जाए तथा उनपर होने वाले वित्तीय भार का वहन किया जाए। इस नीति के द्वारा सभी नागरिकों को राष्ट्रीय जनस्वास्थ्य सेवाओं के जरिए राष्ट्रीय विकास की मुख्य धारा में लाने का भरसक प्रयास किया गया है। हमारे देश के कुछ मूल स्वास्थ्य संकेतकों (Key Health Indicators) को सारणी 12.1 में प्रस्तुत किया जा रहा है। इसे स्वास्थ्य जनसांख्यिकी के नाम से भी जाना जाता है।

सारणी 12.1 के अवलोकन से यह तथ्य प्रकट होता है कि अनुसूचित जातियों एवं जनजातियों के बीच शिशु मृत्युदर, अन्य पिछड़ी जातियों एवं अन्य की तुलना में अधिक है। अनुसूचित जातियों में शिशु मृत्युदर, अनुसूचित जनजातियों की तुलना में थोड़ी कम है।

सारणी 12.1: भारत में कुछ मूल स्वास्थ्य संकेतकों की स्थिति

स्वास्थ्य संकेतक	*अनुसूचित जाति*	*अनुसूचित जनजाति*	*अन्य पिछड़ी जातियाँ*	*अन्य*	*कुल*
शिशु मृत्युदर	83	84.2	76.0	61.8	67.6
नव प्रसूति की मृत्युदर	53.2	53.3	50.8	40.7	43.4
बाल मृत्युदर (1-5 year)	39.5	46.3	29.3	22.2	29.3
5 वर्ष से नीचे मृत्युदर (0-4 year)	119.3	126.6	103.1	82.6	94.9
संस्थागत प्रसव	26.8	17.1	36.1	40.1	33.6
अनेमिया ग्रसित महिला	56.0	64.9	50.7	47.6	51.8
कुपोषित शिशु (आयु अनुसार वर्ष)	42.1	46.3	35.8	30.5	35.8
बाल्यावस्था टीकाकरण (पूर्ण असंक्रमीकरण)	40.2	26.4	43.0	46.8	42.0
ए.एन.सी. जांच (प्रसव पूर्व)	61.1	56.5	64.6	71.3	65.4

स्रोत: राष्ट्रीय परिवार स्वास्थ्य सर्वे 1998-1999

नवप्रसूतिक मृत्यु दर भी अनुसूचित जातियों तथा अनुसूचित जनजातियों के बीच अन्य पिछड़ी जातियों एवं अन्य की तुलना में अधिक है।

बाल मृत्यु दर भी अनुसूचित जातियों तथा अनुसूचित जनजातियों के बीच अन्य पिछड़ी जातियों एवं अन्य की तुलना में अधिक है।

पाँच वर्ष से नीचे बाल मृत्यु दर अनुसूचित जातियों एवं अनुसूचित जनजातियों में अन्य पिछड़ी जातियों एवं अन्य की तुलना में अधिक पायी गई।

संस्थागत प्रसव का प्रतिशत भी अनुसूचित जातियों एवं अनुसूचित जनजातियों में अन्य पिछड़ी जातियों की तुलना में कम देखा गया।

अनेमिया ग्रसित महिलाओं का प्रतिशत अनुसूचित जातियों तथा अनुसूचित जनजातियों के बीच अन्य पिछड़ी जातियों एवं अन्य की तुलना में ज्यादा पाया गया।

कुपोषित शिशु का प्रतिशत भी अनुसूचित जातियों तथा अनुसूचित जनजातियों के बीच अन्य पिछड़ी जातियों एवं अन्य की तुलना में अधिक देखा गया।

ए.एन.सी. जाँच का प्रतिशत भी अनुसूचित जातियों तथा अनुसूचित जनजातियों के बीच अन्य पिछड़ी जातियों तथा अन्य की तुलना में कम पाया गया।

बाल्यावस्था टीकाकारण का प्रतिशत भी अनुसूचित जातियों तथा अनुसूचित जनजातियों में अन्य पिछड़ी जातियों की तुलना में कम पाया गया।

उपरोक्त सारणी के अवलोकन से यह भी तथ्य प्रकट होता है कि राष्ट्रीय स्वास्थ्य सेवाओं की पहुँच सभी वर्गों में एक समान नहीं है। स्वास्थ्य के सभी प्रमुख संकेतकों के अध्ययन से यही तथ्य उभर कर सामने आया है कि अनुसूचित जातियाँ एवं जनजातियाँ स्वास्थ्य सेवा को प्राप्त करने में काफी पीछे हैं तथा उन्हें मुख्यधारा में शामिल करने के लिए हर संभव प्रयास किया जाना चाहिए।

कुल प्रजनन दर
(Total Fertility Rate)

भारत में कुल प्रजनन दर को सारणी 12.2 में जातियों के अनुसार दर्शाया जा रहा है।

सारणी 12.2: भारत में कुल प्रजनन दर का जातियों के अनुसार वितरण

जातियाँ	*कुल प्रजनन* दर
अनुसूचित जातियाँ	3.15
अनुसूचित जनजातियाँ	3.06
अन्य पिछड़ी जातियाँ	2.83
अन्य	2.66
कुल	2.92

स्रोत: राष्ट्रीय परिवार स्वास्थ्य सर्वे 1998–99

उपर्युक्त सारणी से यह तथ्य उभरकर प्रकट होता है कि भारत में कुल प्रजनन दर 2.92 है। यह दर अनुसूचित जातियों एवं अनुसूचित जनजातियों में अन्य पिछड़ी जातियों एवं अन्य की तुलना में अधिक है।

राष्ट्रीय स्तर पर अनुसूचित जातियों एवं अनुसूचित जनजातियों में कुल प्रजनन दर अन्य जातियों की तुलना में अधिक है। राज्य स्तर पर बिहार, हरियाणा, जम्मू एवं कश्मीर, मध्य प्रदेश, राजस्थान, सिक्किम तथा उत्तर प्रदेश

में अनुसूचित जातियों के बीच कुल प्रजनन दर अनुसूचित जनजातियों की औसत राष्ट्रीय दर से अधिक थी। आगे यह भी पाया गया कि बिहार, दिल्ली, गुजरात, हरियाणा, जम्मू एवं कश्मीर, मध्य प्रदेश, सिक्किम एवं उत्तराखंड में अनुसूचित जातियों के बीच कुल प्रजनन दर तीन बच्चों से अधिक थी जबकि राजस्थान तथा उत्तर प्रदेश में यह दर चार बच्चों से अधिक थी।

असम, बिहार तथा सिक्किम राज्यों में अनुसूचित जनजातियों के बीच कुल प्रजनन दर औसत राज्य स्तर दर से एवं अन्य की दर से कम थी। जम्मू एवं कश्मीर एवं मध्य प्रदेश में अनुसूचित जनजातियों के बीच कुल प्रजनन दर तीन से अधिक पाई गई, जबकि राजस्थान एवं उत्तर प्रदेश में अनुसूचित जनजातियों की कुल प्रजनन दर चार से अधिक पाई गई।

परिवार नियोजन विधि का प्रयोग

परिवार नियोजन विधि को अपनाकर दो बच्चों के बीच की अवधि को अपनी इच्छानुसार बढ़ाया जा सकता है। साथ ही साथ इस विधि को अपना कर अनचाहे गर्भ की समस्या को दूर किया जा सकता है। परिवार नियोजन विधि का उपयोग परिवार कल्याण के लिए जरूरी है। सारणी 12.3 में परिवार नियोजन विधि के उपयोग के संबंध में जानकारी प्रदान की जा रही है।

सारणी 12.3: भारत में हाल के वर्षों में विवाहित व्यक्तियों द्वारा परिवार नियोजन विधि के प्रयोग का वितरण

(प्रतिशत में)

परिवार नियोजन विधि	*अनुसूचित जातियाँ*	*अनुसूचित जनजातियाँ*	*अन्य पिछड़ी जातियाँ*	*अन्य*	*कुल*
पुरुष बंध्याकरण	1.9	3.1	1.6	1.9	1.9
महिला बंध्याकरण	34.4	28.8	37.2	31.1	34.2
आई.यू.डी.	0.7	0.9	1.5	2.4	1.6
अन्य विधि का प्रयोग	44.6	39.1	46.8	53.5	48.2

स्रोत: राष्ट्रीय परिवार स्वास्थ्य सर्वे 1998-99

सारणी 12.3 के अवलोकन से यह स्पष्ट होता है कि पुरुष बंध्याकरण का प्रतिशत अनुसूचित जनजातियों में अनुसूचित जातियों, पिछड़ी जातियों एवं अन्य

की तुलना में अधिक है। महिला बंध्याकरण का प्रतिशत पिछड़ी जातियों में सबसे अधिक पाया गया। उसके बाद का स्थान अनुसूचित जातियों का था। अनुसूचित जनजातियों में महिला बंध्याकरण का प्रतिशत अन्य सभी जातियों से कम देखा गया।

आई.यू.डी. के प्रयोग में सबसे कम प्रतिशत अनुसूचित जातियों में देखा गया। उसके बाद का स्थान अनुसूचित जनजातियों का था। तत्पश्चात् अन्य पिछड़ी जातियों का प्रतिशत देखा गया। सबसे अधिक प्रतिशत इस केस में अन्य के बीच पाया गया। अन्य विधियों के प्रयोग के ऊपर प्राप्त सूचनाओं से पता चलता है कि अन्य विधियों के सर्वाधिक प्रयोगकर्ता अन्य श्रेणी की जातियों से थे। उसके बाद का स्थान पिछड़ी जातियों का था। तत्पश्चात् स्थान अनुसूचित जातियों का था। अनुसूचित जनजातियों में अन्य विधि के प्रयोगकर्त्ता अन्य जनजातियों की तुलना में कम थे।

परिवार नियोजन की आवश्यकता

परिवार के आकार को सीमित रखने तथा दो बच्चों के जन्म के बीच इच्छानुसार अंतर को बनाए रखने के लिए परिवार नियोजन विधि का प्रयोग आवश्यक होता है। अब यहाँ परिवार नियोजन हेतु अनमेट नीड के संबंध में आंकड़े सारणी 12.4 में प्रस्तुत किए जा रहे हैं।

सारणी 12.4: भारत में अनमेट नीड लिमिटिंग

जातियाँ	*प्रतिशत*
अनुसूचित जातियाँ	8.2
अनुसूचित जनजातियाँ	7.0
अन्य पिछड़ी जातियाँ	7.1
अन्य	7.5
कुल	7.5

स्रोत: राष्ट्रीय परिवार स्वास्थ्य सर्वे 1998-99

सारणी 12.4 के अवलोकन से यह पता चलता है कि अनमेट नीड लिमिटिंग का सबसे अधिक प्रतिशत अनुसूचित जातियों में देखा गया। अनुसूचित जातियों में इसका प्रतिशत 7.0 था। अन्य पिछड़ी जातियों एवं अन्य में इसका प्रतिशत क्रमशः 7.1 व 7.5 थे।

अनमेटनीड स्पेसिंग एवं कुल अनमेटनीड: सारणी 12.5 में अनमेटनीड स्पेसिंग एवं कुल अनमेटनीड के संबंध में आंकड़े प्रस्तुत किए गए हैं।

सारणी 12.5: भारत में अनमेटनीड स्पेसिंग एवं कुल अनमेटनीड का वितरण

अनमेटनीड स्पेसिंग		*कुल अनमेटनीड*	
जातियाँ	*प्रतिशत*	*जातियाँ*	*प्रतिशत*
अनुसूचित जातियाँ	8.6	अनुसूचित जातियाँ	16.8
अनुसूचित जनजातियाँ	8.8	अनुसूचित जनजातियाँ	15.9
अन्य पिछड़ी जातियाँ	8.6	अन्य पिछड़ी जातियाँ	15.7
अन्य	7.7	अन्य	15.2
कुल	8.3	कुल	15.9

सारणी 12.5 के अवलोकन से पता चलता है कि भारत में अनमेटनीड स्पेसिंग का प्रतिशत सबसे अधिक अनुसूचित जनजातियों का था। उसके बाद अनुसूचित जातियाँ एवं अन्य पिछड़ी जातियों का स्थान था। अन्य के बीच इसका प्रतिशत तुलनात्मक ढंग से कम पाया गया।

भारत में कुल अनमेटनीड का प्रतिशत भी अलग-अलग जातियों में अलग था। इसका सबसे अधिक प्रतिशत अनुसूचित जातियों में पाया गया। उसके बाद अनुसूचित जनजातियों, पिछड़ी जातियों एवं अन्य के क्रमशः स्थान आते थे।

विवाहित महिलाओं की परिवार नियोजन कार्यकर्त्ता से भेंट

सारणी 12.6 में भारत में ऐसी विवाहित महिलाओं जिनसे परिवार नियोजन कार्यकर्ता कम से कम एक बार मिले थे का प्रतिशत वितरण दर्शाया गया है।

सारणी 12.6: भारत में विवाहित महिलाओं का प्रतिशत वितरण जिनसे परिवार नियोजन कर्मचारी कम-से-कम एक बार मिले थे

जातियाँ	*प्रतिशत*
अनुसूचित जातियाँ	13.4
अनुसूचित जनजातियाँ	17.9
अन्य पिछड़ी जातियाँ	13.6
अन्य	11.3
कुल	14.05

स्रोत: राष्ट्रीय परिवार स्वास्थ्य सर्वे 1998-99

पोषकीय कमी
(Nutritional Deficiency)

भारत में राष्ट्रीय स्वास्थ्य अध्ययन पोषकीय कमी की ओर इशारा करते हैं। पोषकीय कमी के कारण लोग कुपोषित तथा अनीमिया के शिकार हो जाते हैं। बच्चे तथा महिलाएँ हमारे देश में कुपोषण तथा अनीमिया के शिकार हैं।

महिलाओं के बीच कुपोषण

महिलाओं के बीच पोषकीय कमी को सारणी 12.7 में विभिन्न जातियों के बीच दर्शाया गया है।

सारणी 12.7: भारत में विभिन्न जातियों की महिलाओं के बीच पोषकीय कमी (ऊँचाई के लिए वजन) के प्रतिशत का वितरण

जातियाँ	*प्रतिशत*
अनुसूचित जातियाँ	42.1
अनुसूचित जनजातियाँ	46.3
अन्य पिछड़ी जातियाँ	35.8
अन्य	30.5
कुल	38.7

स्रोत: राष्ट्रीय परिवार स्वास्थ्य सर्वे 1998-99

सारणी 12.7 के अवलोकन से पता चलता है कि महिलाओं में पोषकीय कमी का प्रतिशत सबसे अधिक अनुसूचित जनजातियों में है। उसके बाद प्रतिशत में स्थान क्रमशः अनुसूचित जातियों, अन्य पिछड़ी जातियों तथा अन्य के बीच देखे गए।

महिलाओं के बीच अनीमिया

अनीमिया का अर्थ खून की कमी है। महिलाएँ अक्सर अनीमिया की शिकार हो जाती हैं। विभिन्न जातियों की महिलाओं के बीच अनीमिया की घटनाएँ भिन्न-भिन्न हैं। सारणी 12.8 में भारत में महिलाओं के बीच अनीमिया का प्रतिशत वितरण दर्शाया गया है।

सारणी 12.8: भारत में विभिन्न जातियों की महिलाओं के बीच अनीमिया का प्रतिशत वितरण

विभिन्न जातियों की महिलाओं में अनीमिया	*प्रतिशत वितरण*
अनुसूचित जातियाँ	56.0
अनुसूचित जनजातियाँ	64.9
अन्य पिछड़ी जातियाँ	50.7
अन्य	47.6
कुल	54.8

स्रोत: राष्ट्रीय परिवार स्वास्थ्य सर्वे 1998-99

सारणी 12.8 से स्पष्ट होता है कि सभी जाति की महिलाओं के बीच अनीमिया पाया जाता है, लेकिन विभिन्न जातियों में अनीमिया की शिकार महिलाओं के प्रतिशत में थोड़ा अंतर देखा गया है। देश की कुल महिलाओं में 54.8 प्रतिशत महिलाएं अनीमिया की शिकार हैं। अनुसूचित जनजातियों में ऐसी महिलाओं का प्रतिशत सर्वाधिक है। इसमें करीब 70 प्रतिशत महिलाएँ अनीमिया की शिकार हैं। अनुसूचित जातियों में अनीमिया से पीड़ित महिलाओं का प्रतिशत 56.0 हैं। जबकि अन्य पिछड़ी जातियों में अनीमिया की शिकार महिलाओं का प्रतिशत 50.7 देखा गया। उपरोक्त जातियों के अलावा अन्य जातियों की महिलाओं में अनीमिया ग्रसित महिलाओं का प्रतिशत 47.6 पाया गया।

बाल्यावस्था टीकाकरण
(Childhood Vaccination)

बच्चों को तरह-तरह की जानलेवा बीमारियों से बचाने के लिए टीकाकरण की व्यवस्था सरकार द्वारा की गई है। अगर किसी बच्चे को सभी जानलेवा बीमारियों से बचाने का टीकाकरण या सुईयाँ दे दी जाती हैं, तब इसे पूर्ण असंक्रमीकरण कहा जाता है। सारणी 12.9 में भारत में शिशुओं के पूर्ण असंक्रमीकरण के प्रतिशत वितरण को जातियों के अनुसार दर्शाया गया है।

सारणी 12.9 के अवलोकन से यह तथ्य प्रकट होता है कि सभी जातियों के बच्चों में पूर्ण असंक्रमीकरण नहीं हो पाया है। हमारे देश में सर्वे के समय

पूर्ण असंक्रमीकरण के अंदर आने वाले बच्चों का प्रतिशत 39.1 था। विभिन्न जातियों के बच्चों में पूर्ण असंक्रमीकरण का प्रतिशत अलग-अलग देखा गया।

सारणी 12.9: भारत में पूर्ण असंक्रमीकरण का जातियों के अनुसार प्रतिशत वितरण

विभिन्न जातियों के लड़कों के बीच	*प्रतिशत वितरण*
अनुसूचित जातियाँ	40.2
अनुसूचित जनजातियाँ	26.4
अन्य पिछड़ी जातियाँ	43.0
अन्य	46.8
कुल	39.1

स्रोत: राष्ट्रीय परिवार स्वास्थ्य सर्वे 1998-99

अनुसूचित जातियों में पूर्ण असंक्रमित बच्चों का प्रतिशत 40.2 था। अनुसूचित जनजातियों के बीच यह प्रतिशत 26.4 था, जबकि अन्य पिछड़ी जातियों में यह प्रतिशत 43.0 था। अन्य जातियों में पूर्ण असंक्रमित बच्चों का प्रतिशत 46.8 था।

पूर्ण असंक्रमीकरण के तहत शिशुओं के बी.सी.जी., डी.पी.टी. III, पोलियो III तथा मिजेल्स के टीके लगाए जाते हैं। अब इन सभी तरह के टीकों के प्रभाव के संबंध में वर्णन करना यहाँ युक्तिसंगत लगता है। अत: उन सभी टीकों के आंकड़े सारणी 12.10 में एक-एक करके प्रस्तुत किए जा रहे हैं।

सारणी 12.10: भारत में बी.सी.जी. का विभिन्न जातियों के बच्चों में प्रतिशत वितरण

विभिन्न जातियों के बच्चे	*बी.सी.जी. का प्रतिशत*
अनुसूचित जातियाँ	69.9
अनुसूचित जनजातियाँ	60.0
अन्य पिछड़ी जातियाँ	71.6
अन्य	76.1
कुल	69.4

स्रोत: राष्ट्रीय परिवार स्वास्थ्य सर्वे 1998-99

सारणी 12.10 के अवलोकन से यह तथ्य उभर कर आता है कि भारत में सभी जातियों के बच्चों में बी.सी.जी. का टीका लगवाया जाता है, लेकिन भिन्न-भिन्न जातियों में उनका प्रतिशत भिन्न-भिन्न था। अनुसूचित जातियों, अनुसूचित जनजातियों, अन्य पिछड़ी जातियों तथा अन्य जातियों में बी.सी.जी. टीकाकरण का प्रतिशत क्रमश: 69.9, 60.0, 71.6 एवं 76.1 देखा गया।

डी.पी.टी. III टीकाकरण: भारत की विभिन्न जातियों के बच्चों के बीच डी.पी.टी. III टीकाकरण का प्रभाव अवश्य पड़ा है, लेकिन विभिन्न जातियों में प्रतिशत वितरण में अंतर पाया गया है। सारणी 12.11 में भारत की विभिन्न जातियों के बच्चों में डी.पी.टी. III टीकाकरण के प्रभाव का प्रतिशत वितरण द्वारा दर्शाया गया है।

सारणी 12.11: भारत में विभिन्न जातियों के बच्चों में डी.पी.टी. III टीकाकरण का प्रतिशत वितरण

विभिन्न जातियों के बच्चे	*डी.पी.टी. III टीकाकरण का प्रतिशत*
अनुसूचित जातियाँ	52.7
अनुसूचित जनजातियाँ	37.5
अन्य पिछड़ी जातियाँ	56.7
अन्य जातियाँ	60.4
कुल	51.8

स्रोत: राष्ट्रीय परिवार स्वास्थ्य सर्वे 1998-99

सारणी 12.11 में प्रस्तुत आंकड़ों के अवलोकन से यह स्पष्ट होता है कि सभी जातियों के बच्चों के बीच डी.पी.टी. III टीकाकरण पहुँच गया है, लेकिन विभिन्न जातियों में उनका प्रतिशत एक समान नहीं है। अनुसूचित जातियों के 52.7 प्रतिशत बच्चों का डी.पी.टी. III टीकाकरण हुआ था, जबकि अनुसूचित जनजातियों, अन्य पिछड़ी जातियों एव अन्य जातियों में उनके प्रतिशत क्रमश: 37.5, 56.7 एवं 60.4 थे। किसी भी जाति के बच्चों में डी.पी.टी. III का पूर्ण टीकाकरण नहीं हुआ था।

पोलियो-III का टीकाकरण: पोलियो मुक्त भारत के लिए सभी बच्चों के लिए पोलियो-III का टीकाकरण को अनिवार्य किया गया है। इसका प्रभाव हमारे राष्ट्र में सभी जातियों पर पड़ा है। सारणी 12.12 में भारत में पोलियो III के टीकाकरण को सभी जातियों के संदर्भ में प्रतिशत वितरण द्वारा दर्शाया गया है।

सारणी 12.12: भारत में विभिन्न जातियों के बच्चों में पोलियो-III के टीकाकरण का प्रतिशत वितरण

विभिन्न जातियों के बच्चे	*प्रतिशत वितरण*
अनुसूचित जातियाँ	61.3
अनुसूचित जनजातियाँ	49.0
अन्य पिछड़ी जातियाँ	65.6
अन्य	65.6
कुल	60.4

स्रोत: राष्ट्रीय परिवार स्वास्थ्य सर्वे 1998-99

सारणी 12.12 से इस तथ्य का पता अवश्य चलता है कि सभी जातियों के परिवार अपने-अपने बच्चों को पल्स पोलियो-III का टीकाकरण की ओर आकर्षित हुए हैं, लेकिन सभी बच्चों को पल्स पोलियो-III का टीकाकरण नहीं हो पाया है। पुनः सभी जातियों में पल्स पोलियो-III की खुराक का प्रतिशत भी भिन्न-भिन्न है। अनुसूचित जातियों में पल्स पोलियो-III की खुराक लेने वाले बच्चों का प्रतिशत 61.3 देखा गया। अनुसूचित जनजातियों, अन्य पिछड़ी जातियों एवं अन्य जातियों में उनका प्रतिशत क्रमशः 49.0, 65.6 एवं 65.6 देखा गया।

मिजेल्स का टीकाकरण (Vaccination of Measels): संपूर्ण असंक्रमणीकरण के अंतर्गत हमारे देश में मिजेल्स के टीकाकरण को आवश्यक बनाया गया है। इसका प्रभाव भी हमारे देश की सभी मानव जातियों में हुआ है, लेकिन इसके प्रति जागरूकता सभी मानव जातियों में एक समान नहीं है। सारणी 12.13 में भारत में विभिन्न जातियों के बच्चों के बीच मिजेल्स के टीकाकरण का प्रतिशत वितरण दिया है।

सारणी 12.13: भारत में विभिन्न जातियों के बच्चों में मिजेल्स का टीकाकरण का प्रतिशत वितरण

मिजेल्स टीकाकरण	*प्रतिशत वितरण*
अनुसूचित जातियाँ	47.6
अनुसूचित जनजातियाँ	34.3
अन्य पिछड़ी जातियाँ	50.7
अन्य	57.1
कुल	47.4

स्रोत: राष्ट्रीय स्वास्थ्य सर्वे 1998-99

सारणी 12.13 के अवलोकन से यह पता चलता है कि हमारे देश की सभी जातियाँ अपने-अपने बच्चों को मिजेल्स के टीकाकरण के प्रति सजग हुई हैं, लेकिन इसकी जागरूकता सभी जातियों में एक समान नहीं है। अध्ययन के समय हमारे देश के केवल आधी शिशु जनसंख्या को यह टीका लगा हुआ था। अनुसूचित जातियों, अनुसूचित जनजातियों, अन्य पिछड़ी जातियों तथा अन्य जातियों में मिजेल्स टीकाकरण का प्रतिशत क्रमशः 47.6, 34.3, 50.7 एवं 57.1 पाया गया।

कुपोषण
(Malnutrition)

बच्चों को सही-सही तथा संतुलित आहार नहीं मिल पाता है, तब वे कुपोषण के शिकार हो जाते हैं। हमारे देश में सभी जातियों के बच्चे कुपोषण के शिकार हैं, लेकिन विभिन्न जातियों में कुपोषण के प्रतिशत वितरण अलग-अलग पाए जाते हैं। हमारे देश की विभिन्न जातियों में कुपोषण के प्रतिशत वितरण को सारणी 12.14 में दर्शाया गया है।

सारणी 12.14: भारत में विभिन्न जातियों के बच्चों में कुपोषण का प्रतिशत वितरण

विभिन्न जातियों के बच्चों के बीच कुपोषण (आयु के लिए वजन)	*प्रतिशत वितरण*
अनुसूचित जातियाँ	53.5
अनुसूचित जनजातियाँ	55.9
अन्य पिछड़ी जातियाँ	47.3
अन्य	41.1
कुल	49.45

स्रोतः राष्ट्रीय परिवार सर्वे 1998-99

सारणी 12.14 के अवलोकन से यह तथ्य प्राप्त होता है कि भारत की सभी जातियों के बच्चे कुपोषण के शिकार हैं, लेकिन विभिन्न जातियों के प्रतिशत में अंतर पाया जाता है। अनुसूचित जाति, अनुसूचित जनजाति, अन्य पिछड़ी जाति तथा अन्य में कुपोषण के शिकार शिशुओं के प्रतिशत क्रमशः 53.5, 55.9, 47.3 तथा 41.1 पाए गए।

अनीमिया ग्रसित बच्चे: हमारे देश की सभी जातियों के बच्चे अनीमिया के भी शिकार हैं, लेकिन विभिन्न जातियों में अनीमिया के शिकार बच्चों के प्रतिशत में अंतर प्रकट होता है। हमारे देश की विभिन्न जातियों के बच्चों में कुपोषण का प्रतिशत वितरण सारणी 12.15 में दिया गया है।

सारणी 12.15: भारत की विभिन्न जातियों के बच्चों में अनीमिया का प्रतिशत वितरण

विभिन्न जातियों के बच्चों में अनीमिया	*प्रतिशत वितरण*
अनुसूचित जातियाँ	78.3
अनुसूचित जनजातियाँ	79.8
अन्य पिछड़ी जातियाँ	72.0
अन्य	72.7
कुल	75.7

स्रोत: राष्ट्रीय परिवार स्वास्थ्य सर्वे 1998-99

सारणी 12.15 का अवलोकन यह दर्शाता है कि हमारे देश के 75.7 प्रतिशत बच्चे अनीमिया के शिकार हैं। विभिन्न जातियों के बच्चों के प्रतिशत में अंतर पाया गया। अनुसूचित जातियों, अनुसूचित जनजातियों, अन्य पिछड़ी जातियों तथा अन्य के बीच अनीमिया से ग्रसित बच्चों के प्रतिशत क्रमशः 78.3, 79.8, 72.0 एवं 72.7 पाए गए।

पेयजल
(Drinking Water)

स्वस्थ रहने के लिए स्वच्छ पेयजल का होना अनिवार्य है, अगर हम स्वच्छ जल को ग्रहण नहीं करते हैं, तब हम अनेक प्रकार की जलजनित बीमारियों के शिकार बन जाते हैं, लेकिन हमारे देश में सभी लोगों को समान जल स्रोत उपलब्ध नहीं हैं। आज भी हमारे देश में पेयजल के लिए टैप, हैंडपंप, ट्यूब वैल को छोड़कर कुआँ, तालाब, झील, झरना, नदी-नाला, नहर एवं अन्य प्रकार के जल स्रोतों का उपयोग किया जाता है। हमारे देश में रहने वाले परिवारों के बीच प्रयोग में लाए जाने वाले जल स्रोतों का वर्णन सारणी 12.16 में दिया गया है।

सारणी 12.16: भारत में परिवारों के प्रयोग में लाए जाने वाले पेयजल स्रोतों का प्रतिशत वितरण।

प्रयोग में लाए जाने वाले पेयजल स्रोत	*प्रतिशत*
टैप	36.7
हैंडपंप	35.7
ट्यूबवैल	5.6
वेल	18.2
तालाब या पोखरा, झील	1.0
नदी–नहर	1.0
झरना	0.7
अन्य	1.2

स्रोत: सेंसस रिपोर्ट 2001

सारणी 12.16 के अवलोकन से यह स्पष्ट होता है कि हमारे देश के लोग पेयजल के लिए विविध प्रकार के जल स्रोतों पर निर्भर हैं। उनमें से कुछ परिवार के पास तो पेयजल का सुरक्षित स्रोत है, लेकिन ज्यादातर परिवार अभी भी असुरक्षित पेयजल स्रोत पर ही निर्भर हैं। 36.7 प्रतिशत लोग पेयजल स्रोत के रूप में नल का उपयोग करते थे, 35.7 प्रतिशत लोग पेयजल स्रोत के रूप में हैंडपंप पर निर्भर थे, जबकि 5.6 प्रतिशत परिवार ट्यूबवेल पर निर्भर थे। 18.2 प्रतिशत परिवार कुओं का प्रयोग पेयजल स्रोत के रूप में करते थे। 1.0 प्रतिशत लोग पेयजल स्रोत के रूप में पोखरा, तालाब या झील पर आश्रित थे। 1.0 प्रतिशत लोग पीने के पानी के लिए नदी–नहर पर निर्भर थे। 0.7 प्रतिशत लोग झरना तथा 1.2 प्रतिशत लोग अन्य तरह के जल स्रोतों पर पानी पीने के लिए आश्रित थे।

जाति के अनुसार पेयजल स्रोतों का वितरण: सारणी 12.17 में जाति के अनुसार पेयजल स्रोतों का वितरण दर्शाया गया है।

सारणी 12.17 का अध्ययन दर्शाता है कि विभिन्न श्रेणी की जातियों में पेयजल स्रोत के उपयोग के प्रतिशत वितरण में अंतर है। सामान्य जातियों (अ. जा. तथा अ.ज.जा. को छोड़कर) अनुसूचित जातियों तथा अनुसूचित जनजातियों में टैप जल स्रोत के प्रयोग करने वाले परिवारों का प्रतिशत क्रमश: 40.1, 32.2, तथा 20.0 थे। सामान्य, अनुसूचित जातियों तथा अनुसूचित जनजातियों में चप्पा कल के उपयोग करने वाले परिवारों का प्रतिशत क्रमश: 33.6, 35.8

सारणी 12.17: भारत में विभिन्न जातियों द्वारा प्रयोग में लाए जाने वाले जल स्रोतों का प्रतिशत वितरण

विभिन्न जातियों द्वारा प्रयोग में लाए जाने वाले जल स्रोत	*पेयजल के स्रोत प्रतिशत में*							
	टैप	चप्पा-कल	ट्यूब-वैल	वेल	तालाब-झील	नदी-नहर	झरना	अन्य
अनुसूचित जातियाँ	32.2	43.6	5.3	15.5	0.9	0.8	0.4	1.2
अनुसूचित जनजातियाँ	20.0	35.8	5.9	28.4	1.4	3.2	3.9	1.5
सामान्य जातियाँ	40.1	33.6	5.6	17.5	1.0	0.8	0.4	1.1

स्रोत: सेंसस रिपोर्ट 2001

चप्पाकल के उपयोग करने वाले परिवारों का प्रतिशत क्रमश: 33.6, 35.8 तथा 43.6 था। इन तीनों प्रकार की जातीय श्रेणी वाले परिवारों में ट्यूबवैल एवं वैल के उपयोग करने वाले परिवारों के प्रतिशत क्रमश: 5.6, 5.9 और 5.3 एवं 17.5, 28.4 एवं 15.5 थे। अ.जा., अ.ज.जा. एवं सामान्य जातियों में तालाब-झील के पानी के उपयोग करने वाले परिवारों का प्रतिशत क्रमश: 0.9, 1.4 एवं 1.0 था। इन्हीं जातियों के परिवारों में नदी-नहर के पानी को पीने के लिए उपयोग करने वाले परिवारों का प्रतिशत क्रमश: 0.8, 3.2 एवं 0.8 था। झरना का प्रयोग करने वाले इन जातियों के परिवारों का प्रतिशत क्रमश: 0.4, 3.9 एवं 0.4 था। अन्य प्रकार के जल स्रोतों का उपयोग करने वाली इन तीनों प्रकार की जातियों के परिवारों का प्रतिशत क्रमश: 1.2, 1.5 एवं 1.1 था।

पेयजल स्रोत की अवस्थिति (Location of Drinking Water Source): घर से पेयजल स्रोत की दूरी भी परिवारों की सामाजिक-आर्थिक स्थिति को

सारणी 12.18: भारत की विभिन्न जातियों के बीच पेयजल स्रोतों की अवस्थिति का प्रतिशत वितरण

विभिन्न जातियों में पेय जल स्रोतों की अवस्थिति	*सामान्य जातियाँ*	*अनुसूचित जातियाँ*	*अनुसूचित जनजातियाँ*	*कुल*
घर के अंदर	45.2	27.0	15.2	39.0
घर के पास	40.0	53.5	56.6	44.3
घर से दूर	14.4	19.5	28.2	16.7

स्रोत: सेंसस रिपोर्ट 2001

दर्शाती है। सारणी 12.18 में पेयजल स्त्रोतों की घर से दूरी का प्रतिशत वितरण दर्शाया गया है।

सारणी 12.18 के अवलोकन से यह पता चलता है कि भारत की विभिन्न जातियों के परिवारों में पेयजल स्त्रोत की उपस्थिति एक समान नहीं है। जल स्त्रोतों की अवस्थिति को तीन श्रेणियों में बाँटा गया है–घर के अंदर, घर के बाहर, तथा घर से दूर। भारत के कुल परिवारों में 39 प्रतिशत के पास पेयजल स्त्रोत घर के अंदर थे, 44.3 प्रतिशत के पास जल स्त्रोत घर के बाहर थे तथा 16.7 प्रतिशत परिवारों के पास जल स्त्रोत की अवस्थिति घर से दूर थी।

अनुसूचित जातियों तथा अनुसूचित जनजातियों को छोड़कर सामान्य जातियों के परिवारों में 45.2 प्रतिशत परिवारों के पास जल स्त्रोत घर के अंदर थे, 40.0 प्रतिशत परिवारों के पास जल स्त्रोत घर के पास थे, जबकि 14.4 प्रतिशत परिवारों के पास जल स्त्रोत की अवस्थिति घर से दूर थी।

अनुसूचित जातियों में 27.0 प्रतिशत परिवारों के जल स्त्रोत घर के अंदर थे, 53.5 प्रतिशत परिवारों के पास जल स्त्रोत घर के पास थे, जबकि 19.5 प्रतिशत परिवारों के जल स्त्रोत घर से दूर थे।

ग्रामीण तथा नगरीय परिवारों में जल स्त्रोतों की अवस्थिति में अंतर पाया गया। सारणी 12.19 में ग्रामीण तथा नगरीय भारत की विभिन्न जातियों के परिवारों में जल स्त्रोतों का प्रतिशत वितरण दर्ज किया गया है।

सारणी 12.19: ग्रामीण भारत की विभिन्न जातियों के बीच जल स्त्रोत की अवस्थिति का प्रतिशत वितरण

विभिन्न जातियों में पेयजल स्त्रोत की अवस्थिति	*सामान्य*	*अनूसूचित जाति*	*अ.ज.जा.*	*कुल*
घर के अंदर	34.1	20.9	10.6	28.7
घर के बाहर	48.5	58.2	59.6	51.8
घर से दूर	17.4	20.9	29.8	19.5
कुल	100.0	100.0	100.0	100.0

स्त्रोत: सेंसस रिपोर्ट 2001

सारणी 12.19 के अवलोकन से ग्रामीण भारत में रह रहे विभिन्न जातियों के परिवारों में जल स्त्रोतों की अवस्थिति के संबंध में जानकारी मिलती है। सारणी से पता चलता है कि कुल परिवारों में से 28.7 प्रतिशत परिवारों के पास

पेयजल स्रोत घर के अंदर थे। 51.8 प्रतिशत परिवारों के पास जल स्रोत घर के पास थे, जबकि 19.5 प्रतिशत परिवारों के पास पेयजल स्रोत घर से दूर थे। सामान्य जातियों के परिवारों में 34.1 प्रतिशत परिवारों के पास जल स्रोत घर के अंदर थे, 48.5 प्रतिशत परिवारों के पास जल स्रोत घर के बाहर थे, जबकि 17.4 प्रतिशत परिवारों के पास जल स्रोत घर से दूर थे।

ग्रामीण अनुसूचित जातियों के परिवारों में 20.9 प्रतिशत परिवारों के पास जल स्रोत घर के अंदर थे, 58.2 प्रतिशत परिवारों के पास जल स्रोत घर के बाहर थे, जबकि 20.9 प्रतिशत परिवारों के पेयजल स्रोत घर से दूर थे।

ग्रामीण अनुसूचित जनजातियों के परिवारों में 10.6 प्रतिशत परिवारों के पेयजल स्रोत घर के अंदर थे, 59.6 प्रतिशत परिवारों के पास पेयजल स्रोत घर के बाहर थे, जबकि 29.8 प्रतिशत परिवारों के पास जल स्रोत घर से दूर थे।

विभिन्न जातियों के नगरीय परिवारों में भी पेय जल स्रोत की अवस्थिति में अंतर पाया गया। सारणी 12.20 में नगरीय भारत की विभिन्न जातियों के परिवारों के पास जल स्रोतों की अवस्थिति का प्रतिशत वितरण दर्शाया गया है।

सारणी 12.20: नगरीय भारत की विभिन्न जातियों के परिवारों के बीच पेयजल स्रोतों की अवस्थिति का प्रतिशत वितरण

पेयजल की अवस्थिति	*सामान्य*	*अ.जा.*	*अ.ज.जा.*	*कुल*
घर के अंदर	69.4	48.5	46.9	65.4
घर के बाहर	22.6	36.8	35.7	25.2
घर से दूर	8.0	14.7	17.4	9.4
कुल	100.0	100.0	100.0	100.0

स्रोत: सेंसस रिपोर्ट 2001

सारणी 12.20 के अध्ययन से पता चलता है कि कुल भारतीय नगरीय परिवारों में से 65.4 प्रतिशत परिवारों के पास पेयजल स्रोत घर के अंदर थे, 25.2 प्रतिशत परिवारों के पास पेयजल स्रोत घर के बाहर थे, जबकि 9.4 प्रतिशत परिवारों के पास पेयजल स्रोत घर से दूर स्थित थे। सामान्य जातियों के नगरीय परिवारों में से 69.4 प्रतिशत परिवारों के पास पेयजल स्रोत घर के अंदर थे। 22.6 प्रतिशत परिवारों के पास पेयजल स्रोत घर के बाहर थे, जबकि 8.0 प्रतिशत परिवारों के जल स्रोत घर से दूर थे।

अनुसूचित जातियों के नगरीय परिवारों में 48.5 प्रतिशत परिवारों के पास पेय जल स्रोत घर के अंदर थे। 36.8 प्रतिशत परिवारों के पास जल स्रोत घर के बाहर थे, जबकि 14.7 प्रतिशत के पास पेय जल स्रोत घर से दूर थे। अनुसूचित जातियों के नगरीय परिवारों में से 46.9 प्रतिशत परिवारों के पास पेयजल स्रोत घर के अंदर थे, 35.7 प्रतिशत परिवारों के पास पेय जल स्रोत घर के बाहर थे। जबकि 17.4 प्रतिशत परिवारों के पास पेय जल स्रोत घर से दूर थे।

शौचालय (Toilet) की उपलब्धता

स्वास्थ्य के साथ सफाई भी घनिष्ठ रूप से जुड़ी हुई है। स्वस्थ रहने तथा पर्यावरण को स्वच्छ रखने के लिए घर में शौचालय का होना अनिवार्य है, लेकिन हमारे यहाँ स्वास्थ्य एवं सफाई की दृष्टि से शौचालय निर्माण पर विशेष ध्यान नहीं दिया गया है। शौचालय सुविधा की पहुँच केवल संपन्न परिवारों तक ही सीमित थी, लेकिन स्वास्थ्य एवं सफाई के प्रति जागरूकता के कारण अब प्रत्येक जातियों के घर में शौचालय निर्माण पर विशेष ध्यान दिया जा रहा है। सारणी 12.21 में हमारे देश में शौचालय की उपलब्धता को विभिन्न जातियों के बीच प्रतिशत वितरण को दर्शाया गया है।

सारणी 12.21: भारत में विभिन्न जातियों के परिवारों के शौचालय उपलब्धता का प्रतिशत वितरण

विभिन्न जातियों के परिवार	*प्रतिशत वितरण*
सामान्य जातियाँ	42.3
अनुसूचित जातियाँ	23.7
अनुसूचित जनजातियाँ	17.0
कुल	27.7

स्रोत: 2001 सेंसस रिपोर्ट

सारणी 12.21 के अध्ययन से पता चलता है कि कुल भारत के परिवारों में से 27.7 प्रतिशत परिवारों के पास घर में शौचालय थे। सामान्य जातियों के 42.3 प्रतिशत परिवारों के पास शौचालय उपलब्ध थे। अनुसूचित जातियों के 23.7 प्रतिशत परिवारों के पास शौचालय पाए गए थे, जबकि अनुसूचित जातियों के परिवारों में केवल 17.0 प्रतिशत परिवारों के पास शौचालय थे।

गंदे जल के निकास की उपलब्धता: गंदे जल के निकास की सुविधा भी स्वास्थ्य एवं सफाई को प्रभावित करती है, लेकिन शौचालय वाले सभी घरों

में यह सुविधा उपलब्ध नहीं है। सारणी 12.22 में गंदे जल निकास की सुविधा का प्रतिशत वितरण दर्शाया गया है।

सारणी 12.22: भारत में विभिन्न जातियों के परिवारों में गंदे जल के निकास का प्रतिशत वितरण

विभिन्न जातियों के परिवारों में गंदे जल की निकासी	*प्रतिशत वितरण*
सामान्य	50.6
अनुसूचित जातियाँ	42.9
अनुसूचित जनजातियाँ	21.8
कुल	38.43

स्रोत: 2001 सेंसस रिपोर्ट

सारणी 12.22 के अवलोकन से यह प्रतीत होता है कि घरों में गंदे जल के निकास की सुविधा भारत के सभी परिवारों के पास नहीं है। पूरे भारत के परिवारों में केवल 38.43 प्रतिशत परिवारों के पास यह सुविधा उपलब्ध है। सामान्य जातियों के परिवारों में 50.6 प्रतिशत परिवारों के पास यह सुविधा उपलब्ध है। अनुसूचित जातियों के परिवारों में 42.9 प्रतिशत तथा अनुसूचित जनजातियों के परिवारों में 21.8 प्रतिशत के पास यह सुविधा उपलब्ध है।

घर एवं घर की बनावट

घर एवं घर की बनावट भी हमारे स्वास्थ्य को प्रभावित करती है। साफ-सुथरे घर का वातावरण परिवार के सदस्यों के स्वास्थ्य को प्रभावित करता है। सारणी 12.23 में स्थायी घरों का प्रतिशत वितरण दर्शाया गया है।

सारणी 12.23: भारत की विभिन्न जातियों के परिवारों में पक्के घरों का प्रतिशत वितरण

विभिन्न जातियों के परिवार	*प्रतिशत वितरण*
सामान्य	57.7
अनुसूचित जातियाँ	42.8
अनुसूचित जनजातियाँ	24.4
कुल	41.63

स्रोत: 2001 सेंसस रिपोर्ट

सारणी 12.23 के अवलोकन से यह प्रकट होता है कि हमारे देश के कुल परिवारों में से 41.63 प्रतिशत परिवारों के पास पक्के घर हैं। सामान्य जातियों, अनुसूचित जातियों एवं अनुसूचित जनजातियों के बीच पक्के घरों का प्रतिशत क्रमशः 57.7, 42.8 एवं 24.4 पाया गया।

घरों में बिजली की उपलब्धता
(Electricity)

घरों में प्रकाश की व्यवस्था विशेषकर रात्रि में हमारे स्वास्थ्य को प्रभावित करती है। अंधेरे में घरों के अंदर गिरकर अपने स्वास्थ्य को प्रभावित कर लेते हैं। कई परिवारों में तो रात्रि को खाना भी अंधेरे में ही खाते हैं। सारणी 12.24 में भारत की विभिन्न जातियों के परिवारों में बिजली की उपलब्धता का प्रतिशत वितरण दर्शाया गया है।

सारणी 12.24: भारत में विभिन्न जातियों के परिवारों में बिजली की उपलब्धता का प्रतिशत वितरण

विभिन्न जातियों के परिवारों में बिजली की उपलब्धता	प्रतिशत वितरण
सामान्य जातियाँ	61.4
अनुसूचित जातियाँ	44.3
अनुसूचित जनजातियाँ	36.5
कुल	47.4

स्रोतः 2001 सेंसस रिपोर्ट

सारणी 12.24 के अवलोकन से यह प्रकट होता है कि भारत में कुल परिवारों में से 47.4 प्रतिशत परिवारों के पास बिजली उपलब्ध है। सामान्य जातियों, अनुसूचित जनजातियों एवं अनुसूचित जनजातियों के परिवारों में बिजली उपलब्धता के प्रतिशत क्रमशः 61.4, 44.3 एवं 36.4 थे।

13

स्वास्थ्य प्रोत्साहन कार्यक्रम
(Health Promotion Programme)

हमारा देश एक प्रजातांत्रिक देश है। स्वास्थ्य की दृष्टि से सभी देशवासियों को राष्ट्र की मुख्य धारा में लाने के लिए प्रथम पंचवर्षीय योजना से ही स्वास्थ्य प्रोत्साहन कार्यक्रम पर विशेष ध्यान दिया गया जो वर्तमान 12वीं पंचवर्षीय योजना में भी शामिल है। समय-समय पर स्वास्थ्य से जुड़ी हुई समस्याओं के निदान हेतु कई विशेष कार्यक्रम चलाए गए हैं तथा आज भी चलाए जा रहे हैं। ग्रामीण तथा नगरीय जनस्वास्थ्य में गुणात्मक एवं परिमाणात्मक बदलाव हेतु हमारी सरकार हर संभव प्रयास कर रही है। इसके माध्यम से कई नए प्रयोग आरंभ हुए हैं तथा उनका सकारात्मक परिणाम भी प्राप्त हुआ है। अध्ययन के लिए उन जनस्वास्थ्य प्रोत्साहन योजनाओं के संबंध में यहाँ आम जानकारी उपलब्ध कराना युक्तिसंगत लगता है। ग्रामीण तथा नगरीय परिवारों को स्वास्थ्य सुविधा उपलब्ध कराने हेतु आंगनबाड़ी, स्वास्थ्य उपकेंद्र, स्वास्थ्य केंद्र, विशेष स्वास्थ्य केंद्र, रेफरल अस्पताल, सदर अस्पताल तथा मेडिकल कॉलेज एवं अस्पताल जैसी सरकारी संस्थानों की स्थापना की गई है। इन संस्थानों पर होने वाले खर्चों का वहन सरकार देती है। इसके अतिरिक्त कई निजी चिकित्सात्मक संस्थानों की स्थापना भी सरकार की अनुमति से की गई है। सरकार उन्हें अनुदान भी देती है तथा संस्थान की स्थापना हेतु जमीन उपलब्ध कराती है। स्वास्थ्य प्रोत्साहन कार्यक्रम के सफलतापूर्वक संचालन हेतु सरकार ने कई स्वयं-सेवी संगठनों को भी इससे जोड़ने का प्रयास किया है। अब यहाँ कुछ राष्ट्रीय स्तर पर चलाए जा रहे स्वास्थ्य विकास कार्यक्रमों की जानकारी प्रदान की जा रही है।

न्यूनतम आवश्यकता कार्यक्रम

इस राष्ट्रीय स्तर की स्वास्थ्य विकास योजना के माध्यम से ग्रामीण क्षेत्रों में बेहतर स्वास्थ्य सेवाएँ एवं सुविधाओं को उपलब्ध कराने का प्रयास किया गया है। इस कार्यक्रम के अंतर्गत रेफरल अस्पतालों, प्राथमिक स्वास्थ्य केंद्रों, अतिरिक्त प्राथमिक पूरक स्वास्थ्य केंद्रों तथा उपकेंद्रों की स्थापना की गई है।

प्रत्येक रेफरल अस्पताल में चार विशेषज्ञ डॉक्टर के पद सृजित किए गए हैं। सृजित पदों में एक शिशु रोग विशेषज्ञ, एक महिला रोग विशेषज्ञ, एक शल्य चिकित्सा विशेषज्ञ एवं एक औषधि विशेषज्ञ के पद हैं।

प्रत्येक प्रखंड मुख्यालय स्थित प्राथमिक स्वास्थ्य केंद्र पर चार चिकित्सा पदाधिकारी के पद सृजित किए गए हैं।

अतिरिक्त पूरक स्वास्थ्य केंद्रों पर चिकित्सा पदाधिकारी के दो पद सृजित किए गए हैं। स्वास्थ्य उपकेंद्रों पर कंपाउंडर एवं नर्स जैसे स्वास्थ्य कार्यकर्त्ता के पद सृजित किए गए हैं।

इस योजना के अंतर्गत 21,513 उपस्वास्थ्य केंद्रों (कुल का 15%) 3,610 प्राथमिक स्वास्थ्य केंद्रों (कुल का 15.75%) एवं 604 सामुदायिक स्वास्थ्य केंद्रों (कुल का 19.45%) की स्थापना जनजातीय क्षेत्रों में की गई है। चूँकि जनजातीय जनसंख्या पहाड़ी पठारी, जंगली, तटवर्तीय, मरुस्थल एवं द्वीपों जैसे क्षेत्रों में पाई जाती है, अतः ग्रामीण क्षेत्रों में उपकेंद्रों, प्राथमिक केंद्रों, सामुदायिक केंद्रों तथा बहुउद्देशीय कार्यकर्त्ताओं जैसी संस्थाओं की स्थापना हेतु जनसंख्या मानदंड में छूट प्रदान की गई है जिसके संबंध में जानकारी सारणी 13.1 में दी गई है।

सारणी 13.1: भारत के ग्रामीण क्षेत्रों में स्वास्थ्य से जुड़ी मूलभूत सुविधाओं का जनसंख्या मानदंड

स्वास्थ्य से जुड़ी मूलभूत सुविधाएँ	*जनसंख्या मानदंड*	
	समतल क्षेत्र	*पहाड़ी/जनजातीय क्षेत्र*
स्वास्थ्य उपकेंद्र	5,000	3,000
प्राथमिक स्वास्थ्य केंद्र	30,000	20,000
सामुदायिक स्वास्थ्य केंद्र	1,20,000	80,000
बहुद्देशीय कार्यकर्त्ता	5,000	3,000

राष्ट्रीय मलेरिया उन्मूलन कार्यक्रम

भारत में मलेरिया जनस्वास्थ्य से संबंधित एक जटिल समस्या रही है। सन् 1948 से पहले 7 से 8 करोड़ व्यक्ति प्रतिवर्ष इस रोग से मरते थे। इस रोग से मुक्ति पाने के लिए नियंत्रण कार्यक्रम लागू किए गए थे। इसके अंतर्गत प्रभावित क्षेत्रों में डीडीटी का दो छिड़काव किया गया तथा उसका प्रभाव भी सकारात्मक एवं उत्साहवर्धक रहा। इस कार्यक्रम के तहत पीड़ित व्यक्तियों की खोज तथा रक्त पट्ट संग्रह की जाँच आरंभ की गई थी।

01-04-1977 से भारत सरकार के निर्देशानुसार राष्ट्रीय मलेरिया उन्मूलन संशोधित कार्यक्रम को राज्यों द्वारा लागू किया गया है, जो अभी तक जारी है। इसके अंतर्गत रोगियों की खोज के अलावा छिड़काव की भी व्यवस्था है। इस कार्यक्रम को चार क्षेत्रों में विभाजित करके लागू किया गया है। ये चार क्षेत्र अन्य क्षेत्रीय उपयोजना, जनजातीय उपयोजना, शहरी मलेरिया योजना तथा जनजातीय शहरी योजना हैं।

राज्य स्तर पर इस योजना के संचालन हेतु मुख्य मलेरिया पदाधिकारी राज्य स्तर पर, प्रमंडल स्तर पर क्षेत्रीय मलेरिया पदाधिकारी, जिला स्तर पर जिला मलेरिया पदाधिकारी तथा सहायक मलेरिया निरोधक के पद हैं। प्रखंड स्तर पर इस योजना के कर्मचारी स्थानीय प्रभारी चिकित्सक के अंतर्गत काम करते हैं।

हमारे देश की 95 प्रतिशत जनसंख्या ऐसे क्षेत्रों में रहती है जहाँ मलेरिया के फैलने का अवसर अधिक रहता है। कुल मलेरिया का 11 प्रतिशत योगदान उत्तर-पूर्वी राज्यों द्वारा दिया जाता है, जबकि हमारे देश की कुल जनसंख्या में उनका योगदान केवल 4 प्रतिशत है। 8 दिसंबर, 1994 से उत्तर-पूर्वी राज्यों में इस योजना पर होने वाले खर्च का वहन केंद्र सरकार द्वारा किया जा रहा है।

सितंबर 1997 में विश्व बैंक के सहयोग से 8 राज्यों के जनजातीय प्रखंडों में 100 जिलों के लिए एक वृहत् मलेरिया नियंत्रण कार्यक्रम (Enhanced Malaria Control Programme) की शुरुआत की गई थी। इसे संक्षिप्त में ई.एम.सी.पी. के नाम से जाना जाता है। आठ राज्यों में आंध्र प्रदेश, छत्तीसगढ़, झारखंड, गुजरात, मध्य प्रदेश, महाराष्ट्र, उड़ीसा एवं राजस्थान शामिल हैं। इन जिलों का चुनाव वार्षिक परजीवी घटना, मलेरिथा के केस में पी. फाल्सीपैरम को 30 प्रतिशत से अधिक पाया जाना, प्राथमिक स्वास्थ्य केंद्रों में 25 प्रतिशत जनसंख्या जनजातियों का होना तथा क्षेत्र में मलेरिया से हुई मृत्यु के प्रतिवेदन के आधार पर किया गया था।

इस परियोजना के सूत्रीकरण के पीछे मलेरिया नियंत्रण में जनजातीय क्षेत्रों को प्राथमिकता देना तथा लागत प्रभावी एवं दीर्घकालिक कार्यनीति को लागू करना, सेवाओं के गुण में सुधार लाना, क्षमता-निर्माण एवं नई पहल की शुरुआत करना जैसे उद्देश्य शामिल हैं।

वृहत मलेरिया नियंत्रण कार्यक्रम के अंतर्गत शामिल 100 जिलों में डाांगसत्वे, बलसाड गुजरात में, गुमला, लोहरदागा एवं सिंहभूम झारखंड में, बखानी, धार, तथा झबुआ छत्तीसगढ़ में, तथा गजपति, कालाहांडी, कोरापुट, मलकान गिरी, मयूरभंज, नवरंगपुर, रायगाढा, उड़ीसा में जनजातीय जनसंख्या 50 प्रतिशत से अधिक है। वृहत् मलेरिया नियंत्रण कार्यक्रम 100 जिलों के 1045 जनजातीय प्रखंडों में लागू किया गया है। इसका विवरण सारणी 13.2 में दिया जा रहा है

सारणी 13.2: राज्यानुसार वृहत् मलेरिया नियंत्रण कार्यक्रम जिलों की उपस्थिति एवं वितरण

राज्य	*जिला की संख्या*	*प्राथमिक स्वास्थ्य केंद्रों की संख्या*
आंध्र प्रदेश	10	79
झारखंड	10	108
गुजरात	08	239
मध्य प्रदेश	17	155
छत्तीसगढ़	09	91
महाराष्ट्र	14	181
उड़ीसा	21	153
राजस्थान	10	34
कुल	100	1045

सन् 1997 में प्रयोगशाला द्वारा पुष्ट एवं प्रतिवेदित मलेरिया के केसों की संख्या 2.66 मिलियन थी जिसमें 1.04 मिलियन (39%) केस पी. फाल्सीपैरम से संबंधित थे। सन् 2003 में प्रतिवेदित केसों में 33 प्रतिशत की कमी पाई गई। सन् 2003 में पी.फाल्सीपैरम के केसों में भी कमी आई। इसकी संख्या 1.04 मिलियन से घटकर 2003 में 0.80 मिलियन रह गई थी। यह कमी 18 प्रतिशत थी। इस अवधि में कुल मलेरिया केसों में 38 प्रतिशत की कमी पाई गई अर्थात् 1997 में 1.19 मिलियन थी जो 2003 में 0.74 मिलियन रह गई थी।

यक्ष्मा नियंत्रण कार्यक्रम
(T.B. Control Programme)

राष्ट्रीय यक्ष्मा नियंत्रण कार्यक्रम शत प्रतिशत केंद्रीय सहायता के माध्यम से जनजातीय क्षेत्रों में जनजातीय उपयोजना के अंतर्गत लागू किया गया है। इस योजना का मुख्य उद्देश्य यक्ष्मारोधी दवाओं की आपूर्ति तथा उपकरणों एवं अन्य सामग्रियों की आपूर्ति करना है। इस योजना के तहत मानदंडों को जनजातीय क्षेत्रों में वितरण सेवा के लिए कम किया गया था। अनुसूचित जातियों के लिए जनसंख्या मानदंड को 5 लाख से कम करके 2.5 लाख कर दिया गया था। सूक्ष्म केंद्रों की स्थापना हेतु एक लाख जनसंख्या मानदंड को घटाकर 50,000 कर दिया गया था। अधिक से अधिक Dots की स्थापना पर बल दिया गया था। Dots तक उपचार हेतु आने वाले रोगियों एवं उनके परिवारों की यात्रा दावा की वापसी पर विशेष ध्यान दिया गया था।

एक अनुमान के अनुसार हमारे देश में 0.18 प्रतिशत लोग यक्ष्मा से पीड़ित हैं। इस बीमारी पर नियंत्रण हेतु राष्ट्रीय यक्ष्मा नियंत्रण कार्यक्रम हमारे देश में 1962 से ही चल रहा है, लेकिन यह कार्यक्रम अपने निर्धारित लक्ष्य को नहीं प्राप्त कर सका था, अत: एक संशोधित यक्ष्मा नियंत्रण कार्यक्रम की शुरुआत की गई थी, जिसे Dots के नाम से जाना जाता है। Dots को विश्व स्वास्थ्य संगठन द्वारा अनुशंसित कार्यनीति के आधार पर कई अवस्थाओं में लागू किया गया था। इसका उद्देश्य नवीन कफ सकारात्मक केसों की उपचार दर को 85 प्रतिशत तक ले जाना तथा ऐसे कम से कम 70 प्रतिशत केसों का पता लगाना था। परियोजना जिलों द्वारा उपचार दर 85 प्रतिशत प्रतिवेदित की गई थी।

हमारे देश में Dots के विस्तार क्षेत्र तेजी से बढ़ रहे हैं। नागालैंड के एक जिला तथा त्रिपुरा के दो जिलों को छोड़कर सिक्किम सहित संपूर्ण उत्तर-पूर्वी राज्य इसके अंतर्गत शामिल हैं। इस योजना की पहुँच को सभी वर्गों तक पहुँचाने के लिए सभी चिकित्सा महाविद्यालयों, सामान्य अस्पतालों, निजी चिकित्सकों एवं गैर-सरकारी संगठनों को इससे जोड़ा गया है।

राष्ट्रीय कुष्ठ उन्मूलन कार्यक्रम

कुष्ठ एक गंभीर स्वास्थ्य समस्या है। कुष्ठ रोगियों को समाज में हेय दृष्टि से देखा जाता है। उसे बात-बात में सामाजिक तिरस्कार का सामना करना पड़ता है। परिवार एवं समाज के लोग उससे दूरी बनाए रखते हैं। परिवार में भी उसे उचित स्थान नहीं मिल पाता है। उसके खाने-पीने के बरतन अलग हुआ करते

थे। उसके रहने का स्थान अलग रहता था। उसके वस्त्र, ओढ़ना, बिछौना सब अलग हुआ करते थे। उन्हें रिश्तेदारों के यहाँ नहीं जाने दिया जाता था। उन्हें समारोह में भाग लेने नहीं दिया जाता था। उनके बच्चों को शादी-विवाह में दिक्कत होती थी। इस तरह समाज से तंग होकर कुष्ठ रोगी नदी में कूदकर आत्महत्या कर लिया करते थे। जीने की चाह रखने वाले लोग दूरस्थ मंदिरों के आसपास भिखारी के रूप में अपना जीवन व्यतीत करते थे, लेकिन राष्ट्रीय स्तर पर कुष्ठ उन्मूलन कार्यक्रम के लागू हो जाने के बाद समाज में कुष्ठरोगियों के प्रति व्यवहार में सकारात्मक बदलाव आया है। उन्हें अलग-थलग नहीं वरन् पुनर्वासित किया जा रहा है। इस योजना के लिए अनुदान राशि शत-प्रतिशत केंद्र सरकार द्वारा दी जाती है।

हमारी राष्ट्रीय सरकार की ओर से कुष्ठ उन्मूलन हेतु एक महत्त्वाकांक्षी योजना शुरू की गई है। इसे बहु दवा उपचार (Multi-Drug Therapy) के नाम से जाना जाता है। मल्टी ड्रग थेरेपी के अंतर्गत रिफांपीसीन, लैंप्रीन एवं डैप्सोन का डोज दिया जाता है। मल्टी ड्रग थेरेपी से यह रोग 6 माह से दो वर्ष के अंदर ठीक हो जाता है। इस कार्यक्रम का क्रियान्वयन सभी राज्यों के सभी जिलों में किया गया। इसके अंतर्गत सभी जनसंख्या को शामिल किया गया है। राज्य स्तर पर राज्य कुष्ठ निवारण पदाधिकारी तथा जिला स्तर पर जिला कुष्ठ नियंत्रण पदाधिकारी कार्यरत रहते हैं।

कुष्ठ निवारण कार्यक्रम के अंतर्गत निम्नलिखित इकाइयाँ कार्यरत हैं–

1. कुष्ठ नियंत्रण इकाई
2. परिवर्तित कुष्ठ नियंत्रण इकाई
3. शहरी कुष्ठ केंद्र
4. सर्वे, शिक्षा, एवं उपचार केंद्र
5. 20 शैय्या के अस्थायी कक्ष
6. कुष्ठ पुनर्वास होम
7. एपिटोमियो लौजिकल सर्वे लैस टीम पटना
8. कुष्ठ प्रशिक्षण केंद्र
9. नमूना सर्वेक्षण सह मूल्यांकन इकाई
10. पूरक केंद्र

कुष्ठ के प्रति जागरूकता उत्पन्न करने के लिए तथा छिपे हुए केसों का पता लगाने के लिए चार परिवर्तित कुष्ठ उन्मूलन अभियान (campaign)

सभी क्षेत्रों में चलाए गए थे। इस अभियान (campaign) के माध्यम से छिपे हुए केंद्रों का पता लगाया गया था। साथ ही साथ लोगों के बीच जागरूकता के कारण रोगी स्वयं जाँच तथा पहचान के लिए आने लगे थे। अब लोगों के बीच जाँच कराने में हिचक नहीं थी। इसके बाद 5वीं परिवर्तित कुष्ठ निवारण अभियान (campaign) को अधिक कुष्ठ रोगियों वाले 8 राज्यों में लाया गया था। इन आठ राज्यों के नाम बिहार, झारखंड, छत्तीसगढ़, उत्तर प्रदेश, पश्चिम बंगाल, उड़ीसा, आंध्र प्रदेश एवं महाराष्ट्र थे।

इन अभियानों के अतिरिक्त उन स्थानों, जहाँ पहुँचना बड़ा ही कठिन था, के लिए कुष्ठ निवारण हेतु एक विशेष क्रियात्मक (SAPEL) परियोजना चालू की गई थी। सन् 2001-04 में कुल 1440 SAPEL परियोजनाओं को विकेंद्रित किया गया था।

हमारी केंद्र सरकार द्वारा सर्वे शिक्षा सह उपचार (SET) के तहत गैर-सरकारी संगठनों को देश के विभिन्न हिस्सों में कार्य करने के लिए अनुदान प्रदान किया जाता है ताकि कुष्ठ रोग तथा इससे जुड़ी सामाजिक भ्रांतियों को दूर किया जा सके तथा कुष्ठ रोगियों को अच्छे ढंग से पुनर्वासित किया जा सके।

राष्ट्रीय अंधापन नियंत्रण कार्यक्रम

भारत सरकार के मार्गदर्शन में सन् 1981-82 से ही अंधापन नियंत्रण कार्यक्रम चलाया जा रहा है। राज्य स्तर पर राज्य चक्षु कोष का गठन किया गया है। इस योजना के तहत मोतियाबिंद का ऑपरेशन किया जाता है। इसमें सभी मेडिकल कॉलेजों एवं अस्पतालों को जोड़ा गया है।

राष्ट्रीय फाइलेरिया नियंत्रण कार्यक्रम

इस कार्यक्रम को राज्य सरकार एवं केंद्र सरकार के आधा-आधा सहयोग के आधार पर चलाया जा रहा है। इसके तहत फाइलेरिया नियंत्रण के उद्देश्य से फाइलेरिया नियंत्रण केंद्र, फाइलेरिया क्लीनिक, फाइलेरिया नियंत्रण इकाई-सहक्लीनिक की स्थापना की गई है जो सभी राज्यों में चल रहे हैं।

राष्ट्रीय आयोडीनजनित रोग नियंत्रण कार्यक्रम

इस राष्ट्रीय योजना के तहत आयोडीन की कमी के कारण होने वाले रोगों को नियंत्रित करने का लक्ष्य रखा गया है। इस योजना के दो मुख्य उद्देश्य हैं–

1. पूरे देश में साधारण नमक के स्थान पर आयोडीन नमक की आपूर्ति करना।

2. आयोडीन की कमी से होने वाले रोगों का सर्वेक्षण। इस योजना का क्रियान्वयन केंद्र सरकार की ओर से किया गया है।

राष्ट्रीय एड्स नियंत्रण कार्यक्रम

विश्व बैंक के सहयोग से भारत सरकार द्वारा इस कार्यक्रम को सन् 1992-93 से ही चलाया जा रहा है। इसके लिए एड्स क्लीनिक की स्थापना की गई है। रक्त जाँच के लिए रक्त अधिकोषों की स्थापना की गई है। प्रति केंद्र को 75 हजार तथा प्रति अधिकोष को एक लाख रुपए दिए जाते हैं।

YAWS उन्मूलन कार्यक्रमः यह एक केंद्र सरकार की योजना है जिसकी स्थापना राष्ट्रीय संक्रामक रोग संस्था के माध्यम से 1996-97 में की गई थी। यह रोग शरीर में विकृति उत्पन्न करता है तथा लाचार बना देता है। यह एक संक्रामक बीमारी है। इस बीमारी को पेनिसिलिन सूई की एक डोज से ठीक किया जा सकता है। यह कार्यक्रम देश के दस राज्यों में कार्यरत है। उन राज्यों के नाम आंध्र प्रदेश, असम, छत्तीसगढ़, गुजरात, झारखंड, मध्य प्रदेश, महाराष्ट्र, उड़ीसा, तमिलनाडु एवं उत्तर प्रदेश हैं।

विश्व स्वास्थ्य संगठन एवं भारतीय चिकित्सा अनुसंधान परिषदः विश्व स्वास्थ्य संगठन एवं भारतीय चिकित्सा अनुसंधान परिषद के संयुक्त तत्त्वावधान में आदिम जनजातियों के बीच अप्रैल 1999 से स्वास्थ्य देखरेख हेतु क्षमता विकास नामक परियोजना की शुरुआत की गई थी। इसका उद्देश्य आधारीय आंकड़ों का संकलन तथा विभिन्न रोगों से जुड़ी समस्याओं की जटिलता का पता लगाना है। इस योजना के अंतर्गत स्वास्थ्य सेवकों को समुदाय से लिया जाता है तथा उन्हें सामुदायिक स्वास्थ्य देखरेख हेतु प्रशिक्षित किया जाता है। प्रशिक्षित स्वयंसेवक छोटी-छोटी बीमारियों की देखरेख एवं प्रसव में सहायता करते हैं। स्वयंसेवकों को किट्स एवं साइकिल दिए जाते हैं।

राष्ट्रीय परिवार कल्याण कार्यक्रम

हमारा देश भारत विश्व का सबसे बड़ा जनसांख्यिकीय गणराज्य है। हमारे देश के पास पूरे विश्व का 2.4 प्रतिशत भूमि क्षेत्र है तथा विश्व जनसंख्या में हमारा स्थान 16 प्रतिशत है। हालांकि जनंसख्या वृद्धि दर में 1991-2001 दशक में कमी आई है। औसत घातीय वृद्धि दर 1981-1991 में 2.14 प्रतिशत प्रतिवर्ष से घटकर 1991-2001 में 1.93 प्रतिशत हो गई है। यह एक केंद्र प्रदत्त योजना है। इस योजना पर होने वाले संपूर्ण व्यय का वहन केंद्र सरकार द्वारा किया

जाता है। भारत को सुखद एवं संपन्न राष्ट्र बनाने के उद्देश्य से केंद्र सरकार द्वारा राष्ट्रीय परिवार कार्यक्रम चलाए जा रहे हैं।

यह एक स्वैच्छिक कार्यक्रम है। जनसहयोग के माध्यम से परिवार कल्याण के लिए विशेष वातावरण तैयार करना इसका मुख्य उद्देश्य रहा है, ताकि हर कोई महसूस कर सके कि परिवार सीमित रखने से न केवल राष्ट्र का विकास होगा, वरन् उसके माता-पिता एवं बच्चों के स्वास्थ्य एवं मानसिक विकास में भी वृद्धि होगी।

हमारे देश में पहले यह कार्यक्रम परिवार नियोजन के नाम से जाना जाता था। 1 अप्रैल, 1996 से संपूर्ण भारत में परिवार कल्याण कार्यक्रम को टारगेट फ्री अपरोच (Target Free Approach) के अंतर्गत लागू किया गया था। लेकिन सन् 1997-98 में टारगेटरहित दृष्टिकोण के स्थान पर सामुदायिक आवश्यकता मूल्यांकन दृष्टिकोण को अपनाया गया था। इस दृष्टिकोण के द्वारा सहगामी योजना कार्यनीति को अपनाया गया था। इसके साथ समुदाय के नेताओं, जैसे ग्राम प्रधान, महिला स्वास्थ्य संघ, प्राथमिक स्कूल शिक्षक को परिवार कल्याण एवं स्वास्थ्य देखरेख योजनाओं से जोड़ा गया था। इस परियोजना का लंबी अवधि उद्देश्य 2045 तक देश की जनसंख्या को टिकाऊ आर्थिक विकास, सामाजिक विकास एवं पर्यावरणीय सुरक्षा के अनुकूल स्थिरता प्रदान करना है।

परिवार कल्याण कार्यक्रम की सुविधा हर व्यक्ति को उपलब्ध कराने के उद्देश्य से स्वास्थ्य उपकेंद्रों, प्राथमिक स्वास्थ्य केंद्रों, अतिरिक्त स्वास्थ्य केंद्रों, रेफरल अस्पतालों, अनुमंडलीय अस्पतालों, सदर अस्पतालों, चिकित्सा महाविद्यालयों एवं अस्पतालों में परिवार कल्याण कार्यक्रम चलाए जाते हैं। कुछ स्वैच्छिक संस्थाओं द्वारा भी परिवार कल्याण कार्यक्रम चलाए जाते हैं।

परिवार कल्याण कार्यक्रम को जन-जन तक पहुँचाने के लिए श्रव्य-दृश्य उपकरण दीवार-चित्रण, मेला में प्रदर्शनी का आयोजन, महिला स्वास्थ्य संघ का गठन, विद्यालयों, महाविद्यालयों एवं विश्वविद्यालयों में वाद-विवाद प्रतियोगिता का आयोजन, सिनेमा स्लाइड का प्रदर्शन, सांस्कृतिक कार्यक्रम का आयोजन, चलचित्रों का प्रदर्शन तथा सेमिनार एवं सम्मेलनों का आयोजन किया जाता है। इसके लिए विभिन्न प्रकार के माध्यमों का उपयोग किया जाता है।

कालाजार नियंत्रण कार्यक्रम

इस योजना का क्रियान्वयन वित्तीय वर्ष 1991-92 में हुआ था। यह एक केंद्र

प्रायोजित योजना है। इसमें केंद्र एवं राज्य की सहभागिता 50:50 रहती है। केंद्र सरकार नगद राशि नहीं देती है, वरन् छिड़काव के लिए दवा एवं उपचार संबंधी दवाइयाँ उपलब्ध कराती है। सदर अस्पतालों में बोनमैरो जाँच हेतु प्रयोगशाला का निर्माण किया गया है।

समेकित बाल विकास परियोजना (I.C.D.C)

यह एक केंद्र संपोषित योजना है। इसके ऊपर खर्च होने वाली राशि का शत प्रतिशत भुगतान केंद्र सरकार करती है। ऐसा अनुभव किया गया कि बच्चे ही किसी राष्ट्र के मेरूदंड हैं। वे ही किसी राष्ट्र के भविष्य हैं। अत: गर्भकाल से लेकर 6 वर्ष की आयु तक बच्चों के स्वास्थ्य, आहार तथा लालन-पालन पर विशेष ध्यान दिया जाना चाहिए। बच्चों के शारीरिक, मानसिक तथा मनोवैज्ञानिक विकास में माता-पिता की भूमिका अत्यंत महत्त्वपूर्ण होती है। अत: गर्भवती एवं दूध पिलाने वाली महिलाओं को स्वास्थ्य एवं पोषाहार संबंधी शिक्षा एवं अनिवार्य रूप से सहायता प्रदान की जानी चाहिए। गर्भवती एवं दूध पिलाने वाली महिलाओं एवं शिशुओं के स्वास्थ्य की रक्षा तथा उनमें शारीरिक, मानसिक एवं सामाजिक विकास को लक्ष्य करके ही समेकित बाल विकास परियोजना का सूत्रीकरण एवं कार्यान्वयन किया गया है। इस योजना के अंतर्गत आंगनवाड़ी केंद्रों की स्थापना की गई है। आंगनवाड़ी केंद्रों के माध्यम से 0-6 वर्ष के बच्चों, गर्भवती महिलाओं तथा दूध पिलाने वाली माताओं को कुपोषण से बचाने के लिए स्वस्थ पोषाहार दिया जाता है। इस योजना के मुख्य उद्देश्य निम्नलिखित हैं:

1. 0-6 वर्ष तक की आयु के बच्चों का पोषण तथा स्वास्थ्य स्थिति को सुधारना।
2. बच्चों में उचित मनोवैज्ञानिक, सामाजिक और शारीरिक विकास की नींव डालना।
3. बच्चों की मृत्यु दर में कमी लाना।
4. बच्चों में मानसिक अवस्था एवं कुपोषण में कमी लाना।
5. विद्यालय छोड़ने वाले बच्चों की संख्या में कमी लाना।
6. विभिन्न मंत्रालयों एवं विभागों के बीच समन्वय स्थापित कर बच्चों के विकास को प्रोत्साहित करना।
7. उचित पोषाहार एवं स्वास्थ्य शिक्षा द्वारा बच्चों के सामान्य स्वास्थ्य

तथा पौष्टिक आवश्यकताओं की देखभाल हेतु माताओं को योग्य बनाना।

इस परियोजना की इकाई प्रखंड को माना गया है। इस परियोजना के मानदंड़ों के अनुसार शहरी तथा ग्रामीण क्षेत्रों में औसतन 1000 की जनसंख्या पर एक आंगनवाड़ी केंद्र तथा जनजातीय क्षेत्रों में औसतन 700 की जनसंख्या पर एक आंगनवाड़ी केंद्र की स्थापना की गई है। बच्चों एवं महिलाओं को योजना के संपूर्ण लाभ केंद्र से ही उपलब्ध कराए जाते हैं। एक आंगनवाड़ी केंद्र पर लाभकर्त्ताओं की संख्या 100 निर्धारित की गई है जिनमें 88 बच्चे एवं 12 महिलाएँ होनी चाहिए।

इस योजना के अंतर्गत समाज के कमजोर वर्गों के 0-6 वर्ष के बच्चों एवं गर्भवती तथा धात्री महिलाओं को निम्नलिखित छः प्रकार की मूलभूत सेवाएँ प्रदान की जाती हैं:

1. पूरक पोषाहार
2. प्रतिरक्षण
3. स्वास्थ्य जाँच
4. निर्देशक सेवाएँ
5. पोषण एवं स्वास्थ्य शिक्षा, तथा
6. अनौपचारिक स्कूल पूर्व शिक्षा।

प्रत्येक समेकित बाल विकास परियोजना में एक बाल विकास परियोजना पदाधिकारी होता है। आंगनवाड़ी केंद्रों पर योजना को कार्यान्वित करने के लिए एक आंगनवाड़ी सेविका तथा एक आंगनवाड़ी सहायिका रहती है। 20 आंगनवाड़ी केंद्रों पर महिला पर्यवेक्षिका होती है। सामान्य क्षेत्रों में 50 आंगनवाड़ी केंद्रों पर तथा जनजातीय क्षेत्रों में 100 आंगनवाड़ी केंद्रों पर एक सहायक बाल विकास परियोजना पदाधिकारी होता है। यह एक केंद्र प्रायोजित योजना है। इसके संपूर्ण प्रशासनिक व्यय का वहन केंद्र सरकार करती है लेकिन पोषाहारों का संपूर्ण व्यय भार का वहन राज्य सरकारें करती हैं।

पूरक पोषाहार: समेकित बाल विकास परियोजना के अंतर्गत 6 वर्ष से कम आयु के बच्चों तथा निम्न आय वाले परिवार की गर्भवती महिलाओं एवं धात्री महिलाओं को पूरक पोषाहार के रूप में स्थानीय उपलब्ध भोजन को प्राथमिकता दी जाती है। पूरक पोषाहार वर्ष में 300 दिनों तक प्रदान किया जाता है। कुपोषण की पहचान आयु के लिए वजन या ऊपरी बांह की परिधि के

आधार पर की जाती है। इसके लिए प्रत्येक आंगनवाड़ी केंद्र पर फीता उपलब्ध कराया गया है। फीते के ऊपर लाल या पीले रंग के चिन्ह बने रहते हैं। फीते के सहारे कुपोषण स्तर का पता लगाया जाता है। गंभीर कुपोषण की स्थिति में दुगना से भी अधिक भोजन उपलब्ध कराया जाता है।

प्रतिरक्षणः समेकित बाल परियोजना क्षेत्र में डिप्थेरिया, काली खांसी, टेटनस, पोलिया, मायलाइटिस तथा क्षयरोग से सभी शिशुओं को बचाने हेतु प्रतिरक्षण की व्यवस्था की गई है। स्थानीय महामारी की स्थिति में प्रतिरक्षण प्रदान किया जाता है। गर्भवती महिला को टेटनस टॉक्साइट की दो खुराक दी जाती हैं।

स्वास्थ्य जाँचः गर्भवती महिलाओं के लिए इस परियोजना के अंतर्गत प्रसव पूर्व नियमित जाँच की व्यवस्था की गई है। उनके वजन, खून, रक्तचाप, मूत्र आदि की जाँच समय-समय पर की जाती है। टेटनस से बचाव के लिए प्रतिरक्षण की सुविधा उपलब्ध रहती है। स्वास्थ्य जाँच के बाद प्रोटीन, अनुपूरक के साथ-साथ आयरन एवं फोलिक एसिड की गोलियाँ प्रदान की जाती हैं। गर्भ के दौरान कम से कम चार बार जाँच का प्रावधान है। अगर जाँच में कोई समस्या आती है तब अस्पताल भेज दिया जाता है।

धात्री महिलाओं तथा नवजात शिशुओं की जाँच नियमित रूप से की जाती है। आरंभिक दिनों में उन्हें घर पर जाकर जाँच करने का प्रावधान है। लेकिन 6 से 8 सप्ताह बाद उन्हें स्वयं केंद्रों पर आकर जाँच करानी पड़ती है।

स्वास्थ्य एवं पोषण शिक्षाः गर्भवती तथा धात्री महिलाओं को स्वास्थ्य, स्वच्छता तथा पोषाहार के संबंध में शिक्षा प्रदान की जाती है। उन्हें शिशुपालन तथा परिवार नियोजन एवं दो बच्चों के जन्म के बीच अंतर के बारे में शिक्षित किया जाता है।

ग्रामीण पेयजल आपूर्ति योजनाः केंद्र तथा राज्य सरकारों द्वारा पेय जल आपूर्ति योजना चलाई जा रही है। इस योजना के अंतर्गत प्रत्येक स्त्री एवं पुरुष के लिए 40 लीटर स्वच्छ जल प्रदान करने की व्यवस्था की गई है। 250 लोगों के लिए एक चापाकल की व्यवस्था की गई है। पीने के पानी का स्रोत समतल भाग में 1.6 कि.मी. से अधिक दूर तथा पहाड़ी क्षेत्र में 100 मी. से ज्यादा ऊँचा नहीं होना चाहिए। राज्य सरकार भी ग्रामीण पेय जल आपूर्ति योजना के अंतर्गत चापाकल की व्यवस्था करती है। स्वच्छ जल की आपूर्ति में यूनिसेफ भी महत्त्वपूर्ण योगदान दे रहा है।

नगरीय पेय जल आपूर्ति योजनाः यह एक केंद्र प्रायोजित योजना है जिसके अंतर्गत पेयजल आपूर्ति एवं स्वच्छता पर विशेष ध्यान दिया गया है। इसके अंतर्गत संपूर्ण शहर के क्षेत्रों को शामिल किया गया है, जिसमें अनुसूचित जातियाँ, अनुसूचित जनजातियाँ एवं मलीन बस्तियों को शामिल किया गया हैं। इस योजना के अंतर्गत प्रति व्यक्ति के हिसाब से जल आपूर्ति की जाती है। 70 प्रतिशत जनसंख्या जिनके पास जल आपूर्ति के लिए घरों में पाइप लाइन उपलब्ध है उन्हें 70 1Pcd के हिसाब से पेयजल की आपूर्ति की जाती है। 30 प्रतिशत जनसंख्या को 40 1Pcd के हिसाब से पेयजल की आपूर्ति की जाती है। केंद्र सरकार के संबंधित मंत्रालय द्वारा 1051 शहरों, जिनकी आबादी 20,000 से कम थी, को इस योजना में शामिल किया गया है। इस योजना के अंतर्गत सभी IV, V एवं VI श्रेणी के शहर आते हैं। इस परियोजना में केंद्र तथा राज्य का अंशदान 50:50 है।

ग्रामीण स्वच्छता कार्यक्रम

गाँवों में स्वच्छता को बनाए रखने के लिए सरकार द्वारा निम्नलिखित प्रकार की योजनाएँ चलाई जा रही हैं:

1. गरीबी रेखा के नीचे के परिवारों हेतु सैनिटरी शौचालय का निर्माण।
2. आदिवासी टोला में 10 परिवारों पर एक सैनिटरी शौचालय का निर्माण।
3. उठाऊ (Mobile Van) शौचालयों को सैनिटरी शौचालय में बदलने की योजना।
4. महिलाओं के लिए अलग शौचालय निर्माण की योजना।
5. गाँवों में नाली तथा गली का निर्माण।
6. पक्का सौकपीट एवं कूड़ादान का निर्माण।
7. गलियों का पक्कीकरण।

शहरी स्वच्छता कार्यक्रम

शहरी स्वच्छता को बनाए रखना राज्य सरकार या स्थानीय नगरीय निकायों का कार्य है। राज्य सरकार का PHED विभाग या स्थानीय नगरीय निकाय शहर द्वारा स्वच्छता को बनाए रखने के लिए नालियों, गलियों, शौचालयों का निर्माण कराया जाता है। कमजोर वर्ग के लोगों के लिए निम्न खर्च स्वच्छता कार्यक्रम केंद्र सरकार द्वारा चलाया जा रहा है।

14

लोकजीव विज्ञान या मानव जाति जीव विज्ञान
(Folk-Biology or Ethno-Biology)

लोकजीव विज्ञान वह जीव विज्ञान है जिसके अंतर्गत लोक-समाजों द्वारा व्यवहृत जीवों के संबंध में वैज्ञानिक ज्ञानों एवं अवधारणाओं का अध्ययन किया जाता है। मानव का आरंभ से ही प्रकृति एवं पर्यावरण के साथ अटूट रिश्ता रहा हैं। आरंभ में जब वह उत्पादनकर्त्ता नहीं बना था, तब उसकी समस्त आवश्यकताओं–भोजन, वस्त्र एवं आवास–की पूर्ति प्रकृति यानि जंगल से होती थी। वह उत्पादनकर्त्ता नहीं वरन् प्रकृति भोगी था। प्रकृति भोगी होते हुए भी वह प्रकृति के साथ अपना अनुभव प्राप्त किया करता था और यही अनुभव उसके ज्ञान का आधार बना। अपने अनुभव के आधार पर उसने पौधों, घासों, वृक्षों, लताओं, पशुओं, पक्षियों आदि प्राकृतिक उपहारों एवं वरदानों के स्वभाव को समझा, अनुभव किया तथा अपने अनुभवों को भावी पीढ़ियों तक पहुँचाया। नवपाषाण काल आते-आते वह अपने अनुभवों को खेती एवं पशुपालन में लगाने लगा। इस तरह अपने अनुभव को व्यावहारिक रूप देते हुए मानव प्रकृति भोगी से आगे बढ़कर उत्पादन करने लगा। कृषि उत्पादन के लिए उसके पास पर्याप्त जमीन थी। अन्न और फलों के बीज भी उसके पर्यावरण में थे। आवश्यकता थी उस अनुभव को कार्य रूप देने की। मानव ने देखा होगा कि उसके पर्यावरण में बहुत सारे घास ऐसे हैं जो बरसात आने पर उग जाते हैं। धीरे-धीरे बड़ा होकर फूल, फल एवं बीज देते हैं तथा फिर पक कर गिर जाते हैं। पुनः मौसम आने पर वे बीज नए पौधे के रूप में जन्म लेते हैं। मानव ने इन घासों, लताओं की पत्तियों, फूलों, फलों एवं बीजों का खाद्य संकलन कर चखा होगा तथा उन्हें अपनी भोजन सामग्रियों में शामिल किया होगा। इस तरह उसने उन पेड़-पौधों के संबंध में अपने अनुभव के आधार पर ज्ञान अर्जित

किया होगा। खाद्य संकलन के साथ-साथ वह मांस का उपयोग भी अपने आहार के रूप में शामिल किया होगा। वह बेंग (मेंढक), मछली, साँप, चूहा तथा खरगोशों का शिकार आसानीपूर्वक कर लेता होगा। साथ-ही-साथ उसे भयंकर खुंखार जानवरों जैसे बाघ, शेर, चीता, तेंदुआ द्वारा शिकार करके तथा खाने के बाद छोड़े गए माँसों का उपयोग भी अपने भोजन के रूप में करना पड़ा होगा। संपूर्ण पूर्व पाषाण काल और मध्य पाषाण काल में मानव अपनी संपूर्ण आवश्यकताओं की पूर्ति जंगल एवं जानवरों से करता था।

नव-पाषाणकालीन मानव के जीवन में क्रांतिकारी बदलाव आया। वह कृषि का आविष्कार कर चुका था। साथ ही साथ वह पशुपालन भी करने लगा था। खाद्य संकलन संबंधी अपने ज्ञान का उपयोग करते हुए अनाज देने वाले जंगली पौधों की खेती अपने वास स्थान के आसपास करने लगा था, क्योंकि अनाजों के पूर्वज भी पहले जंगली पौधों के रूप में अपना अस्तित्व बनाए हुए थे। बाद में मानव ने अपने ज्ञान के आधार पर उनको कृषि कर्म में शामिल किया। खाद्य संकलन के क्रम में मानव ने कुछ वृक्षों के पत्ती, फूल, फल एवं बीज को चखा होगा। अपने खट्टे, मीठे, कडुए, जहरीले अनुभव के आधार पर उनकी भी खेती अपने वास स्थानों के आसपास मानव के द्वारा आरंभ की गयी होगी। जब मानव ने खेती करना आरंभ किया होगा, तब वहां पशु-पक्षी उसके वास स्थान के आसपास घास चरते आए होंगे। उनमें से कुछ अत्यंत सरल, सीधे एवं दूध देने वाले होंगे। कुछ सरल सीधे तथा मांस देने वाले भी होंगे। इस तरह वह उन पशुओं-पक्षियों जिनमें गाय, भैंस, बकरी, मुर्गी, बत्तख, आदि रहे होंगे, उनको पालतू बनाने लगा होगा।

कृषि कर्म और पशुपालन संबंधी अपने अनुभव के आधार पर मानव ने जीव विज्ञान को जन्म दिया होगा। यही कारण है कि उस समय के जीव विज्ञान को मानव जाति जीव विज्ञान (Ethno Biology) कहा जाता है। उस समय का जीव विज्ञान पीढ़ी-दर-पीढ़ी अपनी मौखिक परंपराओं से गुजरते हुए आज भी लोक-समाजों में अपना अस्तित्व बनाए हुए है, यही कारण है कि लोक समाज के जीव विज्ञान को लोक जीव विज्ञान (Folk Biology) के नाम से भी जाना जाता है।

जैसे-जैसे मानव ने नव पाषाण युग से होते हुए ताम्रपाषाण युग एवं कांस्य युग में प्रवेश किया, तब उसने अपने कृषि तथा पशुपालन संबंधी ज्ञान को और सुदृढ़ आधार प्रदान किया। जब उसने कांस्य युग में अपने जीवन के सभी क्षेत्रों में व्यवस्था स्थापित कर ली, तब उसने अपने कृषि और पशुपालन संबंधी अनुभव एवं ज्ञान के आधार पर कृषि सभ्यता एवं पशुपालन सभ्यता को जन्म

दिया। कृषि कर्म एवं पशुपालन मानव संस्कृति के अभिन्न अंग बन गए। आज भी हम इस सभ्यता एवं संस्कृति को लोक-समाज में पाते हैं।

कृषि कर्म एवं पशुपालन संबंधी अपने अनुभवों के आधार पर मानव ने यह ज्ञान प्राप्त किया कि सभी पेड़-पौधे एवं पशु-पक्षी भी जीव हैं। उनको भी हवा, पानी तथा भोजन की आवश्यकता होती है। उनके अपने पाचन तंत्र, श्वसन तंत्र, उत्सर्जन तंत्र होते हैं। उचित वातावरण एवं पोषण के अभाव में वे बीमार पड़ जाते हैं। जीवाणु एवं रोगाणु उन्हें भी अस्वस्थ कर देते हैं। अस्वस्थ होकर वे भी समय से पहले मृत्यु को प्राप्त कर लेते हैं। अत: मानव ने सोचा कि पेड़-पौधे एवं पालतू पशु बीमार न पड़ें इसकी व्यवस्था उचित ढंग से की जानी चाहिए। अब वह पेड़-पौधों तथा पालतू पशुओं के स्वास्थ्य पर अपने स्वास्थ्य जैसा ध्यान देने लगा। उनकी बीमारियों की पहचान तथा उपचार करने लगा। इतना ही नहीं उसने अपने अनुभव के आधार पर यह भी ज्ञान प्राप्त किया कि किस प्रकार अनेक किस्म के पशुओं की जातियों तथा पेड़-पौधों की जातियों का विकास किया जा सकता है। कौन-कौन से पर्यावरण में कौन-कौन से पेड़-पौधों की खेती की जा सकती है तथा कौन-कौन से पशुओं को पालतू बनाया जा सकता है। इस तरह मानव जाति जीव विज्ञान जिसे लोक जीव विज्ञान भी कहा जाता है, का विकास हुआ।

मानव जाति जीव विज्ञान (Ethno Biology) की शाखाएँ

मानव जाति जीव विज्ञान को दो वर्गों में विभाजित किया जा सकता है, जो निम्नलिखित हैं:

I. मानव जाति प्राणि विज्ञान (Ethno Zoology)

II. मानव जाति वनस्पति विज्ञान (Ethno Botany)

मानव जाति प्राणी विज्ञान की विषयवस्तु

मानव जाति प्राणी विज्ञान की विषयवस्तु निम्नलिखित हैं–

1. पशु-पक्षियों का लोक वर्गीकरण
2. पशु-पक्षियों का लोक विधि से पालन-पोषण
3. पशु-पक्षियों का लोक विधि से प्रजनन एवं उन्नत नस्लों का विकास
4. पशु-पक्षियों की बीमारियों का लोक वर्गीकरण
5. पशु-पक्षियों की बीमारियों की जानकारी एवं लोक उपचार

6. पशु-पक्षियों की खरीद-बिक्री एवं हाट बाजार

मानव जाति वनस्पति विज्ञान की विषयवस्तु

मानव जाति वनस्पति विज्ञान की विषयवस्तु निम्नलिखित हैं–

1. पर्यावरण में पाए जाने वाले पेड़-पौधों का लोक वर्गीकरण
2. खेती-बाड़ी में उपयोग होने वाले पेड़-पौधों का पोषण
3. पेड़-पौधों की बीमारियों की जानकारी एवं उपचार
4. पेड़-पौधों की उन्नत नस्ल का विकास
5. पेड़-पौधों की उपजों का संरक्षण, भंडारण, वाणिज्य एवं व्यापार।

मानव जाति प्राणि विज्ञान

पशुपालन

मानव जब से पशुओं के संपर्क में आया उसने उन्हें पालतू बनाने के लिए उनके स्वभाव, गुण एवं उपयोग को समझा, अनुभव किया तथा अपने अनुभवों को ज्ञान के रूप में प्रकाश में लाया। उसी ज्ञान के आधार पर उसने पशुपालन उद्योग, संस्कृति एवं सभ्यता का विकास किया जो पीढ़ी-दर-पीढ़ी आज तक जारी है। समय के साथ पशुपालन संबंधी नया अनुभाव प्राप्त किया तथा पशुपालन तकनीक को नवीन बनाया तथा नवीनतम ज्ञानों के आधार पर पशुपालन उद्योग, संस्कृति एवं सभ्यता को नवीनतम स्वरूप प्रदान किया।

पशुपालन में शामिल पशुओं के नामः पशुपालन में शामिल पशुओं के नाम निम्नलिखित हैं–

1. गाय
2. बैल
3. भैंस
4. बकरी
5. ऊंट
6. हाथी
7. घोड़ा
8. सूअर
9. गधा
10. खच्चर
11. हिरण
12. शेर
13. बाघ
14. घड़ियाल
15. साँप
16. भालू
17. बंदर
18. भेड़
19. बिल्ली
20. चूहा
21. खरगोश
22. कुत्ता
23. मछली
24. कछुआ

पक्षीपालन में शामिल पक्षिओं के नामः तोता, मैना, तीतर, बटेर, कबूतर, मुर्गी, बत्तख, मोर, नीलकंठ, बाज, कोयल, तथा हंस।

पशु एवं पक्षियों का पालन-पोषण एवं प्रजनन—मानव ने प्रकृति के साथ अनुभव के आधार पर यह ज्ञान प्राप्त किया कि पशु-पक्षी भी प्राणी हैं। मानव के समान उनको भी पोषण की आवश्यकता होती है। अगर उन्हें पास रखकर पोषक आहार दिए जाएं, तब उन्हें भी पालतू बनाया जा सकता है। आहार के साथ-साथ उनके लिए आवास एवं पानी की भी व्यवस्था की जानी चाहिए। इसी ज्ञान के आधार पर मानव ने पालतू पशुओं एवं पक्षियों को अपने घर में या घर के पास पानी-भोजन के साथ-साथ आवास की भी सुविधा प्रदान की। उनके आवासों को अलग-अलग नाम स्थानीय भाषा में प्रदान किया। अपने अनुभव के आधार पर मानव यह जान पाने में सफल हुआ कि मानव के समान जानवरों एवं पक्षियों को भी सुबह से शाम के बीच चराकर या बाँध कर रखने पर कम से कम दो बार भोजन पानी की व्यवस्था करना अनिवार्य है। आरंभ में वह जानवरों को नदी, झरना, समुद्र आदि में ले जाकर पानी पिलाता होगा। इसी क्रम में घास-भूसा खाने वाले जानवरों को चराता होगा, लेकिन जब गाँवों का निर्माण कर स्थायी रूप से रहकर खेती करने लगा तब खेती से उत्पन्न अनाजों के छिलकों, पुआल तथा भूसा को उनके पोषक आहारों में शामिल किया। उनके पानी पीने के लिए तालाब, कुआँ आदि का निर्माण किया। अब तो हैंडपंप या सप्लाई के जल से पशुओं को पानी पिलाया जाता है।

कुछ शौकीन राजा-महाराजाओं ने खुंखार मांसाहारी जानवरों को पालतू बनाया। जैसे शेर, बाघ, चीता, बड़े-बड़े कुत्ते आदि। इन जानवरों के खान-पान की व्यवस्था राजा-रजवाड़े करते थे। इसके लिए भेड़, बकरे, हिरण आदि के मांस उपलब्ध कराए जाते थे। इन खुंखार जानवरों को पिंजरे में कैद करके रखा जाता था तथा उनके पोषण के लिए प्रत्येक दिन मांस की व्यवस्था की जाती है। आज राजा-रजवाड़े इन खुंखार पशुओं को पालतू नहीं बनाते। आज इन जानवरों का पालन-पोषण करना सरकार का दायित्व है। सरकार चिड़ियाखाना एवं अभ्यारण्य में इन जानवरों के पालन, पोषण एवं संरक्षण की व्यवस्था करती है।

पशुओं को पालतू बनाने के अनुभव के आधार पर पशुओं के स्वास्थ्य से मानव परिचित हुआ। पशुओं को स्वस्थ रखने के लिए भोजन-पानी की उचित व्यवस्था के साथ-साथ उनके वास-स्थान की भी व्यवस्था की गई। उन्हें स्वस्थ रखने के लिए उनके वास-स्थान एवं उनके शरीर की सफाई पर विशेष ध्यान दिया गया। पानी से समय-समय पर या नित्य उनके शरीर को धोने की व्यवस्था की गई।

विभिन्न तरह के मौसमों में जानवर भी अस्वस्थ हो जाया करते होंगे। विभिन्न मौसम में होने वाली उनकी बीमारियों की पहचान मानव के द्वारा की गयी। बीमारी की पहचान हो जाने पर उनके उपचार की व्यवस्था की गई। आसपास के पर्यावरण में उपलब्ध जड़ी-बूटियों का उपयोग जानवरों की चिकित्सा में भी किया गया। खान-पान पर विशेष ध्यान देकर तथा जड़ी-बूटियों की मदद से जानवरों को स्वस्थ बनाया जाने लगा।

मानव पशुओं से दूध, मांस, चमड़ा, सींग, नख, हड्डी आदि प्राप्त कर उनका उपयोग करने लगा। वह दूध से दही, मठ्ठा, मक्खन, घी बनाने लगा। घी से वह बीमारियों एवं कुपोषण का उपचार करने लगा। साथ ही साथ वह पशु की उपयोगिता समझकर उनका और अच्छे ढंग से पालन-पोषण करने लगा। पशुपालन के द्वारा पशु और मानव सांस्कृतिक रूप से जुड़ गए।

पशुपालन के क्रम में मानव ने पशुओं के प्रजनन संबंधी वैज्ञानिक ज्ञान को भी प्राप्त किया। उसने पशुओं के प्रजनन काल (Heat Period) को पहचाना तथा उन्नत नस्ल के पशुओं की संतान प्राप्त करने के लिए उसने उन्नत नस्ल की मादाओं का प्रजनन कराना सीखा। इस तरह उसने उन्नत नस्ल के पशुओं को प्राप्त कर उनका पालन-पोषण किया। गाय, भैंस, बकरी, भेड़ आदि के संदर्भ में मानव द्वारा आज भी उन्नत किस्म के नरों को सहवास मादाओं के साथ कराकर गर्भाधान कराया जाता है ताकि विकसित प्रकार की पशु जातियों का विकास हो सके। इस प्रकार उसने पशुपालन के संदर्भ में जीनों का चुनाव आरंभ किया। आज तो अप्राकृतिक यानि कृत्रिम विधि से गर्भाधान कराया जाता है। पशु के प्रजनन संबंधी मौसम, गर्भ की अवधि, शिशुओं का जन्म, उनका पालन-पोषण का भी ज्ञान मानव ने प्राप्त किया। मानव यह भी जान सका कि अगर गर्भ अवधि (Heat Period) में नर मादा का प्राकृतिक सहवास नहीं हो सका तब पुनः 21-30 दिनों के अंदर गर्भ अवधि का आगमन होगा। उस समय मादा का व्यवहार आक्रामक हो जाता है। वह बारंबार आवाज लगाती है, अपनी पूंछ उठाए रहती है तथा पास के नरों के पास जाकर उन पर आक्रमण कर देती है। सहवास होने के बाद ही वह शांत पड़ जाती है। गाय-भैंस 9 माह बाद शिशु को जन्म देती हैं। बकरी चार माह बाद शिशु को जन्म देती है। कुतिया 4 माह बाद जन्म देती है। चूहा तथा खरगोश 3 माह पर शिशु को जन्म देते हैं। इस तरह मानव ने पशुओं के प्रजनन काल एवं शिशु जन्म देने की अवधि को जाना तथा उसके अनुसार व्यवहार करना सीखा। लोक-समाजों में चंदा इकट्ठा कर सांड, भैंसा, बकरा आदि छोड़ने का रिवाज है ताकि पशुओं का प्रजनन हो

सके। अच्छे नस्ल की जाति प्राप्त करने के लिए छोटी गाय का प्रजनन बड़ा पंजाबी या जरसी सांड से करवाते हैं। उसी तरह भैंस तथा बकरी की भी उन्नत नस्ल की जातियाँ प्राप्त की जाती हैं। इसी प्रकार गदही, घोड़ी, सूअरी इत्यादि पालतू जानवरों का गर्भधारण एवं संतानोत्पत्ति करायी जाती है, ताकि उन्नत नस्ल की जातियों का विकास हो सके। गदहा तथा घोड़ी या गदही तथा घोड़ा के बीच प्रजनन कराकर एक मिश्रित किस्म की जाति खच्चर का विकास कराया जाता है।

पशुओं के समान पक्षियों का भी पालन, पोषण एवं प्रजनन कराया जाता है, ताकि पक्षी पालन के साथ-साथ उनकी जाति भी बनी रहे। मुर्गी, बत्तख, तीतर, बटेर, तोता, मैना, मोर, नीलकंठ, कोयल, आदि पक्षियों को पालतू बनाने के लिए मानव सबसे पहले उनके लिए वास स्थान की व्यवस्था करता है। वास स्थान के बाद उनके खान-पान की व्यवस्था करता है। खान-पान की व्यवस्था करने के बाद उसकी वंश परंपरा एवं जाति बनी रहे इसके लिए नर-मादा का साथ-साथ पालन करते हैं ताकि वे सहवास कर प्रजनन में अपनी भागीदारी निभाएँ। विभिन्न नस्ल वाले नर-मादा के बीच प्रजनन कराकर उन्नत किस्म की जाति का विकास भी कराया जाता है। इस तरह पक्षी पालन के अंतर्गत पोषण, आवास, प्रजनन एवं सुरक्षा की व्यवस्था की जाती है।

पशुओं का लोक वर्गीकरण

लोक-समाज के सदस्य अपने पालतू पशुओं का वर्गीकरण लिंग, आयु, कद, रंग, जाति, स्थान, प्रजनन आदि के आधार पर करते हैं। अब यहाँ लोक समाज में प्रचलित पशुओं के वर्गीकरण के आधार पर वर्णन नीचे प्रस्तुत किया जा रहा है:

लिंग के आधार पर पशुओं का वर्गीकरण: लिंग एक प्राकृतिक वस्तु है, लेकिन लिंग के आधार पर अंतर करना एक सांस्कृतिक घटना है। विभिन्न पशुओं में नर-नारी के लिए प्रयोग में लाए जाने वाले लोक-समाज के संज्ञा सूचक शब्द निम्नलिखित हैं:

गाय–बैल या सांड	हथिनी–हाथी
भैंस–भैंसा	ऊंटनी–ऊंट
बकरी–बकरा	सुअरी–सुअर
कुत्ता–कुतिया	हिरणी–हिरण

घोड़ा–घोड़ी	गदही–गदहा
बाघ–बाघिन	खच्चरीन–खच्चर
शेर–शेरनी	नाग–नागिन
भेड़ी–भेड़	घड़ियालिन–घड़ियाल
घोड़ी–घोड़ा	चूहिया–चूहा
कछुई–कछुआ	खरगोशिन–खरगोश

जाति के आधार पर–जैसे भैंस, गाय, शेर, बकरा, हिरण, भालू आदि के आधार पर पशुओं का वर्गीकरण किया जाता है।

आयु के आधार पर पालतू पशुओं का वर्गीकरण–लोक-समाज के सदस्य अपने पालतू पशुओं का वर्गीकरण आयु के आधार पर करते हैं। उदाहरण के लिए बाछी (बछिया), गाय, बुढ़िया गाय, बाछा (बछड़ा), बैल बुढ़वा बैल। इसी आधार पर अन्य पशुओं में भी आयु के आधार पर वर्गीकरण किया जाता है। जैसे भैंस के लिए पाड़ी (कटिया), भैंस, बुढ़िया भैंस, तथा भैंसा के लिए पाड़ा (कटरा), भैंसा तथा बुढ़वा भैंसा आदि।

उपजाति के आधार पर पशुओं का वर्गीकरणः उपजाति को ध्यान में रखकर पशुओं का वर्गीकरण किया जाता है। जैसे देहाती गाय, जरसी गाय आदि। उसी तरह देहाती घोड़ा, विदेशी घोड़ा आदि। इसी आधार पर अन्य पालतू पशुओं का भी वर्गीकरण किया जाता है।

कद के आधार पर पशुओं का वर्गीकरणः लोक-समाज के सदस्य कद के आधार पर पशुओं का वर्गीकरण करते हैं। जैसे छोटकी गाय, मंझली गाय, तथा बड़की गाय, नटवा (छोटा) बैल, मंझला बैल, बड़का बैल इत्यादि।

सींग के आधार पर पशुओं का वर्गीकरणः लोक-समाज के सदस्य सींग के आधार पर पशुओं का वर्गीकरण करते हैं। जैसे–खड़की सींग वाली गाय, गिड़की सींग वाली, हिलते सींग वाली (मैनी), टेढ़े मेढ़े सींग वाली इत्यादि।

रंग के आधार पर पशुओं का वर्गीकरण–लोक-समाज के सदस्य रंग के आधार पर पशुओं का वर्गीकरण करते हैं। जैसे उजरकी, धवरी, सोकनी, ललकी, करिअई, चितकबरी इत्यादि।

प्रजनन के आधार पर–लोक तथा ग्राम समाज के सदस्य अपने पालतू पशुओं का वर्गीकरण प्रजनन के आधार पर करते हैं। प्रत्येक साल शिशु जन्म देने वाली गाय को धनपुरही, दो साल में बच्चा देने वाली गाय को बकेन तथा बच्चा न देने वाली को बहिला की श्रेणी में विभाजित करते हैं।

खरीद-बिक्री के आधार पर: लोक-समाज के सदस्य अपने पालतू पशुओं का वर्गीकरण खरीद कर लाए गए स्थान के आधार पर करते हैं। जैसे छतर ओली गाय, बरहपुर ओली गाय, ददरी वाली गाय इत्यादि।

आहार के आधार पर: मांसाहारी पशु एवं शाकाहारी पशु शेर, बाघ, लकड़बग्घा, चीता, कुत्ता, आदि मांसाहारी पशु हैं। गाय, बैल, भैंस, हिरण, बछड़ा, हाथी, गेंडा आदि शाकाहारी पशु हैं।

स्वभाव के आधार पर: स्वभाव के आधार पर पशुओं को आक्रामक एवं अआक्रामक वर्गों में बाँटा जाता है। शेर, बाघ, चीता, भालू आक्रामक होते हैं। गाय, बैल, भैंस, बकरी, हिरण अआक्रामक होते हैं।

पशु के बाजार एवं व्यापार

पशु पालन उद्योग ने पशु बाजार एवं व्यापार को जन्म दिया है। पशु के व्यापारियों को स्थानीय भाषा में पैकार कहा जाता है। हर पशु के अलग-अलग व्यापारी होते हैं। जैसे गाय के व्यापारी, बैल के व्यापारी, घोड़ा के व्यापारी, ऊंट के व्यापारी, बकरी के व्यापारी, भेड़ के व्यापारी, हाथी के व्यापारी—ये व्यापारी पशुओं के मेले में पशुओं को बेचने आते हैं। पशुओं को खरीदने के लिए गाँव-गाँव ये लोग घूमते हैं और खरीदते हैं। पशुपालन कृषि कर्म के साथ घनिष्ठ रूप से जुड़ा हुआ है। प्रत्येक कृषक परिवार पशुओं को पालने तथा काम करने के लिए खरीदते हैं। प्रत्येक क्षेत्र में पशु के बाजार लगते हैं जहाँ दूर-दूर से व्यापारी पशुओं को बेचने तथा खरीदने आते हैं। हमारे देश का सबसे बड़ा पशु मेला हरिहर क्षेत्र (सोनपुर), बिहार में लगता है। यहाँ छोटी-छोटी चिड़ियों से लेकर हाथी तक की खरीद-बिक्री होती है। यहाँ सभी प्रकार के पालतू पशु एवं पक्षी खरीदे और बेचे जाते हैं। इसके अतिरिक्त गाय, बैल, भैंस, बकरी, भेड़ के स्थानीय बाजार होते हैं। घोड़ा, गदहा, ऊंट आदि के क्षेत्रीय बाजार पाए जाते हैं।

पशुओं के रोग एवं उपचार

पशुपालन के क्रम में मानव यह समझ पाया कि पशुओं को भी वातावरण प्रभावित करता है तथा वे बीमार पड़ जाते हैं। उनको भी स्वस्थ रहने के लिए दैनिक आहार लेना पड़ता है। वे भी पानी पीते हैं तथा मलमूत्र त्याग करते हैं। अतः उनका भी पोषण सही ढंग से होना चाहिए। उनके पोषण में घास, भूसा, पुआल, अन्न के दाने, छिलका, सब्जी नित्य मिलनी चाहिए। अगर उनका सही

ढंग से पोषण नहीं होता है तब वे भी कुपोषित हो जाते हैं तथा अस्वस्थ होकर समय से काफी पहले मृत्यु प्राप्त कर लेते हैं। ऋतुओं में परिवर्तन उनके स्वास्थ्य को प्रभावित करता है तथा बीमार बना देता है। मादा पशुओं को गर्भधारण की अवधि में विशेष ध्यान देने की आवश्यकता होती है। शिशु जन्म के समय विशेष देख-रेख की जरूरत पड़ती है। मादा पशुओं को भी प्रजनन संबंधी बीमारी होती है तथा उपचार से उन्हें ठीक किया जा सकता है। पशुओं को भी बांझ रह जाना ठीक नहीं माना जाता है। इस तरह मानव ने अपने अनुभवों के आधार पर पशुओं की बीमारी को समझा है तथा उनकी बीमारियों के उपचार की विधि विकसित की है। पशुओं की प्रमुख बीमारियां तथा उनके उपचार के तरीकों का विवरण नीचे दिया जा रहा है।

बांझपनः जिस तरह बांझपन महिलाओं के लिए अभिशाप माना जाता है, उसी तरह मादा पशुओं गाय, भैंस, बकरी, भेड़ी, कुत्ती, ऊँटनी, हथिनी, इत्यादि के लिए इसे अभिशाप माना जाता है। मानव अपने पालतू मादा पशुओं के बांझपन की बीमारी हो जाने पर उपचार कराता है। उपचार में खान-पान, जड़ी-बूटी, झाड़-फूंक, पूजा-पाठ तथा आधुनिक पशु चिकित्सा का सहारा लिया जाता है। बांझपन रोग की शंका होने पर लोक-समाज के लोग मादा पशुओं को उनके ऋतु काल में रात भर घर के बाहर रखते हैं ताकि उन पर शीत पड़े। उन्हें बांस की नए-नए कोपलों को दवाई के रूप में 21 दिन तक खिलाते हैं। महुआ फूल खिलाया जाता है। फूल से दारू बनाकर भी चोंगा के सहारे दिया जाता है। रात्रि में चोंगा के सहारे सरसों तेल में सोंठ मिलाकर पिलाया जाता है। इन देहाती दवाइयों के अतिरिक्त उन्हें झाड़-फूंक विशेषज्ञ से झरवाया जाता है। भगवान विष्णु एवं माँ लक्ष्मी की पूजा 21 दिनों तक की जाती है। अगर ये सारे उपचार विफल हो जाते हैं तब आधुनिक पशुचिकित्सकों के पास उपचार के लिए ले जाया जाता है। आधुनिक पशुचिकित्सक अंग्रेजी दवाइयाँ देते हैं। बच्चादानी को साफ करते हैं। इन उपचारों के बाद गर्भ ठहरने लगता है। बांझपन की बीमारी ठीक हो जाती है।

गर्भ नहीं ठहरनाः मादा पशुओं में भी गर्भ नहीं ठहरने की बीमारी होती है। इस बीमारी का लोग देहाती दवाई, झाड़-फूंक, पूजा-पाठ तथा अंग्रेजी दवाइयों से उपचार कराते हैं। जिस मादा पशु के साथ ऐसी घटना घटित होती है उसे उपचार के साथ विशेष सावधानी में रखा जाता है। उन कारणों को जानने का प्रयास किया जाता है जिसके कारण गर्भ नहीं ठहर पाता है। ऋतु काल में जब पशुओं को सहवास कराया जाता है उस दिन से एक माह बाद

अगर मादा पशु पुनः सहवास हेतु ऋतुकाल में नहीं पहुँचती है, तब समझा जाता है कि वह गर्भवती हो गई है। अगर वह गर्भवती नहीं होती है तब 21-30 दिनों के अंदर वह पुनः ऋतुकाल में पहुँचती है तथा सहवास के लिए विशेष प्रकार की ध्वनियों का उच्चारण करती है, पगहा तोड़ देती है तथा नर पशुओं पर चढ़ाई कर देती है। उसके इस तरह के आक्रामक व्यवहारों को देखकर मालिक समझ जाता है कि मादा पशु ऋतुकाल में है तथा सहवास चाहती है। वह उसे नर पशु के पास ले जाकर सहवास कराता है। सहवास कराने के लिए वह अच्छे नस्ल के नर पशु का चयन करता है ताकि अच्छे किस्म की जाति का विकास हो सके। अगर वह चार-चार ऋतुकाल तक सहवास बाद गर्भधारण नहीं करती है तब समझा जाता है कि वह रोगग्रस्त है। अब उसे उपचार की आवश्यकता है। देहाती दवा के रूप में उसे बांस की पत्तियां, बांस के कोपल, महुआ फूल, सरसों तेल इत्यादि दिए जाते हैं ताकि उसकी बच्चादानी की सफाई स्वयं हो जाए। कुछ पारंपरिक ढंग से पशु इलाज करने वाले लोग अपने हाथ को योनी मार्ग से अंदर ले जाकर कपड़ों के सहारे बच्चेदानी की सफाई करते हैं। इन उपचारों के साथ-साथ भूत प्रेत, तथा डायन के प्रभावों को समाप्त करने के लिए ओझा-गुणी से झाड़-फूंक उपचार भी करवाते हैं। भगवान विष्णु, माँ लक्ष्मी तथा कृष्ण भगवान के नाम से विशेष पूजा की मनौती मानते हैं। अगर इसके बावजूद भी विलंब होता है तब उसे आधुनिक पशु चिकित्सों से उपचार कराते हैं। अगर यह उपचार भी नाकाम हो जाता है तब समझा जाता है। कि वह बहिला या बांझ बन गई है अब ठीक नहीं होगी। इस हालत में उसे लोग मेला ले जाकर बेच देते हैं या कहीं जंगल में छोड़ आते हैं। मेला बाजार में कसाई उन्हें खरीद लेता है।

गर्भवती अवधि एवं उपचार: लोक समाज के सदस्य विभिन्न प्रकार के पशुओं की गर्भ अवधि को जानते हैं। गाय और भैंस दस माह बाद शिशु को जन्म देती है। बकरी, भेड़ी चार माह बाद शिशु को जन्म देती हैं। इस तरह वे अपने पालतू पशुओं के गर्भधारण की तिथि से शिशु जन्म की अवधि को अच्छी तरह पहचानते हैं। इस अवधि में होने वाली प्रमुख बीमारी, शिशु जन्म से पहले ही गर्भ नष्ट हो जाना, मृत शिशु का जन्म होना, गर्भ में बच्चा उलट जाना तथा शिशुजन्म देने में कठिनाई होना आदि शामिल हैं। पशु के मालिक अपने गर्भवती पशुओं के खान-पान तथा विश्राम आदि पर विशेष ध्यान देते हैं। वे कोई ऐसी मूर्खता नहीं करना चाहते, जिससे शिशु, माँ या दोनों का ही नुकसान हो जाए। ग्रामीण समाजों के अनुसार गर्भ नष्ट

खान-पान संबंधी अनियमितता, कुपोषण, जानवरों के बीच झगड़ा, उनके ऊपर लाठी-डंडे से प्रहार तथा अधिक तेजी से दौड़ने के कारण होता है। अत: गर्भवती पशुओं के आहार पर विशेष ध्यान दिया जाता है। उन्हें बाँधकर रखा जाता है तथा अन्य पशुओं से लड़ाई-झगड़ा नहीं करने दिया जाता है। उनके साथ मार-पीट नहीं की जाती है तथा उन्हें तेजी से दौड़ने नहीं दिया जाता है। दिन-रात उन पर नजर रखी जाती है। किसी की नजर न लग जाए इसलिए उनके गले में काला कपड़ा या धागा बाँध दिया जाता है। झाड़-फूंकवालों से ताबीज लेकर पहना दिया जाता है। अगर बच्चा उलट जाता है तब उसे हाथ के सहारे सीधा करके बाहर निकाला जाता है। अगर बच्चा फंस गया है तो हाथ के सहारे धीरे-धीरे करके उसे बाहर निकाला जाता है। आजकल तो ग्राम समाज के लोग आधुनिक चिकित्सकों की सहायता भी इन अवसरों पर लेते हैं।

शिशु जन्म एवं सावधानियाँ: शिशु जन्म सफलतापूर्वक हो जाने के बाद माता एवं शिशु दोनों पर विशेष ध्यान दिया जाता है। शिशु के आँख, नाक, कान, मुँह को गरम पानी में कपड़ा भिगोकर साफ कर दिया जाता है। जन्म के एक घंटा के अंदर उसको माँ के स्तन के पास ले जाकर स्तनपान कराया जाता है। दिन में हर दो या तीन घंटे के बाद स्तनपान कराया जाता है। चार से पाँच दिन में बच्चा स्तनपान करना सीख जाता है। जब स्तनपान सीख लेता है तब उसे माँ का दूध पीने के लिए छोड़ दिया जाता है। एक माह तक बच्चे को पूरा दूध पीने दिया जाता है। इसके बाद उसे पूरक आहार के रूप में मुलायम पत्तियां एवं घास खाने के लिए दिया जाता है। जब बच्चा खाने लगता है तब उसे सुबह और शाम माँ का दूध पिलाया जाता है। धीरे-धीरे उसे घास-पात चरना सिखाया जाता है। अब वह खूब उछल-कूद करने लगता है। उसे नजर से बचाने के लिए टोटका किया जाता है। उसके चारों पैरों एवं गर्दन में काला कपड़ा बाँध दिया जाता है।

शिशु जन्म के पश्चात् माँ की देख-रेख: शिशु जन्म देने के बाद बच्चे की माँ को अत्यंत देखरेख की आवश्यकता होती है। सबसे पहले माँ शिशु की सफाई जीभ से करना शुरू कर देती है। उसे तब तक कुछ खाने को नहीं दिया जाता है जब तक उसके पेट से प्रजनन से जुड़े सारे अपशिष्ट पदार्थ स्वत: नहीं निकल जाते हैं। ऐसा अनुमान है कि एक से दो घंटे के अंदर सारे अपशिष्ट पदार्थ जिसे स्थानीय भाषा में खेरी कहा जाता है बाहर निकल जाते हैं। इस बीच स्तनपान आरंभ करवा दिया जाता है। अगर खेरी बाहर आने में विलंब होता है

तब उसे बांस की पत्तियाँ खाने को दी जाती हैं। बांस की पत्तियाँ खाने के बाद बच्चादानी के सारे दूषित विकार बाहर निकल जाते हैं।

बच्चेदानी के सारे विकार बाहर आ जाने के बाद गाय या भैंस को गरम पानी पिलाया जाता है। गरम पानी में हल्दी तथा मीठा का हलुआ मिलाकर पिलाया जाता है। इससे उसे आराम मिलता है। हल्दी गुड़ बच्चेदानी को साफ कर देता है तथा रोग प्रतिरोधक क्षमता को बढ़ाता है।

माँ को सरसों तेल, हल्दी, गुड़ इत्यादि एक माह तक पिलाया जाता है ताकि दूध अधिक मात्रा में निकलने लगे। एक माह बाद माँ को दाना के साथ सामान्य भोजन आरंभ कर देना चाहिए। सुबह शाम नियमित रूप से कुट्टी, भूसा, घास-पत्तियाँ तथा दाना के रूप में अनाज तथा उनके छिलकों को दिया जाता है। भोजन सुबह-शाम नियमित रूप से तथा संतुलित ढंग से दिया जाता है। आधुनिक नस्ल की गायों को खाना खिलाने के बाद घास चरने के लिए नहीं भेजा जाता है। उन्हें घर पर ही नियमित रूप से नाद में खाना दिया जाता है।

बुखार एवं उपचारः पालतू पशुओं को भी जाड़ा, गर्मी या बरसात के मौसम में बुखार लग जाते हैं। ग्रामीण किसान एवं पशुपालक पहले देहाती दवा, खानपान नियंत्रण एवं जड़ी-बूटियों के सहारे बीमार पशुओं को ठीक करने का प्रयास करते हैं। गर्मी के दिनों में बुखार छुड़ाने के लिए नीम की पत्तियों को उबालकर पानी को पिलाते हैं तथा नीम पत्तियों को चबाने के लिए देते हैं। कच्चे आम का रस, मट्ठा, सत्तु का शर्बत तथा बेल का शर्बत चोगा द्वारा दिया जाता है। तिल या अरंडी का तेल सींग तथा माथे पर लगाया जाता है।

जाड़ा तथा बरसात के मौसम में बुखार को छुड़ाने के लिए नीम की पत्तियों का उबला हुआ पानी, सरसों तेल, महुआ फूल का रस चोंगा द्वारा दिया जाता है। सींग, माथा तथा शरीर में सरसों तेल गर्म करके लगाया जाता है। अगर देहाती उपचार से बुखार नहीं उतरता है तब आधुनिक पशु चिकित्सक से इलाज कराया जाता है।

भूख में कमीः लोक समाज के सदस्य अपने पशुओं के स्वास्थ्य को प्रत्येक दिन देखते हैं। वे उनके खान-पान संबंधी व्यवहार, शरीर के स्पर्श, कान, माथा एवं सींग के स्पर्श से पशुओं की तबीयत का पता लगा लेते हैं। अगर पशु खाना ठीक से नहीं खाता है, तब उसे भूख बढ़ाने के लिए हर्रे, अजवाइन, काला नमक को गुड़ में मिलाकर सुबह तथा शाम को नियमित रूप से दो सप्ताह तक दिया जाता है। इससे भूख की वापसी हो जाती है तथा पशु

ठीक से अपना आहार लेने लगता है। आजकल भूखवर्धक के रूप में आयुर्वेदिक दवा हिमालयन बतीसा का उपयोग भी किया जाता है। अगर देहाती उपचार से भूख में वृद्धि नहीं होती है तब वेटरनरी डॉक्टर से भी इलाज कराया जाता है।

पैखाना नहीं उतरने पर: कभी-कभी पशु को पैखाना कई दिनों तक नहीं उतरता है। इस हालात में उसे आम, नीम, बबूल तथा शीशम की पत्तियों को खाने के लिए दिया जाता है। शीशम तथा नीम की पत्तियों को बारीकी से पीस करके मट्ठा या गर्म दूध या सरसों तेल में मिलाकर चोंगा के सहारे दिन में तीन बार पिलाया जाता है। इससे पैखाना उतर आता है।

पतला पैखाना होने पर: कभी-कभी पशुओं को पतला पैखाना होने लगता है। तब उन्हें देहाती उपचार के रूप में जामुन का सिरका, काला नमक, अजवाइन का उबला पानी तथा गुड़ खिलाया जाता है। खाने के लिए सूखा पुआल दिया जाता है। इस तरह कम से कम एक सप्ताह तक देने से रोगी का पतला दस्त ठीक हो जाता है।

कट जाने पर या घाव हो जाने पर: अगर पशु के शरीर का कोई भाग कट जाता है तब उस भाग पर नीम की पत्तियों को पीस कर लगाया जाता है तथा साफ कपड़े से बाँध दिया जाता है। ऐसा तब तक किया जाता है जब तक कटा घाव ठीक न हो जाए। अगर घाव पक जाता है तब उसे ठीक से साफ कर कपड़े को फनेल के तेल में डालकर घाव पर रख दिया जाता है। उसके ऊपर नीम की पत्तियों को पीसकर तीन-चार बार दिन में चढ़ाया जाता है।

चोट तथा सूजन हो जाने पर: पशु को अगर किसी कारणवश गंभीर चोट लग जाती है तब वह लंगड़ाने लगता है। इस हालत में पशु का उपचार शुरू किया जाता है। चोट तथा सूजन के स्थान पर हल्दी पीसकर चूना मिलाकर तथा थोड़ा गर्म करके चोट वाले स्थान पर चढ़ाया जाता है। गर्म पानी में सेंधा नमक डालकर धोया जाता है। आम के बीज, इमली के बीज तथा जामुन के बीज को पीसकर तथा गर्म करके चोट तथा सूजन के स्थान पर चढ़ाया जाता है। चोटसज्जी को भी पीसकर तथा गर्म करके चढ़ाया जाता है। ऐसा दो सप्ताह या अधिक दिनों तक भी किया जाता है।

टूट जाने पर: कभी-कभी पशु के पैर टूट जाते हैं। ऐसी हालत में टूटे हुए पैर को लकड़ी की खपच्ची के सहारे ठीक से बाँध दिया जाता है। उस पर हल्दी, चूना, चोटसज्जी को पीसकर तथा सरसों तेल में गर्म करके लगातार एक

माह तक चढ़ाया जाता है। इस बीच पशु को बैठा कर रखा जाता है। उसी स्थान पर उसे भोजन पानी दिया जाता है।

पशु बच्चों में जोंक हो जाने पर: पशु बच्चे जब तक स्तनपान करते हैं तथा केवल दूध पर रहते हैं, उनके पेट में जोंक हो जाते हैं। इस स्थिति में उन्हें नीम तथा चिरैता को गर्म पानी में उबालकर उस पानी को बच्चों को दो-दो घंटे पर पिलाया जाता है। इससे पेट का जोंक मर जाता है तथा पैखाने के साथ बाहर आ जाता है।

खोरहा बीमारी हो जाने पर: खोरहा एक प्रकार की भयंकर बीमारी है जो पशुओं के खुर, जीभ तथा मुँह को प्रभावित करती है। ऐसी हालत में पशु चलने-फिरने तथा खाने-पीने से लाचार हो जाते हैं। गर्भवती पशुओं को गर्भपात हो जाता है, दूधारू पशुओं के दूध सूख जाते हैं, अपनी माँ के दूध पीने से बच्चे मर जाते हैं। इसलिए इस बीमारी को महामारी कहा जाता है। इस बीमारी के आने पर एक किसान की गौशाला के सारे पशु खत्म हो जाते हैं। लेकिन अगर ठीक से उनका उपचार किया जाता है तब नुकसान कम होता है। इसमें जिस पशु को यह बीमारी पकड़ती है उसे अन्य पशुओं से अलग कर दिया जाता है। पशु के मुँह तथा पैर को गर्म पानी में फिटकरी डालकर चार-पाँच बार लगातार धोया जाता है। उसे ले जा करके बहते हुए पानी में थोड़ा चलाया जाता है। आजकल आधुनिक पशु चिकित्सक से इलाज कराया जाता है।

दूध नहीं उतरने पर: जब बच्चे के जन्म के बाद माता का दूध नहीं उतरता है या बहुत कम मात्रा में दूध उतरता है तब देहाती उपचार द्वारा दूध उतारने का प्रयास किया जाता है। बच्चे को माँ के स्तन से चार-पाँच बार लगाया जाता है तथा दूध निकालने जैसे थन को सहलाया जाता है। उसे दूध में सरसों तेल मिलाकर पिलाया जाता है। उसे नियमित रूप से सुबह तथा शाम में गर्म पानी में गुड़ तथा हल्दी को मिलाकर पिलाया जाता है। इस क्रिया को पूरा दूध नहीं उतरने तक दोहराया जाता है।

थनइल बीमारी: जब दुधारू पशु के थन में घाव या सूजन हो जाता है तब उस बीमारी को थनइल नाम से जाना जाता है। इस बीमारी के होने पर थन को प्रत्येक दिन गर्म पानी से धोया जाता है। केश झारने वाले लकड़ी के यंत्र ककही के सहारे थन का झाड़-फूंक विधि द्वारा उपचार किया जाता है।

पशुओं से जुड़े कृत्रिम व्यवहार: पशुओं से जुड़े हुए कुछ कृत्रिम व्यवहार भी लोक तथा ग्रामीण समाज में प्रचलित हैं। उनके बारे में वर्णन नीचे दिया जा रहा है।

बधिया या खोजा बनाना: गाय तथा भैंस के नर बच्चों का कृत्रिम विधि से जननांग को बंद कर दिया जाता है ताकि वे सहवास योग्य नहीं रहें तथा हल जोतने के काम में मदद करें। कुछ नर बच्चों को सांड-भैंसा के रूप में प्राकृतिक प्रजनन में भाग लेने के लिए छोड़ दिया जाता है। ये सामान्यत: उन्नत नस्ल वाले नर बच्चे होते हैं जबकि अन्य नर बच्चों के जननांग को बचपन में ही बाँध दिया जाता है। उन्हें स्थानीय भाषा में खोजा या बधिया कहा जाता है। वे बड़े होकर बैल बनते हैं तथा खेत जोतते हैं, गाड़ी खींचते हैं या रेहट खींचते हैं।

गाय-भैंस के उन्नत नस्ल के सांड या भैंसा से निषेचन: लोक समाज के सदस्य उन्नत नस्ल के बच्चे प्राप्त करने के लिए अपनी गाय, भैंस या अन्य मादा पशुओं को उसी जाति के उन्नत नस्ल वाले सांड-भैंसा से निषेचन करवा कर गर्भधारण करवाते हैं। इससे उन्नत नस्ल के बच्चे जन्म लेते हैं।

कृत्रिम विधि से गर्भाधान: आजकल लोक समाज के सदस्य अपने दुधारू पशुओं को विशेषकर गाय-भैंस को सांड या भैंसा के पास ले जाए बिना आधुनिक पशु चिकित्सक की सहायता से गर्भधारण करवाते हैं। इसमें रितु अवधि में सूई के सहारे उन्नत नस्ल के सांड-भैंसा से उपलब्ध सिमेंस को सूई के सहारे मादा के जननांग में डालकर निषेचित कराया जाता है।

मानव जाति वनस्पति विज्ञान की विषयवस्तु

मानव जाति वनस्पति विज्ञान की विषयवस्तु निम्नलिखित है:

1. पेड़-पौधों का लोक वर्गीकरण।
2. पेड़-पौधों का पालन-पोषण।
3. पेड़-पौधों का लोक-विधि से प्रजनन एवं उन्नत बीजों का विकास।
4. पेड़-पौधों की बीमारियों का वर्गीकरण।
5. पेड़-पौधों की बीमारियों का उपचार।
6. पेड़-पौधों तथा उनके उत्पादों का संरक्षण।
7. पेड़-पौधों के उत्पादों का हाट-बाजार।

पेड़-पौधों का लोक वर्गीकरण

आकार के आधार पर: आकार के आधार पर वनस्पतियों को दो श्रेणी में बांटा जाता है, जो निम्नलिखित हैं:

पेड़: जो आकार में बड़े होते हैं तथा जो एक बार लगाने पर वर्षों तक फल, फूल, बीज, लकड़ी देते हैं उन्हें पेड़ कहा जाता है।

पौधा: छोटे आकार वाली वनस्पतियाँ जिन्हें साल में एक या दो बार लगाया जाता है तथा कम समय में ही फल, फूल एवं बीज दे देते हैं उन्हें पौधा कहा जाता है।

साग-पात: लघु आकार के पौधे जिनकी पत्तियों से साग बनाए जाते हैं, स्थानीय भाषा में साग-पात कहलाते हैं।

लतर: वे पौधे जो वर्ष में एक या दो बार लगाए जाते हैं तथा कम समय में ही जमीन, मचान, घर के छप्पर आदि पर फैल कर अपना फूल-फल देते हैं उनकी तना, लता, फल, फूल सभी का उपयोग खाने में किया जाता है।

तैयार होने में समय के आधार पर: पेड़-पौधों के तैयार होने में लगने वाले समय के आधार पर पेड़-पौधों को निम्नलिखित वर्गों में बांटा जा सकता है–

अर्द्धवार्षिक: कई पौधें ऐसे हैं जिनकी खेती वर्ष में दो बार की जाती है। जैसे– साग, सब्जी, मकई, धान, फूल इत्यादि।

वार्षिक: कई पौधे ऐसे हैं जो तैयार होने में एक वर्ष लगाते हैं या वर्ष में एक ही बार लगाए जाते हैं जैसे गेंहू, चना, अरहर, तिल, मूंग इत्यादि।

बहुवार्षिक: ऐसे पेड़-पौधे जो एक बार लगा देने पर कई वर्षों तक या अपने जीवन भर तक फल-फूल देते रहते हैं। जैसे–अधिकांश पेड़, आम, जामुन, इमली, बेल, गूलर, पीपल, बरगद, सहेजन, बेर, अमड़ा, आंवला, सखुआ, सागवान, करम, खैर इत्यादि।

लगाने तथा अपने जन्म लेने के आधार पर: लगाने तथा अपने जन्म लेने के आधार पर पेड़-पौधों को निम्नलिखित वर्गों में बांटा जा सकता हैं:

जंगली पेड़-पौधे: वे पेड़-पौधे जो अपने आप जंगलों में जन्म लेते रहते हैं, उन्हें जंगली पेड़-पौधा कहा जाता है।

बागवानी पेड़-पौधा: ऐसे पेड़-पौधे जिन्हें लोग अपने घर के आसपास की जमीन पर लगाते हैं तथा उनकी निरंतर देखरेख करते हैं, उन्हें बागवानी पेड़-पौधा के नाम से जाना जाता है। लोक-समाज में सभी परिवारों के पास वृक्षधन होता है।

विभिन्न प्रकार के उपयोग के आधार पर: विभिन्न प्रकार के उपयोग के आधार पर पेड़-पौधों को लोक-समाज के सदस्य निम्नलिखित वर्गों में विभाजित करते हैं:

लकड़ी वाला वृक्षः शीशम, कहुआ, नीम, साल, सखुआ, करम, गम्हार, बबूल, करंज, पलाश इत्यादि।

फल-फूल-बीज वाले वृक्षः आम, जामुन, बेर, पपीता, इमली, बेल, अनार, अमरूद इत्यादि।

फूल देने वाले पेड़-पौधेः महुआ, धवई, पलाश, गेंदा, गुलाब, बेली, चमेली, हरश्रृंगार इत्यादि।

सजावट वाले पेड़-पौधेः अशोक, केला, शो प्लांट, विभिन्न तरह के फूल, पत्तियाँ।

दूधदार पेड़-पौधेः पीपल, बेर, गूलर, पाकड़ इत्यादि।

सीमा पर लगाए जाने वालेः बांस, बबूल, बेर, पुटुश, सरकंडा, थेशर इत्यादि।

अनाज देने वाले पौधेः धान, गेंहू, मटर, चना, जौ, उड़द, मूंग, अरहर, बाजरा, मकई इत्यादि।

तेल देने वाले पौधेः तिल, सरसों, राई, तिसी, नारियल, जैतून, सूर्यमुखी करंज इत्यादि।

ताड़ी देने वाले वृक्षः नीम, ताड़, खजूर, अंगूर इत्यादि।

शराब देने वालेः महुआ, अंगूर इत्यादि।

दवा देने वालेः तुलसी, गुड़मार, मूसली, चिरैता, सहेजन, आम, बेल, जामुन इत्यादि।

सब्जी देने वालेः केला, पपीता, सहेजन, गूलर, अमड़ा, करौंधी, आंवला, आलू, बैंगन, लौकी, कोहड़ा, भिंडी, नेनुआ, भतुआ, मटर, इत्यादि।

साग देने वालेः खेसारी, बूट, सरसों, करमी, गेन्हारी, बथुआ, मेथी, जेई, चौलाई, इत्यादि।

पूजा-पाठ वालेः पीपल, नीम, आम, केला, आंवला, बेल, बरगद इत्यादि।

जाति के आधार पर वर्गीकरणः जाति के आधार पर प्रत्येक पेड़-पौधे को एक नाम दिया जाता है। जैसे आम, इमली, बेल, धान, गेंहू, सरसों, तिल, चना, अरहर, बेली, चंपा, चमेली इत्यादि।

उपजाति के आधार परः विभिन्न जातियों को पुनः उपजातियों में विभाजित किया जाता है। जैसे आम को बीजु तथा मालदह में विभाजित किया जाता है। धान को मैसुरी, देहरादून, सामजीरा, सोनाचुर, सोनम इत्यादि में बांटा जाता है। गेंहू को गोल्डेन, लरमा, पंजाबी इत्यादि उपजातियों में बाँटा जाता है। चना को देहाती और काबली जैसे वर्गों में बाँटा जाता है। केला को चीनीआ

तथा लंबा छेना में बाँटा जाता है। इस तरह प्रत्येक पेड़-पौधे के फलों की प्रकृति तथा भिन्नता को ध्यान में रखकर उन्हें कई उपजातियों में बाँटा जा सकता है।

स्वाद के आधार पर: पेड़-पौधों को उनके स्वाद के आधार पर वर्गों में बांटा जाता है। जैसे खटकिया आम एवं मिठका आम, खटका इमली एवं मिठका इमली इत्यादि।

फल के आकार के आधार पर: फल के आकार को ध्यान में रखकर पेड़-पौधों का वर्गीकरण किया जाता है। जैसे बड़का आम, मंझीला आम, छोटका आम, गोलका आम, चरकरा आम, लमका आम इत्यादि।

रंग के आधार पर: फल के रंग के आधार पर आमों का वर्गीकरण किया जाता है। जैसे सिंदूरिया आम, हरियरका आम, पियरका आम इत्यादि।

मौसम के आधार पर: जिस मौसम में जिस फसल की खेती की जाती है उसका नामकरण उसी आधार पर कर दिया जाता है। जैसे भदई फसल, अगहनी फसल, रबी फसल तथा गरमा फसल।

पेड़-पौधे का पालन-पोषण

मानव एक ऐसा प्राणी है जिसने पेड़-पौधों को अपने वास स्थान के आसपास लगाना, पालना तथा संरक्षण देना आरंभ किया। इस तरह उसने पेड़-पौधों की खेती आंरभ कर अपनी खाद्य समस्या को सुलझाया है। साथ-ही-साथ वह पेड़-पौधों से अपनी विविध प्रकार की आवश्यकताओं की पूर्ति करता आया है। आज भी लोक समाज तथा कृषक समाज पेड़-पौधों के लालन-पालन में अपना समय व्यतीत करते हैं। अब यहाँ उन पेड़-पौधों के संबंध में विवरण दिया जा रहा है, जिन्हें लोक-समाज के सदस्य अपने बाड़ी, फुलवारी, बगीचा तथा खेतों में लगाते हैं, तथा उनसे अपनी विविध प्रकार की आवश्यकताओं की पूर्ति करते हैं।

बाड़ी में लगाने वाले पेड़-पौधे: हर परिवार के पास एक बाड़ी होती है जिसे स्थानीय भाषा में खड़ी (किचेन गार्डेन) कहा जाता है। इसमें विभिन्न प्रकार के साग-सब्जी लगाए जाते हैं। जैसे टमाटर, हरी मिर्च, भिंडी, बैंगन, कदुआ, नेनुआ, झिंगी, करेला, बोढ़ी, बीन, भतुआ, कोहड़ा, आलू, प्याज, साग, फलदार पेड़ जैसे—आम, अमरूद, अनार, नींबू, मूली, खीरा, बेर, बेल, आंवला, केला इत्यादि।

बागवानी में लगाने वाले पेड़-पौधे: विभिन्न प्रकार के फूल जैसे गेंदा, उड़हुल, गुलाब, बेली, चंपा, हरश्रृंगार, इत्यादि एवं फलदार तथा लकड़ी वाले

वृक्ष जैसे–आम, जामुन, बेल, इमली, पपीता, कहुआ, शीशम, सिरीस, करव, गम्हार, साल, सागवान, बांस इत्यादि।

खेत के माथे तथा खाते पर लगाने वाले पेड़: आम, महुआ, जामुन, शीशम, सरखुआ, सागवान, बांस इत्यादि।

परती जमीन पर लगाने वाले पेड़: आम, शीशम, महुआ, कहुआ, बांस इत्यादि।

खेतों में लगाए जाने वाले पौधे: खेतों में लगाए जाने वाले पौधों को निम्नलिखित वर्गों में बांटा जा सकता है:

सब्जी की खेती: आलू, बैंगन, भिंडी, बीन, बोदी, कद्दू, नेनुआ, करेला, कंदा, ओल, कोहड़ा, भतुआ, केला, मूली, हरी मिर्च, गाजर, बीट, चुंकदर, शकरकंद इत्यादि।

धान की खेती: लोक एवं कृषक समाज के सदस्य कई तरह के धान की खेती करते हैं। जैसे भदई धान, अगहनी या जड़हन धान, गरमा धान। धान के प्रकार में शेरहा, साठी, कोदो भी आते हैं। भदई धान के साथ मकई भी होती है।

रबी की खेती: धान, मकई, जौ, बाजरा, चना, खेसारी, मटर, मसूर, मूंग इत्यादि।

तिलहन की खेती: सरसों, राई, तिल, मूंगफली, सूर्यमुखी, सोयाबीन, जैतून इत्यादि।

गन्ना की खेती: ईख की खेती।

पेड़-पौधा लगाने के लिए तैयारी: सबसे पहले पेड़-पौधा लगाने के लिए खेत या जमीन को तैयार किया जाता है। इसके लिए जमीन की जुताई तथा कोड़ाई की जाती है। सारे घास-पात को चुन कर हटा दिया जाता है। पानी में लगने वाले पौधा हों तो उन्हें भी खेतों में ही छोड़ दिया जाता है ताकि वे सड़ जाएँ। जमीन जब तैयार हो जाती है तब उसमें गोबर, खाद, राख, केंचुआ इत्यादि डालकर उसमें मिला दिया जाता है। इसके बाद पेड़-पौधों की रोपाई की जाती है।

पेड़-पौधों को लगाना: पेड़-पौधा लगाने के लिए लोक तथा कृषक समाज के सदस्य जमीन तैयार कर लेने के बाद उसमें बीज डाल देते हैं तथा उस पर जल से हल्का छिड़काव कर देते हैं। नमी युक्त मिट्टी रहने पर जल का छिड़काव नहीं किया जाता है। एक सप्ताह के अंदर बीजों से पौधें के अंकुर निकल आते हैं। वे ही बाद में जड़ तथा तना में विकसित होकर पौधा

या वृक्ष का रूप धारण कर लेते हैं। सभी प्रकार के बीजों से इस तरह पेड़-पौधों की जातियों को लगाया जाता है। दूसरी विधि में बीजों से पौधे तैयार करके उन्हें रोपा जाता है। सट्टा विधि से भी पौधों को तैयार कर रोपा जाता है।

सिंचाई: बीज को डाल देने के बाद जब उनसे पौधे निकल आते हैं तब नियमित रूप से कुछ दिनों के अंतराल पर उनकी सिंचाई की जाती है। जब पौधों को लगाया जाता है तब उनकी भी नियमित रूप से सिंचाई की जाती है ताकि वे लग जाएँ। कुछ फसल तो ऐसी हैं जिनके बीज को नमीयुक्त मिट्टी में डाल देने पर उनसे पौधे निकल आते हैं तथा उन्हें सिंचाई की आवश्यकता नहीं होती है। जैसे चना, मटर, खेसारी, मसूर आदि। लेकिन गेंहू, धान, मकई, साग, सब्जियों की फसलों को नियमित रूप से तैयार होने से पहले तक सिंचाई का इंतजाम किया जाता है। ऐसा नहीं करने से उपज नकरात्मक ढंग से प्रभावित हो जाती है।

फल, फूल तथा लकड़ी वाले वृक्षों को भी सिंचाई की आवश्यकता होती है। बरसात में सिंचाई की आवश्यकता नहीं होती है। सर्दी में सिंचाई की कम आवश्यकता होती है, लेकिन गर्मी में नियमित रूप से सिंचाई की व्यवस्था की जाती है। लकड़ी वाले पेड़ जब बड़े हो जाते हैं तब उन्हें सिंचाई की आवश्यकता नहीं पड़ती है, क्योंकि उनकी जड़ें जमीन के नीचे चली जाती हैं तथा समय-समय पर वर्षा होने से जमीन के अंदर मिट्टी में नमी बनी रहती है। उसी से उन विशाल वृक्षों को पानी मिल जाता है। लोक तथा कृषक समाज के लोग सिंचाई के लिए कुंआ, पोखर, बोरिंग, डीजल पंप इत्यादि साधनों का उपयोग करते हैं। छोटे-छोटे फूलों तथा सब्जियों के गाछों को बाल्टी, सैर, दोन, रेहट इत्यादि से पटवन किया जाता है।

खाद का प्रयोग: फलदार वृक्षों तथा फसलों से अच्छी मात्रा में उपज लेने के लिए नियमित रूप से खाद का प्रयोग लोक तथा कृषक समाज के सदस्य करते हैं। लोक तथा कृषक समाज के सदस्य चार तरह की खादों का प्रयोग करते हैं। जैसे कंपोस्ट खाद, हरी खाद, जैविक खाद, तथा रासायनिक खाद। रासायनिक खादों का अधिक मात्रा में उपयोग करने से पेड़-पौधों को नुकसान हो जाता है, वे सूख जाते हैं, लेकिन अन्य तरह की खाद जमीन की उर्वरक शक्ति को नकारात्मक ढंग से प्रभावित नहीं करती हैं तथा पेड़-पौधों को उनसे ज्यादा लाभ मिलता है। फलदार बड़े-बड़े वृक्षों को प्रत्येक वर्ष बरसात के मौसम में जड़ की खुदाई करके उसमें गोबर खाद या राख भर दिया जाता है।

बरसात बाद उनकी जड़ों को मिट्टी से ढक दिया जाता है। ऐसा करने से वृक्षों को पोषक तत्त्व अच्छी मात्रा में मिल जाता है। धान, गेहूँ जैसी फसलों में गोबर-राख के खाद, नीम करंज के खली, हरी खाद के अलावा रासायनिक खादों का उपयोग भी खूब किया जाता है। संतुलित ढंग से रासायनिक खादों का उपयोग धान-गेहूँ के पैदावार को बढ़ाता है।

निकोनी या सोहनी: पेड़-पौधों की खेती करने में फालतू घासों की सफाई अनिवार्य रूप से की जाती है। घासों की सफाई नहीं करने से पेड़-पौधों को भारी नुकसान पहुँचता है तथा पैदावार में कमी आ जाती है। लोक समाज के सदस्य पेड़-पौधों के आस-पास की घासों को अपने परिवार के सदस्यों के सहयोग से तथा बेसवाई, खुरपी या हाथ की अंगुलियों के सहारे उन्हें बाहर निकाल देते हैं। पेड़-पौधों के पास से घासों को निकाल देने की क्रिया को ही निकोनी या सोहनी कहा जाता है। पौधों तथा वृक्षों की सही वृद्धि के लिए सोहनी या निकोनी आवश्यक है।

पेड़-पौधों की निगरानी: निकोनी के पश्चात् पौधों पर कड़ी निगरानी रखी जाती है। उन्हें जानवरों, जंगली पशुओं तथा चोरी से भी बचाया जाता है। निगरानी हेतु दिन-रात परिवार का कोई सदस्य पेड़-पौधों के पास बैठा रहता है। देख-रेख के लिए मढ़ई या मचान भी बनाया जाता है। आदमी की आकृति बनाकर फसल के पास गाड़ दी जाती है। आग जलाई जाती है। टीन पीट-पीट कर आवाज उत्पन्न की जाती है। ये सारे व्यवहार जंगली जानवरों, पशुओं, पक्षियों से फसल एवं पैदावार को बचाने के लिए किए जाते हैं।

कीटनाशक का उपयोग: जब पौधे छोटे-छोटे रहते हैं या जब फल-फूल देने योग्य हो जाते हैं तब कई प्रकार के कीड़े-मकोड़े उन पर आक्रमण कर देते हैं। वे पौधों की पत्तियों को चट कर जाते हैं। फल-फूलों को खराब कर देते हैं। अत: उनसे पौधों को बचाने के लिए लोक समाज के सदस्य कीटनाशक का उपयोग करते हैं। वे कीटनाशक के रूप में राख, मिट्टी तेल, करंज तेल या नीम तेल का उपयोग करते हैं। वे लोग राख में उन तेलों को मिला कर पत्तियों पर छिड़कते हैं। इस व्यवहार से कीड़े भाग जाते हैं। आजकल तो लोक एवं कृषक समाज के सदस्य अपने फलों, सब्जियों तथा फसलों की रक्षा हेतु आधुनिक कीटनाशक का उपयोग करते हैं।

फलों की तोड़ाई एवं फसलों की कटाई: जब विभिन्न प्रकार के फल बगीचे में तैयार हो जाते हैं तब उन्हें तोड़ा जाता है। फलों की तोड़ाई कच्चे या पक जाने पर किया जाता है। अगर पेड़ छोटे हैं तब नीचे से ही फल तोड़ लिए

जाते हैं। अगर पेड़ ऊँचे होते हैं तब फलों को पेड़ पर चढ़कर तोड़ा जाता है। वे लोग साथ में बाल्टी रस्सी तथा खोंचड़ी (फल तोड़ने का यंत्र) लेकर पेड़ पर चढ़ते हैं तथा बारी-बारी से फलों को तोड़ते जाते हैं। फल तोड़ कर घर लाया जाता है तथा उसका उपयोग किया जाता है।

फसल पक जाने पर फसलों के पहले खेत से कटाई की जाती है। फिर उसे बोझा बनाकर खलिहान में लाया जाता है। खलिहान में दौनी किया जाता है। दौनी बैल या अन्य पशुओं के सहारे किया जाता है। आजकल दौनी ट्रैक्टर से भी किया जाता है। हार्वेस्टर के सहारे कटनी दौनी साथ-साथ किया जाता है। दौनी के बाद ओसवन करके अनाज घर लाया जाता है।

उपजों के घर आने पर उत्सव

फल तोड़कर जब घर लाया जाता है तथा फसल को काट कर तथा दौनी करके घर लाया जाता है तब उत्सव जैसा माहौल रहता है। नए फलों, सब्जियों तथा अनाजों को पहले देवी-देवताओं को अर्पित किया जाता है। इसके बाद उसे प्रसाद के रूप में सभी सदस्य ग्रहण करते हैं तथा नाच-गान करते हैं। उन्हें पूर्वज देवों को भी अर्पित किया जाता है। इस तरह नए फल, सब्जी या अन्न जब घर आते हैं तब उस पूरे परिवार एवं समुदाय में उत्सव जैसा माहौल रहता है।

कृषि त्यौहारः कृषि कर्म एक ऐसा कर्म पर है जिसे कई अवस्थाओं में पूरा किया जाता है। इसकी शुरुआत वैशाख माह में खेतों तथा बागानों की पूजा से होती है तथा फसल को घर लाने तक जारी रहती है। इसके बीच में जोतनी, बौनी, रोपनी, निकोनी, देखनी, पटवनी, खाद का प्रयोग, सघन देख-रेख, कटनी, दौनी, ओसवन जैसे कर्म किए जाते हैं। प्रत्येक अवस्था में लोक तथा कृषक समाज उत्सव मनाता है। इस तरह कृषि कर्म उत्सव से भरा रहता है।

अन्नों का भंडारणः जब अनाज तैयार होकर घर आता है तब आवश्यकतानुसार उनका परिष्करण एवं भंडारण किया जाता है। लोक समाज के सदस्य पहले अपना साल भर का खर्च अलग करके उसे मिट्टी के घड़ा, कोठी या बोरा में रख लेते हैं। बरसात में उसमें कीड़े न लग जाएं इसलिए अन्नों को वैसे पात्रों में नीम की पत्तियों को मिलाकर रखते हैं जहाँ वायु का प्रवेश न हो। इसके लिए घड़ा, भाडी, चरी, कोठी के मुँह को ठीक से ढक्कन के सहारे बंद कर दिया जाता है। गेहूँ, चना, मसूर, खेसारी को जमीन में गड्ढा खोदकर तथा पुआल से फर्श तथा दीवारों को ढककर रखा जाता है। फिर उसके ऊपर पुआल की मोटी तह बनाकर ऊपर से मिट्टी के सहारे ढक दिया

जाता है। जाड़ा आने पर उन्हें बाहर निकाल लिया जाता है। इसके अतिरिक्त लोक तथा ग्राम समाज के लोग धान के पुआल के बीच में या गेहूँ या भूसा के बीच में अनाज का भंडारण करते हैं। लोक समाज के सदस्य इतना भंडारण तो अवश्य कर लेते हैं ताकि वर्ष भर उन्हें उस अनाज को खरीदना न पड़े।

अनाजों तथा फलों की खरीद-बिक्री: विभिन्न प्रकार के फल, साग-सब्जी तथा अनाज अगर अपने उपयोग से अधिक होते हैं तब उन्हें हाट-बाजार में बेचा जाता है। लोक समाज के सदस्य अपने घर ही बनिया व्यापारी के हाथ अपनी उपजों को बेचकर पैसा प्राप्त करते हैं। कुछ लोग स्थानीय हाट-बाजार में जाकर अपनी फसल को बेचते हैं। पहले तो वस्तु विनिमय प्रणाली भी प्रचलित थी, लेकिन अब खरीद-बिक्री में मुद्रा विनिमय प्रणाली का ही उपयोग होता है। फसलों को बेचकर पहले मुद्रा प्राप्त की जाती है, तथा इसके बाद उनसे तरह-तरह के सामान खरीदे जाते हैं।

फलों तथा अनाजों के माध्यम से पारस्परिकता: कृषक एवं लोक समाज के सदस्य फल, सब्जी तथा अनाज के माध्यम से अपने मित्रों एवं रिश्तेदारों से पारस्परिक संबंध को बनाए रखते हैं। विभिन्न प्रकार के अनुष्ठानों एवं उत्सवों पर वे फल, सब्जी तथा अनाज का पारस्परिक विनिमय करते हैं।

बीजों का परिष्करण एवं खरीद-बिक्री: लोक एवं कृषक समाज के सदस्य फल, सब्जी तथा अन्न के बीजों को बीन-चुन कर तथा सुखाकर परिष्कृत करते हैं, ताकि अगले मौसम में फिर उनका उपयोग कर फसल प्राप्त की जा सके, लेकिन आज कल पैंटेट बीज की अवधारणा लोक तथा ग्राम समाज तक पहुँच गई है। अब वे बीजों का परिष्करण एवं भंडारण नहीं करते हैं, वरन् वे भी पैटेंट बीजों को बाजार से खरीद कर लाते हैं तथा उन्हीं को खेतों में लगाते हैं। पैटेंट बीजों से अच्छी मात्रा में उपज प्राप्त करते हैं। अतः अब उन्होंने बीजों की अपनी परंपरागत परिष्करण एवं भंडारण तकनीक को त्याग दिया है तथा बीजों के लिए बाजार पर निर्भर हो गए हैं।

कृषि रोग एवं उपचार

लोक तथा कृषक समाज इस तथ्य से भली-भाँति अवगत है कि पेड़-पौधों में भी रोग लग जाते हैं। रोग उन्हें समय से पहले नष्ट कर देता है। फसल में रोग होने के लिए वे दैवीय प्रकोप, जादुई क्रिया, कीड़े मकोड़ों का प्रकोप, अकाल, अतिवृष्टि जैसी घटनाओं को जिम्मेदार मानते हैं। उनका मानना है कि अगर वृक्ष देव, जल देव एवं अग्नि देव नाराज हो जाते हैं तब वे पेड़-पौधों को सुखा देते

हैं, रोग तथा अग्नि के हवाले कर देते हैं। अत: कृषि संबंधी प्रत्येक अवसर पर विभिन्न देवी-देवताओं की पूजा की जाती है। देवी-देवताओं के आशीर्वाद से फल अच्छे होते हैं, वृक्ष अच्छी मात्रा में फल देते हैं तथा उपज अच्छी होती है।

फसलों में रोग के लिए जादुई क्रियाएँ भी जिम्मेवार होती हैं। जैसे कोई जादू करके पेड़-पौधों को सुखा देता है। किसी की नजर से पेड़-पौधे सूख जाते हैं। उनमें फल-फूल नहीं लगते हैं। अत: जादुई क्रियाओं से बचाव के लिए टोटका किए जाते हैं। वृक्षों में फल-फूल के समय काला या लाल कपड़ा टांग दिया जाता है। फसलों के बीच काजल तथा चूना का टीका लगा हुआ पात्र गाड़ दिया जाता है। आदमी का पुतला बनाकर फसल के बीच गाड़ दिया जाता है। फसल की मेढ पर सिरकंडा गाड़ दिया जाता है।

फसलों के रोग के लिए प्राकृतिक घटनाओं को भी जिम्मेवार माना जाता है, जैसे—अतिवृष्टि, अनावृष्टि, अतिशीत इत्यादि। इन सभी प्राकृतिक आपदाओं से फसलों को भारी नुकसान का सामना करना पड़ता है। अत: उनके उपचार हेतु वैज्ञानिक विधि का भी उपयोग किया जाता है। वैज्ञानिक विधि से फसलों के क्षेत्र के उपचार हेतु आधुनिक दवाओं का उपयोग किया जाता है। जैसे जड़ या पत्ती में कीड़ा लगने पर एल्ड्रिन नामक दवा का छिड़काव किया जाता है। उसी प्रकार फूल-फल पर लगने वाले कीड़ों के प्रकोप से बचने के लिए पौधों पर कीटनाशक दवाओं का उपयोग किया जाता है। दवाओं का मशीन से छिड़काव किया जाता है।

पौधों की वृद्धि होने के लिए यूरिया खाद के घोल का छिड़काव किया जाता है। साथ ही साथ जड़ में भी यूरिया खाद का छिड़काव किया जाता है। इससे पौधों का सही ढंग से पोषण होता है तथा इससे बीमारियाँ खत्म हो जाती है। अगर पौधा सूखने लगता है तब पौधों की जड़ में कीटनाशक का उपयोग किया जाता है। अगर पौधों में फूल-फल नहीं लगते हैं तब उन पर भी रासायनिक दवाओं के घोल का छिड़काव किया जाता है। इससे फल-फूल निकलने लगते हैं। अगर फल लगने के बाद सूख जाते हैं, झर जाते हैं तथा गिर जाते हैं तब उनके बचाव के लिए रासायनिक घोलों का छिड़काव किया जाता है।

इस तरह आजकल लोक तथा कृषक समाज के लोग आधुनिक वैज्ञानिक पद्धति से पेड़-पौधों की खेती कर रहे हैं। उन्हें समुचित ढंग से खाद-पानी दे रहे हैं तथा पौधों को बीमार हो जाने की स्थिति में उनका आधुनिक दवाइयों

तथा कीटनाशक दवाओं से उपचार करते हैं। आजकल वे लोग उन्नत किस्म के बीज, रासायनिक खाद, घास खत्म करने वाली दवाओं, कीट को मारने वाली दवाओं का उपयोग कर तथा सुरक्षित सिंचाई का इंतजाम करके हर परिस्थिति में उपज लेने का प्रयास करते हैं।

कलम या सट्टा द्वारा उन्नत जाति के पौधों का निर्माण: सदियों से लोक तथा ग्रामीण समाज के सदस्य कलम या सट्टा द्वारा उन्नत नस्ल के पेड़-पौधों का विकास करते रहे हैं। उनका मानना है कि बीजों से उत्पन्न पौधों के फल छोटे आकार के होते हैं, लेकिन कलम या सट्टा से उत्पन्न पौधों के फल बड़े आकार के होते हैं। अत: सटट्‌ा या कलम से उत्पन्न गाछ की माँग लोक तथा ग्रामीण समाज के सदस्य अधिक करते हैं। वे लोग अपने भी सट्टा बाँधकर तथा पुन: उसे काटकर गाछ के रूप में लगा देते हैं। सट्टा बाँधते समय किसी वृक्ष की डाली को छीलकर वहाँ मिट्टी देकर पुआल के सहारे बाँध दिया जाता है। कुछ दिन बाद उससे जड़ निकल आती है, इसके बाद जड़ के नीचे से काटकर उसे गाछ के रूप में जमीन में लगाया जाता है। लोक तथा कृषक समाज के लोग दो विभिन्न जाति के पौधों के बीच सट्टा बाँधकर संकर जाति के पौधों का विकास करते हैं। संकर जाति के पौधों का फल बड़ा तथा अधिक मात्रा में उत्पन्न होता है। इस तरह जीन प्रतिचयन की अवधारणा से वे लोग परिचित होते हैं। अपनी बाड़ी, फुलवाड़ी या खेतों में उसी जीन के पौधों की रोपाई करते हैं जो संकर जाति के हैं तथा जिनसे अधिक मात्रा में फल प्राप्त किए जा सकते हैं।

ग्रंथ विज्ञान

अली, एस. ए. 1973: ट्रायबल डिमोग्राफी ऑफ मध्य प्रदेश, भोपाल: जय भारत पब्लिशिंग हाउस।

अटल, योगेश 1965: आदिवासी भारत, दिल्ली: राजकमल प्रकाशन।

उपाध्याय, वी.एस. एंड गया पांडेय 1993: हिस्ट्री ऑफ एंथ्रोपोलोजिकल थौट, दिल्ली: कॉन्सेप्ट पब्लिशिंग कंपनी।

उपाध्याय, वी.एस. एंड गया पांडेय 2003: ट्रायबल डेवलपमेंट इन इंडिया, रांची: क्राउन पब्लिशिंग कंपनी।

उपाध्याय, वी.एस. एंड गया पांडेय 2001: जनजातीय विकास, भोपाल: मध्य प्रदेश हिंदी ग्रंथ अकादमी।

उपाध्याय, वी.एस. एंड गया पांडेय 2001: विकासात्मक मानव विज्ञान, भोपाल: मध्य प्रदेश हिंदी ग्रंथ अकादमी।

एलविन वेर्रियर 1939: द बैगा। लंदन: जॉन मुराय।

एलविन वेर्रियर 1942: द अगारिया लंदन: आक्सफोर्ड यूनिवर्सिटी प्रैस।

एलविन वेर्रियर 1943: मारिया मर्डर एंड सुसाईड। बांबे: आक्सफोर्ड यूनिवर्सिटी।

एलविन वेर्रियर 1947: द मारिया एंड देअर गोथुल। ग्रोएफरी कैंब्रिज: आक्सफोर्ड यूनिवर्सिटी प्रैस।

एलविन वेर्रियर 1947: मिथ ऑफ मिडिल इंडिया, ग्रोएफरी कैंब्रिज: आक्सफोर्ड यूनिवर्सिटी प्रैस।

एलविन वेर्रियर 1950: बोडो हाई लैंडर्स, बांबे: आक्सफोर्ड यूनिवर्सिटी प्रैस।

एलविन वेर्रियर 1954: ट्रायबल मिथ्स ऑफ उड़ीसा, बांबे: ऑक्सफोर्ड यूनिवर्सिटी प्रैस।

एलविन वेर्रियर 1958: द मिथ्स ऑफ नार्थ ईस्ट फ्रन्टियर्स ऑफ इंडिया, नेफा: शिलांग।

ओपलर मोरिस ई. 1956: "एक्सटेंशन ऑफ एन इंडियन विलेज।" जर्नल ऑफ एशियन्स स्टडी, वोल्यूम 16।

ओपलर मोरिस ई.: "कल्चरल डेफिनिशन ऑफ इलनेस इन विलेज इंडिया", ह्यूमन आर्गेनाइजेशन, वोल्यूम-22, स्पेशल इश्यू।

कार्डिनर, ए. एंड लिंटन आर. 1945: सायकोलोजिकल फ्रंटियर्स ऑफ सोसाइटी, न्यूयार्क: कोलंबिया यूनिवर्सिटी।

कारस्टेयर्स, जी. एम. 1963: "मैडिसिन्स एंड फेथ इन रूरल राजस्थान", न्यूयार्क अकेडेमी ऑफ साईंसेस सीरीज, वोल्यूम-30, न. 41।

खरे, आर.एस. 1963: "फोक मेडिसिन इन नार्थ इंडियन विलेज"। ह्यूमन आर्गेनाइजेशन, वोल्यूम-22।

गनांवल, के. एस. 1955: "द मैजिकल राइट्स ऑफ उरैलिस।" गवर्नमेंट ऑफ इंडिया: बुलेटिन आफ डिपार्टमेंट आफ एंथ्रोपोलोजी, वोल्यूम-4, नं. 2।

गनांवल, के. एस. 1955: "रेलिजियस बिलिफ्स ऑफ उरैलिस" गवर्नमेंट ऑफ इंडिया: बुलेटिन ऑफ डिपार्टमेंट ऑफ एंथ्रोपोलोजी वोल्यूम 4, नं. 2।

ग्रियर्सन, डब्ल्यू.जी. 1938: द मारिया गौंडस ऑफ बस्टर, लंदन: आक्सफोर्ड यूनिवर्सिटी प्रैस।

ग्रिफिथ, डब्ल्यू., जी. 1946: द कोल ट्राइब ऑफ सेंट्रल इंडिया। कोलकत्ता: रॉयल एशियाटिक सोसाइटी ऑफ बंगाल।

गुहा, बी.एस. (एडिटिड) 1951: द ट्राइब्स ऑफ इंडिया (दो खंडों में) नई दिल्ली: भारतीय आदिम जाति सेवा संघ।

गुर्डन, पी.आर.टी. 1906: द खासी, लंदन: मैकमिलन एंड कंपनी।

गोरे, एम.एस. 1956: बेगर प्रोब्लम्स ऑफ मेट्रोपोलिटन दिल्ली: स्कूल ऑफ सोशल वर्क।

धुर्ये, जी.एस. 1959: द शेड्यूल्ड ट्राइब, बांबे: पोपुलर प्रकाशन।

धुर्ये, जी.एस. 1979: वैदिक इंडिया, बांबे: पोपुलर प्रकाशन।

चट्टोपाध्याय के.पी. 1965: संथाल वे ऑफ लाइफ, कोलकत्ता: कोलकाता यूनिवर्सिटी।

चौहान, बी.आर. 1970: द टाउंस इन ट्रायबल सेटिंग, दिल्ली: नेशनल पब्लिशिंग हाउस।

जय, एडवार्ड जे. 1970: ए ट्रायबल विलेज ऑफ मिडिल इंडिया। कोलकाता: एंग्रो पोलिटिकल सर्वे ऑफ इंडिया।

दास, ए.के. एंड एस.के. बैनर्जी 1962: (ए) इम्पैक्ट ऑफ इंडस्ट्रीयलाइजेशन ऑन टाउन्स ऑफ वेस्ट बंगाल। कोलकत्ता: कल्चरल रिसर्च इंस्टीट्यूट।

दास, ए.के. एंड एस.के. बैनर्जी, 1962: (बी) द लेपचाज ऑफ दार्जलिंग। कोलकाता: कल्चरल रिसर्च इंस्टीट्यूट।

दास, ए.के. एंड. एन.एन. बैनर्जी 1964: इंपैक्ट ऑफ दी इंडस्ट्रीज आन ट्रायबल ऑफ वेस्ट बंगाल। कोलकाता: कल्चरल रिसर्च इंस्टीट्यूट।

दास, एम.के एंड एस.के. राहा, 1963: द उरांव ऑफ सुंदरबन, कोलकाता: कल्चरल रिसर्च इंस्टीट्यूट।

दास, एम.के., एम.के. राहा एंड बी.के. चौधरी, 1966: द माल पहाड़िया ऑफ वेस्ट बंगाल, कोलकत्ता: कल्चरल रिसर्च इंस्टीट्यूट।

दूबे, एस.सी. 1954: द कमार, लखनऊ: यूनिवर्सल पब्लिशर।

दुबे, एस.सी. 1955: इंडियन विलेज, लंदन: कार्नेल यूनिवर्सिटी प्रैस।

दुबे, एस.सी. 1958: इंडियाज चेंजिंग विलेजेज, लंदन: ह्यूमन फैक्टर्स इन कम्यूनिटी डेवलपमेंट, लंदन: कार्नेल यूनिवर्सिटी प्रैस।

दुबे, एस.सी. (संपादित): 1968: इंस्टीट्यूशन बिल्डिग फार कम्यूनिटी डेवलपमेंट, हवाई: ईस्ट वेस्ट सेंटर प्रैस।

दुबे, एस.सी. (संपादित) 1977: ट्रायबल हेरिटेज ऑफ इंडिया, दिल्ली: विकास पब्लिशिंग हाउस।

दुबे, एस.सी. 1990: ट्रेडिशंस एंड डेवलपमेंट। दिल्ली: विकास पब्लिशिंग हाउस।

द्लौन, एच.एस. 1961: सोशियोलोजी ऑफ हेल्थ।

द्लौन, एच.एस. 1968: रोल ऑफ बिहेवियरल साईंसेस इन पब्लिशिंग हेल्थ।

नायक, टी.बी. 1956: द भील, दिल्ली: भारतीय आदिम जाति सेवक संघ।

नायक, टी.बी. 1963: अभुज मारिया, छिंदवाड़ा: ट्रायबल रिसर्च इंस्टीट्यूट।

प्रसाद, एन. 1964: लैंड एंड पीपुल ऑफ बिहार, रांची: बिहार ट्रायबल वेलफेयर रिसर्च इंस्टीट्यूट।

प्रसाद, आर.के. 1968: 'इकोनोमिक एंड सोशल चेंज इन पराहिया आफ पलामु'। रांची वि. वि. अप्रकाशित पीएच.डी. थीसिस।

प्रसाद, एस. 1967: 'ह्वेयर द थ्री ट्राइब्स मीट: ए स्टडी इन ट्रायबल इंटरएक्शन' रांची वि. वि.: अप्रकाशित पीएच.डी. थीसिस।

पांडेय, गया 2006: भारतीय मानवशास्त्र: दिल्ली: कॉन्सेप्ट पब्लिशिंग कंपनी।

पांडेय, गया 2006: जटिल समाज का मानवशास्त्र: दिल्ली: कॉन्सेप्ट पब्लिशिंग कंपनी।

पांडेय, गया 2007: भारतीय जनजातीय संस्कृति। दिल्ली: कॉन्सेप्ट पब्लिशिंग कंपनी।

पांडेय, गया 2008: डेवलपमेंटल एंथ्रोपोलोजी। दिल्ली: कॉन्सेप्ट पब्लिशिंग कंपनी।

_______फ्यूरर हैमेन डोर्फ सी. वान 1943: चेंचुज: द जंगल फोक ऑफ डेक्कन लंदन: मैकमिलन एंड कंपनी।

_______1945: दर्रडिज ऑफ बेसन हिल्स (दो खंडों में), लंदन: मैकमिलन।

_______1947: एक्सप्लोरेशंस इन इस्टर्न हिमालयाज, शिलांग: असम गवर्मेंट प्रैस।

_______1948: द राजगौंड ऑफ अदिदाबाद। लंदन: मैकमिलन एंड कंपनी।

_______1964: द शेरपाज ऑफ नेपाल। लंदन: मैकमिलन एंड कंपनी।

_______ 1979: द गौंड्स ऑफ आंध्र प्रदेश। लंदन: मैकमिलन एंड कंपनी।

विल्स, ए. आर. 1962: गोपालपुर: ए साउथ इंडियन विलेज।

बोस, एन. के. 1929: कल्चरल एंथ्रोपोलोजी। बांबे: एशिया पब्लिशिंग हाउस।

बोस, एन. के. 1970: ट्राइबल लाइफ इन इंडिया। बांबे: एशिया पब्लिशिंग हाउस।

भौमिक, पी.के. 1963: द लोधाज ऑफ वेस्ट बंगाल। कोलकत्ता: पुंथी पुस्तक।

मजुमदार, डी.एन. 1937: ए ट्राइव इन ट्रानजिशन। कोलकाता एंड लंदन: लौंगमैन ग्रिंस एंड कंपनी।

मीड मारगरेट: 1928: कमिंग ऑफ एज इन सेमोआ। न्यूयार्क: मोराव।

_______ 1930: ग्रोइंग अप इन न्यूगिनिया। न्यूयार्क: ब्लूरिबन।

_______ 1942: एंड कीप योर पाउडर ड्राई। न्यूयार्क: मोराव।

_______ 1949: मेल एंड फिमेल। न्यूयार्क: मोराव।

मैलिनोवस्की, बी. के. 1944: साईंटिफिक थ्योरी ऑफ कल्चरल एंड अदर एसेज। चैपेल हिल: यूनिवर्सिटी ऑफ नार्थ कैलोरिना।

मैरियट, मैक्कीम 1964: एटिच्यूडस ऑफ विलेजर्स टूवार्डस मॉडर्न मेडिसिन इन हेल्थ एंड कल्चर एडिटेड बाय बेंजामिन पॉल।

राय, जे.के. एंड बी.बी.सी. राय 1977: न्यूट्रीशनल बैंक ग्राउंड एंड ग्नोथ ऑफ इनफैंट्स। कोलकाता: एंथ्रोपोलोजिकल सर्वे आफ इंडिया।

राय. बी.बी. रमणा 1973: इंपैक्ट ऑफ सप्लीमेंटरी फिंडिग आन न्यूट्रिशन स्टेट्स ऑफ इनफैंट्स ऑफ अदिदाबाद, हैदराबाद: ट्रायबल कल्चरल एंड ट्रेनिंग इंस्टीट्यूट।

राय, ए.सी. 1912: मुंडा एंड देयर कंट्री, कोलकाता: सिटीबार लायब्रेरी।

राय, ए.सी. 1915: उराव ऑफ छोटा नागपुर, रांची: बार लायब्रेरी।

राय, ए.सी. 1925: द बिरहोर, रांची: मैन इन इंडिया ऑफिस।

राय, ए.सी. 1928: उरांव रिलीजन एंड कस्टम, रांची: मैन इन इंडिया ऑफिस।

राय, ए.सी. 1935: द हिल गुइया ऑफ उड़िसा। रांची: मैन इन इंडिया ऑफिस।

राय, ए.सी. एंड आर.सी. राय 1937: द खारिया (दो खंड) रांची: मैन इन इंडिया ऑफिस।

रिपोर्ट 2001: सेंसस ऑफ इंडिया, नई दिल्ली: प्रकाशन विभाग, नई दिल्ली।

रिपोर्ट 2005: टास्क ग्रुप आन डेवलपमेंट आफ शेड्यूल्ड कास्टस एंड शेड्यूल्ड ट्राइब, प्लानिंग कमीशन: भारत सरकार।

लेस्ली, चार्ल्स 1968: द प्रोफेशनलाइजेशन ऑफ आयुर्वेदिक एंड यूनानी मेडिसिन्स। न्यूयार्क अकादमी ऑफ साइसेंस सीरीज, वोल्यूम 30, नं. 41

विद्यार्थी, एल.पी. 1961: सैकरेड कांप्लेक्स इन हिंदू गया न्यूयार्क, एशिया पब्लिशिंग हाउस।

विद्यार्थी, एल.पी. 1963: मालर: नेचर मैन स्पिरिट कॉप्लेक्स इन ए हिलट्राइब ऑफ बिहार। कोलकाता: बुक बैंड प्राइवेट लिमिटेड।

विद्यार्थी, एल.पी. 1964: कल्चरल कंटुर्स ऑफ ट्रायबल बिहार। कोलकाता: पंथी पुस्तक।

विद्यार्थी, एल.पी. एडिटेड 1968: अपलायड एंथ्रोपोलोजी इन इंडिया। इलाहाबाद: किताब महल।

विद्यार्थी, एल.पी. एडिटेड: 1978 एप्लाय एंड एक्शन एंथ्रोपालॉजी इन इंडिया। नई दिल्ली: कॉन्सेप्ट पब्लिशिंग कंपनी।

विद्यार्थी, एल.पी. एडिटेड 1980: मार्जिनल एंड प्रीफार्मिंग ट्राइब ऑफ सेंट्रल इस्टर्न इंडिया। नई दिल्ली: कॉन्सेप्ट पब्लिशिंग कंपनी।

विद्यार्थी, एल.पी. एंड बी.के. राय. 1976: ट्रायबल कल्चर ऑफ इंडिया। नई दिल्ली: कॉन्सेप्ट पब्लिशिंग कंपनी।

विद्यार्थी, एल.पी. एंड आर. प्रसाद 1980: डायटरी पैटर्न्स एंड हैबिट। नई दिल्ली: कॉन्सेप्ट पब्लिशिंग हाउस।

शुक्ला, आर.के. 1998: फोरेस्ट्री फार ट्रायबल डेवलपमेंट। नई दिल्ली: डिपार्टमेंट ऑफ फोरेस्ट।

सिंह, ए.के., गया पांडेय एंड पी.के. सिंह. 1997: फोरेस्ट एंड ट्रायबल्स, दिल्ली क्लासिकल पब्लिशिंग कंपनी।

हलधर, ए.के. एंड गया पांडेय 2001: आर्टिजन ट्राइब ऑफ बिहार एंड बंगाल, कोलकाता: आर.एन. भट्टाचार्य।

हसन, के.ए. 1960: 'रोल ऑफ एंथ्रोपोलॉजी इन सोशल एंड प्रिवेंटिव मेडिसिन' जर्नल ऑफ मेडिकल एसोसिएशन वोल्यूम 35, नं. 1।

हसन, के.ए. 1964: फोक कंसेप्ट ऑफ इंटियोलोजी एंड इलनेस इन नार्थ इंडियन विलेज स्प्रिंग क्राबर्स एंथ्रोपोलोजिकल सोसाइटी, पेपर नं. 30।

अनुक्रमणिका